编 委 会

临床医技学

LINCHUANG YIJIXUE

主编　刘　波　张思伟　钟　锐

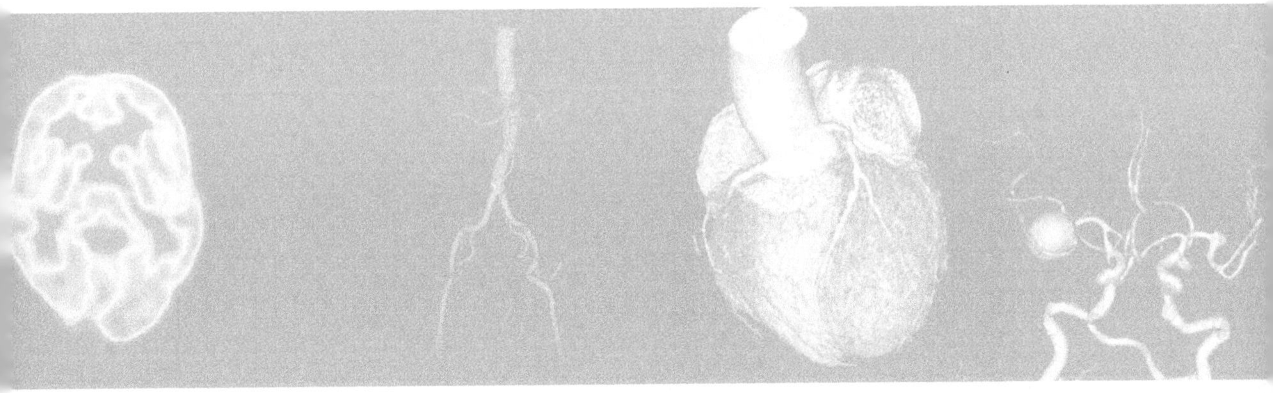

（第2版）

广东高等教育出版社
Guangdong Higher Education Press
·广州·

图书在版编目（CIP）数据

临床医技学/刘波，张思伟，钟锐主编．—2 版．—广州：广东高等教育出版社，2020. 12（2024. 12 重印）
ISBN 978 -7 -5361 -6879 -4

Ⅰ．①临…　Ⅱ．①刘…②张…③钟…　Ⅲ．①临床医学 - 高等学校 - 教材　Ⅳ．①R4

中国版本图书馆 CIP 数据核字（2020）第 186599 号

出版发行	广东高等教育出版社 地址：广州市天河区林和西横路 邮编：510500　营销电话：（020）87551597 http://www. gdgjs. com. cn
印　　刷	广州小明数码印刷有限公司
开　　本	787 毫米 ×1 092 毫米　1/16
印　　张	30. 5
字　　数	668 千
版　　次	2007 年 8 月第 1 版　2020 年 12 月第 2 版
印　　次	2024 年 12 月第 2 版第 7 次印刷
定　　价	49. 00 元

目 录

第一编 临床心电图学

第二编　临床脑电图学

第三编　超声诊断学

第四编　X 线、CT、MRI 诊断学

第五编　介入放射学

第一编

临床心电图学

第一章　心电学基础知识

第一节　心脏的解剖与心肌的电生理特性

一、心脏的大体解剖结构

心脏大小如自己的拳头，其位于胸腔内左右两肺之间，约 2/3 在胸腔左侧（如图 1－1－1 所示）。心脏以冠状沟为界分为上方的心房和下方的心室。心脏的右上方称心底部，左下方称心尖部。心脏的前表面主要为右心房和右心室，小部分为左心房和左心室，膈面主要为左心室，后面主要为左心房。

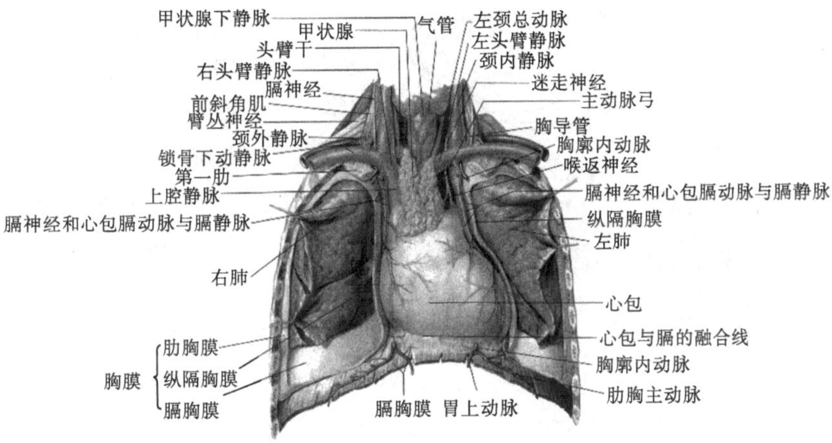

图 1－1－1　心脏的位置

心脏可分为 4 个腔，即左心房、左心室、右心房、右心室。在左右两房和左右两室之间分别由房间隔和室间隔所分隔。同侧心房与心室之间有房室口相通。左心房的内腔较右心房的小，有 4 个肺静脉开口和左心房室口。左心室壁最厚，是右心室壁的 3 倍，左心室内有左心房室口、二尖瓣、主动脉口、主动脉瓣、乳头肌和腱索。右心房壁薄腔大，有上下腔静脉开口、右心房室口、冠状窦口。右心室内有肺动脉开口、三尖瓣、腱索和乳头肌。

二、心脏的传导系统

心脏的传导系统是一种能够产生和快速传导冲动的特殊心肌。主要由窦房结、结间束、房室交界区、房室束、房室束支（包括左束支、右束支、浦肯野纤维）等组成（如图 1－1－2 所示）。

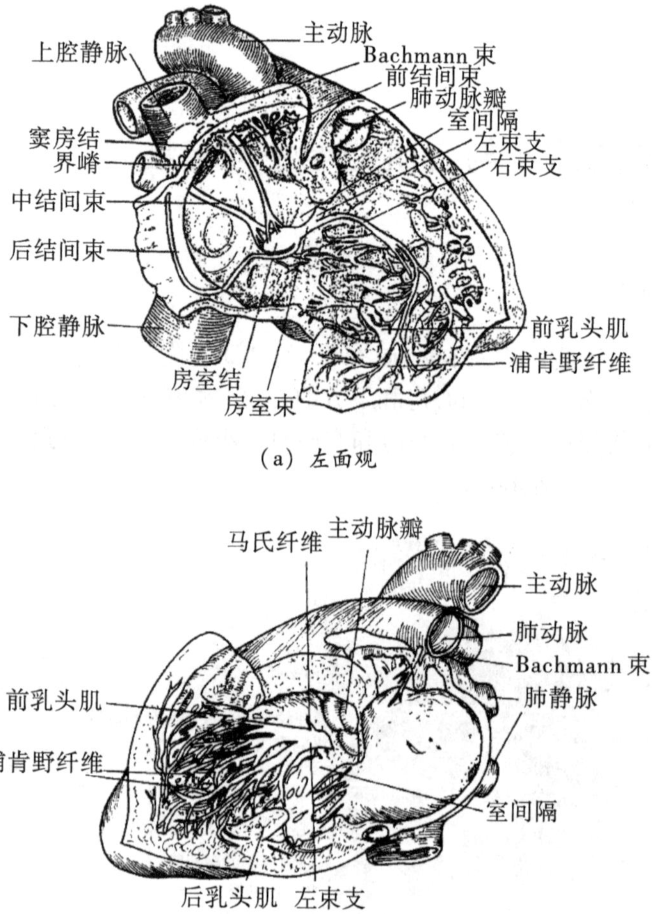

（a） 左面观

（b） 右面观

图 1－1－2　心脏传导系统解剖示意图

（一）窦房结

其位于上腔静脉前外侧壁的静脉窦与右心房交界处，故名窦房结（sinoatrial node）。呈稍横置的梭形，分头、体、尾三部分。窦房结中央的 P 细胞具有产生节律性兴奋（冲动）的能力，是心脏的最高起搏点。

（二）结间束

结间束位于窦房结与房室结之间，包括前、中、后三条传导束。其功能是将窦房结冲动传至房室结，同时沿心房传导，引起心房肌收缩。

（三）房室交界区

房室交界区包括房结区、结区（本位房结区）和结希区。房室交界区的功能有三：一是传导作用。近来研究发现，房室交界区有两条传导途径，一条是正常快径路传导途径，不应期长；另一条是慢传导途径，不应期短。二是对兴奋的传导起延搁作用，约为 40 ms。三是起搏作用。

（四）房室束

房室束（atrial ventricular bundle），又称希氏束（His bundle，HB），是房室结的延伸部分，穿过中心纤维体，进入室间隔膜部的下缘，末端延续为右束支。房室束与三尖瓣、主动脉瓣及室间隔关系密切。上述这些部分损伤易影响房室束。

（五）房室束支

房室束在心室间隔肌部上缘分成左、右束支。

1. 左束支

左束支（left bundle branch），由房室束分出后穿过室间隔膜部下缘，下行于肌性室间隔左侧心内膜深处，呈扇形展开成三组：①左前分支：该分支分布的范围主要为室间隔左侧面的前半部、左心室前壁和侧壁，以及前乳头肌。②左后分支：分支较近，有如左束支主干的直接延续。该分支分布的范围主要为室间隔左侧面的后半部、左心室后下壁及后乳头肌。③间隔支：较为细小，一般认为该支在室间隔的中下部形成纤维网。间隔支的兴奋形成 QRS 波群的起始向量。

2. 右束支

右束支（right bundle branch），由一组细长的纤维组成，沿室间隔右侧面的心内膜下走行至右心室前乳头肌根部散成分支。右束支因其细长，故较易损伤。

3. 浦肯野纤维

浦肯野纤维（Purkinje fibers），由左、右束支的末梢部分反复分支形成的终末细小纤维在心内膜下交织而成，纤维网在心室间隔的中下部、心尖、乳头肌的基底部分布较丰富，而在心底部、动脉口周围和心室间隔上部则分布较少，所以兴奋是由心尖经游离壁向上传导，心脏收缩顺序是由心尖向心底部进行。

三、心脏的神经支配

心脏受交感神经和迷走神经的直接支配。交感神经与迷走神经的分支相互交错。交感神经分布的区域较迷走神经更广，除传导系统各部分外，尚可到达心室肌肉组织；而迷走神经只抵达窦房结、房室结、房室束及其束支，浦肯野纤维网及心室肌内并不含有迷走神经。

一般而言，交感神经为心脏的加速神经，使心肌的自律性、传导性、收缩性均增强，使不应期缩短，尤其是房室结不应期明显缩短。与此相反，迷走神经为心脏的抑制神经，迷走神经张力的变化使房室结不应期明显增加，心房肌不应期缩短，心室不应期变化不大。

窦房结主要受右迷走神经和右侧交感神经丛的控制，以前者为主，房室结传导主要受交感神经的调节。迷走神经对窦房结的调节作用反映在每次窦性心动周期上，而交感神经对窦房结的调节缓慢，通常在 20 s 以后才起作用。

自主神经影响着心肌各组织的不应期，包括预激旁路的不应期。

四、心脏的血管分布

（一）室壁的血液供给

心脏由左、右冠状动脉供给血液。左冠状动脉起自左侧后主动脉窦，有两个主要分支即左前降支和左回旋支。前者往往绕过心尖，走向左心室后面而进入心肌内；后者沿房室沟绕过心脏的左缘至左心室后面，与右冠状动脉相吻合。右冠状动脉起自前主动脉窦，走行于右侧房室沟内，环行至心脏后面，分出后降支到达心尖附近（如图1－1－3所示）。左前降支负责左心室前壁肌肉的血液供给；左回旋支负责左心室侧壁、下壁肌肉的血液供给，右冠状动脉负责右心室壁、左心室正后壁和下壁肌肉的血液供给。

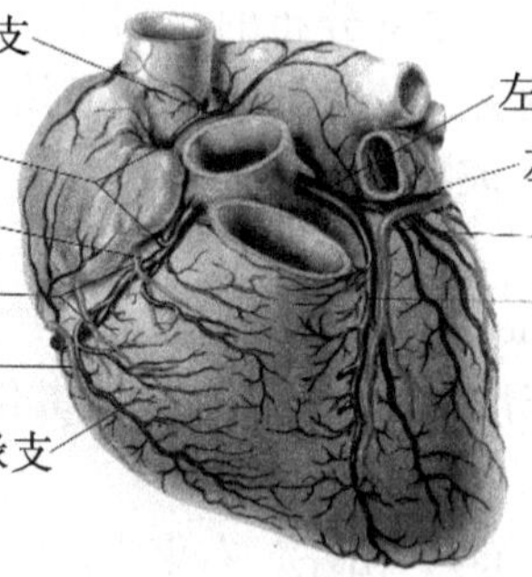

(a) 胸肋面观

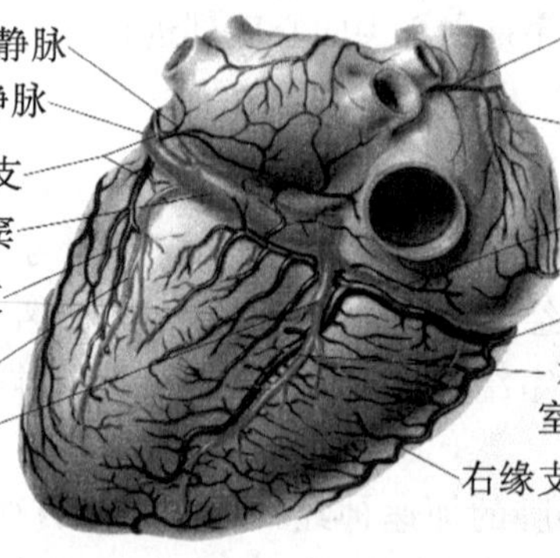

(b) 膈面观

图1－1－3　冠状动脉分支和心脏静脉示意图

室间隔的血液供给，其前部来自左冠状动脉的分支，后部来自右冠状动脉，中部常同时接受左、右两侧冠状动脉的血液供给。

冠状动脉自心脏外膜分支向心脏内膜供给血液，其层支越在心肌深处，其间的交通支越少。因此，心肌缺血、损伤往往是自心脏内膜开始，向心脏外膜延伸。

（二）传导系统的血液供给

1. 窦房结

窦房结由窦房结动脉供血，该动脉约55%起自右冠状动脉的起始部，约45%来自左回旋支的近端。窦房结动脉围绕上腔静脉吻合成环，且有分支与心房动脉有较多的吻合，所以动脉硬化虽可影响窦房结功能，但因有多数吻合，故常可恢复。

2．结间束

结间束主要由窦房结动脉供血。位于房间隔后缘和下腔瓣部分的结间束，系由房室结动脉、右心房动脉或左心房后动脉供血。

3．房室交界区

房室交界区的供血情况为：①房室结动脉：90%来源于右冠状动脉，10%来自左冠状动脉回旋支。②左心房后动脉：主要供结间束的终末部。③房间隔前动脉：起于右冠状动脉或左冠状动脉回旋支，由房间隔前缘进入，向后至房室交界区。以上三支动脉有分支相互吻合，形成丰富的侧支循环，可保证房室结及其邻近区域有充足的血液供给。

4．房室束和束支

房室束由房室结动脉和（或）左前降支的第1前穿隔支供血，大多数有双重血供，并有丰富的侧支循环。右束支和左前分支的上2/3部分是由前降支动脉供血，左前分支的下1/3由后降支动脉供血，左后分支则由左冠状动脉前降支和右冠状动脉后降支同时供血，前后降支可在室间隔处彼此吻合。

五、心肌的电生理特性

心肌细胞的电生理特性是以生物电变化，即跨膜电位变化为基础而形成的心肌细胞的某些生理特性，包括自动节律性（以下简称自律性）、兴奋性和传导性。

正常的心脏冲动起源于窦房结，首先引起心房激动，同时经房内的结间束到达房室结，再经房室束（希氏束）、左右束支及浦肯野纤维网传布至心室肌，引起心室的激动。心脏冲动具有正常节律，这是由心肌的生理特性所决定的。

（一）自律性

自律性（autorhythmicity）是指心肌自律细胞能依靠本身内在的变化而自发有节律地发生兴奋的性能，其包括自动性和节律性两个方面。自动性即心肌自律细胞在脱离神经支配的情况下，通过其本身内在的变化而能自发兴奋的机能；节律性多指心肌细胞能有节律地发生兴奋的性能。心脏含有自律性细胞（又称起搏细胞），具有舒张期缓慢自动除极的特性，但不同组织的细胞，其自律性是不一样的。自律性最强的是窦房结，发放冲动的频率为60～100次/分；其次为房室交界区，其频率为40～60次/分；频率最慢的是希氏束以下的浦肯野纤维，其频率为20～40次/分。正常情况下，由于窦房结的自律性最强，其他部位均被超速抑制，故窦房结发放的冲动支配了整个心脏的电学活动。一些病理情况下，窦房结自律性下降或其兴奋传出受阻时，或潜在起搏点的自律性增高大于窦房结的自律性时，则潜在的起搏点可一时或持久地主宰整个心脏节律，称为异位节律。

（二）兴奋性

兴奋是指细胞受外来刺激或由内在变化而发生的膜除极化现象。一般所说的“兴奋”是指膜发生全面除极化而形成动作电位的“扩布性兴奋”，亦称“冲动”或“激动”。兴奋性（excitability）是指心肌细胞对适当刺激能发生兴奋，即产生动作电位的特性。正常情况下，心脏内的窦房结是通过本身内在变化而发生兴奋，其余部位则是由于窦房结传导的兴奋作为刺激而发生兴奋。在一个心动周期中，心肌的兴奋性可分以下5期。

1. 绝对不应期

在心肌激动后的一段时间内，心肌对任何强度的刺激都不发生反应，称为绝对不应期（absolute refractory period，ARP）。相当于动作电位从除极开始至复极达 -55 mV左右的间期，在此期间，由于快通道、慢通道均处于失活状态，任何强大的刺激都不能引起心肌的反应，对应于心电图上自Q波开始到T波的前段，占时约200 ms。继续复极至 -60 mV左右时，即在绝对不应期后的很短时间内（约10 ms），心肌对刺激仅有局部的兴奋性，但并不引起邻近心肌细胞的反应，故从效果上看对刺激仍无反应。生理学上将这一短暂时期与绝对不应期合称为有效不应期（effective refractory period，ERP），即自心电图的Q波开始至T波顶峰的一段时间。

2. 相对不应期

有效不应期完毕（-60 mV）至复极化大部分完成（约达 -80 mV）的期间内，特别强大的刺激可以产生扩布性兴奋进而引起动作电位，提示能再激活的快 Na^+ 通道数量逐渐增多，但由于此时复极尚未完全，膜反应性低，故其动作电位的幅度、0相除极速度、冲动在细胞内及细胞间的传导速度均小于正常，此期称为相对不应期（relative refractory period，RRP）。此期的兴奋易发生传导阻滞和兴奋折返而导致心律失常。相对不应期相当于心电图T波顶峰至T波的结束，动作电位3相的后半部分。

3. 易损期

T波顶峰前0.03～0.04 s至T波顶峰这段时间内，心室肌复极很不均一。此时，一部分心肌已恢复了应激性，而另一部分心肌尚处于不应期，处于电异步状态。若有外来刺激（如室性早搏）落在此期（称为R－on－T现象），易引起室性心动过速或心室颤动，故此期称为易损期（或易颤期）（vulnerable period，VP）。心房肌易损期通常位于R波降支或S波上。

4. 超常期

在某些心肌细胞中，从 -80 mV到复极完毕的期间内，兴奋性会高于该细胞动作电位的第4时相。在这期间，给予阈下刺激也可引起心肌细胞兴奋，但其动作电位的0相除极速度和幅度仍小于正常。超常期（supernormal period，SP）（-80～90 mV）期间，膜电位比复极完毕更接近阈电位，故引起兴奋所需的阈刺激较正常时小。超常期相当于心电图中的T波末部的U波。

5. 反应期

复极化过程全部结束，兴奋性完全恢复正常，从这一时间起直到下一次兴奋开始，属正常反应期（response period，RP）。其相当于T波结束至下一次QRS波开始的一段时间。在此期内，心肌对阈上刺激均可产生反应，这种反应是全或无的反应，即无论强度大小心肌都能产生最大的反应。

（三）传导性

传导性（conductivity）是指兴奋或动作电位沿细胞膜不断向外扩布的特性。心脏内的特殊传导组织和心肌组织都有传导性，但其传导速度有很大差别。浦肯野纤维、房室束及其束支的传导速度最快，约为4 000 mm/s；房室结最慢，为20 ~ 40 mm/s；心房肌为800 ~ 1 000 mm/s；心室肌约为400 mm/s；结间束为1 000 ~ 2 000 mm/s。房室结传导的延迟，使得心房和心室按顺序收缩，保证心室血液的充分充盈。如果激动在传导途径中任一部位发生传导延迟或中断，则会出现各种传导阻滞。

此外，心肌细胞接受激动后，于电学活动后0.02 ~ 0.07 s出现机械收缩，使血液在密闭的管道内不停地流动，称为心肌的收缩性（contractility）。

六、正常心脏心电活动与机械活动因果关系

首先，心电活动在前，机械活动在后，相差0.02 ~ 0.07 s。心脏其实“很简单”，从解剖学角度来说，分为心房和心室；从心电学角度来说，正常心电图的每一个激动周期主要由反映心房和心室的电活动波组成，心电活动和心脏的解剖遥相呼应。

其次，心电图记录到的是心肌的电活动，而非心肌的收缩/舒张活动。体表心电图记录到的是普通心肌，即心房、心室肌的电活动（如心房除极、复极形成P波、Ta波；心室除极、复极形成QRS波和T波），而不是心房和心室的机械活动。

最后，体表心电图记录不到特殊心肌（窦房结、房室结等）的电活动，如窦房结电指令的发放、传导路径上心电的传导等，因电能太弱，心电图上表现为直线（如P-R间期等）。心电图是特殊心肌与普通心肌的电活动（直线与波形）叠加而成。

第二节　心电图的导联系统

一、标准12导联

目前国际上公认的12导联心电图体系包括6个肢体导联及6个胸壁导联。特殊情况下加做V_3R ~ V_6R、V_7 ~ V_9以弥补体表12导联的不足。

二、肢体导联

肢体导联即3个标准导联（分别用Ⅰ、Ⅱ、Ⅲ标识）加3个加压单极肢体导联（分别用aVR、aVL、aVF标识）。

（一）标准导联Ⅰ、Ⅱ、Ⅲ

将电极放置在左臂（LA）、右臂（RA）和左腿（LL）上，分别记录LA（+）~RA（-）、LL（+）~RA（-）、LL（+）~LA（-）之间的电位差，相对应的导联即是Ⅰ、Ⅱ和Ⅲ导联（如图1-1-4所示）。

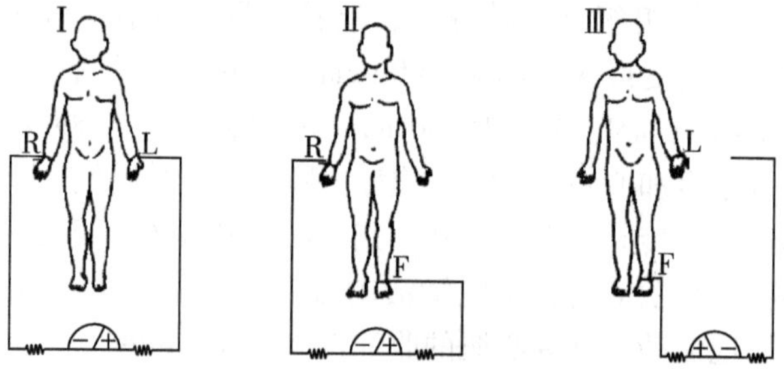

图1-1-4 标准导联连接法

（二）加压单极肢体导联aVR、aVL、aVF

（1）弗兰克·威尔逊（Frank Wilson）在爱因托芬（Einthoven）学说基础上发展了“中心电站”学说。即把安放在右上肢、左上肢和左下肢的电极连通，每根导线上各加5 000 Ω 电阻。3个电极连通之处为中心电站（魏氏电站，此中心电站电位的理论值为0）。

（2）戈德伯格（Goldberger）改进上述记录方法。在描记某一肢体单极导联心电图时，将那个肢体与中心电端的连接截断，心电图波幅可增加50%，即为现在使用的“加压单极肢体导联”。

（3）将电极放置在左臂（LA）、右臂（RA）和左腿（LL）上，分别记录LA（+）~0（-）、RA（+）~0（-）、LL（+）~0（-）之间的电位差，相对应的导联即是aVR、aVL和aVF导联（如图1-1-5所示）。

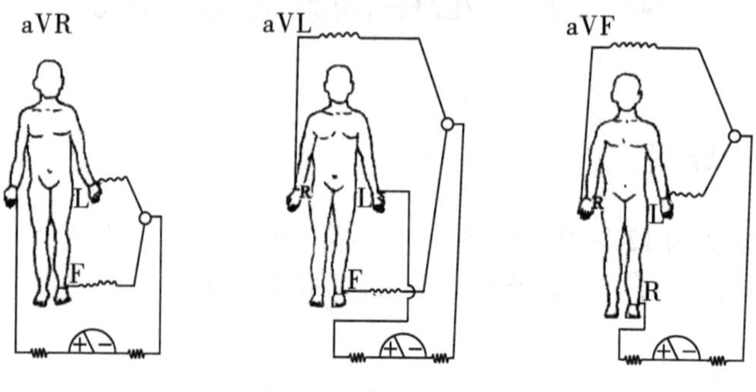

图1-1-5 加压单极肢体导联连接法

（4）每个导联使用不同的电极对。aVR导联：RA为正极，与LA、LL相连的中心电站为负极。aVL导联：LA为正极，与RA、LL相连的中心电站为负极。aVF导联：LL为正极，与RA、LA相连的中心电站为负极。

三、胸壁导联

胸壁导联记录方式与加压单极肢体导联记录方式类似，都是记录某点与 0 电位的电位差。将探查电极放置于胸壁特定部位作为正极，负极为中心电站。胸壁导联的连接方式如图 1－1－6 所示。

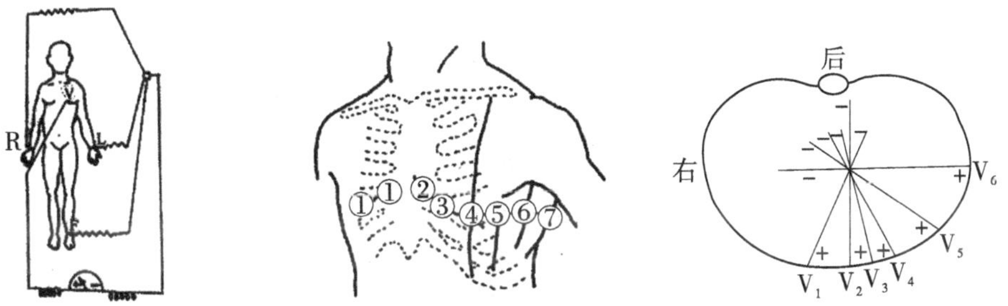

（a）单极心前区导联连接法　（b）常用心前区导联的电极位置　（c）单极心前区导联轴示意图

图 1－1－6　胸壁导联的连接方式及探查电极的位置

V_1 导联：胸骨右缘第 4 肋间。

V_2 导联：胸骨左缘第 4 肋间。

V_3 导联：V_2、V_4 连线中点。

V_4 导联：左锁骨中线第 5 肋间。

V_5 导联：左腋前线与 V_4 处于同一水平上。

V_6 导联：左腋中线与 V_4 处于同一水平上。

四、附加导联

特殊情况下可加做下列导联：

V_7 导联：左腋后线 V_4 ~ V_6 同一水平。

V_8 导联：左肩胛线 V_4 ~ V_7 同一水平。

V_9 导联：后正中线 V_4 ~ V_8 同一水平。

V_{3R} 导联：V_3 导联的右侧对应部位。

V_{4R} 导联：V_4 导联的右侧对应部位。

V_{5R} 导联：V_5 导联的右侧对应部位。

V_{6R} 导联：V_6 导联的右侧对应部位。

标准导联和加压单极肢体导联均反映心脏额面的电位变化，故称为额面导联。单极胸壁导联反映心脏横面的电位变化，故称为横面导联。将额面六个肢体导联轴平行移至中心 *O* 点处，便可得到一个辐射状的几何图形，称为贝利（Bailey）六轴系统（如图 1－1－7 所示）。各胸壁导联的导联轴近似在一个水平面上，所以胸壁导联轴又称为水平面导联轴（如图 1－1－8 所示）。

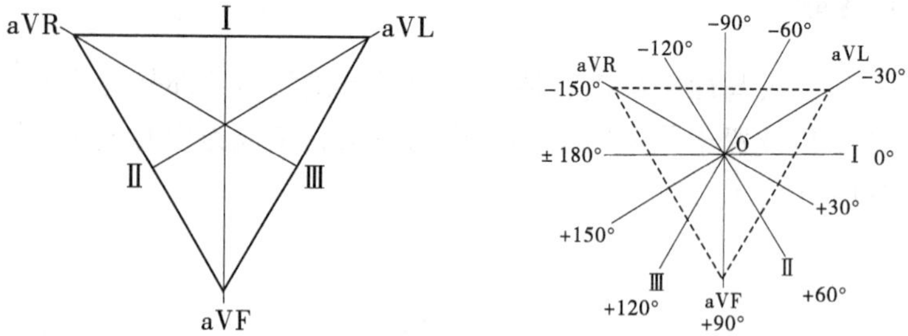

图 1－1－7　贝利六轴系统与心电图各导联之间的关系

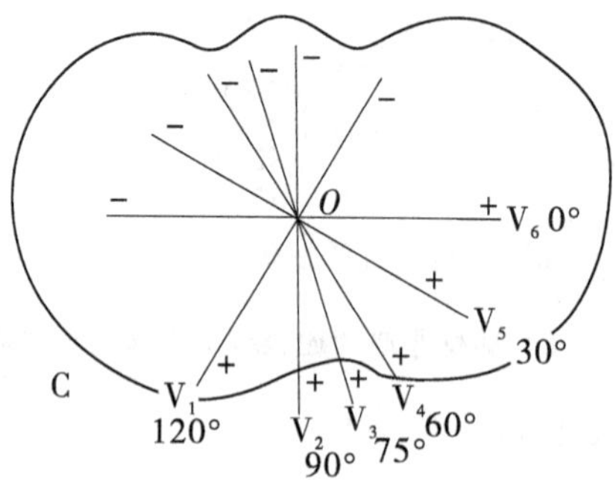

图 1－1－8　胸前水平面导联轴

在临床实践中，心电图机内线路已设计好，只要将标有红、黄、绿、黑四种不同颜色的电极板，按顺序置于右上肢、左上肢、左下肢、右下肢，将心电图机选择导联的开关分别拨到Ⅰ、Ⅱ、Ⅲ、aVR、aVL、aVF、V 的位置，即可获得各导联的波形。

第三节　心电图的测量

心电图最基本的测量参数包括心率、P 波时间、P－R 间期、QRS 时间、Q－T 间期、平均心电轴等。

心电图记录纸上有粗细两种纵线和横线（如图 1－1－9 所示）。纵线代表电压，用毫伏（mV）表示，特殊情况下可用毫米（mm）表示。横线代表时间，用秒（s）或毫秒（ms）表示。通常心电图记录走纸速度为 25 mm/s，故每小格代表 0.04 s，每一大格（5 小格）代表 0.20 s。定标电压是 10 mm（10 小

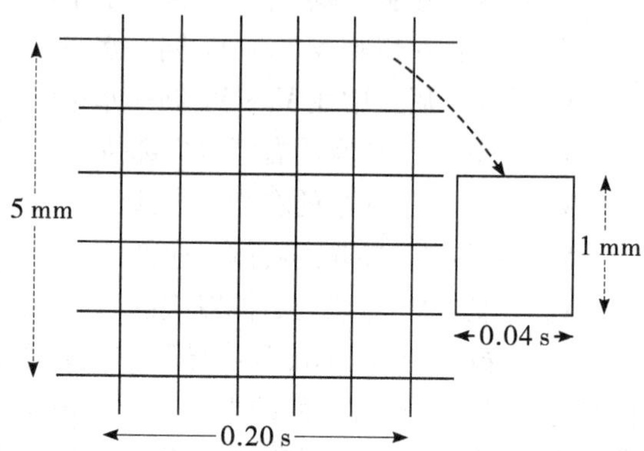

图 1－1－9　心电图纸上横线和纵线的含义

格）为 1 mV，故每一小格代表 0.1 mV，每一大格代表 0.5 mV。选择各波段比较清楚的导联，用分规进行测量。测量正向波的电压时，应从基线上缘测至波的最高点；测量负向波的电压时，应从基线下缘测至波的最低点。等电位线应以 T－Q 段为标准，近年来，欧共体心电图标准化（CSE）工作小组强烈推荐：QRS 波群、J 点、ST 段和 T 波的振幅测量统一采用 QRS 起始部作为参考水平。测量时间，应从某波开始的前缘测至该波段终止的前缘。总之，测量时要除去基线的影响（如图 1－1－10 所示）。

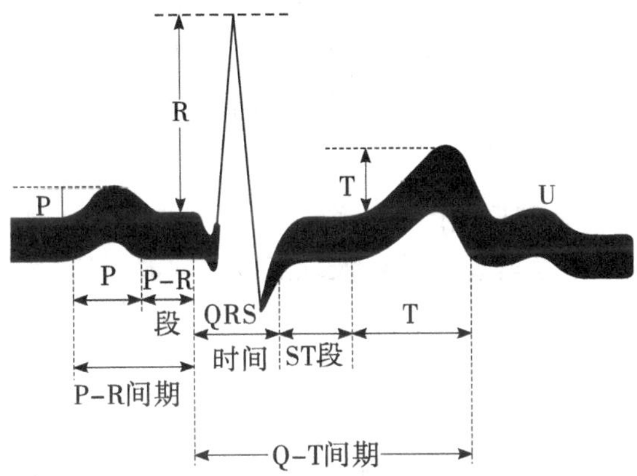

图 1－1－10　心电图各波段测量方法

一、心率的测量

（一）方法 1

用分规测量 P－P 或 R－R 间距，将测量的秒数乘以 100，再用查表法算出心率。

（二）方法 2

用分规测量 P－P 或 R－R 间距，将测得的秒数除以 60，所得商即为心率。

（三）简便目测法

心电图机常用的走纸速度为 25 mm/s，即 5 个大格，故每一大格时间为 0.2 s。目测 P－P 或 R－R 间距约占几个大格，便可推算出心率，如为 3、4、5、6 大格，其心率分别为 100 次/分、75 次/分、60 次/分、50 次/分。

（四）心律失常节律不规则时的心率测量

心律失常节律不规则时，可用以下测量方法：①多个 P－P 或 R－R 间距平均值用 60 除，得出心率。②房颤时，连续计算 10 s 距离中的 R 波个数，乘以 6，算出平均心室率。

二、振幅测量

（一）P 波

选择 P 波振幅最大的导联，作为 P 波的最大振幅。

（二）Ptf－V_1 测量

Ptf－V_1 表示 V_1 导联 P 波终末电势，是负向 P 波深度（mm）和宽度（s）的乘积，测量时自 P 波基线下缘做水平延长线与 P 波下降支相交，此交点与 P 波终点之间的水平间距为负向 P 波宽度，水平线与负向波底端的垂直距离为负向 P 波的深度。

（三）QRS 波群

J 点、ST 段、T 波和 U 波振幅的测量统一采用 QRS 起始水平线作为参考水平。测量 R 波，自 QRS 起始部上缘垂直量到 R 波顶点，负向波（Q，S，QS）自 QRS 起始部下缘垂直量到波的底端。

（四）测量 ST 段

ST 段呈水平型下降时，测量 ST 段水平部与 QRS 起始部的垂直距离，ST 段呈上斜型或下斜型移位时，在 J 点后 80 ms 处测量，并说明 ST 段移位的程度和形态。

（五）T 波

正向 T 波自参考水平线上缘垂直量至波顶点，负向 T 波自参考水平线下垂直量到波底端。U 波测量与 T 波相同。

三、时间测量

（一）P 波时间

在多导同步记录的心电图上，P 波的时间测量应是自最早出现 P 波导联的起点至最晚的 P 波终点。而单导联心电图上，应选择 12 导联中最宽的 P 波做测量。

（二）P－R 间期

在多导同步记录的心电图上测得的 P－R 间期比较精确，应在同步记录的Ⅰ、Ⅱ、Ⅲ导联或 12 导联中测量最早的 P 波起点至最早的 QRS 起点的间距。如在单导联记录的心电图上，则应选择 P 波宽大又有 Q 波的导联进行测量。

（三）QRS 时间

在多导同步记录的心电图中，应从同步导联中最早的 QRS 起点至最晚的 QRS 终点作为 QRS 时间。在单导联心电图中，应选择 12 导联最宽的 QRS 进行测量。

（四）VAT（室壁激动时间）

在胸壁导联测量中应测从 QRS 起点至 R 波顶峰垂直线的间距。如有 R’波则应量至 R’峰，如 R 波切迹，则应测量至第二峰（如图 1－1－11 所示）。

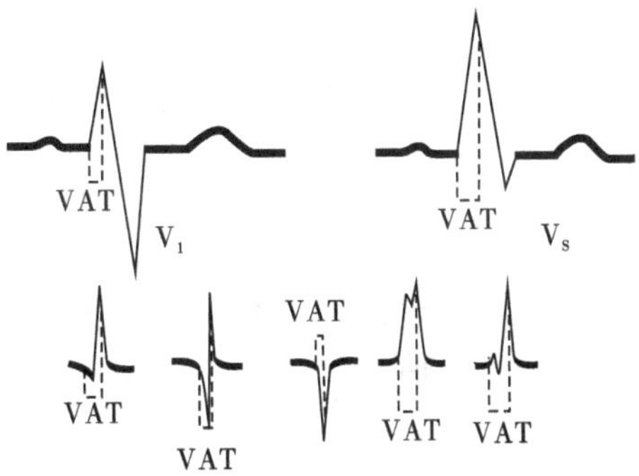

图 1-1-11 VAT 的测量方法

（五）Q-T 间期

QRS 起点至 T 波终点的时距为 Q-T 间期。在多导同步记录的心电图上测量 Q-T 间期，最好的测量导联是 $V_1 \sim V_3$ 导联，从最早的 QRS 起点至最晚的 T 波终点。在测量 Q-T 间期时不能把 U 波计算在内。

第四节 心脏钟向转位

心脏钟向转位分为逆钟向转位及顺钟向转位（如图 1-1-12 所示）。

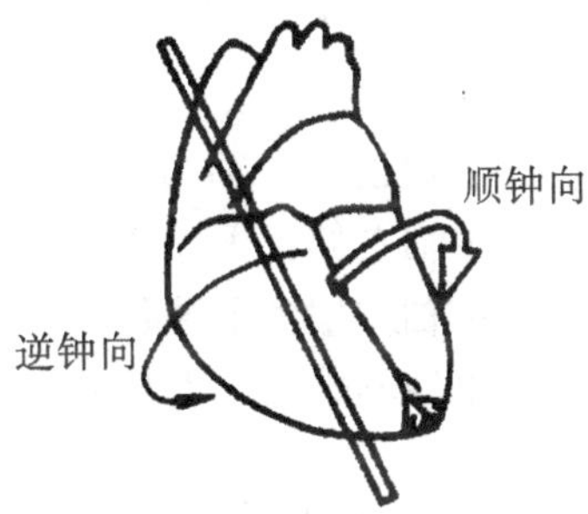

图 1-1-12 心脏钟向转位

一、逆钟向转位

心脏沿其长轴做逆时钟向转动（自心尖向上观），V_3 波形转至 V_1、V_5 波形转至 V_3。严重的逆钟向转位，V_5、V_6 图形转至 V_1。逆钟向转位见于左心室肥厚及心脏正常变异等。

二、顺钟向转位

心脏沿其长轴做顺钟向转动，右心室波形向左延伸。$V_1 \sim V_6$ 导联 R 波减小，S 波逐渐加深。顺钟向转位见于右心室肥厚、左前分支阻滞、$S_I S_{II} S_{III}$ 综合征等。

第五节　平均心电轴的测量

平均心电轴实际上是额面 QRS 向量环的综合向量。心脏电激动时产生无数瞬间向量，无数瞬间向量的综合称为平均心电向量。平均心电向量在额面导联轴上的投影称为额面平均心电轴。因此，平均心电轴的方向和额面 QRS 向量环的方向一致，指向左下方。平均心电轴的测量方法简介如下：

一、目测法

常用Ⅰ与Ⅲ导联 QRS 主波方向，目测 QRS 电轴（如图 1－1－13 所示）。

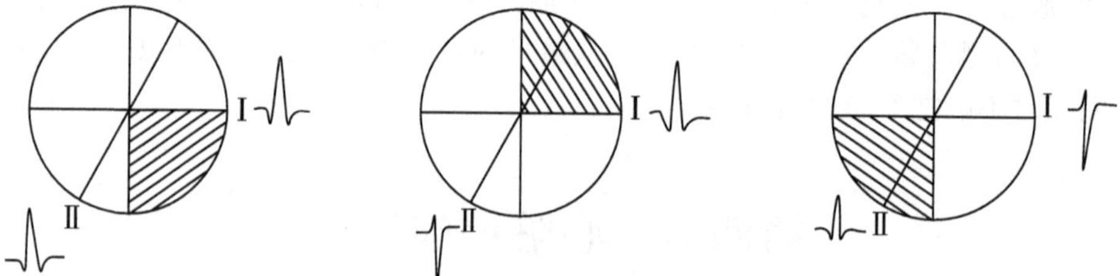

（a）正常心电轴　（b）心电轴左偏　（c）心电轴右偏

图 1－1－13　心电轴目测法

电轴正常（不偏）：Ⅰ与Ⅲ导联 QRS 主波均向上。
电轴右偏：Ⅰ导联 QRS 主波向下，Ⅲ导联 QRS 主波向上。
电轴左偏：Ⅰ导联 QRS 主波向上，Ⅲ导联 QRS 主波向下。
电轴不确定：Ⅰ与Ⅲ导联 QRS 主波均向下。电轴指向无人区。

二、振幅法

任何 2 个导联均可算出心电轴，常用Ⅰ与Ⅲ导联测量心电轴。

第一，先分别测出Ⅰ和Ⅲ导联各正向波（正值）及负向波（负值）的代数和，再在该相应导联轴的正侧或负侧找到该值，各做一条垂线，其交点与中心 O 点的连线与横轴的夹角所指示的度数即为电轴偏移的具体度数。

第二，求出Ⅰ与Ⅲ的 QRS 代数和后，使用查表法计算心电轴更为方便。

第二章　正常心电图及异常波形的临床意义

一、P 波

P 波代表左右两心房除极时的电位变化。

（一）正常 P 波

1. 方向

Ⅰ、Ⅱ、aVF、$V_4 \sim V_6$ 导联向上，aVR 导联向下，其余导联呈双向、倒置或低平均可。

2. 时间

时间≤0. 11 s。

3. 电压

肢体导联 <0. 25 mV，胸壁导联 <0. 15 mV。

（二）异常 P 波

1. P 波增宽（>0. 11 s）

见于以下情况：

（1）左心房扩大。左心房扩大主要由二尖瓣狭窄或关闭不全、冠心病、高血压等导致，故其 P 波称“二尖瓣型 P 波”。

（2）心房内传导阻滞。

（3）急性左心衰。急性左心衰可致可逆性 P 波增宽。

（4）心房梗死。P 波增宽有明显切迹，伴 P－R 段偏移和房性心律失常，常有心室梗死的心电图表现。

2. P 波增高（肢体导联电压 >0. 25 mV，胸壁导联 >0. 15 mV）

见于以下情况：

（1）右心房扩大。右心房扩大主要由肺源性心脏病、肺动脉高压、肺动脉瓣狭窄等导致，故其 P 波称“肺型 P 波”。

（2）甲状腺功能亢进。

（3）低钾血症、交感神经张力增高、深呼吸、运动等。

3. P 波减低（电压 <0. 05 mV）

见于以下情况：

（1）心包积液、胸腔积液、肺气肿、气胸。

（2）甲状腺功能低下。
（3）高钾血症。
4. P波消失
见于以下情况：
（1）心房扑动、心房颤动，P波消失，代之以“F”或“f”波。
（2）窦性停搏。
（3）Ⅲ°窦房传导阻滞。
（4）窦室传导（血钾过高时出现）。
（5）交界性心律。
（6）阵发性室性心动过速。
5. P波形态不固定
见于以下情况：
（1）游走心律，包括窦房结内游走、心房内游走、窦房结至交界区游走。
（2）多源性房性早搏或房性心动过速。
（3）房性并行心律合并房性融合波。

二、P－R间期

P－R间期代表自心房开始除极至心室开始除极的时间。

（一）正常P－R间期

时间：0.12～0.20 s。

（二）P－R间期异常

1. P－R延长
见于以下情况：
（1）Ⅰ°房室传导阻滞。见于心肌炎、洋地黄或奎尼丁等药物过量。
（2）迷走神经张力增高，使用阿托品后可恢复正常。
（3）干扰性P－R间期延长。
（4）房室结慢径路前传。
2. P－R间期缩短
见于以下情况：
（1）交界性心律，逆行P波，P－R＜0.12 s。
（2）预激综合征，有或无δ波。
3. P－R段偏移
见于以下情况：
（1）心房梗死，P－R段抬高或压低。
（2）心房复极波（Ta波）明显，P－R段压低。

4. P－R 段不等

见于以下情况：

（1）Ⅱ°Ⅰ型房室传导阻滞。

（2）Ⅲ°房室传导阻滞（P 波与 QRS 波群不存在传导关系，因此也不存在意义上的 P－R 段）。

三、QRS 波群

QRS 波群代表全部心室肌除极的电位变化。

（一）正常 QRS 波群

1. 时间

0.06～0.10 s。

2. 电压

V_1 导联的 R 波 <1.0 mV，V5、V6 导联的 R 波 <2.5 mV，aVR 导联的 R 波 <0.5 mV，aVL 导联的 R 波 <1.2 mV，aVF 导联的 R 波 <2.0 mV，Ⅰ导联的 R 波 <1.5 mV，各肢体导联的每个 QRS 正向与负向波的绝对值相加 >0.5 mV，胸壁导联 >0.8 mV。

3. 波形

自 V_1～V_4 导联 R 波逐渐增高，S 波逐渐变小，V_1 导联的 R/S <1，V_5 导联的 R/S >1；V_1～V_6 导联 R/S 逐渐增大。

4. Q 波

正常 Q 波振幅应小于同导联中 R 波的 1/4，时限应小于 0.04 s。

5. 室壁激动时间（VAT）

室壁激动时间指从 QRS 波群开始到 R 波顶峰的时间，代表该处心室壁从内膜开始激动到外膜的时间。V_1～V_2 导联 VAT <0.03 s，V_5～V_6 导联 <0.05 s。

（二）异常 QRS 波群

1. 异常 Q 波（时间≥0.04 s，深度≥后继 R 波的 1/4；在不应该出现 Q 波的导联出现了 Q 波）

见于以下情况：

（1）心肌梗死。

（2）心肌病。

（3）左束支传导阻滞。

（4）预激综合征。

（5）急性肺梗死。

（6）心室肥大。

（7）肺气肿。

（8）肺心病。
（9）顺钟向转位。
（10）急性心肌炎。
（11）心肌外伤。
（12）脑血管意外。
（13）肥胖、心脏横位。

2. QRS 波群高电压

见于以下情况：
（1）心室肥大。
（2）预激综合征。
（3）束支传导阻滞。

3. QRS 波群低电压

见于以下情况：
（1）心包积液、胸腔积液。
（2）心肌炎、心肌病、冠心病。
（3）肺气肿、肥胖。
（4）水、电解质和代谢紊乱。
（5）心力衰竭。

4. QRS 波群形态变化

见于以下情况：
（1）间歇性预激综合征。
（2）间歇性束支传导阻滞。
（3）QRS 波群电交替。
（4）多源或多形性室性早搏。
（5）心室内差异性传导。
（6）室性融合波。

四、ST 段

ST 段为自 QRS 波群的终点至 T 波起点的线段，表示心室除极刚结束尚处在缓慢复极的一段时间。

（一）正常 ST 段

（1）正常的 ST 段为一等电位线，可有轻微偏移。
（2）任一导联 ST 段下移 <0.05 mV。
（3）ST 段上升在 $V_1 \sim V_3$ 导联 <0.3 mV，肢体导联与 $V_4 \sim V_6$ 导联 <0.1 mV。

（二）异常ST段

1．ST段压低

见于以下情况：

（1）心肌缺血（慢性冠状动脉供血不足），表现为水平或下斜型。

（2）非透壁性心肌梗死（心内膜下心肌梗死），有ST－T衍变过程。

（3）心房复极波（Ta波）引起的ST段降低，伴J点下移，P波多高耸。

（4）心室肥大，伴有原发性改变。

（5）束支传导阻滞，伴有继发性改变。

（6）预激综合征，伴有继发性改变。

（7）急性心肌炎，伴有原发性改变。

（8）低钾血症。ST段可轻度压低，伴Q－T延长，U波明显。

（9）洋地黄作用。ST－T段呈“鱼钩样”改变。

（10）自主神经功能失调、体位改变等。

2．ST段抬高

见于以下情况：

（1）急性心肌梗死。

（2）急性心包炎。

（3）变异型心绞痛。

（4）早期复极综合征。

（5）室壁瘤。

（6）高钾血症。

（7）低温。

（8）心脏外伤及心脏电复律后等。

3．ST段延长

见于以下情况：

（1）低血钙。

（2）心肌缺血。

4．ST段缩短

见于以下情况：

（1）高血钙。

（2）心动过速。

五、T波

T波代表晚期快速心室复极时的电位变化。

（一）正常 T 波

1. 波形

圆钝而宽大，上升支稍缓，下降支较陡。

2. 方向

大多和 QRS 主波方向一致，Ⅰ、Ⅱ、$V_4 \sim V_6$ 导联向上，aVR 导联向下；若 V_1 导联的 T 波向上，则 $V_2 \sim V_6$ 导联就不应再向下。

3. 电压

以 R 波为主导联上，T 波不应低于同导联 R 波的 1/10，标准导联 <0.7 mV，肢体导联 <0.5 mV，胸壁导联 <2.0 mV。

（二）异常 T 波

1. T 波低平或倒置

见于以下情况：

（1）心肌缺血（慢性冠状动脉供血不足）。

（2）心肌梗死。

（3）心包炎。

（4）心肌炎。

（5）心室肥大。

（6）自主神经功能失调。

（7）低血钾症。

（8）脑血管意外。

（9）体位改变等。

2. T 波高耸

见于以下情况：

（1）急性心肌梗死超急性期。

（2）急性前壁心内膜下缺血。

（3）急性后壁心肌梗死。

（4）高钾血症。

（5）急性心包炎。

（6）脑血管意外。

（7）迷走神经张力增高。

（8）左心室舒张期负荷过重。

3. T 波双峰

见于以下情况：

（1）右胸导联出现双峰 T 波。第一峰代表左心室复极波，第二峰为右心室复极波，系右心室复极延迟所致，见于右束支阻滞，右心室负荷加重的先天性心脏病及右心室占优势的健康小儿。

（2）左胸导联出现双峰T波。第一峰代表正常心肌复极，第二峰代表缺血心肌延迟复极，见于心肌缺血或伴左心室肥大。

（3）机能性双峰T波。机能性双峰T波见于某些中枢系统疾患、甲亢、酒精中毒、长服酚噻嗪。

4. 单纯性T波电交替

见于以下情况：

（1）输入枸橼酸血。

（2）伴有低钙、低镁的疾患。

（3）室上速应用奎尼丁或电击复律后。

（4）有时在深吸气、体位改变、心律加速时可诱发或加重；也可由于按压颈动脉窦而消除。

5. TP融合

见于以下情况：

（1）心动过速。

（2）房性早搏。

六、Q－T间期

Q－T间期代表心室肌除极和复极全过程所需的时间。

（一）正常Q－T间期

1. 时间

0.32～0.44 s（心率60～100次/分）。

2. 由于Q－T间期受心率的影响很大，心率越快，Q－T间期越短，反之越长，所以常用较正的Q－T间期，即 $Q-Tc=Q-T/\sqrt{R-R}$，Q－Tc就是R－R间期为1 s（心率60次/分）时的Q－T间期。

（二）Q－T间期异常

1. Q－T间期延长

见于以下情况：

（1）心肌炎。

（2）心肌梗死。

（3）慢性冠状动脉供血不足。

（4）低钾、低钙。

（5）药物作用（如奎尼丁、普鲁卡因胺、胺碘酮等）。

（6）原发性Q－T间期延长综合征。

2. Q－T 间期缩短

见于以下情况：

（1）洋地黄作用。

（2）高血钾、高血钙。

七、U 波

U 波产生机制尚未完全清楚，存在着 3 种理论和假说：①U 波是浦肯野纤维的复极波；②U 波是部分心肌延迟发生的复极波；③机械电耦联引起的后电位形成 U 波。

（一）正常 U 波

（1）在 T 波后 0.02～0.04 s 出现的振幅很低小的波，胸壁导联较易见到，尤其以 V_3 导联较为明显。

（2）方向与 T 波一致，振幅小于同导联 T 波的 1/2；小于 0.2 mV。

（二）U 波异常

1. U 波增大

见于以下情况：

（1）血钾过低。

（2）药物（奎尼丁、洋地黄、肾上腺素等）。

（3）高血压、心室肥厚。

（4）也可见于心肌缺血。

2. U 波倒置

见于以下情况：

（1）心肌缺血。

（2）心肌梗死。

（3）冠心病或高血压伴左心室受损时。

第三章　心房扩大与心室肥大

第一节　心房扩大

(一) 左心房扩大

(1) P波增宽，时限 >0.11 s或伴有切迹，双峰间距≥0.04 s，在Ⅰ、Ⅱ、aVL、aVF导联较明显。

(2) V_1导联P波的终末电势 $Ptf-V_1 \leq -0.04$ mm/s。

(3) P波宽度与P－R段比值 >1.6。

(4) 有引起左心房扩大的病因，X射线、超声心动图等显示左心房扩大。

(二) 右心房扩大

(1) P波呈尖峰状，P（Ⅱ、Ⅲ、aVF） >0.25 mV。

(2) $P_{V_1} > 0.15$ mV。

(3) 有引起右心房扩大的病因，X射线、超声心动图上常伴右心房肥大的图像。

(三) 双心房扩大

(1) 肢体导联P波时间 >0.11 s，电压 >0.25 mV。

(2) 有引起双侧心房扩大的病因，X射线、超声心动图等显示双侧心房扩大。

第二节　心室肥大

(一) 左心室肥大

(1) 左心室高电压。$R_{V_5} \geq 2.5$ mV；$R_{V_5} + S_{V_1} \geq 4.0$ mV（男）或3.5 mV（女）；$R_{I} > 1.5$ mV，$R_{aVL} > 1.2$ mV，$R_{aVF} > 2.0$ mV；$R_{I} + S_{III} > 2.5$ mV。

(2) QRS时间轻度延长0.10～0.11 s。

(3) 电轴左偏。一般不超过－30°。

(4) 继发性ST－T改变。以R波增大的左心室面导联上≥0.05 mV，T波低平、双向或倒置。

（5）有引起左心室肥大的病因，X 射线、超声心动图显示有左心室扩大。

（二）右心室肥大

（1）$R_{V_1} \geqslant 1.0$ mV；$R_{V_1} + S_{V_5} > 1.2$ mV；$R_{aVR} > 0.5$ mV；V_1 导联 R/S > 1；V_5 导联 R/S < 1。

（2）V_1 导联呈 Rs、rsR'、qR 型。

（3）电轴右偏 90°~180°，一般右偏 > 110°。

（4）ST－T 改变，在 V_1 导联 ST 段压低，T 波双向、倒置。

（5）有引起右心室肥大的病因，X 射线、超声心动图显示有右心室肥大。

（三）双侧心室肥大

（1）只出现一侧心室肥大、心电图改变。

（2）近似正常心电图。

（3）出现两侧肥大的心电图特征。

（4）X 射线、超声心动图显示显著心脏增大。

第四章　冠心病的心电图

第一节　冠心病与心电图波形的改变

一、冠心病与P波的改变

（1）心房梗死时，P波增宽、切迹或升高呈尖峰状；P波复极波P－Ta段抬高或降低。心肌梗死合并急性心包炎时可有P－R段抬高或下移。

（2）因心肌缺血，可引发多源性房性早搏、心房扑动、心房颤动。

（3）因严重心力衰竭，使心室、心房负荷过重，引致Ptf－V_1负值增大。

（4）因供血不足，使心房传导受累，而出现心房内传导阻滞、房室传导阻滞、P波呈现高而宽大，P－R间期延长P波未下传。

（5）窦房结动脉硬化或闭塞致使窦房结功能障碍，出现窦房传导阻滞、窦性停搏。

二、冠心病与QRS波群改变

（一）QRS电轴改变

心电轴的改变与心肌缺血引起左前分支或左后分支传导障碍有关。

（二）异常Q波

异常Q波一般在发生心肌梗死后，QS型提示在穿壁性坏死的表面无残存的存活心肌，而QS或Qr型提示在穿壁性坏死的表面有存活心肌。R（r）波可能是残存的心肌，因为梗死周围阻滞而兴奋延迟产生，R（r）波振幅反映残留的存活心肌范围大小。

（三）R波振幅的改变

在发生变异型心绞痛、心肌梗死时，可见到R波振幅的改变。在发生心肌梗死时，梗死区面对的导联R波振幅减低或消失。当后壁梗死时，前壁V_1～V_3导联的R波振幅增大。

左心房或左心室功能衰竭时，QRS波可增宽，室壁激动时间延长。

三、冠心病与 ST 段异常

（1）ST 段改变。冠心病患者在日常活动中经常有一过性的 ST 段改变，其中包括有心绞痛症状的心肌缺血（如图 1－4－1 所示）。

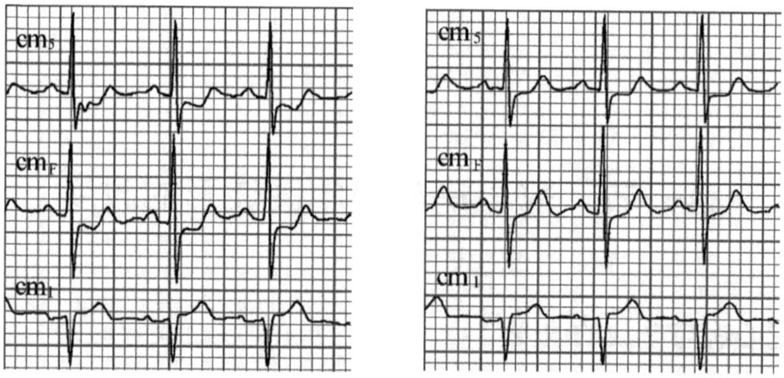

（a）发作时的心电图　　　　（b）症状缓解后的心电图

图 1－4－1　冠心病患者一过性的 ST 段改变

（2）变异型心绞痛发作时，病变部位血管发生严重痉挛闭塞，局部心肌血量显著减少或中断，导致心肌急性缺血、损伤。心电图呈现 ST 段抬高，对应导联 ST 段下移，可发展为急性心肌梗死（如图 1－4－2 所示）。

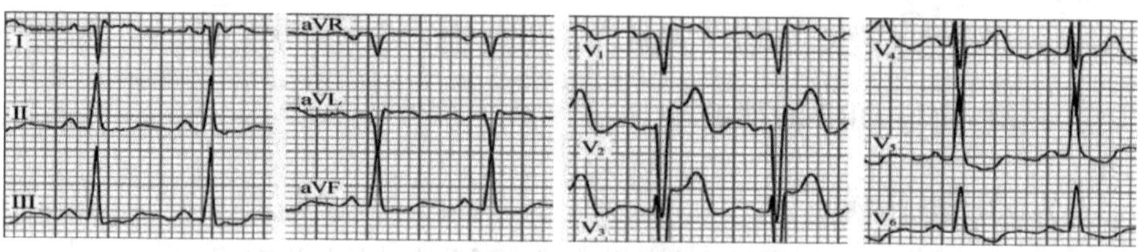

（a）发作时的心电图

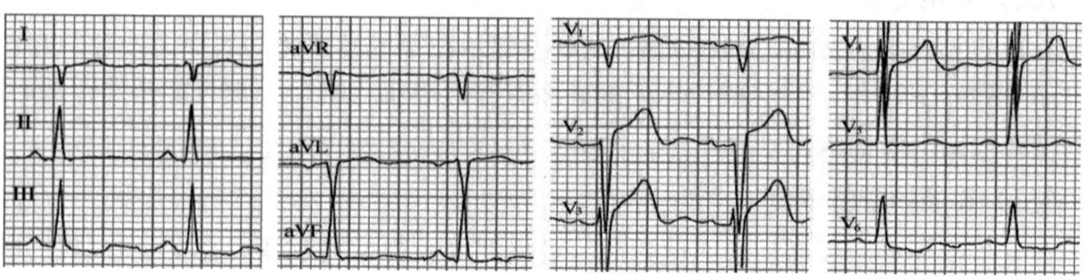

（b）症状缓解后的心电图

图 1－4－2　变异型心绞痛发作时和症状缓解后的心电图

（3）典型心绞痛。缺血型 ST 段下移，可呈水平型、下斜型、低垂型下移，反复发作时 ST 段有动态改变，甚至相对应导联上 ST 段抬高［如图 1－4－3（a）所示］。如症状缓解后，ST 段可恢复原状［如图 1－4－3（b）所示］。

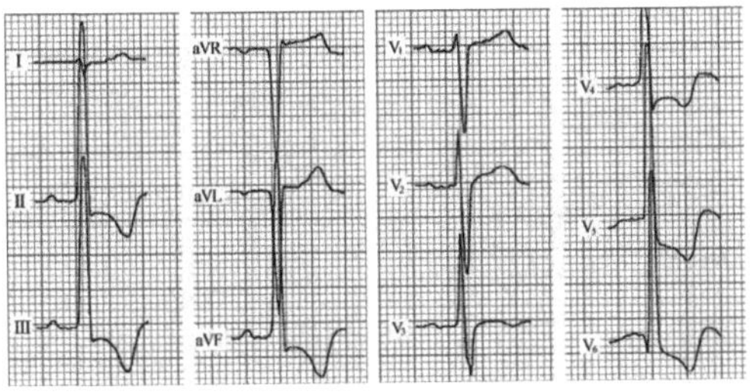

（a）发作时的心电图

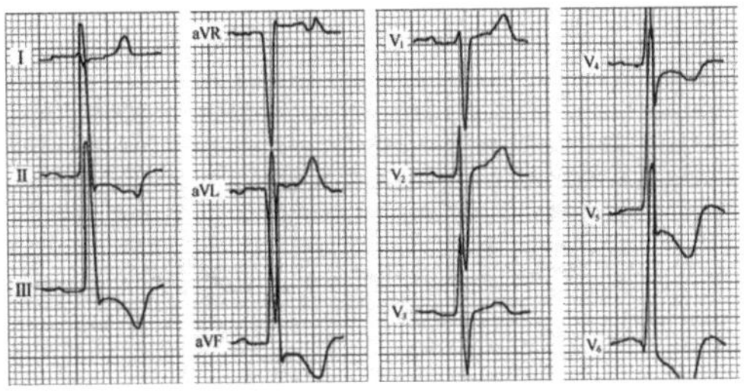

（b）症状缓解后的心电图

图 1－4－3　典型心绞痛发作时和症状缓解后的心电图

（4）急性冠状动脉供血不足时，ST 段呈现损伤型抬高（如图 1－4－4 所示）。

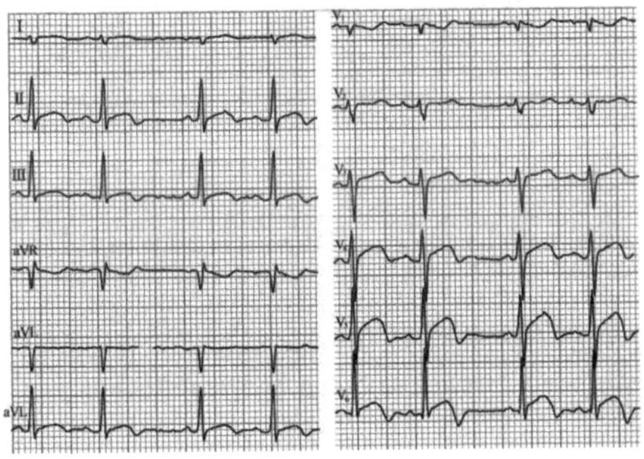

（a）

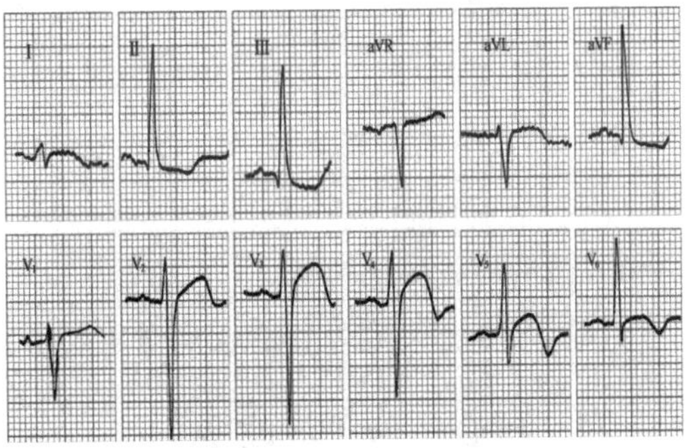

（b）

图 1－4－4　急性冠状动脉供血不足，ST 段呈现损伤型抬高

（5）急性心肌梗死时，ST 段与 T 波融合形成单向曲线或弓背型向上抬高，在相对应导联 ST 段下移（如图 1－4－5 所示）。

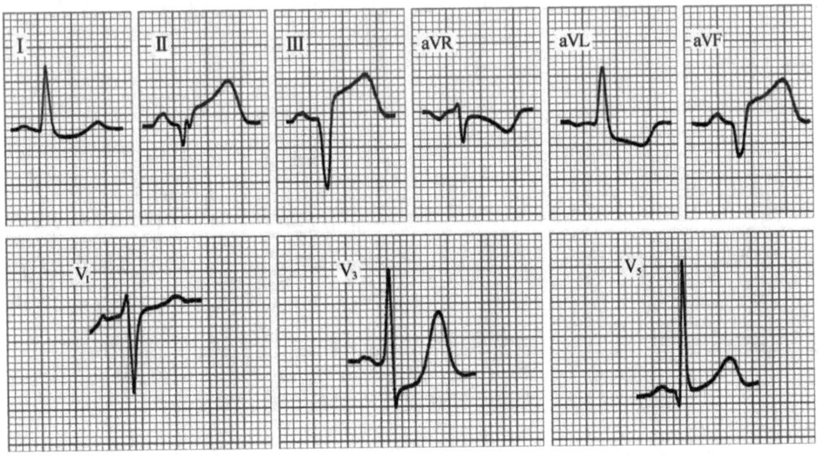

图 1－4－5　急性心肌梗死时，ST 段与 T 波融合成单向曲线，在相对应导联 ST 段下移

（6）无症状慢性冠状动脉供血不足时，ST 段呈现水平型、下斜型或低垂型下移（如图 1－4－6 所示）。

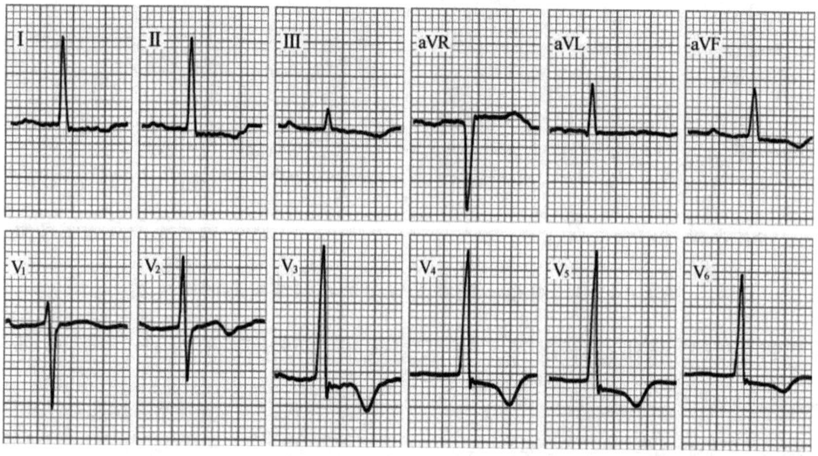

图 1－4－6　无症状慢性冠状动脉供血不足时的心电图

（7）心脏内膜下心肌缺血时，除 aVR 导联的 ST 段抬高外，余大部分导联的 ST 段呈现下斜型或水平型下移。

（8）较少患者在发作心绞痛时主要是 ST 段平直延长。

四、冠心病与 T 波改变

（1）急性心脏内膜下心肌缺血时，T 波高耸（如图 1－4－7 所示）。

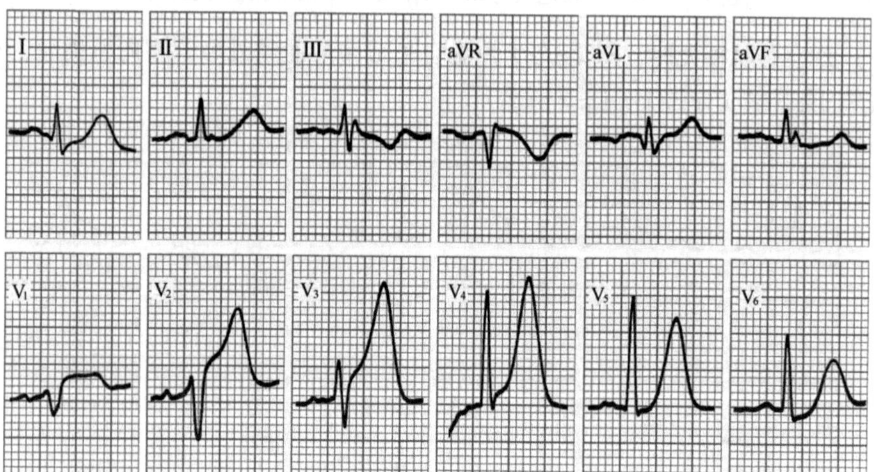

图 1－4－7　急性心脏内膜下心肌缺血时，T 波高耸

（2）变异型心绞痛时，T 波高耸（如图 1 – 4 – 8 所示）。

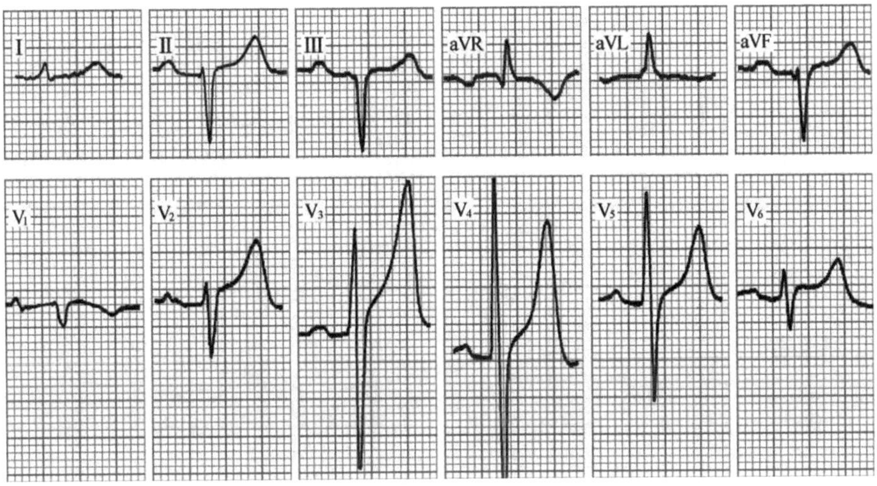

图 1 – 4 – 8　变异型心绞痛时，T 波高耸

（3）急性心肌梗死时，T 波与 ST 段融合呈单向曲线形成宽大高耸 T 波（如图 1 – 4 – 9 所示），或 T 波与 ST 段呈弓背向上抬高，T 波消失。

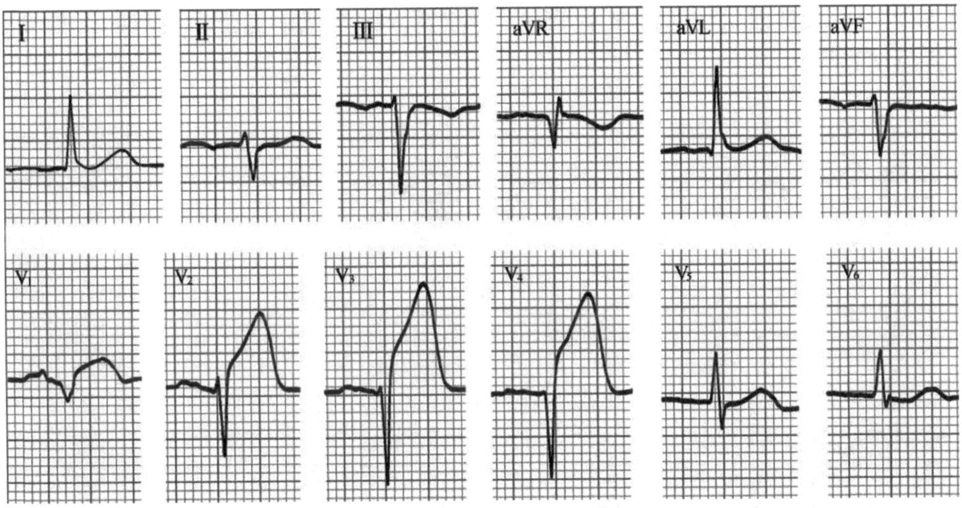

图 1 – 4 – 9　急性心肌梗死时，T 波与 ST 段融合成单向曲线形成宽大高耸 T 波

（4）慢性冠状动脉供血不足时，T 波平坦、双向（ – 、 + ）、倒置，Q – T 间期延长。

（5）急性心肌梗死在演变过程中的 T 波由直立变深倒置，呈冠状 T 波（如图 1 – 4 – 10 所示）。

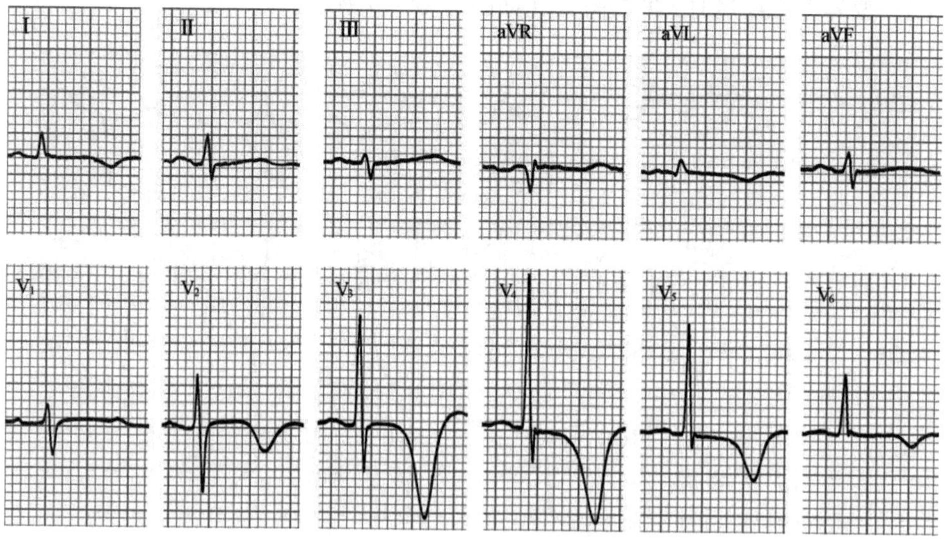

图 1－4－10　急性心肌梗死在演变过程中 T 波由直立变深倒置，呈冠状 T 波

五、冠心病与 U 波异常

（1）急、慢性冠状动脉供血不足时，U 波宽大倒置或呈先正后负双向（如图 1－4－11 所示）。

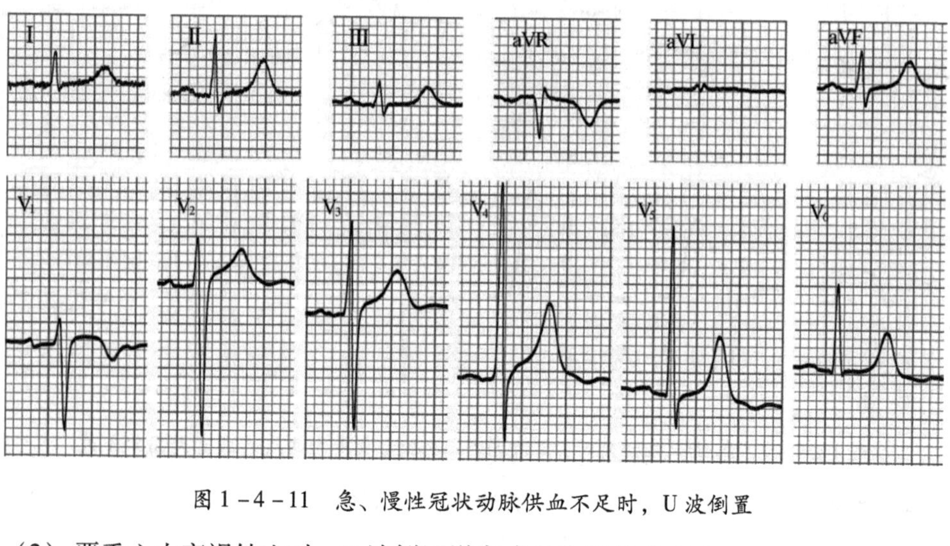

图 1－4－11　急、慢性冠状动脉供血不足时，U 波倒置

（2）严重心力衰竭缺血时，U 波倒置增宽或呈先正后负双向。

第二节　心绞痛的心电图

一、急性冠状动脉供血不足的心电图改变

（一）ST 段改变

1．ST 段下移

ST 段下移为心绞痛发作时最常见的心电图表现之一。一过性缺血型（水平型或下斜型）下移。ST 段下移≥0.10 mV，持续时间在 1 min 以上。原有 ST 段下移者，在原有基础上再下移大于 0.10 mV。原有 ST 段抬高者，急性冠状动脉供血不足时，ST 段可暂时回到基线，或下移的幅度大于 0.10 mV。根据 ST 段下移的导联，可以初步判定心脏内膜下心肌缺血的部位。ST 段下移至少出现在两个或两个以上相邻的导联上。

2．ST 段抬高

急性冠状动脉供血不足引起 ST 段抬高的同时多伴有严重的心绞痛发作，见于变异型心绞痛，多由冠状动脉痉挛引起，是穿壁性心肌缺血的表现。持续时间长者可衍变成急性心肌梗死。ST 段抬高多呈弓背向上型，多伴有 T 波高尖、QRS 振幅增大、QRS 时间延长，常见心律失常。

（二）T 波改变

急性冠状动脉供血不足引起的 T 波改变呈一过性，缺血缓解后，T 波又很快恢复原形。在严重的心肌缺血时，心脏外膜面的动作电位时间缩短，使心脏外膜面过早复极，复极方向未变。缺血时，只有心脏内膜的动作电位时间缩短，使心脏内膜面过早复极，复极方向可能发生改变，在心电图上表现为 T 波低平或倒置，此时多伴有 ST 段下移。

（三）U 波改变

急性冠状动脉供血不足时可出现 U 波改变，主要表现为 U 波倒置，也可为 U 波增大。

（四）一过性 Q 波

严重的冠状动脉供血不足可使损伤区心肌暂时丧失除极能力，出现一过性 Q 波。短者持续几分钟，长者可达数日。Q 波的产生机制是损伤区心肌处于电静止状态，当血供改善后，Q 波应消失。

（五）一过性心律失常

急性冠状动脉供血不足时，可出现窦性停搏、窦性心动过缓、窦性心动过速、窦房阻滞；频发性单形、多形、多源性室性早搏；阵发性室上性心动过速、心房颤动、心房扑动；室性心动过速；房室传导阻滞；束支传导阻滞；等等。

二、慢性冠状动脉供血不足的心电图改变

（一）ST 段改变

慢性冠状动脉供血不足主要表现为 ST 段水平型或下斜型下移，ST 段下移只限于缺血区的导联上。下移的程度一般在 0.05 ~ 0.15 mV 之间。ST 段改变可有明显的动态变化。在慢性心肌缺血的基础上发生急性心肌缺血，ST 段在原有下移的基础上再度降低。在突然严重缺血的情况下还可发生 ST 段较前抬高，出现假性正常化改变。另外，在慢性冠状动脉供血不足时，还可有 ST 段延长。

（二）T 波改变

典型的慢性冠状动脉供血不足的 T 波改变为缺血性的 T 波倒置。表现为双肢对称，基底部较窄，波底尖锐，亦称为冠状 T 波。根据冠状 T 波出现的导联，可以进行定位诊断。动脉供血不足的 T 波倒置多有动态变化，T 波倒置时深时浅，时而转为低平或直立。如果 T 波倒置持续多年而无明显变化者，不一定是冠状动脉供血不足的表现，很可能是肥厚型心肌病等引起的 T 波改变。T 波低平及 T 波双向也为慢性冠状动脉供血不足的常见改变。

（三）ST－T 改变

慢性冠状动脉供血不足可出现 ST－T 改变。大部分（广泛）以 R 波为主导联的 ST－T 改变，但不一定是冠心病引起的 ST－T 改变，要考虑可能是急、慢性心肌炎、心包炎，或自主神经功能、交感神经功能障碍、紊乱等引起。

（四）其他改变

慢性冠状动脉供血不足可出现 U 波倒置，Ptf－V_1 绝对值≥0.04 mm/s。可出现多种心律失常，如窦性停搏、窦性心动过速、各种类型的早搏等。

三、不同类型心绞痛的心电图改变

（一）劳累性心绞痛

劳累性心绞痛包括初发型劳累性心绞痛、稳定型劳累性心绞痛、恶化型劳累性心绞痛，有人将卧位型心绞痛也归属为劳累性心绞痛。

初发型劳累性心绞痛在发作时，常规心电图出现缺血型 ST 段下移，T 波低平、双向或倒置，亦可出现 U 波倒置等，心绞痛缓解以后，上述改变可恢复正常。动态心电图监测可记录到有痛性或无痛性心肌缺血。缺血部位多在左心室心内膜下，一般不发生穿壁性心肌缺血所致的 ST 段抬高。

绝大多数的稳定型劳累性心绞痛患者的冠状动脉有 1 支或 1 支以上出现较大血管的明显狭窄。在病史较长且建立了良好侧支循环的情况下，冠状动脉可完全闭塞。稳定型劳累性心绞痛患者发作时，ST 段呈水平或下斜型下移，原有 ST 段下移者可进一步

下移，亦可出现 T 波及 U 波改变。心绞痛缓解后，心电图很快恢复原状。冠状动脉造影提示 ST 段下移导联对应的室壁发生了心肌缺血，这对判断哪支血管发生了狭窄有很大的意义（如图 1－4－12 所示）。

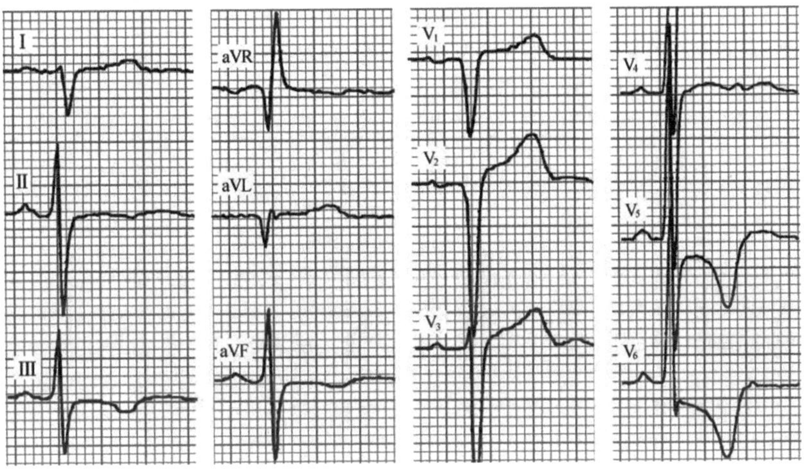

图 1－4－12　稳定型劳累性心绞痛患者，Ⅱ、Ⅲ、aVF 导联 T 波倒置，冠脉造影示回旋支病变

恶化型劳累性心绞痛患者可有慢性冠状动脉供血不足的心电图表现，在发作时心电图可出现持续时间较长的明显的缺血性 ST 段下移，无明显心肌酶学升高，此型患者有发展成急性心肌梗死的可能。

卧位型心绞痛绝大多数存在多支多处病变，有相当多的患者存在有完全性的冠状动脉闭塞。卧位型心绞痛患者多在夜间平卧后发作，一夜可发作多次，白天平卧也能诱发，而餐后平卧最易诱发。胸痛发作时 ST 段显著降低，以前壁缺血为多见，部分患者在发作时心电图可见 R 波振幅的改变。患者在安静时多有慢性心肌缺血的心电图改变。如患者有冠状动脉痉挛，可发生 ST 段抬高。

（二）自发性心绞痛

自发性心绞痛的发作主要是由于冠状动脉暂时性痉挛和收缩造成一过性心肌缺血所致。自发性心绞痛发作时，可出现 ST 段抬高及 ST 段降低。自发性心绞痛和变异型心绞痛可相互转变，二者只是缺血程度上的区别。自发性心绞痛患者可在一段时间后出现变异型心绞痛，而且发作时心电图缺血部位多与此前自发性心绞痛发作的缺血部位相吻合。

（三）变异型心绞痛

变异型心绞痛属自发性心绞痛的一种类型，变异型心绞痛的发生与心肌耗氧量的增加无明显关系，主要由冠状动脉痉挛引起。心绞痛发作时，出现暂时性 ST 段抬高，对应导联 ST 段降低（如图 1－4－13 所示）。原有 ST 段降低或 T 波倒置的患者，胸痛发作时心电图可出现“正常化”伪现象。ST 段抬高导联所对应的部位常为将来发生心肌梗死的部位。心绞痛发作时，常伴有室性早搏、短阵性室性心动过速或房室传导阻滞。

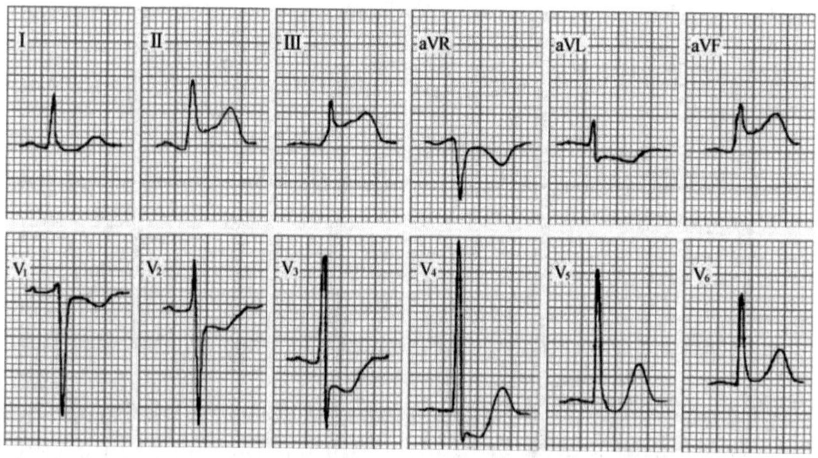

(a)

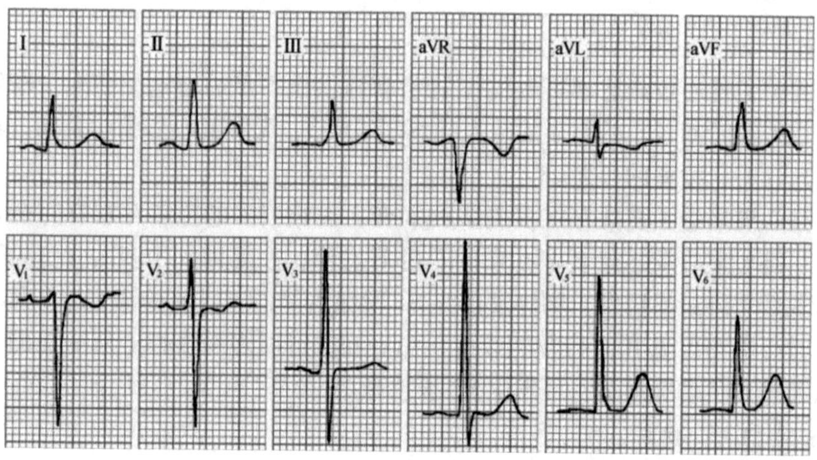

(b)

图 1-4-13　变异型心绞痛发作时，出现暂时性 ST 段抬高，对应导联 ST 段降低

第三节 心肌梗死

一、心室肌血液供给

心脏由来自主动脉起始部的左、右冠状动脉供血。右冠状动脉沿冠状沟右行环行至心脏后面，分出后室间支、右回旋支，沿后室间沟下行至心尖；右回旋支沿右心室后行至左心室后面。回旋支和后室间支沿途各分出许多小分支，主要负责右心房、右心室及左心室后上部的小部分血供。左冠状动脉沿冠状沟向左走向前外方，分出两个分支，一支沿前室间沟下行至心尖，与右冠状动脉的后室间支在心尖部相吻合，称为左前降支；另一支沿冠状沟后行，抵达左心室后面，与右冠状动脉的分支相吻合，称为左回旋支。这两主支又分出许多的小分支，负责左心房、左心室大部分及右心室前壁的小部分血供。

室间隔的血供，其前部来自左冠状动脉左前降支的穿通支，候补来自右冠状动脉的后室间支，中部同时接受左、右冠状动脉的双重血供。

窦房结的血供，约 55% 来自右冠状动脉干支的第一分支的窦房结动脉。位于窦房结中心细而长，分出许多细小营养支，供应窦房结及其邻近心房肌。45% 来自左冠状动脉的回旋支的血供。

房室交界区的血供，主要由房室结动脉（90% 来自右冠状动脉，10% 来自左冠状动脉回旋支）供血。另有左心房后动脉、房间隔前动脉供血。以上三支动脉有分支相互吻合，形成丰富的侧支循环，可保证房室结及其邻近区域有充足的血供。

结间束与房间分支的血供，主要由窦房结动脉及其分支供血。

房室束的血供，主要由纤维隔支和左冠状动脉左前降支的第一室间隔支供血。

右束支与左前分支位于室间隔前部，共同接受左冠状动脉左前降支的供血。

左束支主干的血供来自右冠状动脉，而左后分支同时接受右冠状动脉和左冠状动脉分支的双重供血。

心壁内的血供来自左—右冠状动脉的细小分支相互吻合的供血，并不充分，如冠状动脉发生狭窄、痉挛或闭塞，则发生心肌供血不足，使之发生心绞痛，重者心肌梗死。在心肌深层的动脉分支较少，动脉发生闭塞时，则深层心肌损伤较严重。

二、心肌梗死的基本心电图波形改变

典型的急性心肌梗死心电图波形改变为坏死性 Q 波、损伤性 ST 段抬高及缺血性 T 波改变。另外还有非 Q 波性心肌梗死的心电图改变。

（一）病理性 Q 波的形成条件及心肌梗死不出现 Q 波的机制

某部位心肌坏死，其产生的心室除极向量消失，导致心室除极平均方向背离该部位而形成梗死向量。病理性 Q 波的形成需要具备以下 3 个条件。

1. 梗死的范围

一般认为梗死的直径大于 20 ~ 30 mm，才会出现病理性 Q 波。

2. 梗死的深度

左心室心内膜下区约占左心室厚度的 50%，故梗死的深度大于左心室厚度 50%，才会出现病理性 Q 波。

3. 梗死的部位

梗死的部位位于 QRS 波群起始 40 ms 除极部位，才会出现病理性 Q 波。心室起始 40 ms 之前除极部位包括室间隔，左、右心室前壁，左、右心室心尖部和左心室侧壁。这些部位发生心肌梗死，如果梗死的直径和深度达到上述条件，则会出现病理性 Q 波。

梗死的面积过小，直径≤25 mm，累及左心室面积≤10%；梗死的深度 < 左心室厚度的 50%，一般不出现病理性 Q 波，但可出现等位性 Q 波。某些部位的心肌梗死，如左心室高侧壁、左心室后壁和后基底部都在 QRS 波群起始 40 ~ 50 ms 之后除极，故这些部位发生心肌梗死一般不会产生病理性 Q 波。

（二）心肌梗死时 ST 段改变

在心肌梗死的急性期，在病理性 Q 波出现的导联上出现 ST 段抬高，称为损伤型 ST 段抬高。这是急性心肌梗死最具有诊断意义的心电图特征。在急性心肌梗死的超急期，Q 波尚未出现之前 ST 段已明显抬高，与直立的 T 波形成“单向曲线”。损伤型 ST 段抬高于心肌损伤后即刻出现，可迅速达到最高幅度。异常 Q 波出现之后，抬高的 ST 段开始逐渐下降，最后回到基线，此过程大约持续数日到数周不等。合并室壁瘤者，抬高的 ST 段可持续抬高而不再回到基线。如冠状动脉早期获得再通，抬高的 ST 段可于治疗后数分钟或 1 ~ 2 h 内降至基线。非 Q 波性心肌梗死的急性期，多出现 ST 段降低。

（三）心肌梗死时 T 波改变

当冠状动脉出现急性闭塞时，心肌缺血致心肌复极发生相应改变，出现 T 波的动态变化。典型的 T 波变化过程表现为由直立高耸转为 T 波降低，后逐渐变为双向及倒置，倒置程度先逐渐加深，持续数周后，T 波逐渐变浅，形成冠状 T 波。也有部分急性心肌梗死患者始终不出现 T 波倒置。

三、心肌梗死的心电图分期

根据心电图图形的演变过程和演变时间可分为超急性损伤期、急性期、充分发展期和陈旧性期。

（一）超急性损伤期

冠状动脉闭塞后，心肌受到严重缺血损伤，首先出现短暂的心内膜下心肌缺血。此期持续时间短暂，一般只有数分钟至数小时。最典型的心电图改变是 T 波高耸，继之 ST 段斜形上升，不出现异常 Q 波（如图 1－4－14 所示）。此期处于可逆转阶段，如及时行灌注治疗，预后可恢复正常心电图。

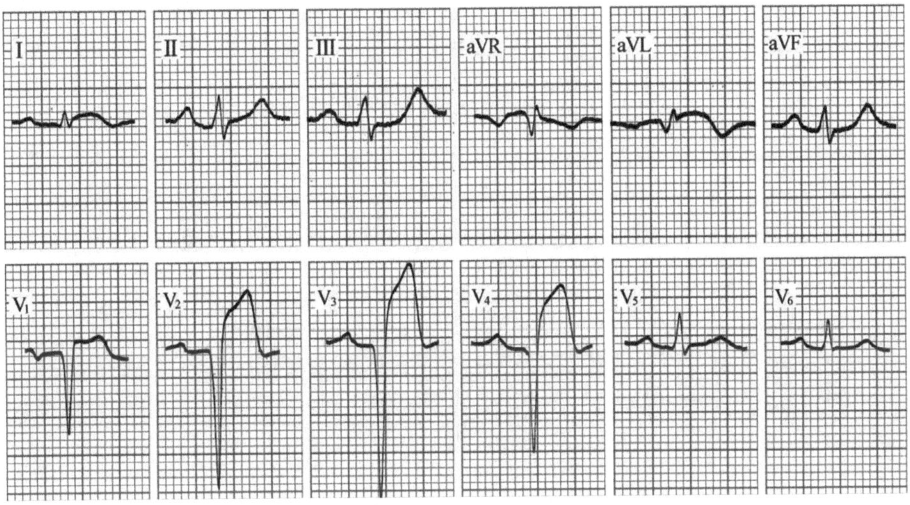

图 1－4－14　前壁心肌梗死（超急性损伤期）

（二）急性期

冠状动脉闭塞后，心肌受到继续缺血致使心肌坏死。此期一般持续时间数小时至数日。此期出现典型急性心肌梗死的图形改变：ST 段抬高、病理性 Q 波、T 波逐渐降低（如图 1－4－15 至图 1－4－18 所示）。如未超过 6 小时仍是有效进行溶栓治疗的时机，可缩小梗死的范围和深度，保护左心功能，减少并发症，提高患者生存率。

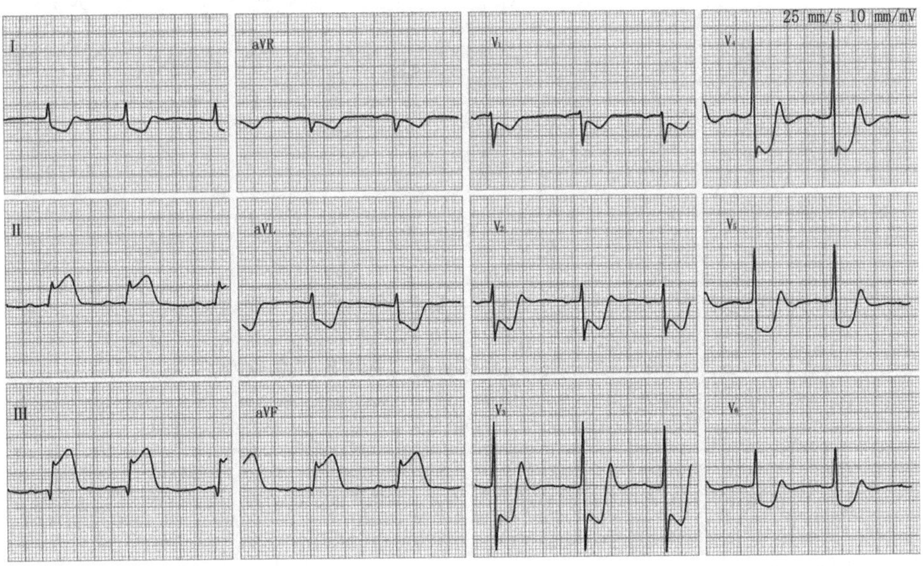

图 1－4－15　下壁心肌梗死（急性期）

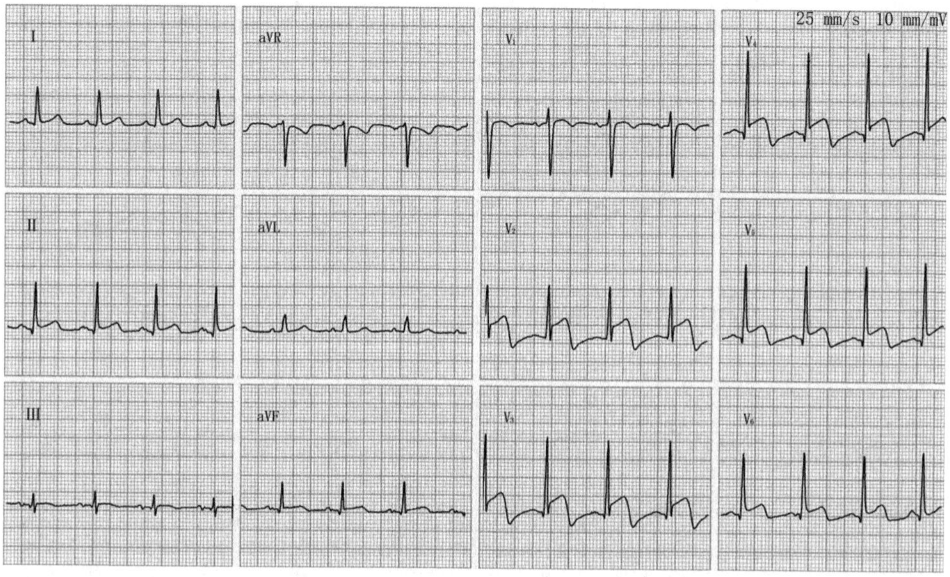

图 1－4－16　前壁、侧壁心肌梗死（急性期）

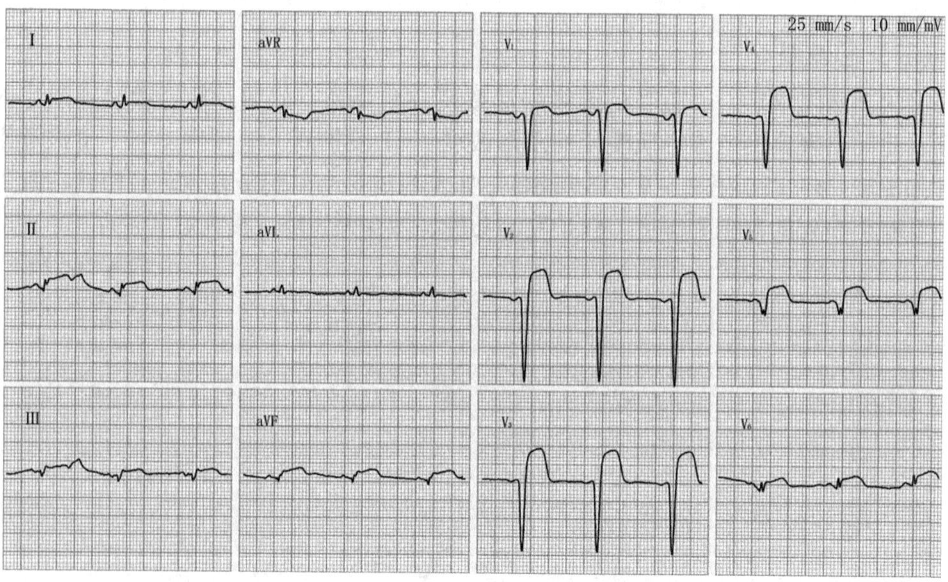

图 1－4－17　下壁、广泛前壁心肌梗死（急性期）

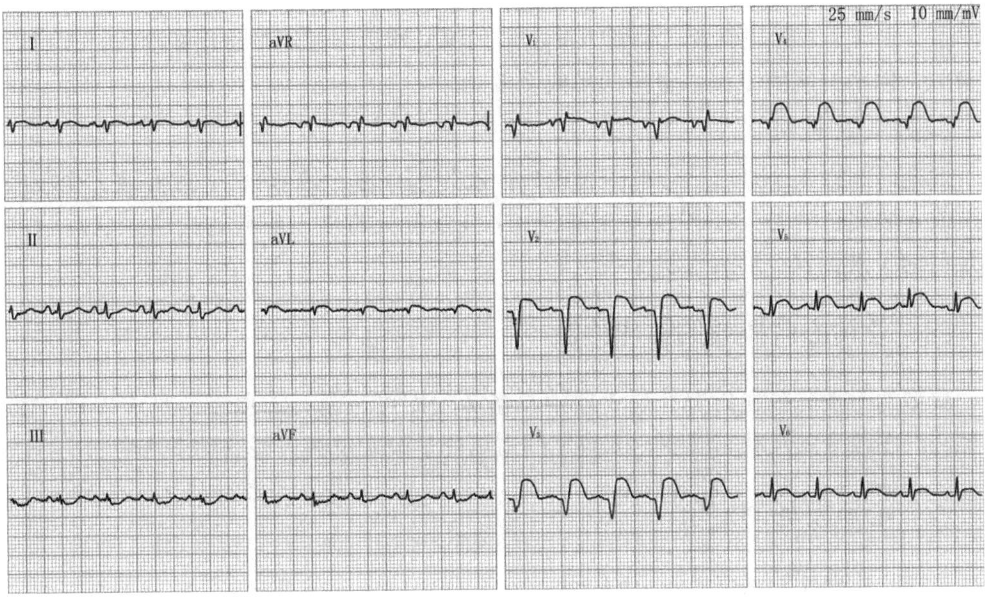

(a)

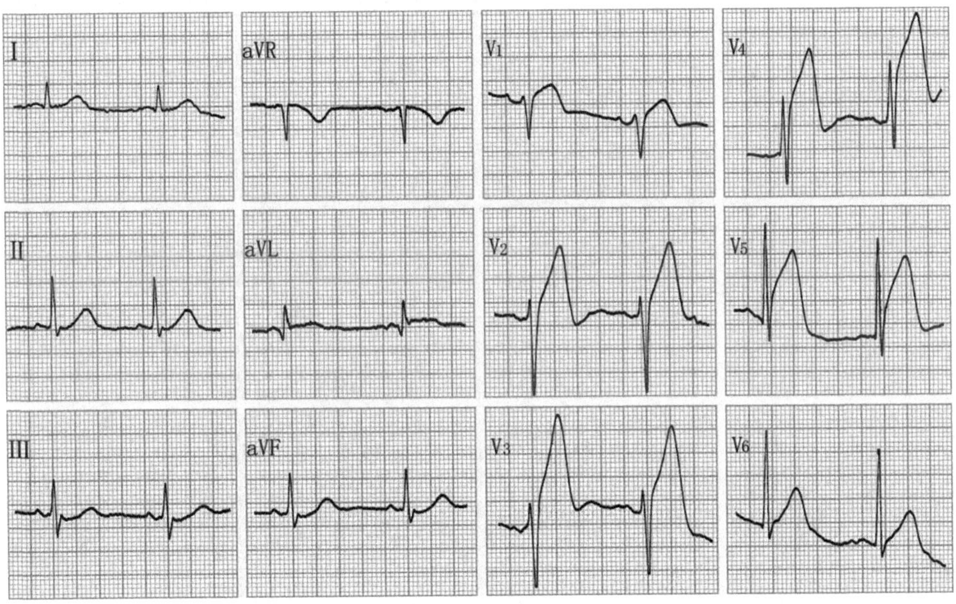

(b)

图 1－4－18　广泛前壁心肌梗死（急性期）

（三）充分发展期（演变过程或称亚急性期）

梗死后通过治疗后的梗死图形逐渐改变，此期持续时间在数日至 3 个月内。ST 段由抬高降至基线，或 ST 段虽未回到基线但呈稳定状态（如梗死区膨出或室壁瘤形成）；T 波由直立转为双向或倒置，倒置 T 波逐渐加深，然后倒置的 T 波逐渐变浅，以后可转为直立，但部分病例 T 波一直呈低平或倒置。

（四）陈旧性期

此期时间在 3 个月后。心电图表现为：永久性 Q 波，或 QS 波，或 q 波，少数患者 Q 波或 q 波完全消失；ST 段恢复至基线；T 波恢复至直立，或转为慢性冠状动脉供血不足型的 T 波倒置，形成冠状 T 波。

四、急性心肌梗死的临床诊断

典型的急性心肌梗死为下列 3 项中具备 2 项即可诊断：①典型的临床表现；②特征性心电图改变及其动态演变；③肯定的血清酶学改变及其典型的动态演变。

五、心肌梗死的定位

急性心肌梗死的定位见表 1－4－1。

表 1－4－1　心肌梗死定位诊断

导联	前间壁	前壁	前侧壁	广泛前壁	下壁	下间壁	下侧壁	高侧壁	正后壁	右心室
V_1	+			+		+				
V_2	+	±		+		+				
V_3	+	+		+		+				
V_4	±	+	±	+						
V_5		+	+	+			+			
V_6			+	+			+			
V_7			±	±			±		+	
V_8									+	
V_9									+	
Ⅰ		±	+	±			±	+		
Ⅱ					+	+	+			
Ⅲ					+	+	+			
aVR									+	
aVL		±	+	±			±	+		
aVF					+	+	+			
V_{4R}										+

六、正后壁心肌梗死

左心室后壁主要指左心室后基底部或背部，此处发生心肌梗死称为正后壁心肌梗死，多与下壁、侧壁、右心室心肌梗死并存。其心电图主要特征为：

V_7 ~ V_9 导联可出现病理性 Q 波，ST 段抬高，T 波倒置；右胸壁导联有对应性变化，V_1 ~ V_5 导联有增高的 R 波，ST 段压低，T 波高耸而对称。

七、右心室心肌梗死

右冠状动脉主干急性闭塞常常造成较大范围的左心室下壁或下后壁心肌梗死，可波及右心室心肌梗死，临床上需做 18 导联心电图。急性右心室心肌梗死心电图（如图 1-4-19 所示）特征如下：

（1）右胸导联 ST 段抬高。V_{3R} ~ V_{6R}导联中 1 个或 1 个以上 ST 段抬高≥1.0 mm 为阳性标准，其中以 V_{4R}敏感性和特异性最高。右心室心肌梗死引起的 ST 段抬高一般持续时间短，多在数小时到 3 日内消失。

（2）右胸导联 QRS 波形改变。正常受检者中，V_{3R}几乎 100% 呈 rs 型。V_{6R}、V_{5R}及 V_{4R}呈 QR 或 QS 型者分别约占 25%、10% 和 2.5%，其余呈 rs 型或 rsr′型。右心室心肌梗死时，上述导联 QRS 多呈 QR 或 QS 型，但诊断价值较这些导联中 ST 段抬高较低。

（3）V_1 ~ V_5 导联中 ST 段递减性抬高、ST 段抬高Ⅲ/Ⅱ >1；V_2 导联中 ST 段下移；aVF 导联中 ST 段抬高≤50% 等为急性右心室心肌梗死的参考指标。

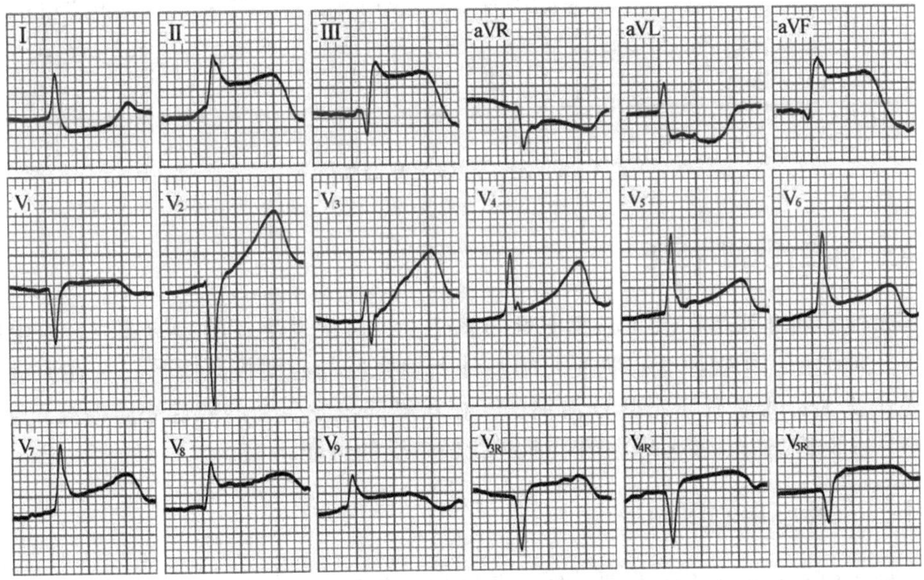

图 1-4-19　急性下壁、正后壁、右心室心肌梗死

八、无 Q 波型心肌梗死

无 Q 波型心肌梗死并不一定都是非穿壁或心内膜下心肌梗死。无 Q 波型心肌梗死的心电图改变主要为 ST－T 改变。因为此时心电图上不出现病理性 Q 波，但 R 波振幅可进行性减低，ST－T 改变的时间超过 24 h。无 Q 波型心肌梗死的心电图（如图 1－4－20 所示）主要特征有：①aVR 导联 ST 段抬高外，ST 段广泛缺血型压低＞0.1 mV，伴有或不伴有 T 波改变；②ST 段抬高，常伴有以后的 T 波改变；③对称性 T 波倒置，深度≥0.1 mV；④心电图正常型。

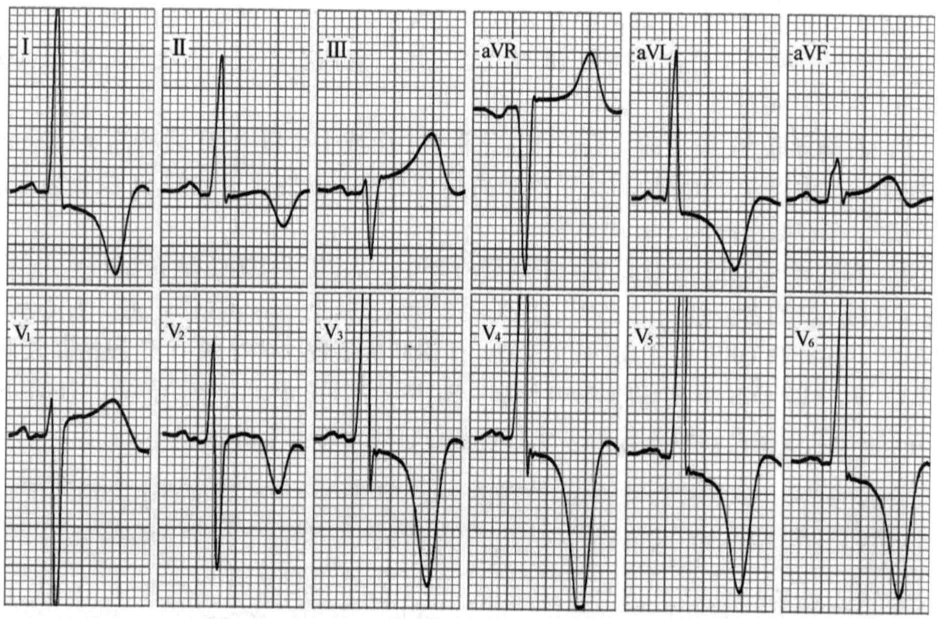

图 1－4－20　无 Q 波型心肌梗死

九、再发性心肌梗死

再发性心肌梗死是在已有心肌梗死的基础上，再次发生新的心肌梗死，心电图呈现如下几种类型：①在原有心肌梗死的基础上发生新的心肌梗死图形；②在原有心肌梗死范围扩大；③原有坏死型 Q 波消失，在对侧部位发生新的急性心肌梗死；④S 波群低电压、时间增宽，提示再发性心肌梗死较广泛的可能。

十、急性心房心肌梗死

急性心房心肌梗死临床上较少见，常与左心室心肌梗死并存。心电图是临床上诊断急性心房心肌梗死的主要手段。但由于心房产生的电压低、房壁薄及心室除极较大等原因，急性心房心肌梗死的心电图表现常被忽略或不能显示出来。急性心房心肌梗死的心电图诊断标准尚未统一，其参考标准如下：

（一）P－Ta 段改变

Ⅰ导联 P－Ta 段抬高 >0.5 mm，且伴有Ⅱ、Ⅲ导联上 P－Ta 段的对应性降低；V_6 导联 P－Ta 段抬高 >0.5 mm，且伴有 V_1 和 V_2 导联 P－Ta 段的对应性降低；胸前导联 P－Ta 段压低 >1.5 mm，或Ⅱ、Ⅲ导联 P－Ta 段压低 >1.2 mm。

（二）P 波形态异常

出现 M 型、W 型、不规则型或切迹型 P 波，有房内传导阻滞的特征。

（三）房性心律失常

在无严重心室功能不良的情况下出现任何房性心律失常，如心房纤颤、室上性心动过速、房性早搏等。

上述心电图改变与临床症状相符，且出现动态演变。

第五章 心律失常

第一节 心律失常总论

一、心律失常分类

（一）激动起源异常

1．窦性心律失常

窦性心律失常包括窦性心动过速、窦性心动过缓、窦性心律不齐、窦性停搏、窦性早搏。

2．房性心律失常

房性心律失常包括房性停搏、房性早搏、房性心动过速、心房颤动、心房扑动、房性逸搏与房性逸搏心律、加速的房性逸搏与加速的房性逸搏心律。

3．交界性心律失常

交界性心律失常包括交界性停搏、交界性早搏、交界性心动过速、交界性逸搏与交界性逸搏心律。

4．室性心律失常

室性心律失常包括室性停搏、室性早搏、阵发性室性心动过速、心室颤动、心室扑动、室性逸搏与室性逸搏心律、加速的室性逸搏与加速的室性逸搏心律。

（二）传导异常

1．传导阻滞

（1）根据阻滞的部位不同分为：窦房传导阻滞、窦房交界区传导阻滞、心房内传导阻滞、房室传导阻滞、心室内传导阻滞及其分支传导阻滞。

（2）根据阻滞程度不同而分为：Ⅰ度传导阻滞、Ⅱ度传导阻滞（有Ⅰ型和Ⅱ型两种）、高度传导阻滞、几乎完全性传导阻滞、完全性传导阻滞。

2．干扰（生理性传导障碍）

干扰包括窦房结内干扰、窦房交界区干扰、心房内干扰、房室交界区干扰、心室内干扰。

3．脱节（生理性传导障碍）

脱节包括窦房交界区脱节、心房内脱节、房室脱节、交界区脱节、心室内脱节。

4．传导途径异常

传导途径异常包括预激综合征、双径路传导、折返现象。

5．意外传导

意外传导包括超常传导、裂隙现象、韦金斯基现象。

6．隐匿性传导

隐匿性传导可以由干扰引起，也可由心脏传导阻滞引起。

（三）激动起源异常与传导异常同时存在

（1）并行心律。

（2）异位心律并预激综合征。

（3）起搏器心电图。

二、心律失常的发生机制

（一）自律性异常与心律失常

（1）起搏点自律性丧失。心脏某一起搏点自律性丧失，产生起搏点停搏。

（2）起搏点自律性降低。起搏点自律性降低，出现心动过缓心律失常。

（3）起搏点自律性不稳定。起搏点自律性不稳定，产生心律不齐。

（4）起搏点自律性轻度增高，产生加速的逸搏与加速的逸搏心律。

（5）起搏点自律性中度增高，产生早搏与心动过速。

（6）起搏点自律性重度增高，产生扑动。

（7）起搏点自律性极度增高，产生颤动。

（二）传导异常与心律失常

1．传导阻滞

心脏传导阻滞的发生机制是传导组织的不应期延长造成传导延缓或阻滞性中断，按传导阻滞的程度的不同分为Ⅰ度、Ⅱ度、Ⅲ度。

2．干扰与脱节

心肌兴奋之后便进入不应期，过早的激动在生理性不应期内发生传导延缓或传导中断，前者称为相对干扰，后者称为绝对干扰。连续3次或3次以上的干扰，构成干扰性脱节，在快速心律失常中，干扰是常见的电生理现象。

3．折返

激动沿着折返环路折返传导产生折返性心律失常，有小折返环与大折返环之分。形成折返现象的基本条件有以下3个：①激动通过的折返环路；②环路中存在单相阻滞和缓慢传导区；③激动的前方有一个随着时间变动的可激性空隙。

三、心律失常的分析方法

（1）合格的心电图记录，是分析心律失常的首要条件。同步 12 导联心电图记录对持续的心律失常的定位诊断、传导情况的分析有很大的帮助；对于阵发性的心律失常记录不能仅仅靠一份心电图，而建议行动态心电图检查，以免漏诊。

（2）详细了解患者的病史。心律失常发生的诱因是多方面的，只有详细了解患者的病史，结合其他的实验室检查资料，如活动平板心电图、动态心电图、发射型计算机断层扫描仪（ECT）、动态心电图、心脏的电生理检查等结果，对复杂的心律失常的心电图分析可以提供重要的辅助作用。

（3）具体的心电图分析。从基本的节律（心律、心率）、QRS 波群（宽度与高度）、心房 P 波与 QRS 波群的关系、ST－T 的改变等方面入手。

特别需要注意的是，不能仅仅依靠一份心电图的正常与否而断然对患者下诊断。

第二节　快速型心律失常

一、快速型窦性心律失常

快速型窦性心律失常主要包括自律性窦性心动过速和窦房结折返性心动过速，以前者多见。

（一）自律性窦性心动过速

1. 概念

窦房结起搏点自律性增高引起的心动过速，称为（自律性）窦性心动过速。

2. 常见原因

（1）正常生理反应。如体力活动、情绪激动、吸烟、饮酒、喝茶和咖啡等。

（2）病理状态。如发热、甲状腺功能亢进、贫血、失血、炎症、休克、心力衰竭和心肌缺血等。

（3）药物影响。如肾上腺素、阿托品和异丙肾上腺素等。

3. 临床意义

病人常诉有心悸。一般不需处理，部分病人针对原发疾病本身治疗，少数病人可用镇静剂、β 受体阻滞剂。

4. 心电图特点

（1）窦性心律。

（2）成年人心率 >100 次/分，一般不超过 160 次/分。

（3）P－R 间期≥0.12 s。

（4）心率逐渐增快，逐渐减慢，可区别于突然起止的阵发性心动过速（如图 1－5－1 所示）。

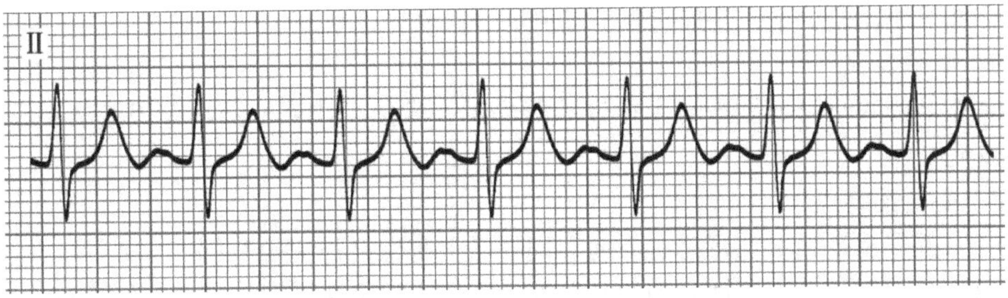

图 1－5－1　窦性心动过速

（二）窦房结折返性心动过速

1．概念

激动在窦房结内折返引起的心动过速，称为窦房结折返性心动过速。窦房结有双径路，激动沿窦房结双径路折返形成窦房结折返性心动过速。

2．临床意义

窦房结折返性心动过速属于少见的心律失常。可见于任何年龄，尤其是高龄。半数见于器质性心脏病患者，尤其是冠心病和病窦综合征者。可无症状或症状较轻，心率较快时，则症状较明显。可应用普萘洛尔或维拉帕米，近年来主张用射频消融治疗。

3．心电图特点

（1）P 波形态、电轴与窦性 P 波相同。

（2）突然起止，短阵发作，表现为阵发性窦性心动过速，持续数秒而突止，间隔 2～3 个正常搏动后可再次发作，心动过速与基本窦性心律之间有明显的频率界线。

（3）心室率为 101～160 次/分。

（4）P－P 周期匀齐或基本匀齐。

（5）心动过速多由房性早搏和房性刺激诱发，可被正常窦性心搏所终止（如图1－5－2 所示）。

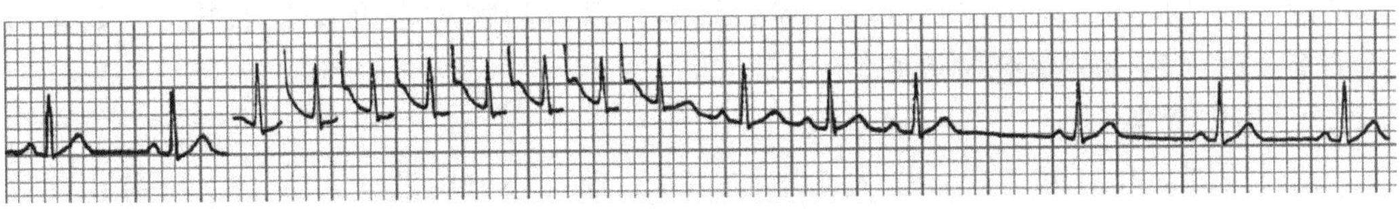

图 1－5－2　窦房结折返性心动过速

二、过早搏动

过早搏动（premature beat），简称早搏，又称期前收缩（premature systolic）或期外收缩（extrasystole contraction）。

（一）窦性早搏

1. 概念

窦性早搏比较少见，是指起源于窦房结的提前异位激动。

2. 临床意义

窦性早搏的原因可能与自主神经功能失调、发热、代谢、药物等因素有关，应针对原发病处理。

3. 心电图特点

（1）提早出现的 P 波形态、方向和同导联上窦性 P 波完全相同。

（2）早搏和下一次窦性心动的间歇等于一个正常窦性周期（等周代偿间歇），这是窦性早搏最重要的特点。

（3）配对间期固定（如图 1－5－3 所示）。

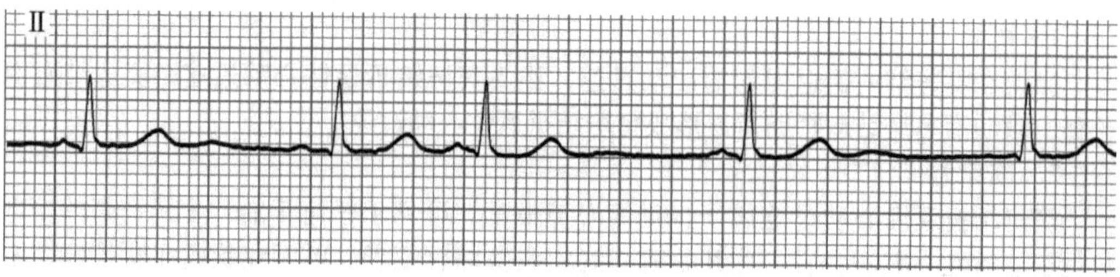

图 1－5－3　窦性早搏

（二）房性早搏

1. 概念

房性早搏（premature atrial contractions，PAC），简称房早，指起源于窦房结以外心房任何部位的过早搏动。

2. 常见病因

房性早搏的病因包括生理性病因和病理性病因。正常人中，多达 60% 可有房性早搏，特别在焦虑、疲劳、过度烟酒、饮茶或咖啡后容易出现。各种器质性心脏病，尤其是慢性肺部疾病、风湿性心脏病、冠心病等，以及药物对心肌有毒性作用（如洋地黄中毒）时，房性早搏更加常见。

3. 临床意义

房性早搏发生率随着年龄增大而增加。24 h 动态心电图监测，室上性（房性）早搏检出率为 60% ~70% 。由房性早搏引发的症状在不同人身上有很大差别。症状轻微者，可无任何不适感觉。容易出现症状者，多为青年、女性、精神紧张以及全身情况较差者。患者常诉心跳有突然停顿感。房性早搏频繁出现，可引起头昏、心慌、胸闷、胸部不适。听诊时可闻及提早出现的心音，其后伴有较长间歇。功能性 P 房性早搏不伴有器质性心脏病证据，在运动或心率增快后房性早搏减少或消失。病理性房性早搏，则常在运动或心率增快后增多，常伴有器质性心脏病的其他临床表现。房性早搏更重要的临床意义是触发其他更为严重的心律失常，如房性早搏引起折返性室上性心动过速，房性早搏落在心房易损期诱发心房扑动或心房颤动等。因此，治疗房性早搏对预防这些严重房性心律失常的发生具有重要意义。房性早搏发作不频繁，不伴有明显症状，可暂不予处理。频繁发作，伴有明显症状的房性早搏，应适当治疗。

4. 心电图特点

房性早搏的心电图如图 1－5－4、图 1－5－5 所示，其特点包括以下 4 点：

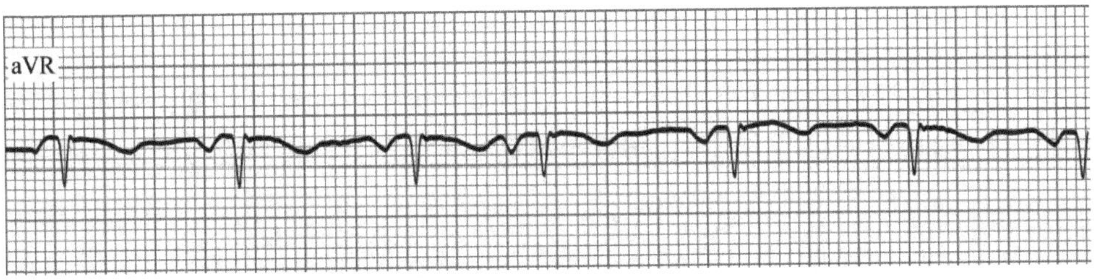

图 1－5－4　房性早搏

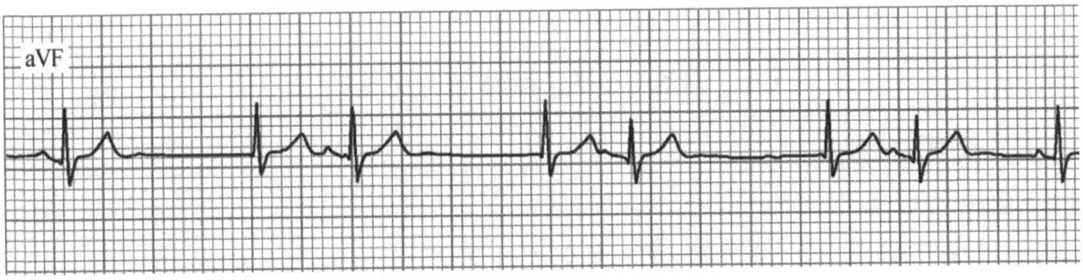

图 1－5－5　房性早搏二联律

（1）提早出现的房性 P’波，其形态与窦性 P 波不同，多数房性 P’波可下传心室。

（2）P’－R 间期≥0.12 s。

（3）QRS－T 大多与窦性下传者相同。

（4）大多呈不完全代偿间歇。

5. 特殊表现

（1）房性早搏的 P’波可能和前一心动的 T 波相重叠，故应仔细分析和寻找。

（2）P’波的形态和电轴取决于心房内异位起源点的位置。起源于窦房结附近的早搏，P’波形态可能与窦性 P 波相似；起源于心房下部靠近交界区的早搏，需与交界区早搏鉴别。

（3）过早的 P’波如遇房室结的相对不应期，下传心室可表现为 P’－R 间期延长。

（4）过早的 P’波如遇房室结的有效不应期，则形成未下传的房性早搏（如图 1－5－6 所示）。此时应仔细寻找 P’波，与窦性静止等相鉴别。

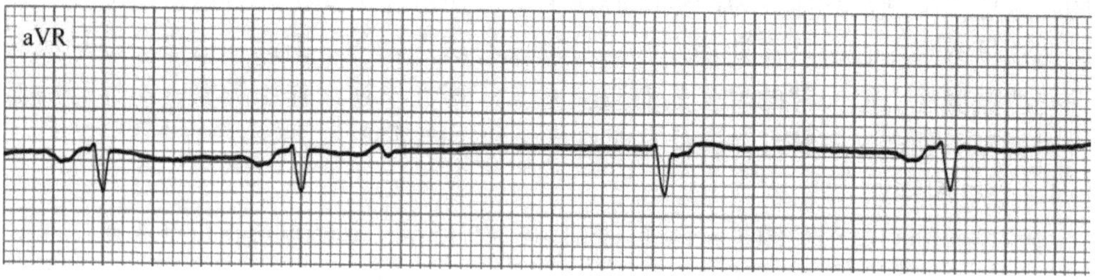

图 1－5－6　房性早搏未下传，交界性逸搏

（5）过早的 P’波经房室交界区下传，如遇室内束支的相对不应期，则可产生室内差异性传导（如图 1－5－7 所示）。房性早搏伴心室内差异性传导应与室性早搏鉴别。

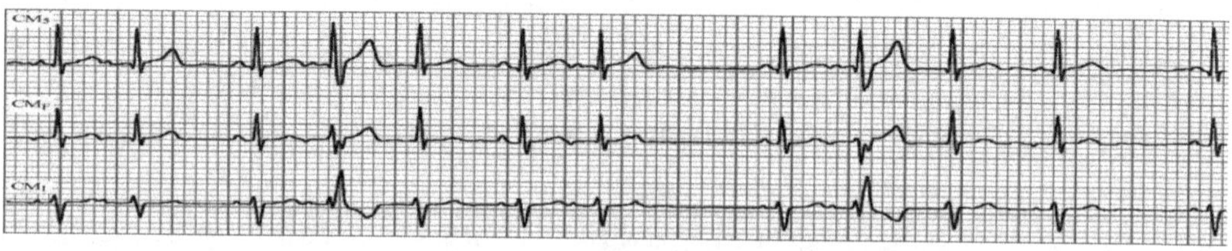

图 1－5－7　房性早搏伴右束支阻滞型室内差异性传导

（三）交界性早搏

1. 概念

起源于房室交界区的过早搏动称为交界性早搏（premature junctional contractions，PJC）。

2. 常见病因

交界性早搏常见的病因包括洋地黄中毒、缺血性心脏病和风湿性心脏病、心力衰竭、低氧血症、低血钾、药物（肾上腺素、异丙肾上腺素等）作用、迷走神经张力增高等。

3. 临床意义

交界性早搏的发生率远比室性早搏和房性早搏少见，可出现于健康人和心脏病患者。通常交界性早搏不需治疗，但起源点较低或出现过早，有时会诱发室性快速性心律失常，应予以控制。心力衰竭患者合并交界性早搏，洋地黄有一定治疗作用。此外，β 受体阻滞剂、Ⅰ类抗心律失常药及钙拮抗剂等也有一定疗效。

4. 电生理特征

房室交界区的激动点的细胞自律性增高或折返。

5. 心电图特点

（1）提前出现的 P’－QRS－T 波群，P’－R＜0.12 s 或 R－P’＜0.20 s（P’波可因前传和逆传的速度不同，在 QRS 波群的前、中、后出现）。在 QRS 波群之前，其 P’－R＜0.12 s；若出现在 QRS 波群之后，R－P’＜0.20 s（如图 1－5－8、图 1－5－9

所示)。

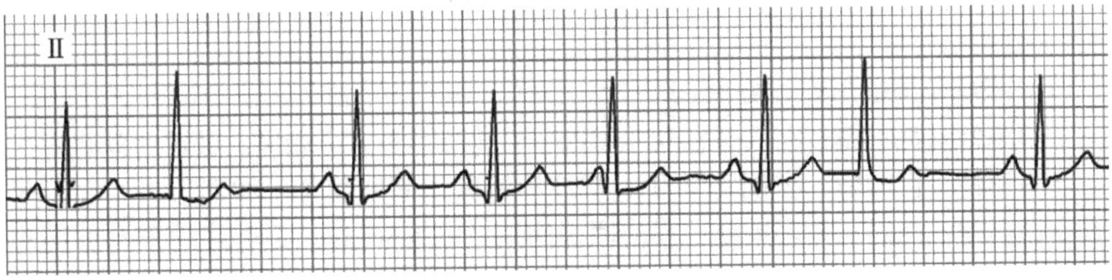

图 1-5-8　交界性早搏，逆 P 位于 QRS 波群之中

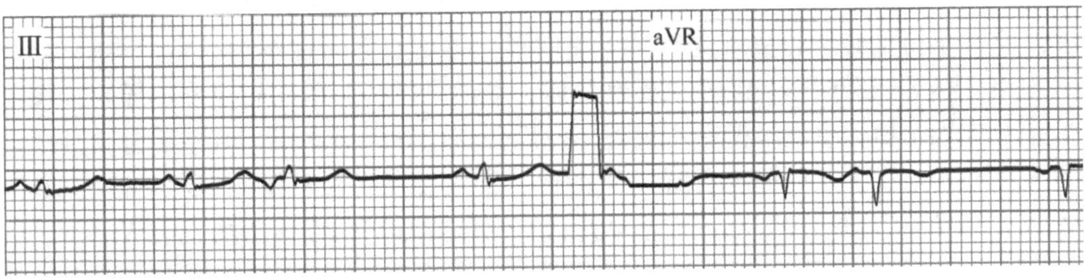

图 1-5-9　交界性早搏，逆 P 位于 QRS 波群之前

(2) QRS-T 波群呈室上性，如果伴束支阻滞、预激、室内差异性传导时，QRS 波群畸形。

(3) 多有完全性代偿间期。

(四) 室性早搏

1. 概念

希氏束部位以下提早出现的单个或成对的无保护机制的心搏，称为室性早搏(premature ventricular contractions，PVC)，是一种最常见的心律失常。

2. 常见病因

(1) 功能性：如迷走神经张力增高、焦虑或紧张等。

(2) 拟交感类药物、低血钾、洋地黄中毒等。

(3) 器质性：如心脏病，包括心肌病、风湿性心脏病、心肌梗死、心肌炎等。

3. 临床意义

心悸是室性早搏患者最常见的主诉，频发的室性早搏可产生颈部跳动感，轻度头晕、头痛。严重者可见晕厥或心绞痛与低血压。不同时间，症状的显著与否，有较大变化。通常在安静状态下，患者对室性早搏的感觉较为明显，频繁出现的早搏常常使患者处于忧虑的情绪中，从而增加儿茶酚胺释放，使早搏更趋于频繁，进而形成恶性循环。不同的室性早搏其治疗目标不同，有的主要是减少或消除室性早搏引发的症状；有的在于抑制或消除引发室性早搏的病因；有的则主要是为了预防致命性室性心律失常的发生，降低猝死的危险。

4. 发生机理

心室内异位起搏点自律性增高，折返现象和触发活动是引起室性早搏的主要机制。

5. 分类

（1）根据早搏的形态可分为：

①单源性室性早搏：在同一导联中 QRS－T 波群形态完全相同、波群时间也完全相等。②多形性室性早搏：在同一导联中室性早搏联律间期相等、波群形态不同。③多源性室性早搏：在同一导联中室性早搏联律间期差别＞80 ms，室性早搏形态有两种以上，但室性早搏形成的室性融合波除外。

（2）根据早搏的起源部位不同（室性早搏的定位）可分为：

①室间隔早搏：室性早搏波形与室上性 QRS－T 波形基本相同或相似。②右束支性早搏：室性早搏呈典型的左束支传导阻滞图形。③右心室肌性早搏：室性早搏类似完全性左束支传导阻滞图形。④左束支性早搏：室性早搏呈典型的右束支传导阻滞图形。⑤左前分支性早搏：室性早搏呈右束支＋左后分支传导阻滞图形。⑥左后分支性早搏：室性早搏呈右束支＋左前分支传导阻滞图形。⑦左心室肌性早搏：室性早搏类似完全性右束支传导阻滞图形。⑧心室前壁早搏：室性早搏 QRS 波群主波方向在 $V_1 \sim V_4$（甚至可 $V_1 \sim V_6$）导联向下。⑨心底后壁早搏：室性早搏 QRS 波群主波方向在Ⅱ、Ⅲ、aVF 导联向下。

（3）根据早搏的频度可分为：

①频发性室性早搏：室性早搏≥5 次/分。②偶发性室性早搏：室性早搏 1～2 次/分。

6. 危险程度分级

（1）Lown 分级。

0 级　无室性早搏。

1 级　偶发，单一形态室性早搏＜30 次/时。

2 级　频发，单一形态室性早搏≥30 次/时。

3 级　频发，多形室性早搏。

4A 级　连续的，成对室性早搏。

4B 级　连续的，≥3 次室性早搏。

5 级　R on T 现象。

Lown 分级法多用于对急性冠脉综合征等心肌缺血时发生的急性室性早搏的危险程度分级。

（2）Myerbury 分级。

近年来，众多的临床资料表明，慢性室性早搏（即在心脏病变慢性期发生的、持续的、反复出现的室性早搏）的危险程度与室性早搏的发生频率、形态及心脏的情况有关。Myerbury 室性早搏危险程度分级法（如表 1－5－1 所示），已不断被近来的临床研究证明是一种较好的室性早搏危险程度分级法，因此越来越受到重视。

表 1－5－1　Myerbury 室性早搏危险程度分级

室性早搏的频率分级		室性早搏的形态分级	
0	无	A	单形、单源
Ⅰ	少见（1 次/时）	B	多形、多源
Ⅱ	偶发（1～9 次/时）	C	连发、成对、成串或连发（3～5 次连发）
Ⅲ	常见（10～29 次/时）	D	非持续性室速（6～30 次连发）
Ⅳ	频发（≥30 次/时）	E	持续性室速（≥30 次连发）

（3）Bigger 分级。

Bigger 等在 Myerbury 分级的基础上，结合心脏病严重程度和左心室功能情况，提出将室性心律失常分成良性的、有意义的或可能恶性的、致命的三种。良性的室性早搏指无或不明显增加危险因素；可能恶性的为明显增加危险因素；致命的为未经治疗的能引起死亡的心律失常（持续性室速或室颤）。

7. 心电图特点

室性早搏的心电图如图 1－5－10 所示。

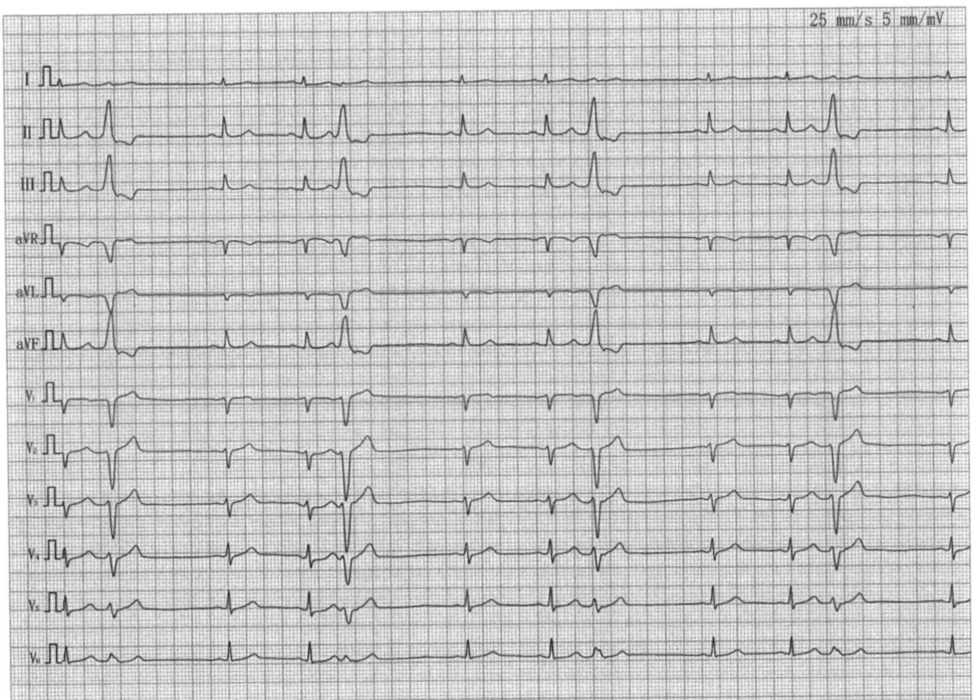

图 1－5－10　室性早搏（呈三联律）

（1）提前出现的宽大畸形的 QRS－T 波群，QRS≥0. 12 s。

（2）其前无相关 P 波。

（3）T 波与 QRS 主波方向相反。

（4）几乎都有完全的代偿间期。

（五）间位性室性早搏（插入性室性早搏）

1. 概念

插在两个窦性心律之间，并不取代一次窦性激动对心室控制的室性早搏，称间位性室性早搏。

2. 发生机理

（1）主导心律的频率比较慢，是插入性室性早搏产生的必要条件。

（2）室性早搏出现的时间比较适中，即不早不晚。假如早搏出现过早将遇到心室肌的有效不应期而不能显现出来，过晚又将会干扰下一次窦性 P 波的下传，而使室性早搏伴完全性代偿间期。

3. 心电图特点

间位性室性早搏的心电图如图 1－5－11 所示。

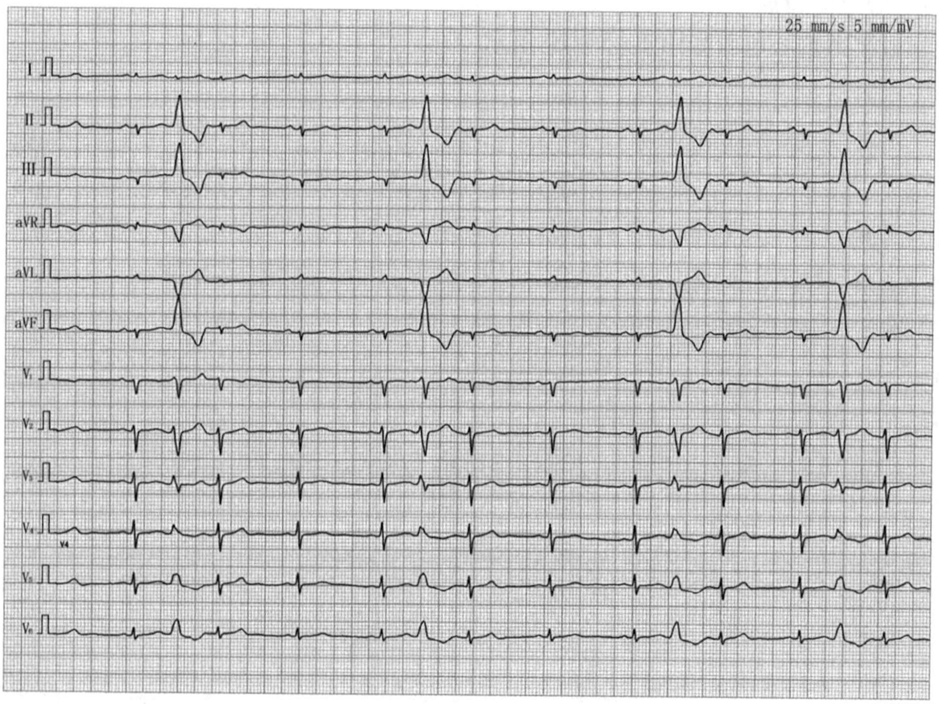

图 1－5－11　插入性室性早搏

（1）插在两个窦性心律之间的室性早搏。

（2）无代偿间歇。

（3）常对紧随其后的窦性激动产生干扰，最常见的干扰是使其后的窦性激动的P－R 间期延长。

三、心动过速

（一）阵发性室上性心动过速（Paroxysmal supraventricular tachycardia，PSVT）

1．房室结折返性心动过速（Atrioventricular nodal reentrant tachycardia，AVNRT）

房室结折返性心动过速是SVT中常见类型之一，约占SVT的25%。其发生与房室结双径路传导有关。AVNRT可分成两种：一种是常见型，即慢—快型；另一型是少见型，即快—慢型。

（1）慢—快型AVNRT。

①概念。

慢—快型AVNRT（slow-fast form AVNRT，S－F AVNRT），又称典型AVNRT，是成年人最常见的AVNRT，约占90%。

②发生机理。

房室交界区存在双径路，其中，快径路传导速度快，但不应期长；慢径路传导速度慢，但不应期短。窦性心律时，快径路处在可激动期，冲动易经快径路传导抵达希氏束和心室。这一冲动同样也向前渗入慢径路，但只要快径可以传导，冲动就不可能经慢径路有效传达至希氏束。如有适时的房性早搏恰巧处于快径路的不应期，而处于慢径路的应激期，则冲动由慢径路下传，激动下传至远端时，快径路已经脱离了不应期，则冲动一方面下传心室，另一方面再次由快径路逆传至心房，由此形成折返。

③心电图特点。

慢—快型AVNRT的心电图如图1－5－12至图1－5－14所示。

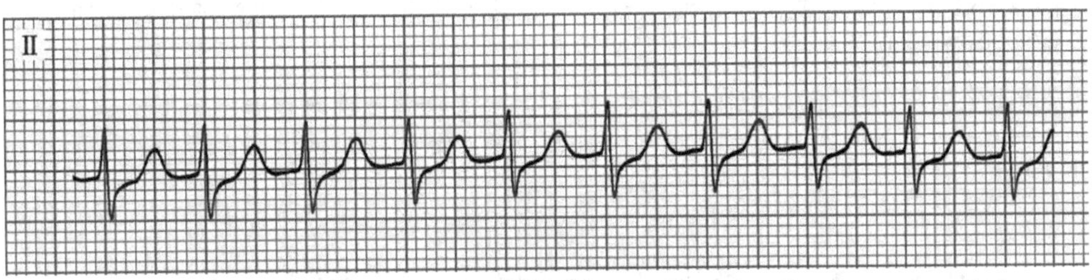

图1－5－12　慢—快型房室结折返性心动过速，逆行P'波埋在QRS波群中

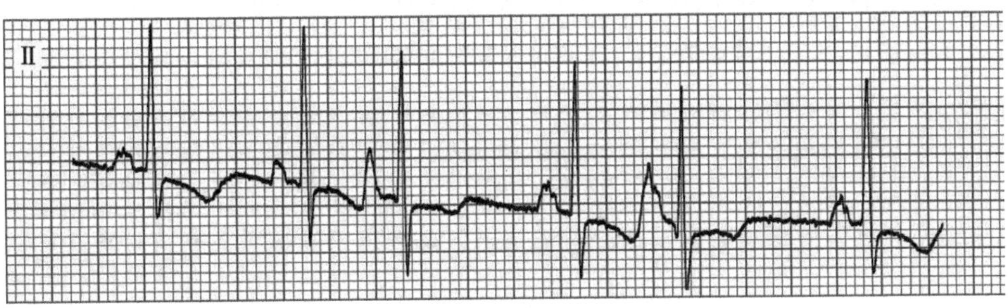

图1－5－13　慢—快型房室结折返性心动过速（心动过速发作前）

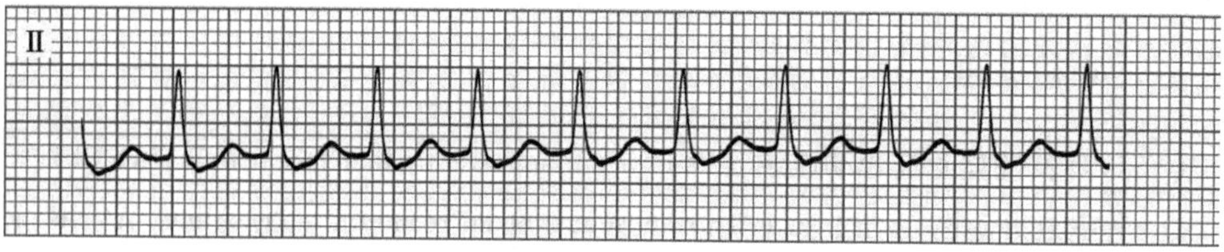

图 1-5-14 慢—快型房室结折返性心动过速（心动过速发作时）

a. 突然发作，突然终止。

b. 大多数病例（约 66%）因心房心室同时激动，故逆行 P'波埋在 QRS 波群中而在心电图上看不见 P'波。少数病例（1/3）逆行 P'波紧随 QRS 波之后，$P_{Ⅱ、Ⅲ、aVF}$导联倒置（逆行 P'波紧随在 QRS 波之后，即 QRS 的终末部相重，在Ⅱ、Ⅲ、aVF 导联酷似“S”波），V_1、aVR 导联直立（在 aVR、V_1 导联可能出现“伪 r 波”，即在 V_1 导联上类似不完全性右束支阻滞的 r'波）。P-P'<P'-R 间期，R-P' 间期<70 ms。

c. QRS 波形正常，节律规则，频率在 140~250 次/分，大多在 160~180 次/分。

d. 适时的房性早搏刺激可诱发或终止 AVNRT 发作。窦性早搏、交接区性早搏均可诱发，也容易被心房调搏诱发，心房调搏出现典型的 AH 间期跳跃式延长的双曲线。

e. 颈动脉按摩等刺激迷走神经的方法可使心动过速终止。

（2）快—慢型 AVNRT。

①概念。

快—慢型 AVNRT（fast-slow form AVNRT，F-S AVNRT），又称非典型 AVNRT。

②特点。快径路前传，慢径路逆传，即慢径路不应期反而比快径路更长，较少见，约占 AVNRT 的 10%。发作持续时间较长，多见于儿童。多为病理性或由药物所致。

③心电图特点。

快—慢型 AVNRT 的心电图如图 1-5-15、图 1-5-16 所示。

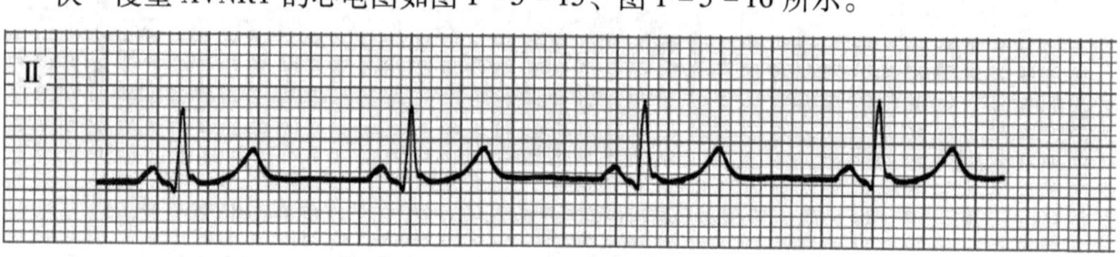

图 1-5-15 快—慢型房室结折返性心动过速

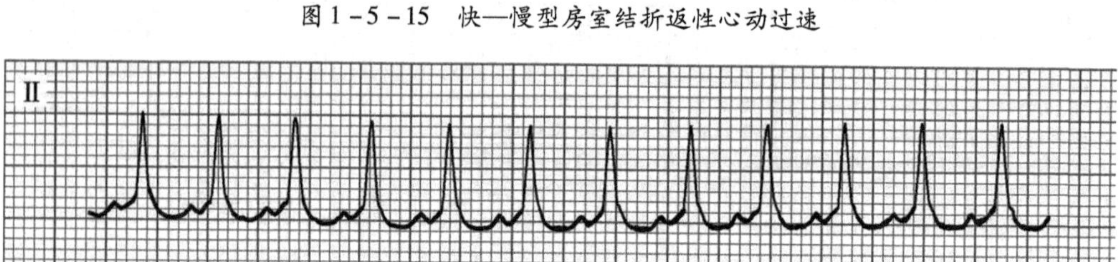

图 1-5-16 快—慢型房室结折返性心动过速（心动过速发作时）

a. P'波由于激动沿慢径路逆传速度慢，所以逆行 P'波在前一心动周期的 T 波之后，下一个 QRS 波之前，体表心电图容易辨认；P'波在Ⅱ、Ⅲ、aVF 导联倒置或双相，V_1、aVR 导联直立。

b. P'－R 间期短而固定，R－P'间期长，P'－R＜R－P'，R－P'＞$\frac{1}{2}$(R－R)。

c. QRS 波多呈室上性，少数伴束支阻滞、预激综合征等，QRS 也可呈宽大畸形。R－R 间期规则，心律绝对整齐。心率 100～150 次/分。

d. 诱发快—慢型 AVNRT 增快的窦性心律或早搏无 P'－R 间期延长，也即心动过速发作起始时的第 1 个 P'－R 间期是正常的。

e. 可由房性早搏诱发，轻度增快的心率亦可诱发。

f. 食管—左心房调搏较难诱发成功，也不易自然终止或被药物终止。

2. 房室折返性心动过速（Atrioventricular reentry tachycardiac，AVRT）

旁路参与的阵发性房室折返性心动过速（AVRT）是临床上常见的 SVT 之一，发病率约占所有 SVT 的 30%；由于旁路有前传和/或逆传功能，且传导速度快，故发生室上速时会发生快速心室率，部分则引发血流动力学障碍而危及生命。

AVRT 发作时，根据折返激动的方式和心电图波形不同及电生理检查的特点，可分为下述两种类型。

（1）顺向型房室折返性心动过速（orthodromic form AVRT，O－AVRT）。

①概念。O－AVRT 时激动沿房室结前传至心室，再由房室旁路逆传至心房。O－AVRT 占 AVRT 的 95%。

②发生机制。O－AVRT 是一种包括房室旁路束与正常房室希浦系统传导径路间构成折返环路所致的顺向性大折返性心动过速，其折返环路的顺序为心房→房室结→希浦系→心室→房室旁路逆传→心房。O－AVRT 的发生有 3 个必要条件：第一，必须存在折返环；第二，环路中某一支发生单向阻滞（房性早搏阻滞于房室旁路前向传导），另一支发生传导速度减慢（房性早搏经 AVN－HPS 缓慢传导），这一点是 O－AVRT 始发的必备条件；第三，冲动在折返环中运行一周所需的时间（折返周期）必须长于折返环任一部位组织的有效不应期，否则冲动波阵面将遇上处于不应状态的组织而被终止（如图 1－5－17 所示）。

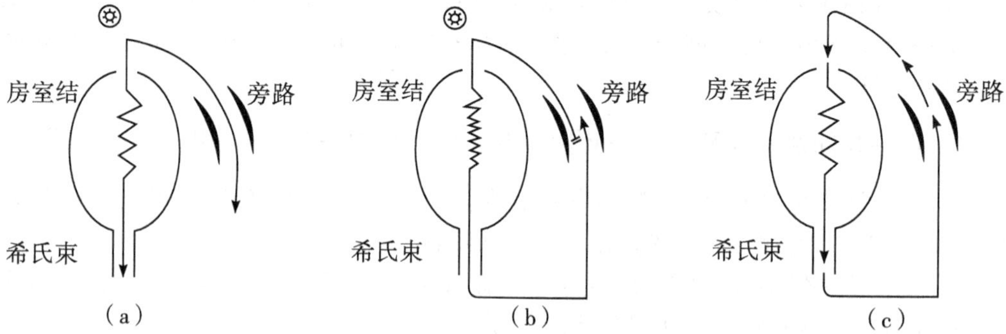

注：(a) 窦性心律时，激动经房室结和旁路同时下传心室，形成有预激成分的室性融合波；(b) 适当的房性早搏刺激落入旁路的有效不应期，激动经房室结下传心室，再沿旁路逆传回心房；(c) 此时房室结已脱离了不应期，激动再次经房室结下传心室，形成了房室折返性心动过速。

图 1-5-17　顺向型房室折返性心动过速发生机制

③心电图特点。

O-AVRT 的心电图如图 1-5-18、图 1-5-19 所示。

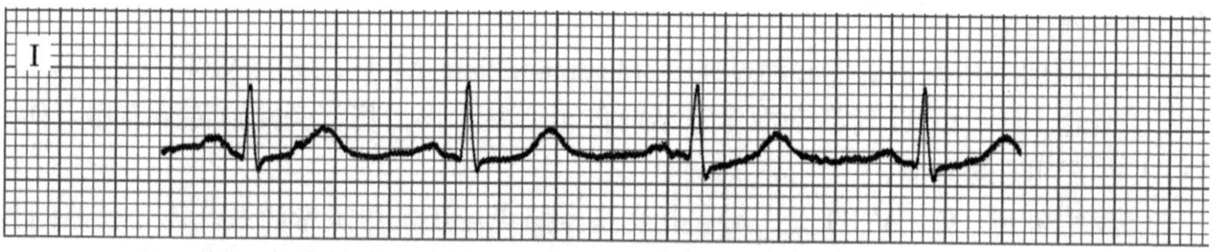

图 1-5-18　顺向型房室折返性心动过速（心动过速发作前）

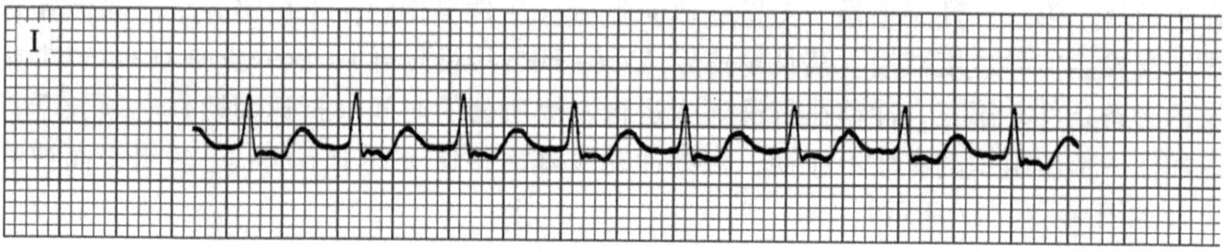

图 1-5-19　顺向型房室折返性心动过速（心动过速发作时）

a. 发作心动过速，频率 140～200 次/分。

b. QRS 波正常，亦可伴功能性或器质性束支阻滞。

c. 适时房性或室性早搏（或程控刺激）可诱发或终止心动过速，诱发心搏的P-R 间期不延长。心动过速可突然发作和终止。

d. 逆行 P'波位于 QRS 波群后，R-P'<P'-R 间期，R-P' 间期 >70 ms，常为 100～110 ms。

O-AVRT 时 P'波极性视旁路附着心房的位置而定，如左侧游离壁的旁路在 Ⅰ、

aVL 导联上有 P'波；隔旁或后壁间隔旁路，则Ⅱ、Ⅲ、aVF 导联上出现 P'波；右侧旁路时 P_{I} 直立或双峰，P_{V_1} 倒置或双峰，Ⅱ、Ⅲ、aVF 的 P 波直立或为等相波。

e. 增强迷走神经张力可终止心速或无反应，不可能出现 AVB。

（2）逆向型房室折返性心动过速（antidromic AVRT，A－AVRT）。

①概念。A－AVRT 占 AVRT 的 5%。

②发生机制。A－AVRT 的发生机制与 O－AVRT 相似。折返运动的方向为房室旁路前向传导激动心室，之后循 AVN－HPS 逆向传导激动心房而完成折返。A－AVRT 的逆传支可以是 AVN－HPS，但更多见的是另一条房室旁路，因此多房室旁路折返是 A－AVRT 的重要特征。

③心电图特点。A－AVRT 的心电图如图 1－5－20 所示。

a. QRS 波增宽，时间 >0.12 s，呈宽 QRS 心动过速。

b. 预激波最大。

c. R－R 间期规则，时间常在 400～240 ms（150～250 次/分），多在 200 次/分左右。

d. 逆行 P'波，出现在宽 QRS 后，常融入宽大的 QRS 及继发改变的 ST－T 中。若能发现 P'波，则 P'波与心室 QRS 波群为 1∶1 比例。

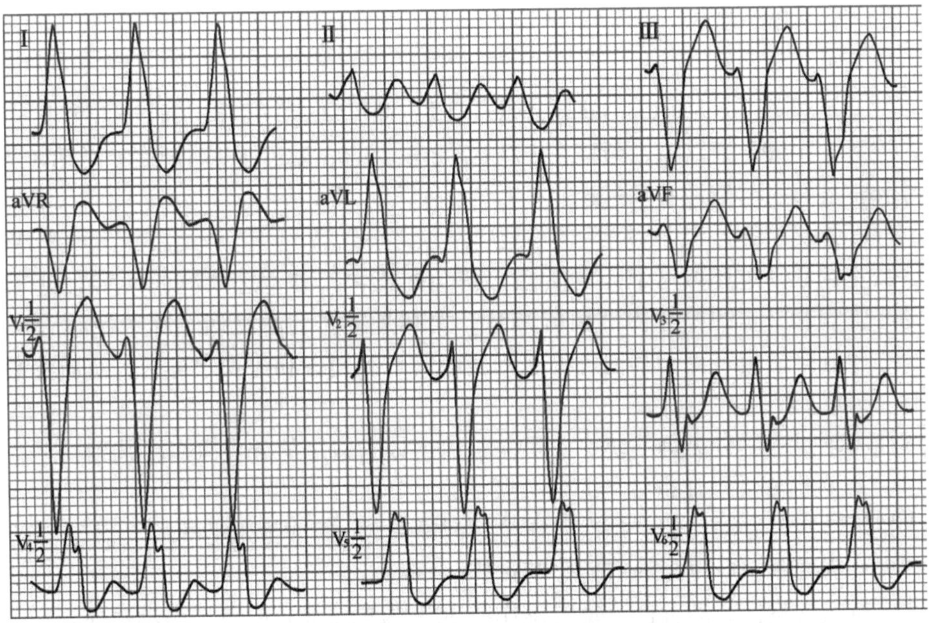

图 1－5－20　逆向型房室折返性心动过速

④症状及处理。

AVRT 发作时可有心悸、心前区不适或心绞痛、眩晕，严重时可有血压降低、休克及心功能不全。临床症状与心动过速的快慢及是否产生血流动力学障碍有关，还与反复发作的耐受性有关。

O－AVRT 的治疗与 AVNRT 基本相同。虽然阻断房室折返环路中的任一环节均可使心动过速终止，但房室传导系是该环路中最易击破的一环。通常用的刺激迷走神经（如 CSM）物理疗法大多有效。有效终止 O－AVRT 的药物较多，ATP、普罗帕酮、维拉帕米静脉注射可作为第一线用药。伴发心功能不全者，可首选毛花苷 C 静脉注射。老年人并发 O－AVRT，需在心电监护下进行药物治疗，小剂量 ATP（10 mg）不失为安全有效的药物。

药物治疗 A－AVRT 应针对房室旁路传导。可抑制房室旁路和 AVN－HPS 传导的抗心律失常药，国内较常用的为普罗帕酮和胺碘酮。血流动力学稳定的 A－AVRT，可选用上述药物静脉注射。当药物不能及时有效地终止心动过速或 A－AVRT 发作时伴血流动力学改变时，应考虑体外直流电复律。

A－AVRT 及 AVRT 易转为房颤者，禁用 AVN 抑制剂（如洋地黄、维拉帕米），以免房室传导系传导延缓，室上性激动（如快速房颤波、房扑波等）循旁路如数下传引发快速心室反应，或室速、室颤乃至猝死。β 受体阻滞剂及利多卡因也为慎用。

应用上述抗心律失常药时，须注意剂量和静脉注射速度，剂量过大或小剂量注射速度太快（除了 ATP 为快速“弹丸样”注射外）均可引起不良反应或引发更为严重的其他类型的心律失常。AVRT 反复发作者，建议接受射频消融治疗。

（二）室性心动过速

1. 概念

室性心动过速（ventricular tachycardia，VT，简称室速）是指起源于希束支分叉处以下，连续 3 个或 3 个以上，频率在 100 次/分以上的心动过速。冲动的产生和/或冲动的传导异常均可引起室性心动过速。

2. 病因

少数室性心动过速可见于无器质性心脏病的正常人和生理状况，大多数见于各种类型的心脏病和严重的神经体液调节紊乱，尤其是缺血性心脏病、肺源性心脏病、心肌炎、心肌病等。也可见于其他各种原因引起的心脏损害和药物中毒、电解质紊乱。

3. 分类

室性心动过速的分类仍不统一，目前临床上较为常用的分类有以下几种：

（1）按室性心动过速持续的时间分类。

①持续性室性心动过速。每次发作持续时间≥30 s，或虽未达 30 s，但患者已出现意识丧失，需要紧急电复律的室性心动过速。

②非持续性室性心动过速。每次发作在 30 s 内自发终止的室性心动过速。

（2）按室性心动过速发作时的 QRS 形态分类。

①单形性室性心动过速。室性心动过速发作时，QRS 波群呈单一形态图形一致的室性心动过速。

②多形性室性心动过速。室性心动过速发作时，QRS 波群呈两种或两种以上形态的室性心动过速。

(3) 按室性心动过速持续时间和形态相结合的分类。

①单形性持续性室性心动过速。

②单形性非持续性室性心动过速。

③多形性持续性室性心动过速。

④多形性非持续性室性心动过速。

4. 心电图特点

心电图特征是诊断室性心动过速的可靠方法，在室性心动过速发作时记录到心电图（如图 1-5-21 至图 1-5-23 所示），尤其是较为完整的十二导联心电图，对于诊断的建立具有重要意义。提示室性心动过速的心电图特征有以下几点：

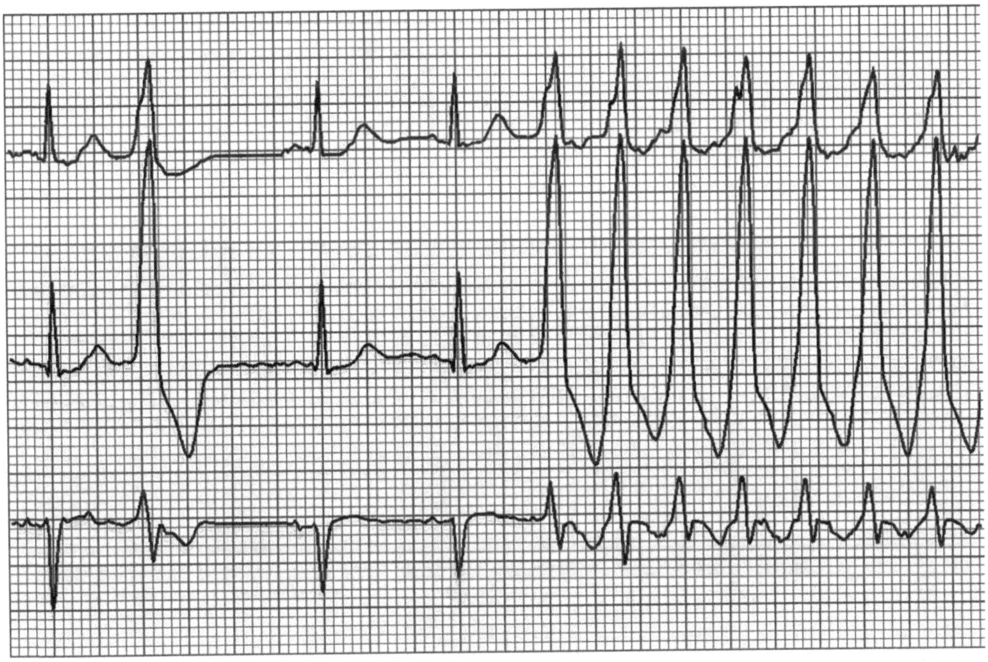

图 1-5-21　非持续性室性心动过速

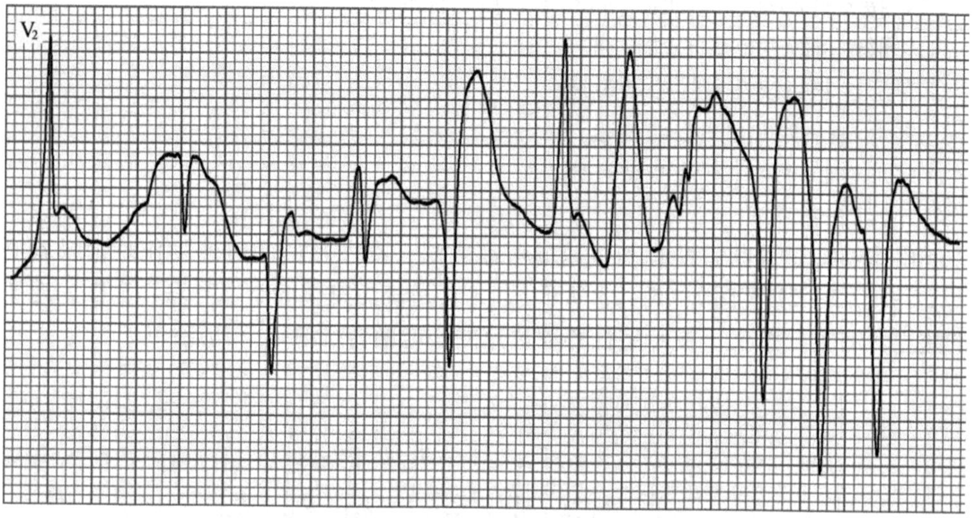

图 1-5-22　尖端扭转型室性心动过速

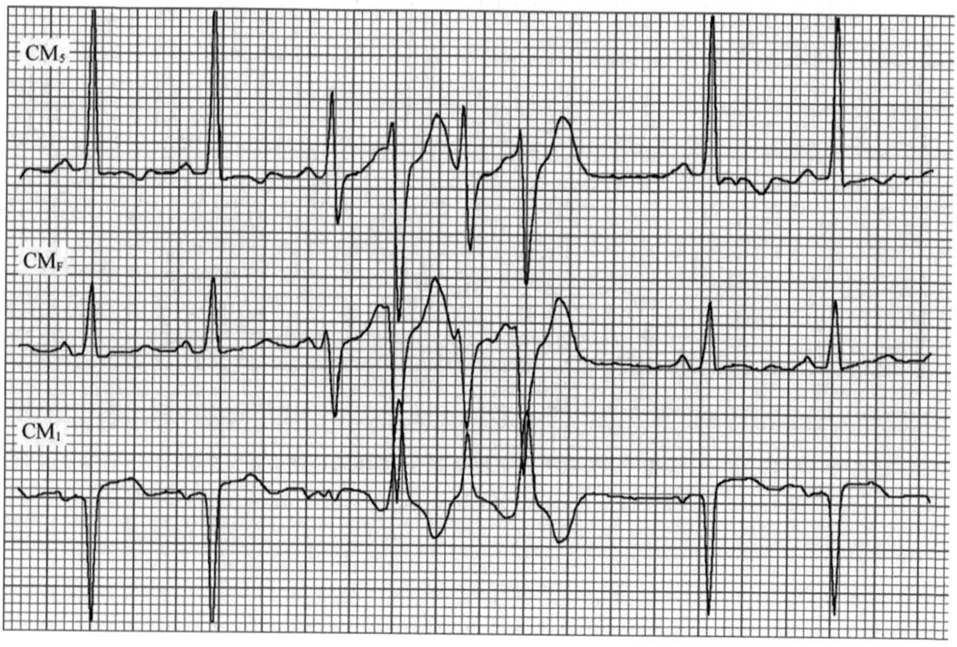

图 1-5-23　短阵室性心动过速（室性融合波）

（1）连续出现 3 个或 3 个以上的宽大畸形 QRS 波，QRS 波的时间 >0.12 s，而且大多数 >0.14 s，平均心电轴在 180° ~ -30°。如果持续发作，其频率在 100 次/分以上。

（2）心动过速时出现房室分离和室房逆行传导。大约 20% 的室性心动过速患者在心动过速发作时可在体表心电图上辨认出房室分离，可见P波有规律地出现，P波与室性心动过速的QRS波之间无固定的时间关系。多数是P波的频率比QRS波的频率慢，少数情况下可因心动过速而出现P波的频率比QRS波快的现象，也有些患者可出现室房逆行传导现象，呈1∶1传导，也有的呈文氏型室房传导阻滞。

（3）如果QRS波的形态呈单形性，则节律基本规整，一般R－R间期相差不到20 ms，即使有轻度不均匀，则R－R间期的差异多在20～30 ms。

（4）完全性心室夺获。完全性心室夺获即室性心动过速中出现的窦性心律，其QRS为室上性，前有P波，P－R＞0.12 s。一般在心动过速的心率小于150次/分时易于出现。

（5）心室夺获和室性融合波。心室夺获是指室上性冲动（以窦性多见）在室性异位冲动尚未发出之前即到达心室而引起心室除极。心室夺获波的前面常常有窦性P波，QRS波时间正常，PR间期＞0.12 s。室性融合波是室上性冲动和室性冲动共同使心室除极而形成的心搏，即不完全性心室夺获与部分室性异位搏动相互控制而形成的窦性与室性相混的图形。

（6）部分患者在室性心动过速发作前或终止后可有与室性心动过速图形基本一致的室性早搏。

5. 症状与处理

（1）症状。

室性心动过速发作时的临床表现并不一致，有的症状并不明显，有的可出现心慌、胸闷、胸痛、黑蒙、晕厥，也有少数患者可致心脏性猝死。大多数室性心动过速为阵发性，发病突然，经治疗或自限性突然消失。发作时病人突感心悸、心率加快、精神不安、恐惧、心前区不适等。具有较严重的器质性心脏病基础者，在心动过速发作后可迅速发展成为心力衰竭、肺水肿或休克等严重后果。有的甚至可发展为心室颤动而致心脏性猝死。室性心动过速发作时的临床症状主要由室性心动过速引起的血流动力学紊乱所致。

（2）治疗原则。

①立刻终止室性心动过速的发作；②消除诱发心动过速的诱因；③积极治疗原发病；④努力预防室速复发；⑤注意防治心脏性猝死。

（3）终止室性心动过速方法。

①药物治疗；②直流电复律；③心脏程序电刺激；④导管消融治疗；⑤置入型心律转复除颤器；⑥其他如心前区捶击等。

（4）预防性治疗。

①抗心律失常药物（如胺碘酮、索他洛尔、β受体阻滞剂）；②导管射频消融治疗；③外科手术治疗。

对于频繁发作的非持续性室性心动过速而需要紧急处理的患者，如急性心肌梗死并发的室性心动过速、伴有晕厥的非持续性室性心动过速患者，可以单纯使用药物治疗。利多卡因、普罗帕酮、胺碘酮、索他洛尔是目前临床上常用的几种终止室性心动过速的药物，静脉用药均收到较好的疗效。维拉帕米用于分支型室性心动过速，有比较独特的疗效。也可联合应用抗心律失常药物。室性心动过速伴晕厥等，发生了明显血流动力学障碍，此时应首选直流电复律。心脏程序电刺激是终止室性心动过速有效而快捷的方法。对于伴有晕厥而反复发作的特发性室性心动过速患者，在室性心动过速被终止或发作时都可考虑进行导管消融。

四、扑动与颤动

（一）心房扑动

1. 概念

心房扑动（atrial flutter，AF，简称房扑）是一种快速而规则的心房激动。多为发作性，常是窦性心律与心房颤动相互转变时的暂时现象。

2. 病因

（1）器质性心脏病。持续的心房扑动总是见于器质性心脏病患者。最常见的是风湿性心脏病，其次是冠心病。此外，急性风湿热、心肌病、心肌炎、高血压性心脏病、慢性肺源性心脏病、各种病因引起的病态窦房结综合征（慢快综合征）、某些先天性心脏病（尤其是房间隔缺损）、肺栓塞、慢性缩窄性心包炎、急性心包炎等均可引起心房扑动。

（2）预激综合征。常可引起心房扑动或心房颤动。预激综合征时，激动沿正常传导系统下传至心室，再从正常房室交界区沿旁道逆传折返至心房。如果逆传至心房的激动落在心房肌易颤期时，则可引起心房扑动或心房颤动。

（3）甲状腺功能亢进。

（4）其他疾病。在胸外科手术后、心脏外科手术、心导管检查、慢性阻塞性肺疾病、糖尿病性酸中毒、胸膜炎、急性胆囊炎、胆石症、低温、缺氧、低血糖、低血钾、局部或全身的感染、蛛网膜下腔出血等也可发生心房扑动，尤其是原有器质性心脏病患者更易发生。精神过度紧张、激动，以及过度疲劳等均可诱发心房扑动。

（5）偶见于无器质性心脏病的正常人。有时可能与精神过度紧张、激动、过度疲劳或运动有关。

3. 发生机理

心房内存在一个折返环，传播出去使心房大范围规则地折返，而大多数心房扑动的折返环在右心房内顺时针或逆时针走行。

4. 症状及处理

临床症状取决于是否存在基础心脏病和心室率的快慢变化。心室率慢者可无症状。房室传导多为2∶1，心室率在150次/分左右，病人常有心悸、头晕、乏力。房室传导为1∶1，心室率在250次/分左右时，即可发生血流动力学与心脏功能的明显受累，患者可出现低血压、心绞痛、诱发或加重心力衰竭，甚至晕厥。

心房扑动的治疗主要分为两方面：一是病因治疗。由于心房扑动大多是器质性心脏病所致。因此，治疗原发病很重要。有时当原发病未能纠正，心房扑动虽用药物控制但很易反复发作。如对风湿活动者应用激素、阿司匹林、水杨酸制剂等积极控制，甲状腺功能亢进者如果不用抗甲状腺药物治疗，心房扑动、心房颤动便很难纠正。二是对心房扑动的治疗。原则上除了对极短阵发作的心房扑动且无器质性心脏病依据的患者可以观察外，对其他患者均应及时纠正，使心房扑动转为窦性心律。有人认为即使变成心房颤动也比心房扑动要好，应控制心房扑动的心室率。

阵发性或持续性心房扑动的治疗目的，有以下 4 方面：①可采用洋地黄、β 受体阻滞剂、钙拮抗剂等减慢心室率；②用直流电转复或药物奎尼丁、心律平等终止发作；③当药物转复或电转复为窦性心律后，需服奎尼丁、胺碘酮等，以维持疗效；④可用射频消融根治心房扑动。

5. 心电图特点

心房扑动的心电图如图 1－5－24 至图 1－5－26 所示。

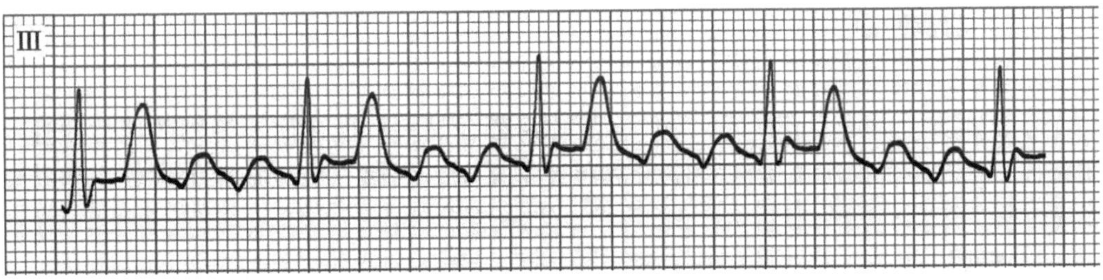

图 1－5－24　心房扑动，1∶4 房室传导

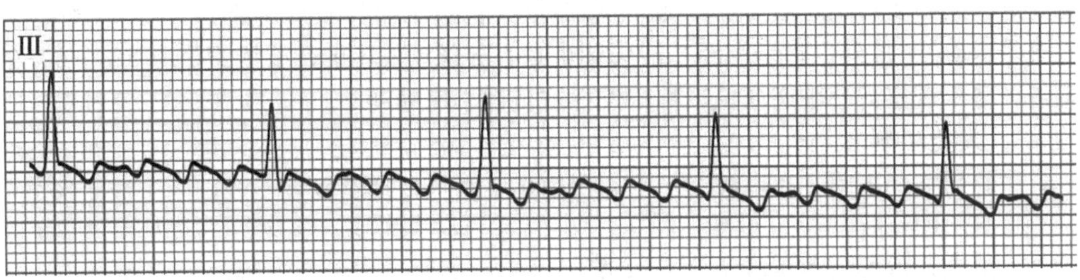

图 1－5－25　心房扑动，1∶4~1∶5 房室传导

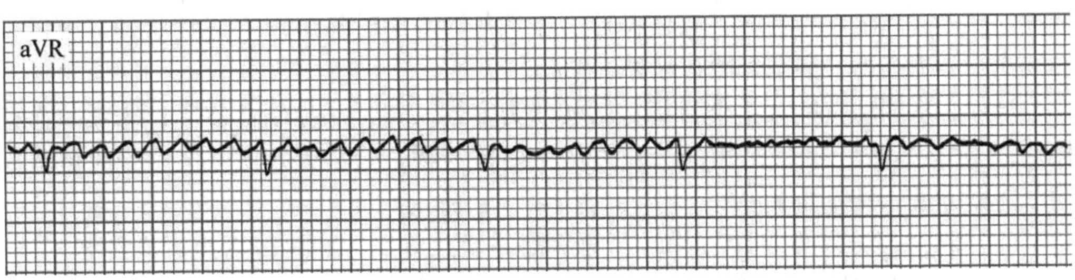

图 1－5－26　不纯性房扑

（1）窦性P波消失，代之以每分钟250～350次的波形、方向相同、间隔极为均匀的F波（特别在Ⅱ、Ⅲ、aVF，个别在V_1中易于辨认）。

（2）QRS波群形态与窦性相同。

（3）心房扑动的心室率决定于房室传导比例，传导比例固定则心室率匀齐，比例不固定则不匀齐，常见的房室传导比例为2∶1，也可呈3∶1、4∶1。

（4）如果F波的大小和间距有差异，且频率大于350次/分，称不纯性心房扑动（扑动颤动波）。

6. 分类

从心电图表现可分为两个类型。

（1）Ⅰ型。常见典型心房扑动，F波连续呈尖端向下的锯齿状，频率为240～340次/分，心房快速调搏多能终止发作。

（2）Ⅱ型。少见的非典型心房扑动，F波呈圆凸向上而非锯齿状，频率为340～430次/分，不能为心房调搏终止。两个类型间有相互关系，且能相互转化。

（二）心房颤动

1. 概念

心房颤动（atrial fibrillation，Af），简称房颤，是一种极速而不规则的房性快速心律失常。其发生率仅次于窦性心律失常和过早搏动，居第三位，临床上远较心房扑动多见。

2. 病因

与心房扑动病因一致（如风湿性心瓣膜病、冠心病、高血压性心脏病、甲状腺功能亢进、病态窦房结综合征、心肌炎或心包炎、心肌病、慢性肺部疾病、药物中毒、心脏手术等）；此外，迷走神经功能失调也是心房颤动发生的重要因素。有5%～6%的患者，多年观察无心脏病征象，称特发性或良性心房颤动。

3. 发生机制

与心房扑动不同，心房颤动是由心房内多个微折返环路发生不规则的子波而形成。

4. 症状与处理

心房颤动患者的症状取决于心室率与基础心脏疾病，心室率慢时可无症状。一般患者可出现心悸、胸闷、气短等症状。心室率很快的心房颤动患者甚至可发生眩晕和晕厥。当伴有风湿性心脏病、冠心病时，心率突然增快时除出现上述症状外，可诱发心绞痛、心力衰竭，甚至急性肺水肿、晕厥。

治疗心房颤动应针对4个目标：①转复为窦性心律；②控制心室率；③预防血栓栓塞；④去除病因。目前采用的治疗方法主要是药物，药物无效或不能耐受时可考虑用非药物方法。具体如下：

（1）将房颤转复为窦性心律。有的房颤需紧急复律，如房颤后患者有神智不清、心肌缺血、心力衰竭、血压下降、心室率难以控制等紧急情况，应立即复律，主要采用体外直流电复律。如无紧急复律指征，则可先控制心室率，待症状消失后再考虑去除原因并复律。药物复律主要应用奎尼丁和胺碘酮。复律后维持窦律可用胺碘酮（目前认为效果最好）、奎尼丁、索他洛尔等。

（2）房颤时心室率的控制。当房颤出现急性心室率增快引起症状时，常需静脉给药，常用的药物有毛花苷 C、普罗帕酮、维拉帕米、普萘洛尔、普罗帕酮等。如房颤与快速心室率引起心绞痛或心功能不全，应即用电复律。具有预激综合征的房颤患者不能用毛花苷 C、钙拮抗剂或 β 阻滞剂来控制通过旁路预激心室的频率，应静脉注射普罗帕酮或胺碘酮，这些药物可同时阻遏房室结与旁路，如无效或症状加重，应立即用电复律。如房颤的心室率虽快但症状却不严重，则可口服给药，可选择地高辛、钙拮抗剂或 β 阻滞剂。选用上述药物时，注意相应的适应证及禁忌证。

（3）血栓栓塞并发症的预防。目前主张对房颤患者预防血栓栓塞应作抗凝治疗，首选华法林。华法林适用于房颤具有危险因素者，如合并高血压、糖尿病、以往有脑卒中或一过性脑缺血发作病史以及高龄、心房扩大、心功能不全患者。对抗凝不宜者，可用阿司匹林。对年龄低于 60 岁、心脏超声心动图检查正常、不具危险因素者不用药也可，但应经常检查，如有高危因素出现即启用华法林治疗。

（4）去除病因。发生房颤的原因和诱因颇多，最常见的是器质性心脏病、心力衰竭、高血压，其次是由甲状腺功能亢进、卒中、酗酒所诱发。凡能引起心房内压力增高、心房缺血、缺氧、纤维化、炎症、浸润、中毒者都能引起房颤。随着年龄增高，窦房结发生退行性变，窦性心律易转为房颤。心力衰竭使心房负荷增加及心房增大，也是房颤的易发因素。如能将各种原因去除，有利于房颤治疗的成功。吸烟、饮酒、咖啡和不适当的运动均可作为诱因，应该摒除。

5. 心电图特点

心房颤动的心电图如图 1－5－27、图 1－5－28 所示。

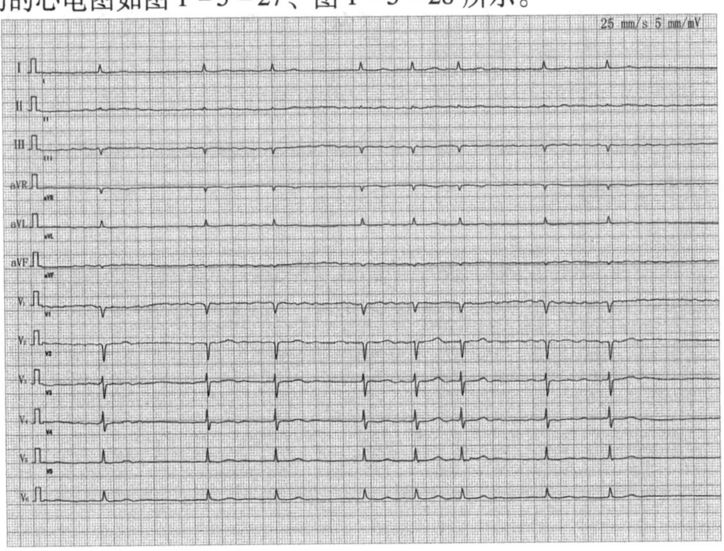

图 1－5－27　心房颤动

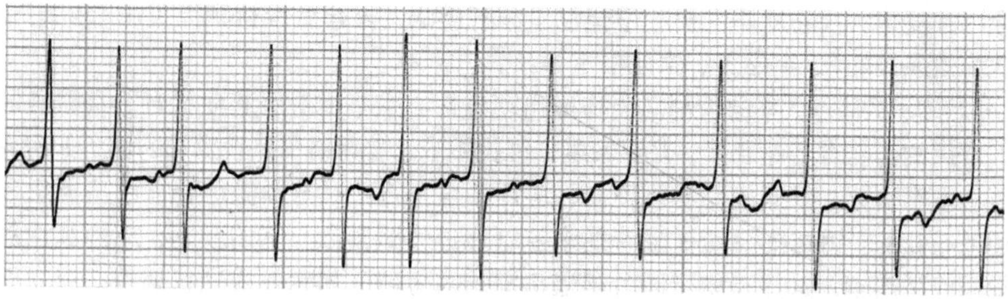

图 1-5-28 快速心房颤动

(1) 窦性 P 波消失，代之以间隔、形态、大小不等的 f 波。

(2) f 波的频率为 350～600 次/分，心室搏动间隔绝对不匀齐（R-R 间期绝对不等）。

(3) QRS 波群形态多为正常，也可宽大畸形，见于伴有束支传导阻滞、心室内差异性传导、预激综合征。

(4) f 波的房室传导比例不规则，导致心室率绝对不规则。

(三) 心室扑动与颤动

1. 概念

心室扑动（ventricular flutter，VF，简称室扑）和心室颤动（ventricular fibrillation，Vf，简称室颤），前者为心室快速而微弱的无效收缩，后者为各部位心室肌不协调乱颤。两者血流动力学影响均等于心室停搏。心室扑动常为心室颤动的前奏。

2. 病因

常见于冠心病（尤其急性心肌梗死或严重心肌缺血）；心肌病伴完全性 AVB 且心室率缓慢或伴发室性早搏；严重电解质紊乱（如严重低钾或高钾）；触电、雷击或溺水。

3. 发病机制

心室肌自律性增高，形成单个或多个快速异位起搏点；心室肌复极不均一，导致心室肌内一处或多处微折返。

4. 症状与处理

一旦发生，病人迅速出现阿-斯（Adams-Stokes）综合征，表现为意识丧失、抽搐，如不及时抢救，继之呼吸停止。体格检查无心音也无脉搏。

心室扑动和颤动一旦发生，则应立即按心脏骤停行心肺复苏常规抢救。

5. 心电图特点

心室扑动与颤动的心电图如图 1-5-29、图 1-5-30 所示。

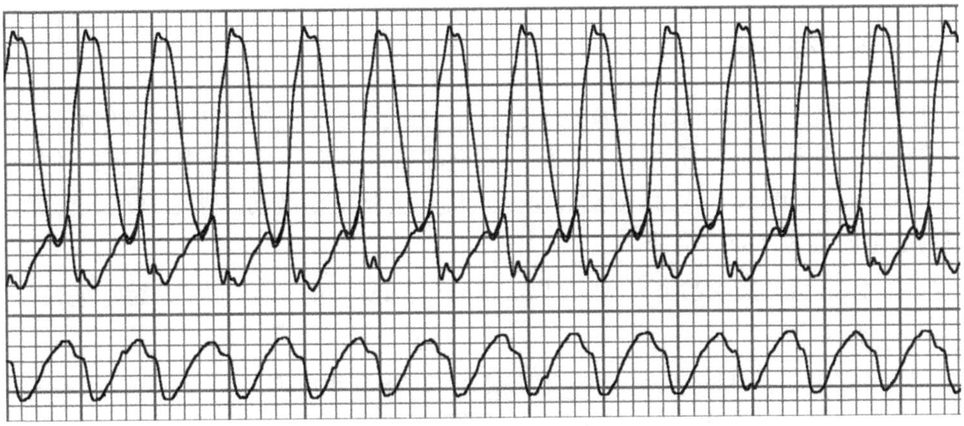

图 1－5－29　心室扑动

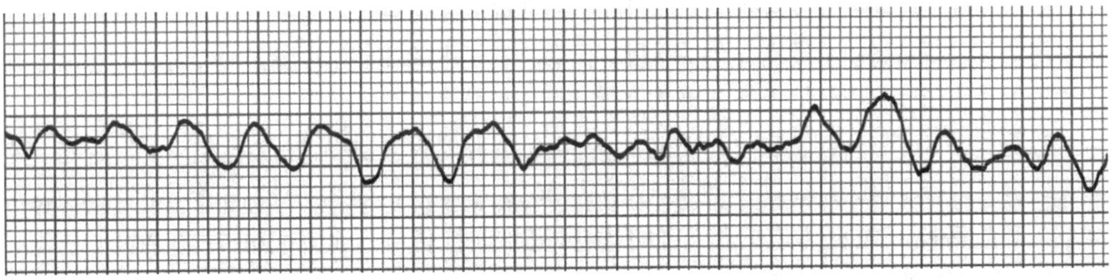

图 1－5－30　心室颤动

(1) 心室扑动表现为规则而宽大的心室波，向上向下的波幅相等，频率为 150～250 次/分。

(2) 心室颤动表现为形态、振幅及频率均极不规则的颤动波，频率为 150～500 次/分。颤动波幅大者称为粗颤，颤动波纤细者称为细颤。

(3) 两者均无法分出 QRS 波、ST 段和 T 波。

心室颤动常为心脏病或其他疾病患者临终前的表现。

五、快速型心律失常种类归纳

快速型心律失常的种类归纳如表 1－5－2 所示。

表 1－5－2　快速型心律失常的种类

早搏	心动过速 150～250 次/分	扑动 250～350 次/分	颤动 350～600 次/分	QRS 宽度 >0.12 s 为界
心房早搏	房性心动过速	心房扑动	心房颤动	大部分为窄 QRS 波
交界性早搏	交界性心动过速	—	—	大部分为窄 QRS 波
室性早搏	室性心动过速	心室扑动	心室颤动	大部分为宽 QRS 波

六、预激综合征

预激综合征（preexcitation syndrome）是指窦房结（室上性）发出的激动，经正常的房室传导系统到达心室肌之前，先部分或全部通过房室间异常的附加旁路（或称旁道）（accessory pathway，AP）传到心室肌，使心室肌提前激动。该心室肌预先激动而形成的心电图称为预激综合征。

（一）Kent 束预激综合征（Wolft Parkinson－White syndrome，WPW 综合征）

1．概念

1930 年由 Wolff Parkinson 及 White 首先报道，在 1940 年命名为 Wolff－Parkinson－White 综合征（沃－帕－怀综合征），1944 年改名为预激综合征。

2．解剖学基础

Kent 束是经房室环直接连接心房和心室的附加传导束，称为 Kent 束。Kent 束可出现在环绕房室环的任何部位，但多数位于左、右心房室间沟的游离缘，仅少数位于房室间隔处。一个病人可存在一条或多条旁道。

旁路均具有快速传递激动的功能。旁路传导表现为全或无规律者呈 1：1 传导。在预激综合征中旁路做房室顺向性传导的占 30%～40%，做室房逆向传导的占 60%～70%。某些旁路只做室房逆向传导而不做房室顺向性传导，此称隐匿性旁路。

3．心电图特点

（1）P－R 间期 <0.12 s，P 波正常。

（2）QRS 时间 ≥ 0.12 s。

（3）QRS 波起始部分粗钝，称为预激波或 δ 波。

（4）继发性 ST－T 波改变。

4．分类

根据心电图表现，可分 A 型、B 型和 C 型。

（1）A 型预激综合征（如图 1－5－31 所示）。预激波和 QRS 主波在各胸导联均向上，其旁道位于左心室后基底部。A 型预激综合征总是相当于左侧或后间隔旁路。室上性激动从左心室的后基底部进入心室，心室的除极由后向前，预激波的平均向量指向左、前、下方。

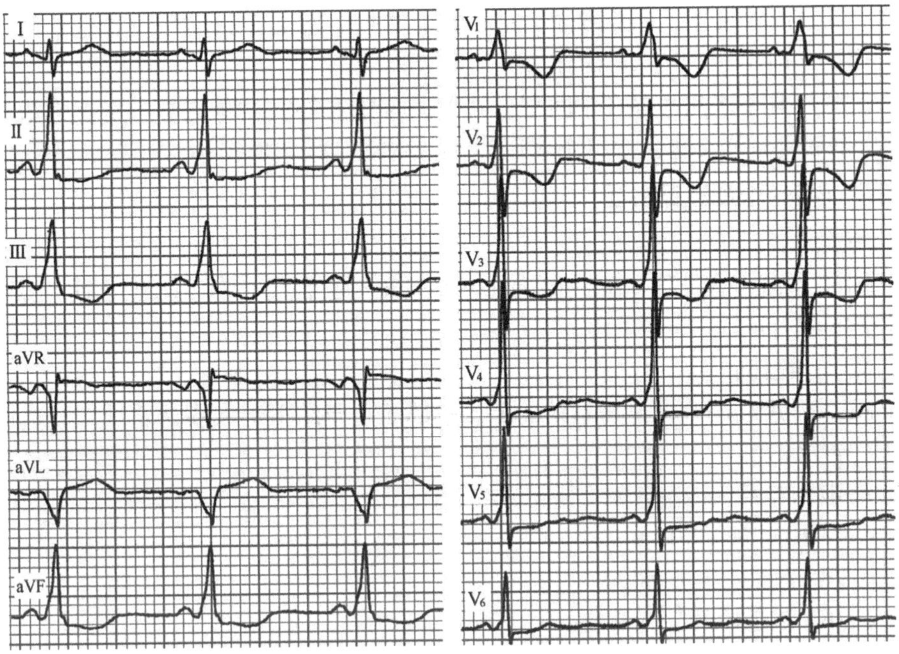

图 1－5－31　A 型预激综合征

（2）B 型预激综合征（如图 1－5－32 所示）。预激波和 QRS 主波在 V_1 导联向下，在 V_5 导联向上，其旁道位于右心室前侧壁。B 型预激综合征旁路位于右心室前侧壁，室上性激动从右心室的前侧壁进入心室，心室的除极由前到后，预激波的平均向量多指向左后方。

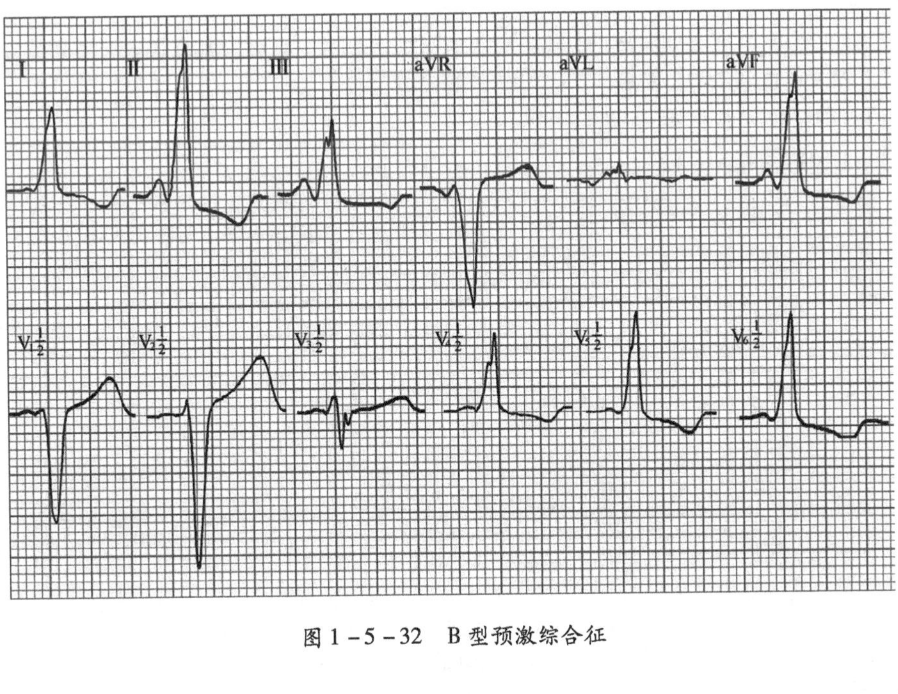

图 1－5－32　B 型预激综合征

（3）C 型预激综合征。旁路位于左心室前侧壁。室上性激动从左心室前侧壁进入心室，预激波的平均向量指向右前。

在 A 型与 B 型之间尚存在中间型。其旁路位于右心室后基底部。室上性激动从右心室的后基底部进入心室。心电图表现为 V_1 导联呈 QS、Qr 或 rs，V_2 导联呈高 R 波。

（二）James 束预激综合征

1. 概念

James 束预激综合征称 Lown – Ganong – Levine 综合征（L – G – L 综合征）或短 P – R 正常 QRS 综合征。

2. 解剖学基础

James 束是后结间束绕过房室结的上、中部而止于结下部或直达希氏束，造成房室之间的传导短路。

3. 心电图特点

（1）P – R 间期≤0. 11 s。

（2）QRS 波群时间正常。

（3）QRS 波起始部没有 δ 波。

（三）Mahaim 束预激综合征

1. 解剖学基础

Mahaim 纤维起自房室结而终止于心室肌者称为结室纤维型（nodo – ventricular fibers）；起自希氏束或其分支而终止于心室肌者，称为束室纤维型（fasciculo – ventricular fibers）。此类旁路目前仅发现在右侧，只有前传功能，没有逆传功能。

2. 心电图特点

Mahaim 束预激综合征的心电图如图 1 – 5 – 33、图 1 – 5 – 34 所示。

（1）P – R 间期≥0. 12 s。

（2）QRS 波起始部有 δ 波。

（3）QRS 时间≥0. 12 s。

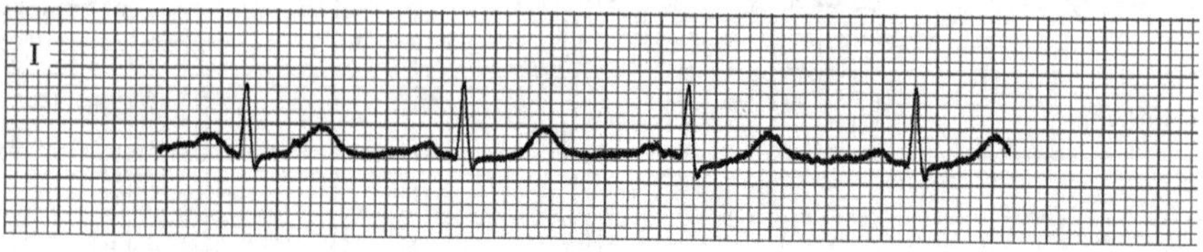

（a）心动过速发作前

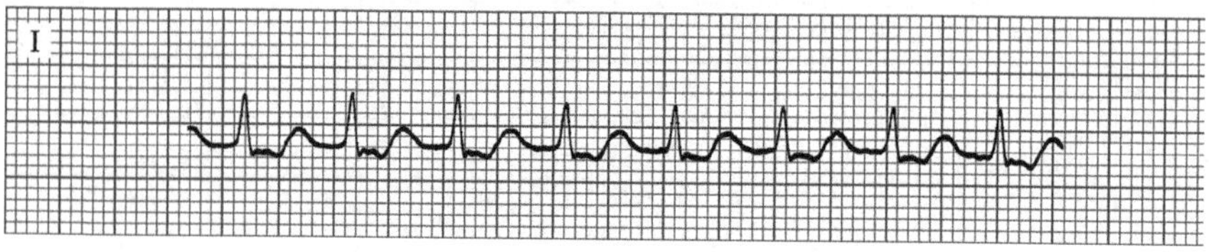

（b）心动过速发作后

图 1 – 5 – 33　Mahaim 束预激综合征

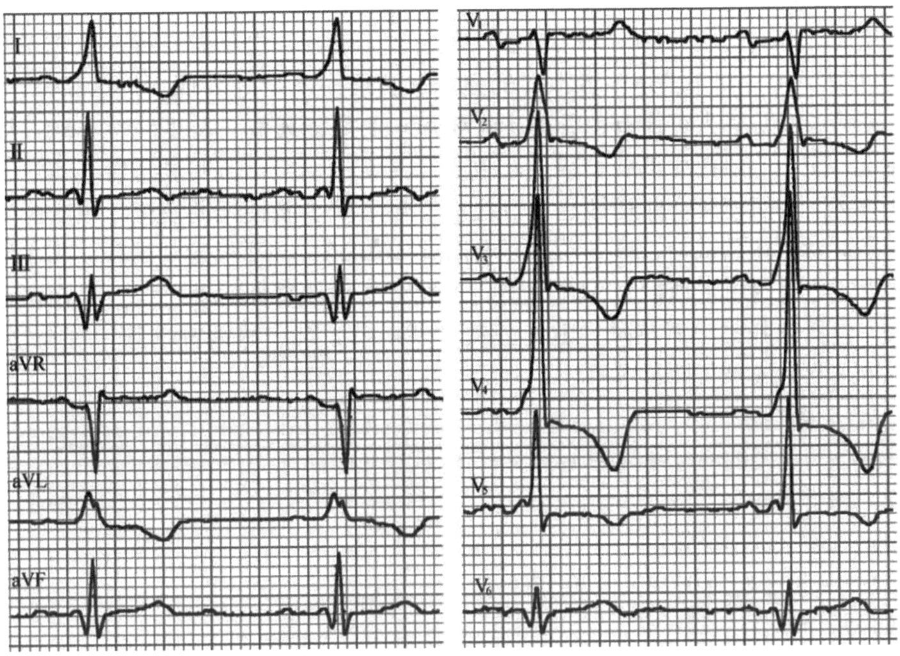

图 1－5－34　Mahaim 束预激综合征

预激综合征本身不需要治疗，但合并快速室上性心律失常时常常需要紧急处理。对 Kent 束型预激综合征合并室上性心动过速者，可行射频消融治疗，效果满意。

第三节　缓慢型心律失常

一、缓慢型窦性心律失常

（一）窦性心动过缓

1．概念

窦房结自律性降低引起的心动过缓称为窦性心动过缓（sinus bradycardia）。

2．发病原因

引起窦性心动过缓的原因有：体质较好的人群、睡眠时迷走张力增高、窦房结病变、甲状腺功能减退或黏液水肿、低温、低氧血症、急性下壁心肌梗死等；使用 β 受体阻滞剂、洋地黄、钙拮抗剂等药物。

3. 临床意义

轻度窦性心动过缓（50～59 次/分）病人常无症状，也不需要特殊治疗。明显窦性心动过缓（30～45 次/分）者常有低血压、脑供血不足等表现，包括头晕、头痛、黑蒙、晕厥，少数病人可伴有血管迷走性晕厥。心肌梗死病人轻度窦性心动过缓可降低氧耗量、防止心肌梗死扩展和减少严重心律失常的发生，但明显窦性心动过缓对心肌梗死有害。心肌梗死合并窦性心动过缓应警惕下壁心肌梗死的发生。临床医生应嘱病人选择性做阿托品试验、24 h 动态心电图（HOLTER）、平板运动试验、直立倾斜试验、食管或心脏内膜生理检查，以区别病理性和生理性窦性心动过缓。有症状者应予以治疗，包括阿托品、氨茶碱、山莨菪碱（654－2）片、异丙肾上腺素等药物治疗，必要时植入临时或永久性起搏器。

4. 心电图特点

窦性心动过缓的心电图如图 1－5－35 所示。

（1）窦性 P 波。

（2）频率 <60 次/分。

（3）P－R 间期为 0.12～0.20 s。

（4）常伴窦性心律不齐。

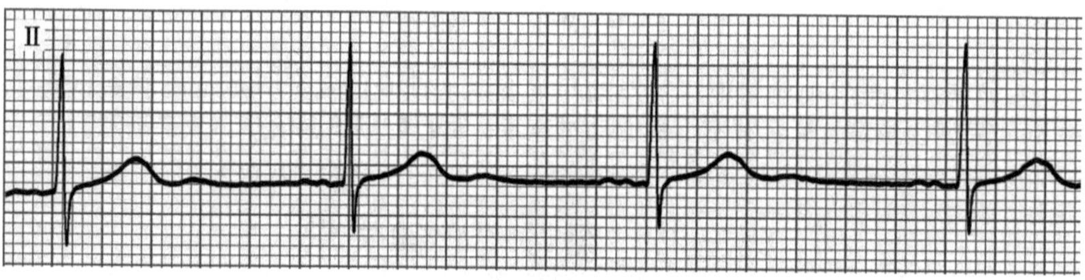

图 1－5－35　窦性心动过缓

（二）窦性心律不齐

1. 概念

窦性 P－P 周期差别≥0.12 s 者，称为窦性心律不齐（sinus arrhythmia）。

2. 类型

（1）生理性呼吸性窦性心律不齐，心率快慢随呼吸呈周期性改变，可合并窦性心动过缓，此为生理现象，是健康的标志之一，但在心脏病人中也经常出现。

（2）病理性呼吸性窦性心律不齐，见于潮式呼吸者，预后差。

（3）非呼吸周期性窦性心律不齐，频率改变与呼吸无关，较少见。其发生与窦房结自律性强度突然改变有关，部分病人与用洋地黄或其他抗心律失常药有关。

（4）室性时相性窦性心律不齐，有两种类型。

3．心电图特点

窦性心律不齐的心电图如图 1－5－36 所示。

（1）窦性 P 波。

（2）P－R 间期＞0. 12 s。

（3）同一导联内，P－P 周期差别≥0. 12 s。

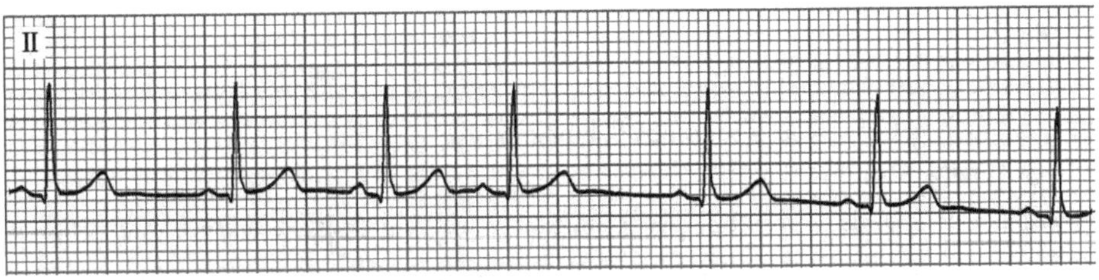

图 1－5－36　窦性心律不齐

（三）窦性停搏

1．概念

窦房结在解除超速抑制的作用下，在一定时间内仍不能形成并发放冲动，引起窦性 P 波消失，称为窦性停搏（sinus arrest）。

2．临床意义

窦性停搏由于窦房结功能一过性障碍或永久障碍，导致心动过缓和（或）停搏引起的。常见的原因有：迷走张力增高、低氧血症、高钾血症、大剂量使用 β 受体阻滞剂或洋地黄、急性下壁心梗、急性心肌炎、传导束退行性病变、奎尼丁中毒、窦房结病变等。窦性停搏时，若交界区异位起搏点能及时工作，临床可无症状。但若等到心室异位起搏点缓慢起搏，或无异位起搏点替代时，病人可出现头晕、黑蒙、晕厥等症状。有症状者，应立即予药物、临时或永久起搏治疗。

3．心电图特点

（1）短暂性窦性停搏（如图 1－5－37 所示）。

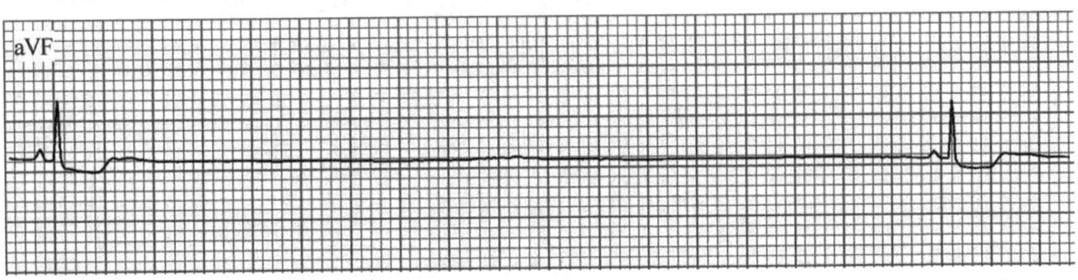

图 1－5－37　短暂性窦性停博

①窦性 P 波。

②在一段较长间歇中窦性 P 波阙如，出现一个长窦性 P－P 间歇，其与短窦性P－P 间歇之间无整倍数关系。

③在长间歇后常出现交界区性逸搏或室性逸搏。

（2）永久性窦性停搏。

心电图上窦性 P 波永久消失，心脏节律可为房性逸搏心律、交界性逸搏心律、室性逸搏心律或起搏心律等。

（四）窦房传导阻滞

1. 概念

窦房结发出的激动受阻于窦房交界区，部分或完全不能传到心房使其除极产生窦性 P 波，称为窦房传导阻滞（sino atrial block）。

2. 常见病因

迷走神经张力增高；冠心病，特别是急性心肌梗死；慢性炎症或缺血所致的窦房结及其周围组织病变；结周区的退行性硬化、纤维化、脂肪化或淀粉样变；洋地黄、奎尼丁、维拉帕米等药物中毒；电解质紊乱；少数原因不明，个别有家族史。

3. 临床意义

窦房传导阻滞轻者多无症状；造成心室停搏时间长者可有头晕，甚至晕厥。治疗主要针对病因。轻者无须治疗，心动过缓并伴有明显症状者可用阿托品、麻黄素、654 -2 或异丙肾上腺素等治疗。对反复发生心源性晕厥且药物治疗无效者，应安装人工心脏起搏器。

4. 心电图特点

（1） Ⅰ度窦房传导阻滞。

Ⅰ度窦房传导阻滞时，窦房结发出的激动均能下传到心房，只是激动通过窦—房之间的传导时间延缓。由于窦房结的电位很微弱，体表心电图不能够测出其电位变化，窦—房之间的传导时间也测不出，因此这和正常窦房传导无法区别。

（2） Ⅱ度窦房传导阻滞。

可分为以下两型。

①Ⅰ（文氏型）型（如图 1 -5 -38 所示）。一系列连续出现的窦性 P 波中，P - P 间期依次逐渐缩短，直至发生一次 P 波脱漏，而出现长的 P - P 间期。以后 P - P 间期又逐渐缩短，如此周而复始。其长 P - P 间期一般短于短 P - P 间期的 2 倍。

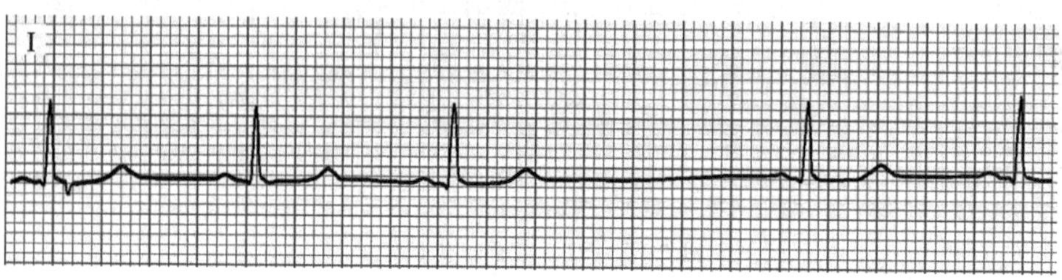

图 1 -5 -38 Ⅱ度Ⅰ型窦房阻滞

②Ⅱ型（如图 1 -5 -39、图 1 -5 -40 所示）。一系列连续出现的窦性 P 波中，P -

P 间期相等。但出现 P 波脱漏而出现长的 P－P 间期，长 P－P 间期为短 P－P 间期的整倍数。

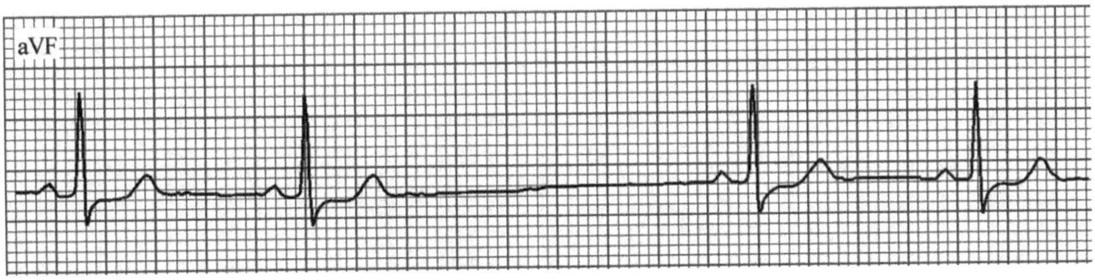

图 1－5－39 Ⅱ度Ⅱ型窦房阻滞

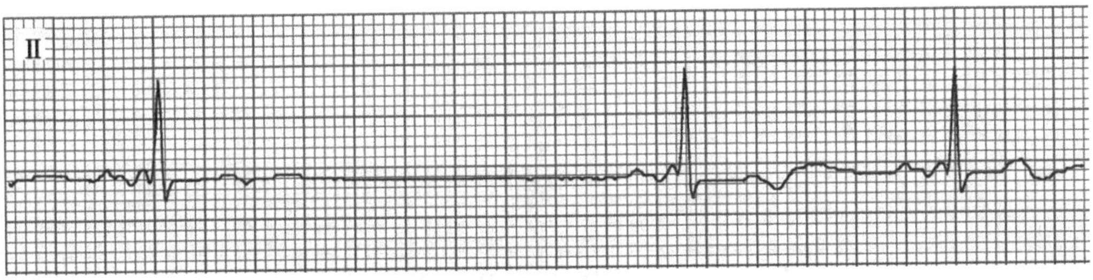

图 1－5－40 Mahaim 束预激综合征，Ⅱ度Ⅱ型窦房阻滞

（3）Ⅲ度窦房传导阻滞。

所有的窦性激动都不能传入心房，体表心电图窦性 P 波，很难与窦性停搏相鉴别。

二、逸搏和逸搏心律

逸搏是高位起搏点激动延迟或停止发放，则二级或三级起搏点代之发出冲动所引起的心搏。连续发生 3 次或 3 次以上的逸搏称为逸搏心律。逸搏多发生在严重窦性心动过缓、窦性静止、窦房传导阻滞、房室传导阻滞或早搏及快速心律失常突然中止后的窦性静止。

当窦房结发放激动的频率过缓、停搏、窦房阻滞时，为避免心脏停搏，心房内起搏点便被动性地发放激动，形成房性逸搏或房性逸搏心律。房性逸搏心律起搏点周围无保护性传入性阻滞机制，窦性心律的频率或交界性心律的频率加快后，房性逸搏便受到抑制。各种逆行窦房结的早搏所产生的代偿间歇，心动过速、心房扑动或心房颤动终止以后所致的长间歇，都为房性逸搏的形成创造了条件。

在临床心电图诊断工作中，房性逸搏不像交界性逸搏多见，但比室性逸搏要多见。房性逸搏的出现，表明心脏有潜在的逸搏起搏能力。它本身是一种生理性代偿机制，并无重要临床意义，主要取决于原发性心律失常。有不少病人靠相对稳定的房性逸搏心律生活。

（一）房性逸搏和房性逸搏心律

1. 心电图特点

（1）房性逸搏。

房性逸搏的心电图如图 1－5－41 所示。

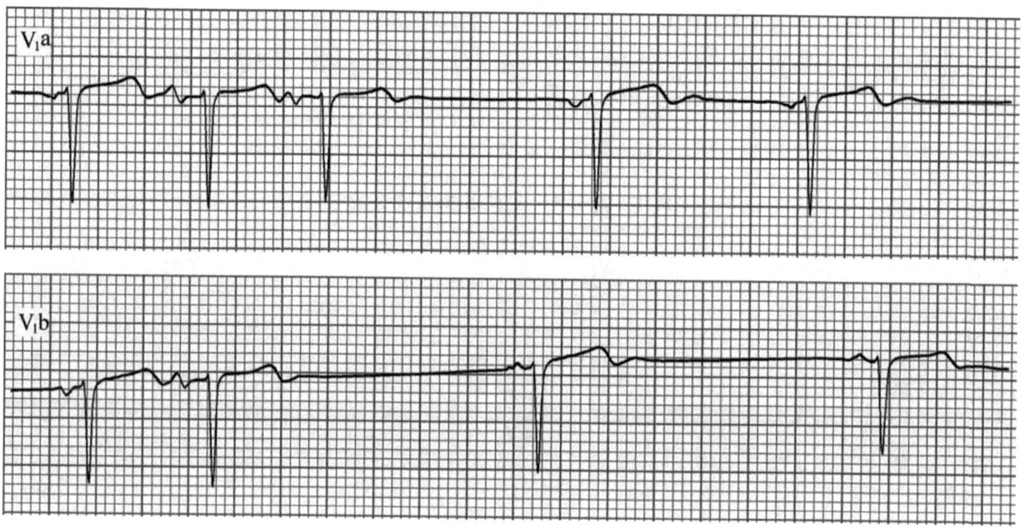

注：上下两条为连续记录。

图 1－5－41 房性逸搏，交界性逸搏；窦—交游走节律

①在较长心搏间歇后出现和窦性 P 波形态不同的房性 P’波。

②逸搏周期为 1.00～1.20 s，频率为 50～60 次/分。

③P’－R 间期大于 0.12 s，P’波形状可呈多种类型，视起搏点在心房内的不同部位而定。

④QRS 波群和窦性者同。

（2）房性逸搏心律。

①为连续 3 次或 3 次以上的房性逸搏，节律规则。

②心房率多为 50～60 次/分，但较同导联窦性频率为慢。

③P’波可为多源性。

2. 分类

（1）房性逸搏的 P’波相同者，为单源性房性逸搏。

（2）P’波形态在两种（或三种以上）者，为双源（或多源性）房性逸搏。

（二）交界性逸搏和交界性逸搏心律

1. 病因

常于窦性停搏、窦性心动过缓（或并心律不齐）、窦房阻滞、Ⅱ度房室阻滞、早搏、心动过速、心房扑动或心房颤动所致的心室长间歇后，交界区起搏点被动发放冲动引起。通常窦性心率加快后，交界区起搏点会被抑制，逸搏消失。

2. 临床意义

交界性逸搏和交界性逸搏心律可见于正常人，多见于器质性心脏病人，如冠心病、心肌梗死、心脏手术后、病态窦房结综合征、洋地黄中毒等。交界性逸搏及逸搏心律是一种生理性保护机制，有不少病人靠交界性逸搏心律生活着。

3. 心电图特点

（1）交界性逸搏。

交界性逸搏的心电图如图 1－5－42、图 1－5－43 所示。

①在较长的心室间歇后出现 QRS 波群，其形态与窦性下传的 QRS 波群大致相同或仅有很小的区别。

②逸搏周期在 1.0～1.5 s，一般是固定的。其频率为 40～60 次/分。

③逆行 P'波可位于 QRS 之前、中、后。如果 P 波在 QRS 波群之前，P'－R 间期 <0.12 s；在 QRS 波群之后，则 R－P' 间期 <0.20 s。

④心房扑动、心房颤动时诊断交界性逸搏有一定难度，在同一份心电图上有 3 个以上相等的长 R－R 周期时距在 1.00～1.50 s 者，F－R（f－R）间期不固定，提示交界性逸搏。

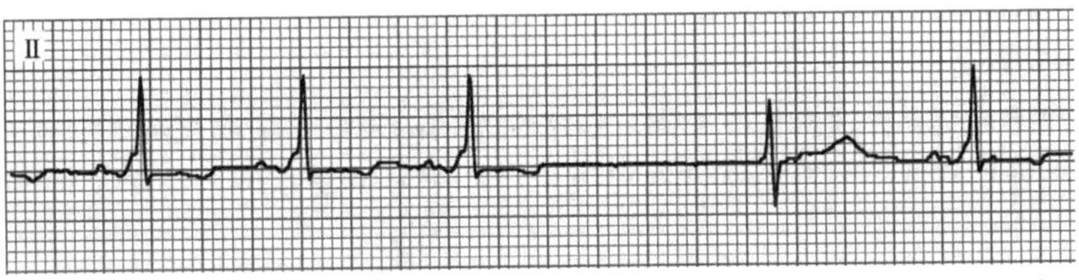

图 1－5－42　间歇 Mahaim 束预激综合征，交界性逸搏

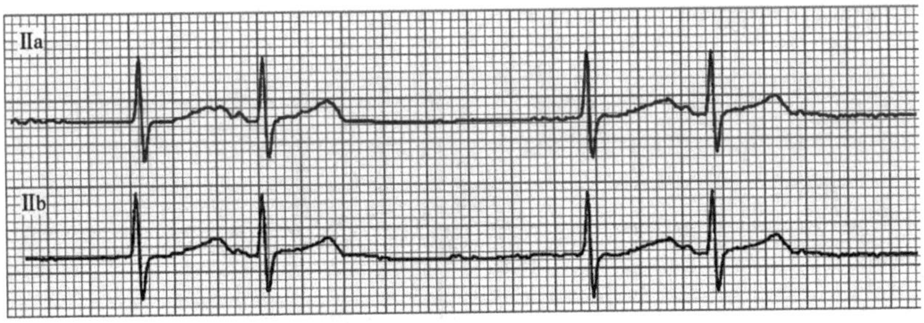

图 1－5－43　（交界性）逸搏、夺获二联律

（2）交界性逸搏心律。

交界性逸搏心律心电图如图 1－5－44 所示。

①连续 3 次或 3 次以上的交界性逸搏。

②频率为 40～60 次/分。

③QRS 形态多正常，少数有非时相性室内差异传导。

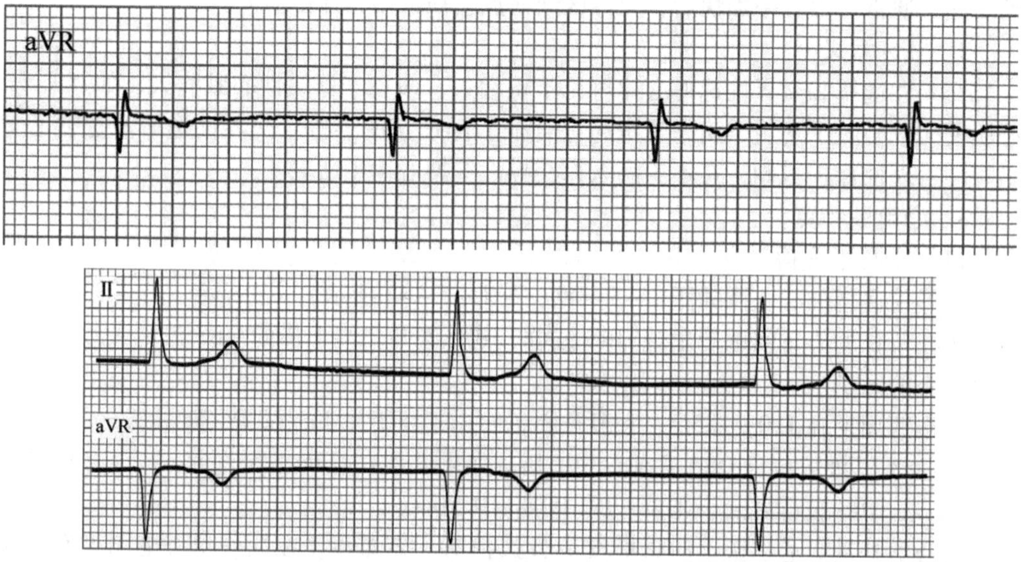

图 1－5－44　交界性逸搏心律

（三）室性逸搏及室性逸搏心律

1．临床意义

室性逸搏与交界性逸搏基本相同。但室性逸搏的发生，证明交界区起搏点受抑制，或其自律性强度降低。频发的室性逸搏发生于心脏停搏的基础上，应及时植入人工心脏起搏器。

2．心电图特点

（1）室性逸搏。

室性逸搏的心电图如图 1－5－45 所示。

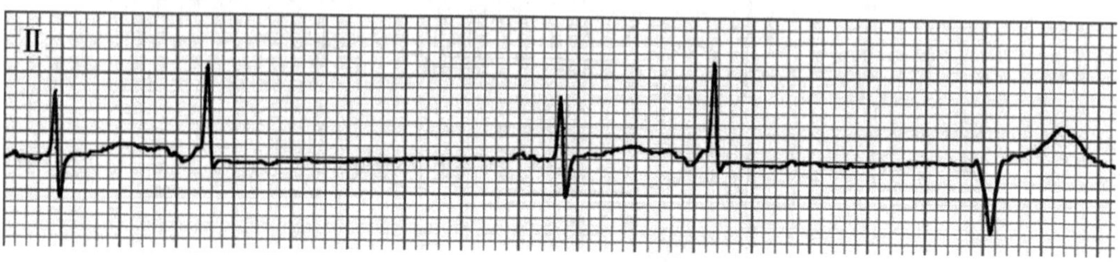

图 1－5－45　室性逸搏，房早伴预激综合征二联律

①在较长的心室间歇后延迟出现的 QRS 波群，形态宽大畸形，时限≥0. 12 s，其前无相关的心房波，有时可见被干扰的窦性 P 波，甚至形成室性融合波。

②逸搏频率在 20～40 次/分。

（2）室性逸搏心律。

室性逸搏心律为连续 3 次或 3 次以上的缓慢而规则的室性逸搏（如图 1－5－46 所

示），心室率在 20 ~ 40 次/分。

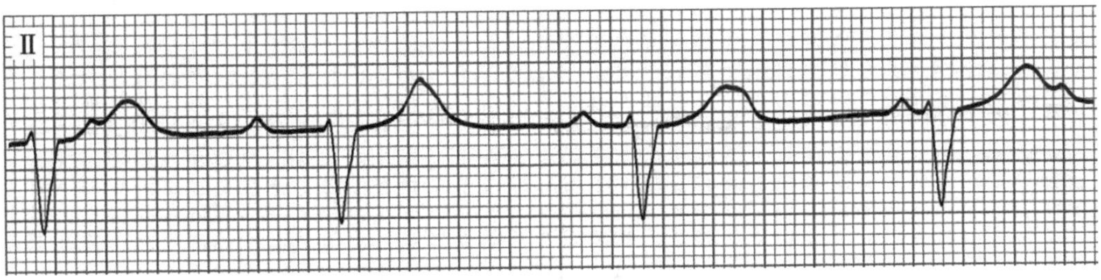

图 1 -5 -46　室性逸搏心律，Ⅲ度房室传导阻滞

三、房室传导阻滞

房室传导阻滞（atrioventricular block，AVB）是指冲动从心房传到心室的过程中，冲动传导的延迟或中断。其阻滞部位可在房室结内、希氏束内或束支系统内，主要视病因而定。根据房室传导阻滞的程度可分为Ⅰ、Ⅱ、Ⅲ度。房室传导阻滞发生机制如图 1 -5 -47 所示。

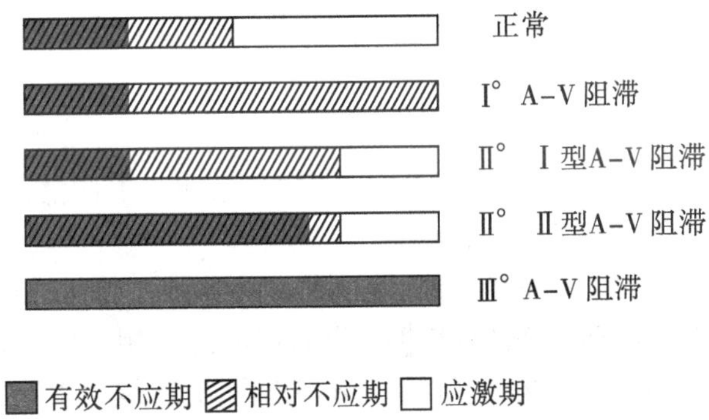

图 1 -5 -47　不同程度房室传导阻滞的不应期改变

（一）Ⅰ度房室传导阻滞

所有的心房激动均能下传到心室，但房室传导时间延长。阻滞部位可以在心房、房室结、希氏束或双侧束支水平，但多在房室结。

1. 发生机制

由于房室交界区相对不应期的病理性延长所致。

2. 病因

在无明显心脏病的老年人中极为常见。

①迷走张力增高。

②急性下后壁心肌梗死，急性心肌炎。

③地高辛中毒等。

3. 心电图特点

Ⅰ度房室传导阻滞的心电图如图 1 -5 -48 所示。

①每个窦性 P 波后均有与之相关的 QRS - T 波群。

②P - R 间期≥0. 21 s 或超过该年龄心率之 P - R 间期。

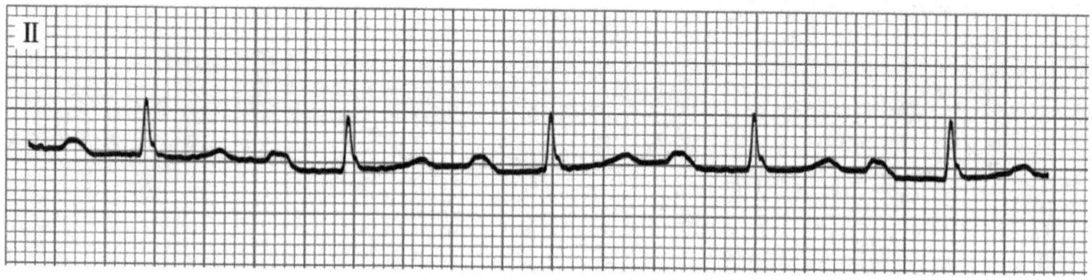

图 1－5－48　Ⅰ度房室传导阻滞

（二）Ⅱ度房室传导阻滞

一系列室上性激动部分呈现房室传导延缓，部分发生阻滞性传导中断而呈现心室漏搏者，统称Ⅱ度房室传导阻滞。

1. Ⅱ度Ⅰ型房室传导阻滞

（1）概念。

Ⅱ度Ⅰ型房室传导阻滞，又称文氏型（Wenckebach AVB）或莫氏Ⅰ型（Mobitz Ⅰ），是Ⅱ度房室传导阻滞的常见类型。其阻滞部位大多在房室结。

（2）发生机制。

由于房室传导的不应期病理性延长，但以相对不应期延长为主，室上性激动开始落入心动周期的反应期，以后逐渐落入相对不应期的晚、中、早期，表现为传导时间逐渐延长，终因落入绝对不应期而出现传导中断，结束一个文氏周期。此现象周而复始，文氏周期重复出现。

（3）病因。

①Ⅰ型阻滞的阻滞区 70% 位于房室结，多为功能性，其阻滞常为暂时性，且往往是可逆的。

②部分因急性下壁心梗、心肌炎、风湿热、药物（洋地黄、普萘洛尔、地尔硫卓）中毒或电解质紊乱所致。

③部分为迷走神经张力增高引起，多发生于卧位、睡眠时。

（3）心电图特点。

①典型文氏现象（如图 1－5－49 所示）。一系列规则出现的窦性 P 波，其 P－R 间期依次逐渐延长，直到 1 个 P 波被阻滞，发生 1 次 QRS 波脱落，脱落后的第一个 P－R 间期又恢复至初始的时限，然后再次逐渐延长，如此周而复始，又称为文氏现象。P－R 间期延长的增量逐次递减，使 R－R 间期进行性缩短。发生心室漏搏时的长 R－R 间期短于任何 2 个短 R－R 间期之和。

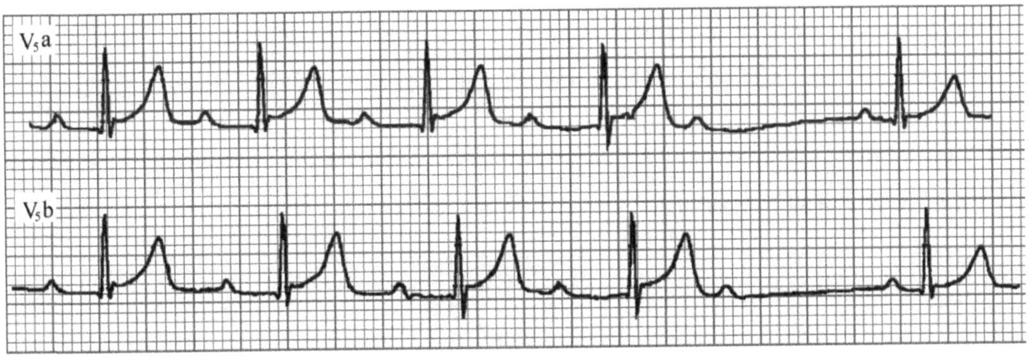

图 1－5－49　Ⅱ度Ⅰ型房室传导阻滞

②不典型文氏现象（如图 1－5－50 所示）。迷走神经张力增高可引起 P－R 间期时长时短；隐匿性房室传导或隐匿性房室交界区折返使 P－R 间期发生矛盾性延长或突然不能下传；超常期传导可使 R－R 间期短于 P－P 间期。

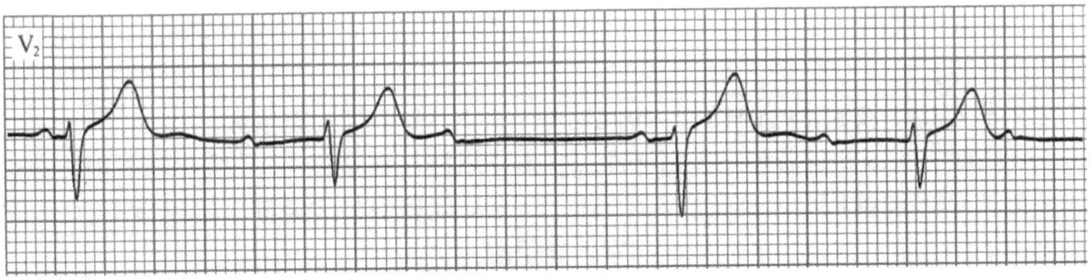

图 1－5－50　房室结双径传导形成不典型文氏现象

在室上性心动过速、心房扑动时，可能在房室交界区内出现双重阻滞区或由于房室传导系统相对不应期过长，使 2∶1 房室传导中下传的 P'－R 间期逐次延长，最后脱漏，造成一次 3∶1 或 4∶1 房室传导，有 2 个或 3 个 P'波连续受阻，称为交替性文氏现象，往往说明有器质性心脏病。

2. Ⅱ度Ⅱ型房室传导阻滞

（1）概念。

Ⅱ度Ⅱ型房室传导阻滞，又称莫氏Ⅱ型（MobitzⅡ）房室传导阻滞，是Ⅱ度房室传导阻滞中较少见的类型。阻滞部位常在房室结以下。

（2）发生机制。

房室传导系统的有效不应期病理性延长，而相对不应期多不延长。延长的有效不应期，引起下一个窦性激动的传导中断而产生间歇性漏搏。漏搏后房室传导组织经过较长时间的休息，而恢复传导能力。

（3）病因。

①常为广泛的不可逆病变所致，易发展为高度或Ⅲ度房室传导阻滞。

②常见于广泛心肌病变，传导系统损伤或退行性改变，洋地黄中毒，急性前间壁心梗。

（4）心电图特点。

Ⅱ度Ⅱ型房室传导阻滞如图 1-5-51 所示。

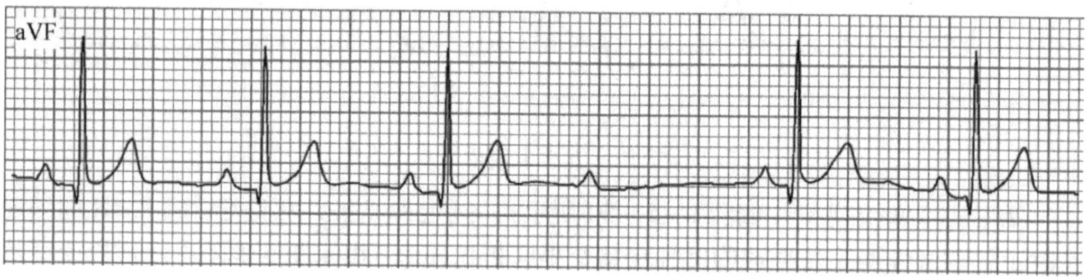

图 1-5-51　Ⅱ度Ⅱ型房室传导阻滞

①一系列规则出现的窦性 P 波，其 P-R 间期相等（可较正常略延长），但见有 P 波不能下传，发生 QRS 波脱落。

②发生 QRS 波脱落时的长 R-R 间期等于短 R-R 间期的整倍数。

③高度房室传导阻滞和几乎完全性房室传导阻滞。在常规 12 导联心电图中，若窦性 P 波和 QRS 波群传导比例超过 3∶1 者，称为高度房室传导阻滞；若仅有 1~3 个窦性 P 波下传心室，称为几乎完全性房室传导阻滞。

④心房扑动、心房颤动伴二度房室传导阻滞。在基本心律为房扑或房颤时，若出现间歇性房室交界性或室性逸搏心律（连续出现 3 个或 3 个以上逸搏），可诊断伴Ⅱ度房室传导阻滞（如图 1-5-52 所示）。

⑤阻滞程度严重者可见逸搏或逸搏心律。

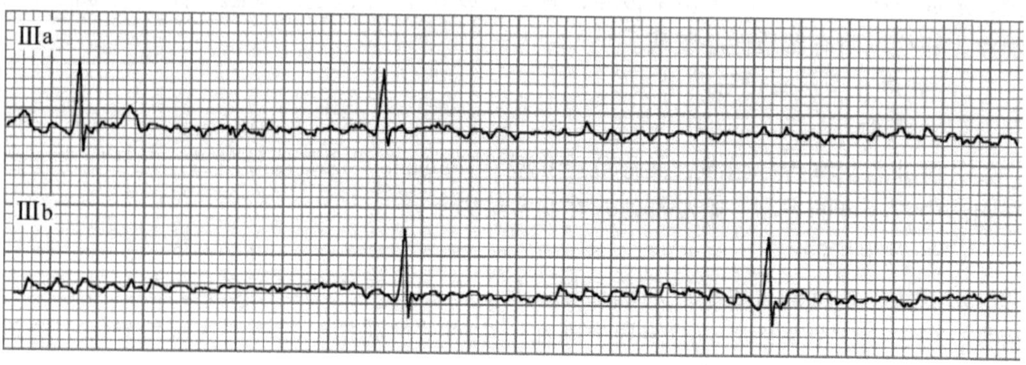

图 1-5-52　心房颤动伴Ⅱ度房室传导阻滞

注：上下两条为连续记录。

3. 2∶1 或3∶1 阻滞（固定型）

这种阻滞可能是Ⅰ型或Ⅱ型阻滞的变异型，根据它们本身，不能做出分型诊断。2∶1 阻滞（如图1－5－53 所示）可能发生在房室结，也可能在希氏—浦肯野系统。心房率稍加快或迷走神经影响轻度增高可导致房室传导速度进一步延缓，从而使房室传导比例自3∶2 转为2∶1。临床电生理观察发现不论是Ⅱ度Ⅰ型或Ⅱ型阻滞，起搏心房率每分钟加快10 次，常足以使3∶2 阻滞改变为2∶1；但要使房室传导比例自2∶1 变为3∶1（如图1－5－54 所示），心房起搏的频率必须较大幅度增快（每分钟增快40～50 次）。由此看来，3∶2 阻滞转为2∶1，并不一定表示阻滞程度加重；而自2∶1 变为3∶1 阻滞，一般是房室传导障碍进一步加重的表现。

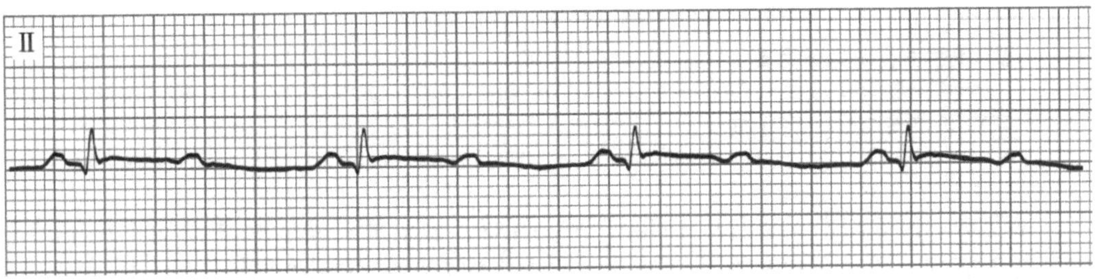

图1－5－53　2∶1 阻滞

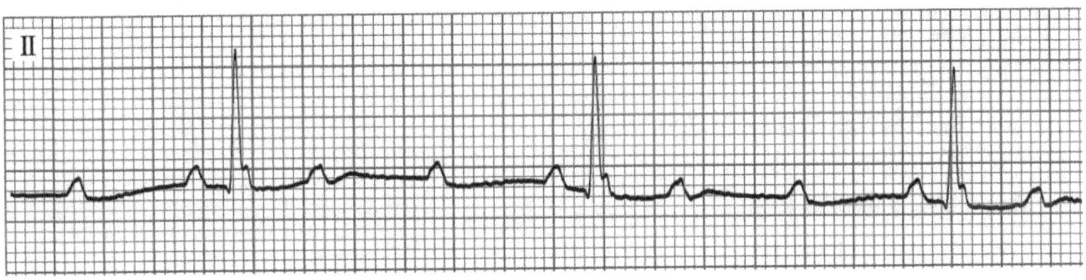

图1－5－54　3∶1 阻滞

4. 高度房室阻滞

3∶1 或更高程度的Ⅱ度房室阻滞（如4∶1、5∶1、6∶1 等），也可称为高度房室阻滞（如图1－5－55 所示）。绝大部分P 波被阻而仅个别或极少数P 波能下传心室的Ⅱ度房室阻滞，称为几乎完全性房室阻滞。高度房室阻滞可以是莫氏Ⅰ型或Ⅱ型阻滞。由于在高度房室阻滞时心室率慢，常出现交界性或室性逸搏（主要取决于阻滞区的位置），连续出现的逸搏形成逸搏性心律。切不能与干扰性房室分离（生理性保护机理）混淆。高度房室阻滞时常伴有不完全性房室分离，但仔细观察P 与R 的关系，则迥然不同于干扰性房室分离。

心房大多由窦房结控制（P－P 间距通常是规则的），也可由异位心房律（心房颤动、心房扑动或房性心动过速）控制。在高度房室阻滞，R－R 间距几乎总是不规则的。

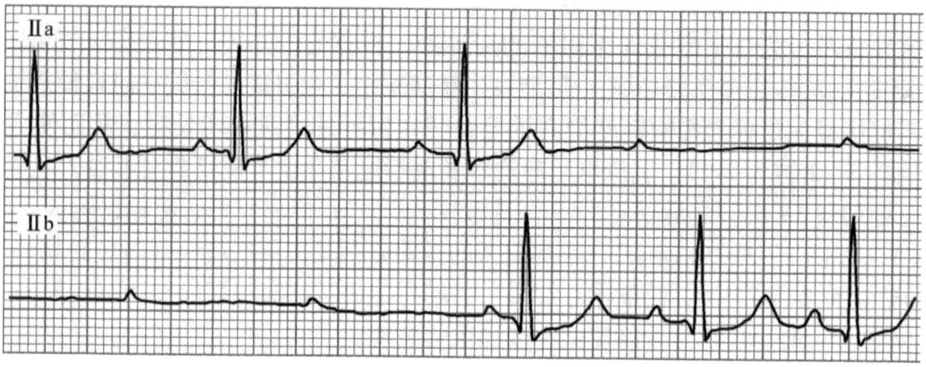

图 1-5-55 高度房室阻滞

注：上下两条为连续记录

（三）Ⅲ度房室传导阻滞

1. 概念

Ⅲ度房室传导阻滞又称完全性房室传导阻滞，指全部的室上性激动均不能下传心室。其特征是心房和心室各自独立活动，房室之间发生完全分离。

2. 发生机制

房室交界区有效不应期延长并占据了整个心动周期。

3. 病因

（1）广泛心肌病变。

（2）传导系统损伤或退行性改变。

（3）洋地黄中毒。

（4）急性下壁心肌梗死。

（5）严重的心脏病。

（6）急性心肌炎等。

4. 心电图特点

Ⅲ度房室传导阻滞心电图如图 1-5-56 所示。

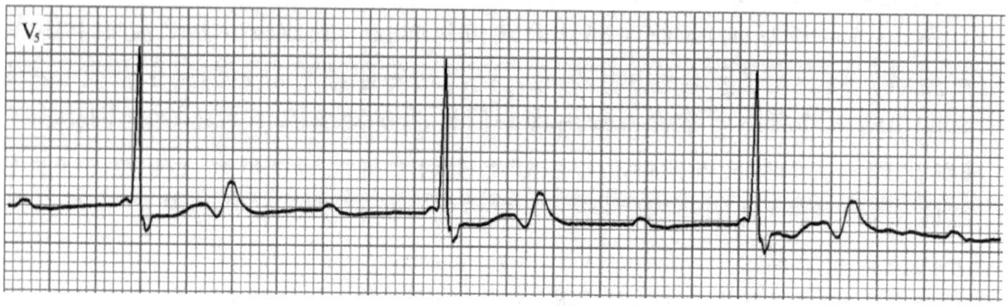

图 1-5-56 Ⅲ度房室传导阻滞

（1）P－P 间期和 R－R 间期有各自的规律性，P 波与 QRS 波群无关（无传导关系）。

（2）若基本心律为房扑或房颤，则 F 或 f 波频率与 QRS 波群无关（如图 1－5－57 所示）。

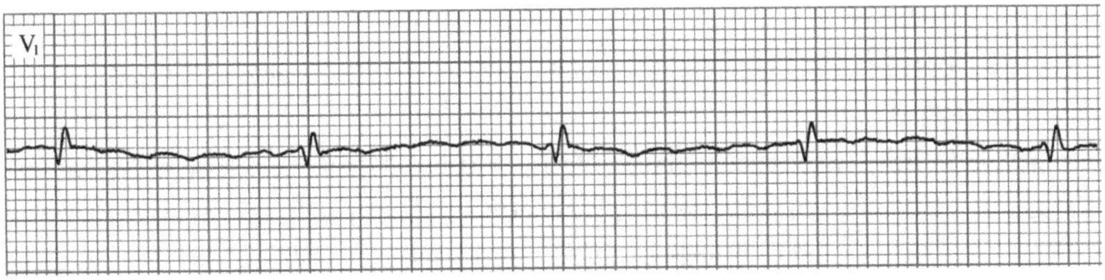

图 1－5－57　心房颤动伴Ⅲ度房室传导阻滞

（3）P、F 或 f 波频率常较 QRS 波群频率为快。

（4）QRS 波呈逸搏心律，若房室传导阻滞水平较高，异位起搏点位于房室束分叉以上，则 QRS 波群形态与窦性 QRS 波群相同，频率为 40～60 次/分；若房室传导阻滞水平较低，异位起搏点位于房室束分叉以下，则 QRS 波群宽大畸形，频率 <40 次/分。

5. 临床表现

Ⅰ度房室传导阻滞多无明显症状和体征，仅有第一心音减低。Ⅱ度房室传导阻滞临床症状与心室率快慢有关。心室脱漏较少时，病人可无症状或仅有心悸；如心室脱漏频繁而致心排出量明显减少时，病人可有乏力、头晕、胸闷、心绞痛，甚至心源性晕厥。体检发现心音和脉搏有脱漏，Ⅱ度Ⅰ型者有心音从强到弱直至出现一次心音脱漏的周期性变化。Ⅱ度Ⅱ型者心室率缓慢，且呈规则的不整齐。高度房室传导阻滞常可闻及较长的心脏间歇。Ⅲ度房室传导阻滞症状取决于心室率及原有心脏功能。病人常有头晕、乏力、心悸、胸闷，严重者可有心绞痛或心力衰竭，甚至抽搐。体征有心率慢而规则，第一心音强弱不等，有时特别响亮（呈大泡音），可见颈静脉搏动，或有水冲脉。

6. 临床治疗

房室传导阻滞的治疗包括：病因治疗，如用抗生素治疗急性感染；肾上腺皮质激素控制炎症；阿托品消除迷走神经张力增高；停用导致房室传导阻滞的药物；乳酸钠静脉滴注治疗高血钾；氯化钾补充纠正低血钾等；避免使用抑制房室传导的药物。Ⅰ度及Ⅱ度房室传导阻滞若无症状，心室率不太慢者，不必对症处理。Ⅱ度Ⅱ型传导阻滞如发生过心源性晕厥且药物治疗无效时，宜安装人工心脏起搏器治疗。完全性房室传导阻滞心室率在 40 次/分以上且节律点稳定又无明显症状者，可病因治疗；如心室率过缓，QRS 波宽大畸形（完全性结下阻滞）且发生过心源性晕厥者，宜安装人工心脏起搏器治疗。在起搏治疗之前，可试用阿托品或异丙肾上腺素治疗，并积极准备安装起搏器。

四、室内传导阻滞

心脏在正常情况下，激动沿左、右束支同时激动左右心室。当右束支阻滞发生时，激动沿左束支传到左心室，使左心室首先除极，然后激动通过心肌纤维传到右心室，使右心室发生除极。

（一）完全性右束支传导阻滞（Complete right bundle branch block，CRBBB）

1. 临床表现

室内传导阻滞（right bundle branch block，RBBB）的横面 QRS 向量环多呈逆时针方向运行，末端向右、向前形成附加向量环，QRS 向量环不能闭合，ST 向量和 T 向量向左、向后，与附加向量环方向相反。因此，在 V_1 导联形成 rsR'波，ST 段下移，T 波倒置；在 V_5 导联形成 qRs 或 Rs 型，S 波宽钝，ST 段抬高，T 波直立。额面附加向量环位于右上方，QRS 向量环呈顺时针方向运行。在Ⅰ、aVL 导联形成 Rs 波，s 波宽钝，T 波直立；在Ⅱ、Ⅲ、aVF 导联形成 qRs 型，T 波直立。aVR 导联呈 QR 型，R 波增宽，T 波倒置，右束支细而长，易于发生传导阻滞，不一定表示有弥漫性心肌损害。

2. 病因

（1）右束支传导速度显著减慢；右束支相对不应期传导速度显著减慢；左、右传导时差大于 0.25 ~0.40 s 以上时，即表现出不完全性与完全性右束支传导阻滞。

（2）右束支有效不应期异常延长，每次室上性激动均落在了右束支的有效不应期而受阻。

（3）右束支连续性中断，心脏手术时切断了右束支，造成永久性右束支异常阻滞。

（4）具有冠心病、高血压性心脏病、心脏肿瘤、心肌病、心肌炎等疾病。

一些正常人可出现完全性右束支传导阻滞，不一定是病理性的；RBBB 可见于健康人，也可见于器质性心脏病等患者。无明确心脏病证据的孤立性 RBBB 常无重要意义。RBBB 本身无须特殊治疗，主要针对病因。

3. 心电图特点

CRBBB 的心电图如图 1 -5 -58 所示。

（1）QRS 时间≥0.12 s，多在 0.12 ~0.14 s；不完全性右束支传导阻滞（如图 1 -5 -59 所示）时，QRS 时间 <0.12 s。QRS 时间 >0.16 s 者，提示有严重心肌病变。

（2）QRS 终末部分宽钝，V_1 导联呈 rsR' 或 R 型，Ⅰ、aVL、V_5、V_6 导联 S 波宽钝。

（3）QRS 电轴有右偏倾向，但多数正常。

（4）继发性 ST -T 改变。V_1、V_2 ST 段轻度下移伴 T 波倒置或双向。

要注意与 A 型预激综合征鉴别。

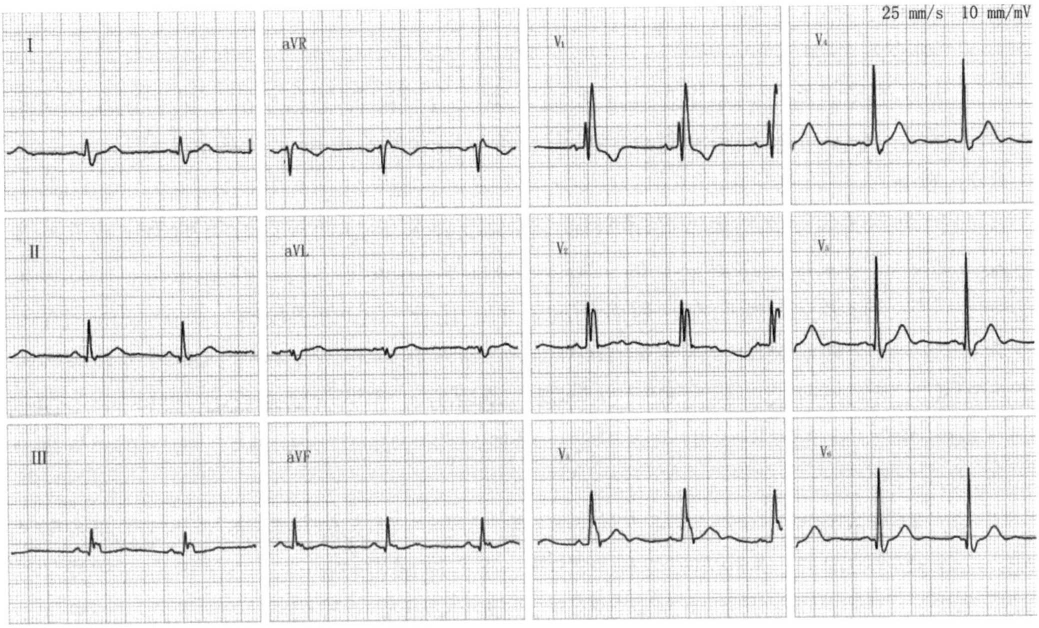

图 1－5－58　完全性右束支传导阻滞

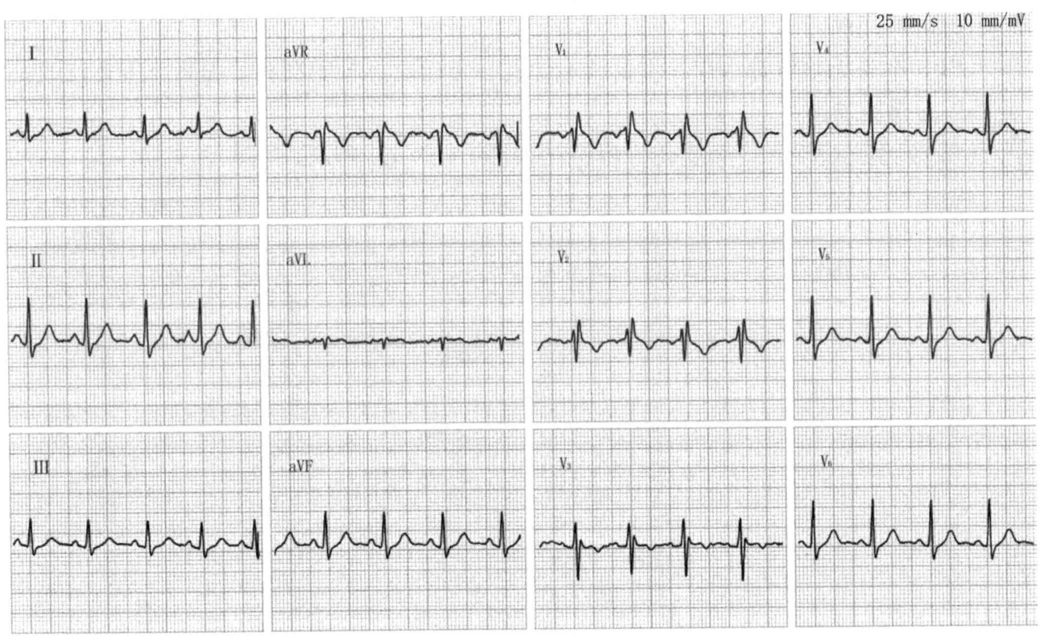

图 1－5－59　不完全性右束支传导阻滞

（二）左束支传导阻滞（Left bundle brand block，LBBB）

1. 概念与临床

左束支传导阻滞可由左束支主干或由左束支分支阻滞等所引起，区别这些情况有时是困难的。但认识这种阻滞对理解左束支传导阻滞的心电图变异有重要意义。

2. 病因

（1）典型的完全性左束支传导阻滞。左束支绝对不应期病理性持续延长或左束支断裂（如心脏手术损伤左束支）时，室上性激动沿右束支下传，使室间隔右侧面及右心室先除极，前者向量指向左，后者指向右前。由于右心室壁较薄，综合 QRS 向量指向左前或左后。随后激动通过室间隔传向左心室。在左心室壁内迂回而缓慢传导，左心室除极时间明显延长，最大 QRS 向量指向左后方，常见于充血性心力衰竭、心肌梗死、急性感染、奎尼丁与普鲁卡因中毒、高血压性心脏病、风心病、冠心病、梅毒性心脏病等疾病。

（2）频率依赖型完全性左束支传导阻滞。3 相左束支传导阻滞，于心率加快时出现，心率减慢后消失；4 相左束支传导阻滞，于心率减慢时出现，心率转为正常或加快以后消失；与频率变化无关的左束支传导阻滞，左束支传导阻滞的隐现，与心率变化无关。左束支较粗，分支也早，故往往需有弥漫性心肌病变才能被累及。极少见于正常人。常见病因有冠心病、高血压性心脏病，也见于风心病、心肌病、传导系统硬化症及梅毒性心脏病。

LBBB 本身无须特殊治疗，主要针对病因。预后取决于原有心脏病的性质和程度。

3. 心电图特点

（1）典型的完全性左束支传导阻滞（如图 1－5－60 所示）。

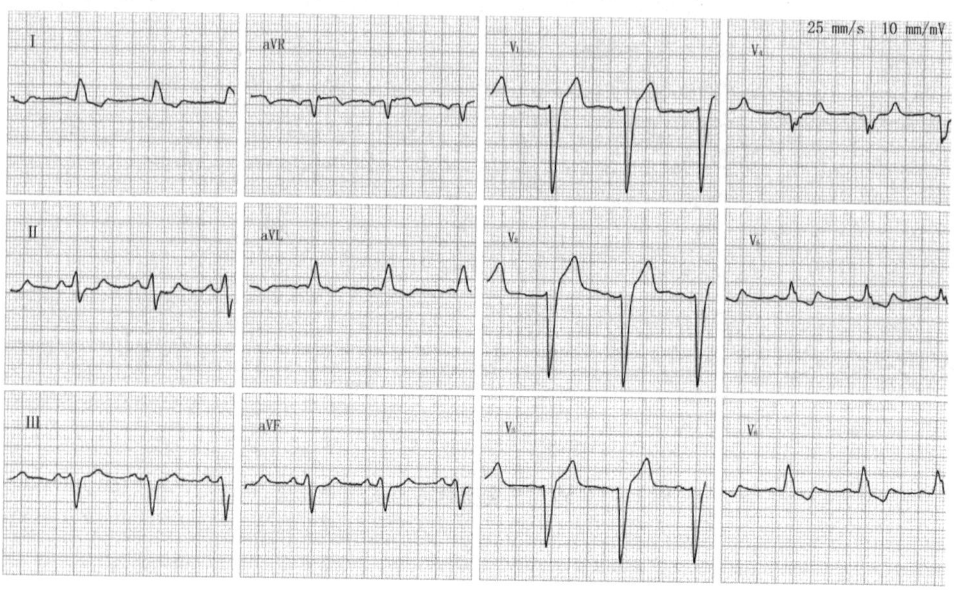

图 1－5－60　完全性左束支传导阻滞

①QRS 时间≥0.12 s，多在0.14 s 左右（不完全性左束支传导阻滞时，Q~RS 时间<0.12 s）。

②V_1、V_2、V_3 导联呈 rS 或 QS 型，Ⅰ、V_5、V_6 呈平顶、宽钝、切迹的 R 波。

③继发性 ST 改变。ST 段于 V_1、V_2、V_3 导联抬高 0.10~0.30 mV，Ⅰ、aVL 导联下降 0.10~0.20 mV。

④继发性 T 波改变，T 波于 V_1、V_2 导联直立，Ⅰ、V_5、V_6 导联双向或倒置。

（2）完全性左束支传导阻滞合并显著电轴左偏。

完全性左束支传导阻滞时，额面 QRS 电轴多数正常或仅有轻度左偏，约有 35% 的完全性左束支传导阻滞合并显著电轴左偏 -45°~-90°。Ⅰ、aVL、V_4~V_6 呈单向 R 波。Ⅱ、Ⅲ、aVF 呈 rS 型，$S_{Ⅲ}>S_{Ⅱ}>S_{aVF}$。

（三）左前分支阻滞（Left anterior hemiblock，LAH）

在正常情况下，激动沿左前分支和左后分支同时发生传导，使左心室前壁和下壁同时除极。当左前分支发生阻滞时，激动只能通过左后分支传导，首先激动室间隔的后下部和左心室的后下壁，然后通过浦肯野氏纤维再激动前侧壁，心室除极向量从右下指向左上，致使额面 QRS 电轴显著左偏。

1. 心电图特点

LAH 的心电图如图 1-5-61 所示。

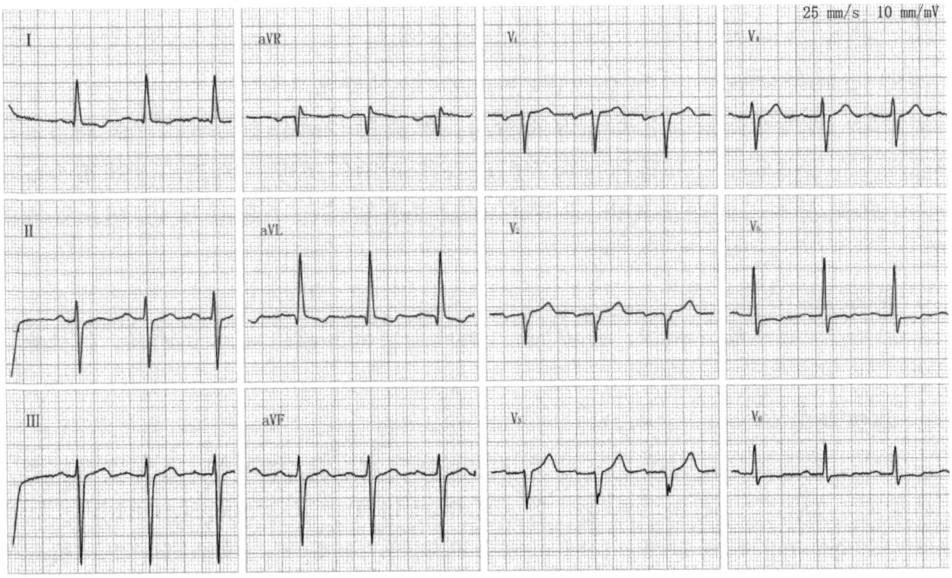

图 1-5-61 左前分支阻滞

（1）QRS 心电轴左偏 -30°~-90°（以 -45°~-90°为可靠）。

（2）QRS 波群形态：Ⅰ、aVL 导联呈 qR 型，$R_{aVL}>R_{Ⅰ}$；Ⅱ、Ⅲ、aVF 导联呈 rS 型，$S_{Ⅲ}>S_{Ⅱ}$。

（3）QRS 波群时限正常或稍延长。

（4）诊断时应注意排除直背综合征、下壁心肌梗死、预激综合征等。

2. 病因

（1）85% 为冠心病。

（2）高血压病。

（3）先心病。

（4）心肌病。

（5）心脏手术损伤左前分支。

（6）部分无器质性心脏病证据。

3. 临床意义

左前分支细长，只接受左冠状动脉前降支供血，因此较易受损。不伴有器质性心脏病的孤立性 LAH 预后良好。LAH 最常伴发的传导障碍为 RBBB，因两者在解剖上相邻。

LAH 可掩盖下壁心肌梗死；如Ⅱ、Ⅲ、aVF 导联呈 QS 型，可误诊为单纯下壁心肌梗死。但若 QS 波相当深，而Ⅰ、aVF 导联的 R 波很高，则需考虑下壁心肌梗死合并 LAH。单纯下壁心肌梗死时，额面 QRS 环完全顺转；如合并 LAH 时，起始 20 ~ 40 ms 向量向上呈顺转，以后逆转；单纯 LAH 时全部逆转。故可借助心向量图进一步鉴别。

LAH 可酷似前间壁心肌梗死：LAH 时 $V_1 \sim V_3$ 导联 r 波常低小，易误诊为前间壁心肌梗死，如低一、二肋的图形 r 波增大，则可排除之。

（四）左后分支阻滞（Left posterior hemiblock，LPH）

当左后分支发生阻滞时，左心室的激动只能通过左前分支传导，先激动室间隔的前半部和左心室前侧壁，然后通过浦肯野氏纤维激动后下壁，因而心室的整个除极向量由左上转向右下，使额面 QRS 平均心电轴显著右偏，Ⅰ导联呈 rS 型，Ⅲ导联呈 qR 型。

1. 病因

高血压病、冠心病（包括心肌梗死）、慢性阻塞性肺病、右心室肥厚、肺栓塞、垂位心等。

2. 临床意义

左后分支粗而短，同时接受左冠状动脉前降支和右冠状动脉后降支双重供血，因此不易受损。如出现，则表示病变严重。孤立的 LPH 少见；如同时有 RBBB，则很容易发展为完全性心脏传导阻滞。LPH 可掩盖高侧壁心肌梗死，单纯高侧壁心肌梗死可出现电轴显著右偏，但Ⅰ、aVL 呈 QS 型，当高侧壁心肌梗死合并 LPH 时，Ⅱ、Ⅲ、aVF 导联的 q 波和Ⅰ、aVL 的 r 波均消失。

3. 心电图特点

LPH 的心电图如图 1－5－62 所示。

（1）额面 QRS 电轴右偏≥＋110°。

（2）QRS 波群形态，Ⅰ、aVL 导联呈 rS 型，$S_{aVL} > S_{Ⅰ}$；Ⅱ、Ⅲ、aVF 导联呈 qR 型，$q < 0.02$ s，$R_{Ⅲ} > R_{aVF}$。

（3）QRS 波群时限轻度延长 <0.11 s，合并右束支阻滞例外。

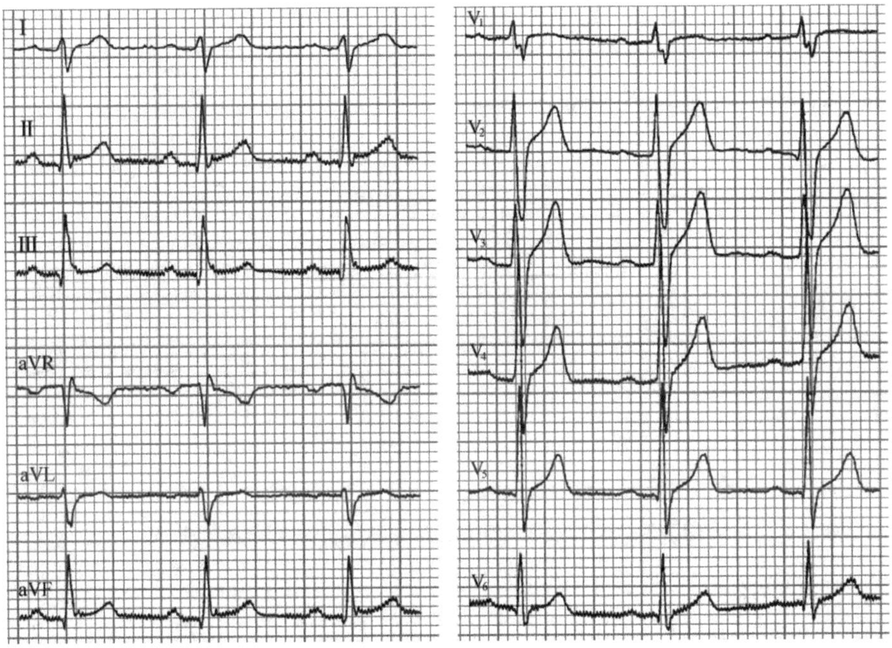

图 1－5－62　左后分支传导阻滞

（五）双支阻滞（Bifascicular block，BSB）

室内双支传导阻滞是指右束支与左束支的一分支或左束支的两个分支同时发生的传导障碍。

1. 右束支传导阻滞加左前分支阻滞（RBBB + LAH）

因右束支与左前分支在解剖上相邻，且二者均由左冠状动脉前降支供血，故二者常同时受累。在右束支传导阻滞加左前分支阻滞时，心室激动只能沿左后分支下传，先使室间隔左后半部除极。而后左心室后壁及下壁除极，然后经浦肯野纤维网吻合支使左心室侧壁、前壁延缓除极。当左心室除极将结束时右心室才开始除极，产生向右前的终末向量。

（1）心电图特点。

右束支传导阻滞加左前分支阻滞心电图如图 1－5－63 所示。

①肢体导联符合 LAH 特点。

②胸壁导联呈 RBBB 特点。

③QRS 时间≥0.12 s。

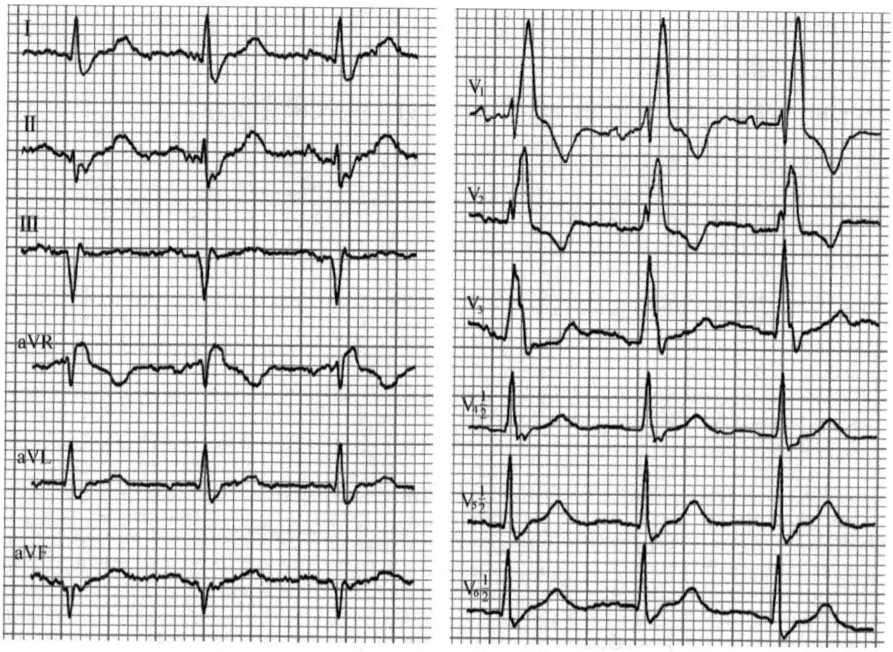

图 1－5－63　完全性右束支传导阻滞并左前分支阻滞

（2）注意事项。

诊断中应注意的问题：RBBB 合并电轴左偏，易误诊为“RBBB + LAH”。只有 $S_{Ⅱ}$、$S_{Ⅲ}$很深时才诊断，$S_{Ⅱ} > S_{Ⅲ}$者不诊断“RBBB + LAH”。如伴有高度 LAH，后者的最大向量偏向左后上方，往往可以抵消 RBBB 时向右、向前的终末向量；如再合并下壁心肌梗死，Ⅱ、Ⅲ、aVF 导联的 r 波消失，Ⅰ、aVL 导联的 q 波变得不明显，则肢导联图形类似 LBBB，称为肢体导联中被掩盖的 RBBB。如胸壁导联的典型 RBBB 也被影响，称为胸壁导联中被掩盖的 RBBB。不完全性 RBBB 伴 LAH，常因 LAH 向左后上向量抵消 RBBB 的向右前终末向量，V_1 中的小 r’波埋在较深的 S 波中，从而掩盖不完全性 RBBB 的特点。

2．右束支传导阻滞加左后分支阻滞（RBBB + LPH）

右束支和左后分支相距较远，不易同时受损；而且左后分支是双重供血，故如此两支同时阻滞，则提示广泛严重的病变。在“RBBB + LPH”时，心室激动只能沿左前分支向左前上传导，使左心室前侧壁除极，然后经浦肯野吻合支使左心室右后下方及右心室除极。

（1）心电图特点。

①肢体导联符合 LPH 特点。

②胸壁导联为 RBBB 特点。

③QRS 时间≥0.12 s。

（2）注意事项。

诊断中应注意的问题：诊断中应排除其他原因所致的电轴右偏，如显著右心室肥大、肺部疾患、垂位心、广泛前壁心肌梗死等。

3. 左前分支阻滞伴左后分支阻滞（LAH + LPH）

（1）概念。

左前分支阻滞伴左后分支阻滞又称分支型左束支传导阻滞。临床上很难与 LBBB 鉴别，只有当其中一支发生不完全性传导阻滞时或其中一支发生间歇性传导阻滞时，方能做出诊断。

（2）心电图特点。

①QRS 波群形态。V_1 导联呈 rS 型，s 波粗宽；V_5、V_6 和Ⅰ导联呈 qR 或 qRS 波型，R 波增宽而有错折。

②QRS 电轴。在左前分支阻滞重于左后分支阻滞时常≤ -30°；在左后分支阻滞重于左前分支阻滞时常≥ -30°。

③QRS 时限 0. 10 s 左右。

④ST - T 波段与 QRS 主波方向相反。

⑤有左前分支阻滞或左后分支阻滞或左前分支阻滞与左后分支阻滞交替出现的病史，则诊断更可靠。

4. 完全性左束支传导阻滞伴左前分支阻滞

心电图特点：

完全性左束支传导阻滞伴左前分支阻滞心电图如图 1 - 5 - 64 所示。

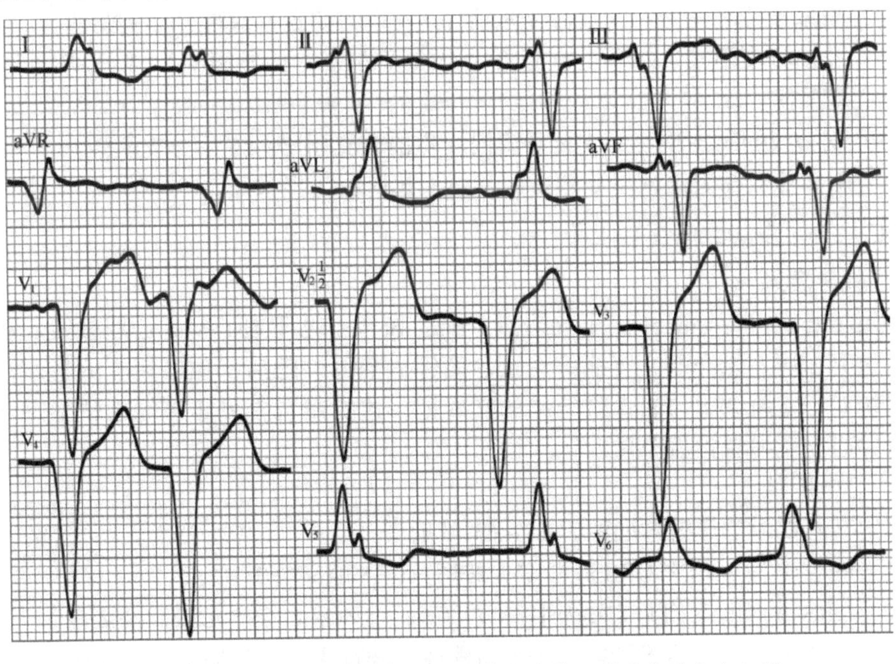

图 1 - 5 - 64　心房颤动并完全性左束支传导阻滞伴左前分支阻滞

①QRS 心电轴明显左偏 -30°～-90°。

②QRS 波群形态。胸壁导联呈完全性左束支传导阻滞图形，肢体导联呈不典型左前分支阻滞图形，Ⅰ、aVL 和 V_5、V_6 导联无 q 波。

③QRS 时限≥0.12 s。

④ST-T 波段呈完全性左束支传导阻滞样改变。

5. 完全性左束支传导阻滞伴左后分支阻滞

心电图特点：

①QRS 心电轴 +90°左右。

②QRS 波群形态。胸壁导联呈完全性左束支传导阻滞图形，肢体导联呈不典型左后分支阻滞图形，R 波错折，S 波粗宽。

③QRS 时限≥0.12 s。

④ST-T 波段呈完全性左束支传导阻滞样改变。

（六）三支阻滞（Trifascicular block，TSB）

三支阻滞常指右束支、左前分支及左后分支同时发生传导阻滞。

1. 完全性三分支阻滞

完全性三分支阻滞表现为希氏束分叉以下阻滞型三度房室传导阻滞，且有双分支阻滞病史。

2. 不完全性三分支阻滞

不完全性三分支阻滞常有双分支阻滞病史，并有以下表现：

（1）右束支传导阻滞、左前分支阻滞伴 P-R 间期延长或部分心室漏搏。

（2）右束支传导阻滞、左后分支阻滞伴 P-R 间期延长或部分心室漏搏。

（3）左前分支阻滞、左后分支阻滞（分支型左束支传导阻滞）伴 P-R 间期延长或部分心室漏搏。

（4）交替或间歇出现右束支传导阻滞、左前分支阻滞和左后分支阻滞。

三支阻滞比双支阻滞预后更严重，是植入起搏器的强指征。

（七）不定型心室内传导阻滞

1. 临床意义

不定型心室内传导阻滞比束支阻滞少见。临床上见于冠心病、心肌梗死、扩张型心肌病、克山病、风心病、肾病综合征、高钾血症等，阻滞部位在束支的远端浦肯野纤维系统或心室肌细胞与浦肯野纤维的交界处。这类患者常发生多源性特宽型室性早搏。合并心力衰竭者预后严重。

2. 心电图特点

不定型心室内传导阻滞如图 1-5-65 所示。

（1）窦性 P 波下传之 QRS 波群宽大畸形，QRS 时限≥0.12 s。

（2）QRS 波形既不像左束支及其分支图形，也不呈右束支传导阻滞图形。

（3）亦有人称其为弥漫性室内传导阻滞或伪装性束支传导阻滞、心室肌传导阻滞。

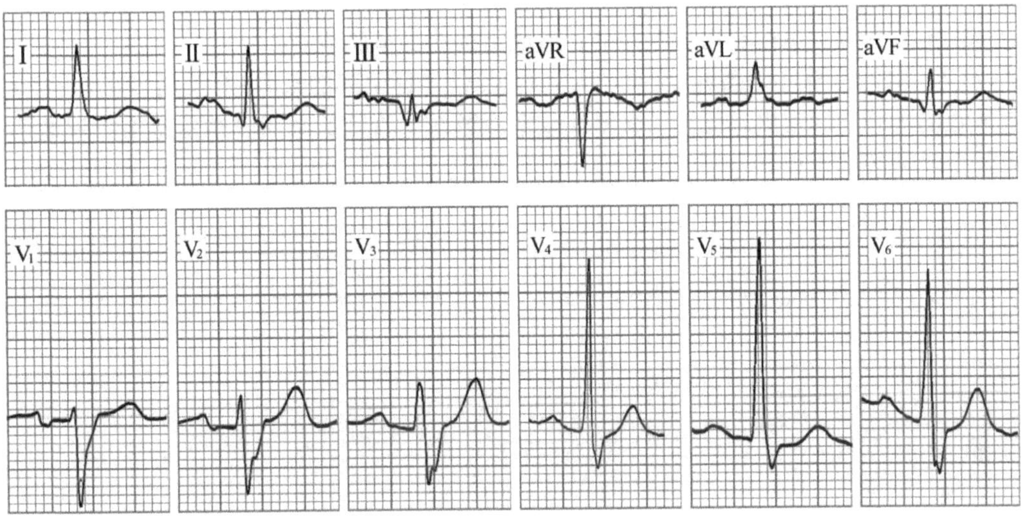

图 1-5-65　不定型心室内阻滞

五、病态窦房结综合征

1. 概念

病态窦房结综合征（sick sinus syndrome，SSS）是指窦房结及其周围组织病变，导致窦房结起搏及（或）传导功能障碍引起的一系列临床表现。多见于老年人。病程一般数月至数年，最长可达40余年。

2. 病因

病因是窦房结及其周围组织特发性退行性变；第二位病因是冠心病，包括急、慢性冠状动脉缺血，尤其右冠状动脉病变。其他病因有急性心肌炎、慢性心肌炎、心肌病、心脏手术后或创伤所致等。迷走神经张力增高，部分抗心律失常药抑制窦房结功能也可引起。

病变包括缺血、炎症、退行性病变、纤维化、窦房结动脉病变。范围包括窦房结，尚可波及心房、房室交界区及以下。窦房结及房室交界区都有病变者，称为双结病变。病变波及束支及其分支者，称为“全传导系统缺陷”。

3. 临床表现

本病起病隐匿，进展缓慢。临床表现可多种多样，但以脑、心、肾等重要脏器供血不足的症状为主。如乏力、头晕、失眠、记忆力减退、反应迟钝、胸痛、心悸、胸闷、食欲减退及胃肠道不适等。症状可持久或间歇发作。高度窦房阻滞或窦性静止者，可发作短暂头晕或心源性晕厥。部分病人可发生猝死。

4. 心电图特点

（1）显著而持久的窦性心动过缓。①12导联同步心电图显示窦性心动过缓的频率在50次/分以下。Holter监测显示24 h全部心搏数在8万次以下。②常伴有明显的窦性心律不齐。③如有逸搏发生，常出现于显著窦性心动过缓中最长的 P－P 周期内。逸搏心律发生时，可与窦性心动过缓并存，形成干扰性房室脱节。

（2）窦性停搏（如图 1－5－66 所示）。窦性停搏引起的长 P－P 周期多在 2～15 s，其所致的长间歇后常出现房性、交界性或室性逸搏。否则长时间窦性停搏不出现逸搏，可发生晕厥甚至死亡。

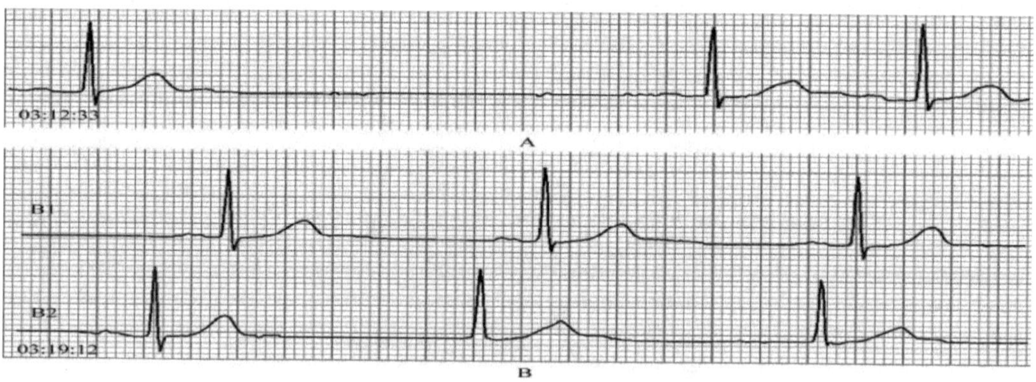

图 1－5－66　窦性停搏，交界性逸搏，窦性心动过缓

（3）窦房传导阻滞。

（4）过缓的逸搏心律。在窦性停搏的基础上出现过缓的房性或交界性逸搏心律，心室率在 35 次/分以下。

（5）较常出现慢快综合征或快慢综合征（如图 1－5－67 所示）。①心率慢时为严重窦性心动过缓、窦性停搏（持续≥2 s）或窦房传导阻滞。②心率快时心律可为心房颤动、心房扑动或室上性心动过速。③慢心率和快心率经常交替出现，房性快速心律失常与窦性心动过缓先后出现，相互转变。房性快速心律失常包括房性心动过速、心房扑动或心房颤动。快速心律失常终止以后常出现一较长的间歇，然后恢复窦性心动过缓。

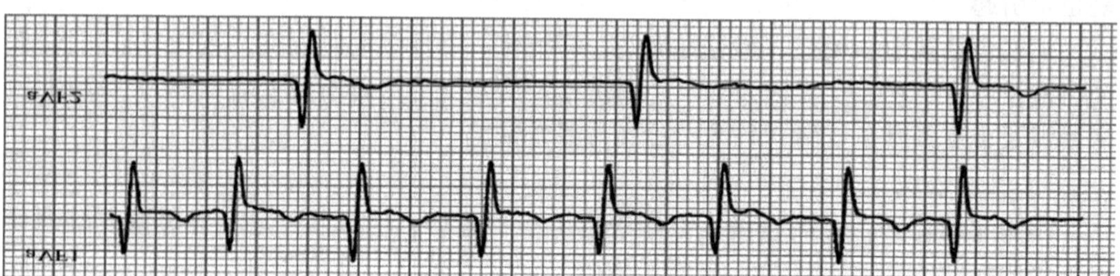

图 1－5－67　快慢综合征，交界性逸搏心律

（6）窦房传导阻滞和房室传导阻滞，是双结病变的表现，占 SSS 的 1/6 左右。

（7）合并窦房、房室及心室内传导障碍，称为全传导系统病变。

第二编

临床脑电图学

第一章　脑电图学的基本原理

通过在头皮上安放电极来描记脑部的生物电流称之为脑电图（electroencephalogram，EEG），人的大脑所产生的电流是十分微弱的，必须放大100万倍，并且要通过电磁感应作用，将从头皮电极描记出来的脉冲直流电转化为交流电，再通过多级放大，将电能转化为机械能，描记下来，因此通常所见到的脑电图是脑电活动的间接图像。

脑电图的描记方法：

脑电图是将大脑神经元细胞的生物电活动通过脑电描记器加以描记，由头皮电极记录到的脑电活动通常频率在1～60 Hz，电压在5～300 μV。通过走纸描记的脑电图是随着记录纸的移动描记出脑电电压改变而形成的曲线，与心电图的原理一致，是将生物电活动放大加以描记。

一、电极

安置在头皮上用以导出脑电活动的导体称之为电极（electrode）。常用的头皮电极有针电极、管状电极和盘状电极，特殊电极有蝶骨电极、鼻咽电极及颅内电极。用于脑电记录的电极应该是良好的导体，易于安置、固定，最好不会给患者带来痛苦，即使经过长时间反复使用也不易被磨损。

二、电极的安放

电极的安放方法一般应遵循国际临床神经电生理协会推荐的21个电极及其安放部位（早产儿及小儿畸形除外），这些部位包括前额区（Fp）、中额区（F）、中央区（C）、顶区（P）、枕区（O）、前颞（At）、中颞（Mt）、后颞区（Pt），以及额、中央、顶区的中线部位。目前10～20电极放置法已成为世界通用的标准方法，它简单、合理，基于明确的解剖标志，同时其电极间距相等、对称，便于安置及比较。10～20电极放置法在矢状位上以鼻跟和枕后粗隆为基准，在冠状位以双侧的外耳孔为基准，通过头顶正中点（Cz）的连线分割为2个10%和4个20%。以Cz为中心，在头顶形成数个同心圆，电极均放置在以Cz为中心的放射线与各同心圆的交点上，可通过精确的测量来决定各电极的位置并标记各电极的名称。10～20电极放置法规范了包括A_1、A_2左右耳极在内总共为21个电极的准确位置，是脑电图技术的一个基本要点。在近代的脑电图机中电极部位常用数字来表示，便于记忆和设定（如图 2－1－1 所示）。

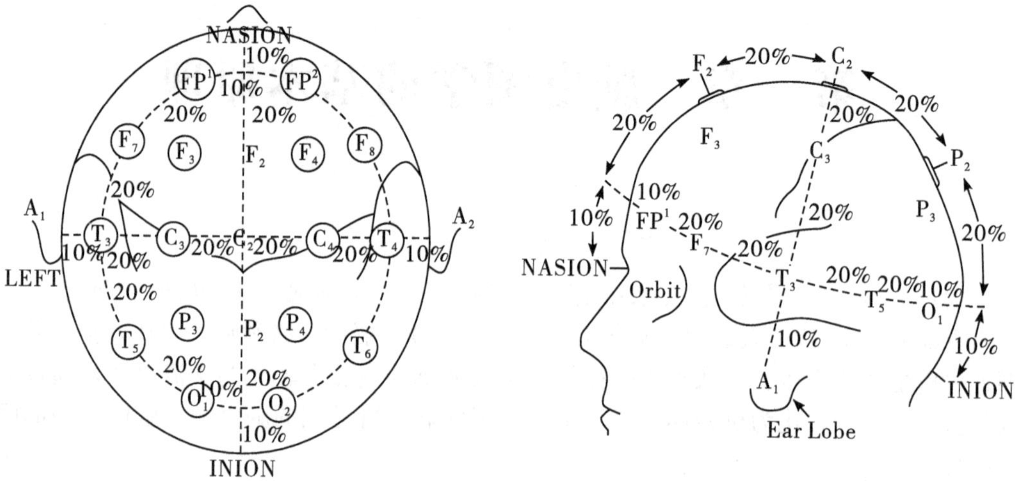

图 2－1－1　10～20 国际标准电极放置法

三、电极的导联

脑电图的导联方法可分为使用无关电极的单极导联法和不使用无关电极而仅使用活性电极的双极导联法。

第二章 正常脑电图

第一节 正常脑电图的含义及其与脑功能的关系

脑的功能状态及反映脑功能状态的脑电图，经历着由不成熟到成熟的发育过程，因此不同年龄组的个体脑电图存在差异。

从未成熟期至19岁的不同阶段，正常脑电图变化十分明显。随着年龄增加，脑电图向更成熟的类型转变。对相应年龄组正常类型缺乏或不足的临床意义，知之甚少，只能说明成熟不足，而不代表行为发育迟缓。

20～60岁的正常脑电图变化，较之19岁前少，正常与异常易于界定，而且异常的类型和脑病的基本类型有更多的一致性。60岁以上个体的脑电图，与60岁前的成人相似，但少数在60岁以前被认为是异常的类型，而在60岁以上可能是正常。

脑电图是检查大脑功能状态的电生理技术，但正常脑电图并不都代表正常的脑功能。这是因为EEG的改变与疾病的发病形式、严重性，病变的部位、大小及病程相关。急性、严重且较大的脑病变，脑电图通常是异常的，但慢性、轻度且较小的脑病变，脑电图可能是正常的。

大多数异常脑电图提示异常的脑功能，但有些异常类型有时发生在没有脑疾病的个体。如某些类型慢波的轻度增多及低波幅活动可发生于5%～15%的20岁以上的正常成人。

第二节 脑电图活动的主要内容

由于脑电图波是代表大脑皮质某一区域神经细胞群同步的电位差，它除具有其他电波或光波的特征（波率、波幅、波形及时相）外，还具有出现方式及在各皮质相应区域的分布和对各种刺激的反应性等特征。因此对EEG的分析，应从波率、波幅、波形、时相关系、异常波出现的方式、分布与广度及对各种刺激的反应性7个方面进行。

一、波率

波率（frequencies）是指某种波在 1 s 内重复的次数。通常用周波/秒或 c/s 来表示，也可以 Hz 表示。对散在的慢波可测定其波长，以其所占的时间来表示。脑电波的波率被分为 4 个频率带：

δ 频率带　3. 5/s 以下（通常 0. 1 ~3. 5/s）

θ 频率带　4 ~7. 5/s

β 频率带　13/s 以上（通常 14 ~40/s）

α 频率带　8 ~13/s

脑电图的频率带，在临床上是评价异常的重要指标之一。在 8/s 以下的波，被称为慢波，13/s 以上的波被称为快波。虽然脑的电活动包含有比 1 ~30/s 更快和更慢的波，但这些更快或更慢的波，尚未显示其临床的重要性。

二、波幅

波幅（amplitudes）代表一个波的高度，用微伏（μV）来表示。通过测定一个波从波峰作一垂线至波谷二点连线交点的距离与在相同增益和滤波条件下所记录的标准信号高度比较来确定的。在临床 EEG 中，常用低、中、高波幅来描述波幅。

低波幅　<25 μV

中波幅　25 ~75 μV

高波幅　>75 μV

低、中、高波幅常用于表述某种波与另外一些波之间的关系，例如，一个 80 μV 的波，如果发生在 50 ~75 μV 的背景上就不应被认为是高波幅的波。头的两侧相应部位同时记录的脑电活动波幅不对称时异常表现，除 α 节律外，两侧的不对称即使是轻度差异，如果持续，也可能具有临床意义，特别是在成人。

波幅的不对称常由脑外因素引起，特别是记录电极的空间距离不等或阻抗不同，均可造成波幅的差异。因此技术员应该核实电极的安放和电阻，才能准确无误地确定波幅的不对称是异常的。

三、波形

两个记录电极间的电位差变化被称为“波”，波形（wave form）乃是两个电极间电位差变化的形式。有些波规则地出现，有些波不规则地出现。两个相同的波连续出现，谓之电活动，按一定规律重复出现的电活动谓之节律。一般连续 3 个以上形状相同的脑波成为节律。常见的不同波形的波如图 2 -2 -1 所示。

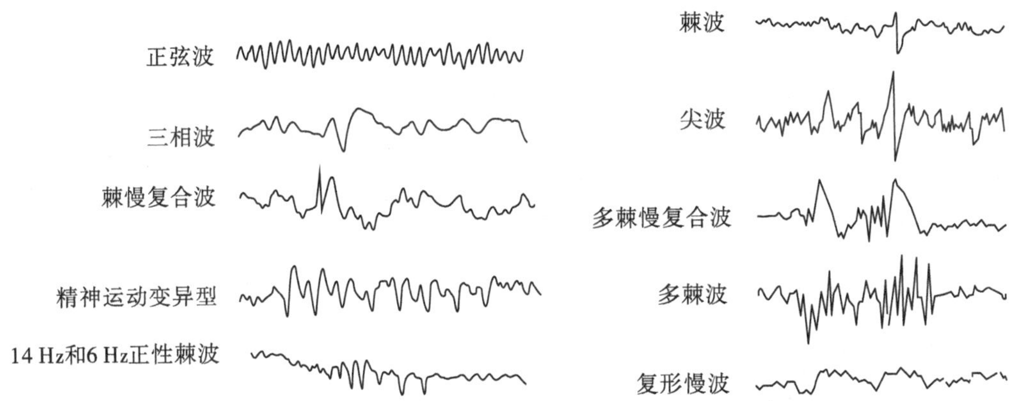

图 2－2－1　常见的不同波形

1．正弦波

波的上行及下降清楚圆滑。

2．单时相波和双时相波

单时相波是一种自基线向上或向下的单一方向的偏转，而双时相波则包括基线上与基线下两个成分。

3．三相波

三相波是基线上、下交替的 3 个成分，第一相位为较小的负相波，第二相位为正相波，第三相为高于第一相的负相波。常见于代谢性脑病，特别是肝性脑病，也可见于癫痫、颅脑外伤及阮病毒感染性疾病。

4．棘波

棘波形似尖钉，一个棘波所占时间为 20～70 ms。

5．尖波

尖波呈尖峰样，与棘波不同之处在于它所占的时间大于 70 ms，在 70～200 ms 之间，通常上行支较陡，下行支较坡。

6．复合波

复合波是由 2 个或 2 个以上的连续的波组成。

（1）棘慢复合波。棘慢复合波由一个棘波和一个慢波组成，例如，3/s 棘慢复合波、1～25/s 棘慢复合波、4～5/s 棘慢复合波等，不同的棘慢复合波所代表的临床意义不同。

（2）多棘波复合波。多棘波复合波由 2 个或 2 个以上的棘波连续出现。

（3）多棘慢复合波。多棘慢复合波由 2 个或 2 个以上的棘波和 1 个慢波组成。

7．精神运动性变异型波

精神运动性变异型波是一种带有切迹，波幅 50～70 μV，每秒 4～7 周波的节律性电活动。此种带有切迹的慢波由两个负相波组成，而当中有一正相偏转。呈短至长程出现，多见于中颞区。

四、时相关系

时相关系（phase relation）是指在一个或多个导联中，脑波的同步性与极性关系。如果在不同导联，它们的波峰和波谷发生在同一时间，称为同时相；如果波峰和波谷未发生在同一时间，称为异时相。若两个波峰方向完全相反，称为时相倒置。时相倒置在双极描记时是脑电波电位起源的标志，具有定位意义。

五、异常波出现的方式

长程：持续出现 5 ~ 10 s。

短程：持续出现 1 ~ 2 s。

节律性：有规律地反复出现。

无规律性：如高度节律失调，其波形、波幅、波率毫无规律，散在或偶尔出现。

游走性：在某一区域某时发生的波，在另一区域、另外的时间发生。

六、分布与广度

（1）普遍性或弥漫性分布。同一时间在脑的各个区域或大部分区域出现的电活动。可能在它的分布范围内某个区域的波幅更高。

（2）一侧性分布。电活动出现在大脑半球的一侧或以某一侧为主。此种分布是异常的。大脑的异常位于异常活动存在或正常活动缺乏的一侧。

（3）局灶分布。电活动只出现于大脑的某个区域。其邻近区域的电极可能受到波及，出现同样的电活动，但受波及区域的电活动波幅相对较低。局灶性分布应与普遍性分布所伴有的某个区域的偏盛区分，对于异常的慢波和尖波，这种区别是十分重要的。局灶性慢波在波幅高的区域波率最低，以与普遍性分布的局灶偏盛相区别。

七、反应性

通过各种方法诱发的正常和异常的 EEG 改变，称为反应性。这些方法包括睁闭眼试验、过度换气、光或其他感觉刺激、警醒水平的变化等。

第三章　癫　　痫

癫痫（epilepsy）是大脑神经元突发异常放电所致的短暂性、反复发生的脑功能障碍的慢性临床综合征。由于异常放电所涉及的神经元的部位、范围、功能的不同以及脑内电发放播散的情况和皮质下、脑干结构受累的程度不同，可出现各种不同的临床症状，包括运动、感觉、自主神经及精神意识等障碍。脑电图是癫痫诊断中必不可少的方法。癫痫病人脑部的异常放电可通过脑电图描记到。如果没有脑电图，癫痫及癫痫发作类型的诊断是不可想象的。同样，脑电图在癫痫的治疗上也具有一定指导意义，特别是在减停抗癫痫药时，脑电图是参考指标之一。

一、癫痫发作分类

癫痫发作的国际分类强调脑功能障碍的症状体征的起始部位及其播散。有两个基本标准：①癫痫发作是起源于一侧脑结构的异常放电（部分性发作）或者是两侧脑结构的异常放电（全面性发作）。②意识是否保留。根据第一个原则，癫痫发作被分为两种基本类型，即部分性发作与全面性发作；根据第二个标准又将部分性发作分为单纯部分性发作（意识保留）及复杂部分性癫痫发作（意识丧失）。

癫痫发作的国内分类（1985 年）：

（一）部分性（局限性、局灶性）：单纯部分性发作，无意识障碍

（1）运动性（局限性、扩展性、转动性等）。

（2）感觉性（躯体及特殊感觉性）。

（3）自主神经性。

（4）精神性。

（二）复杂部分性癫痫发作（精神运动性发作或颞叶癫痫）：伴意识障碍

（1）仅有意识障碍。

（2）精神症状（感知、情感、记忆、错觉、幻觉等）。

（3）自动症。

（三）全面性发作（普遍性）：非局限性开始

（1）全身强直—阵挛发作。

（2）失神发作：典型或非典型。

（3）其他：如肌阵挛发作、阵挛发作、强直发作、失张力发作。

（四）不能分类：因资料不足或不能归入上述各类的发作

1．癫痫持续状态

（1）全身强直—阵挛发作持续状态。

（2）失神发作持续状态。

（3）复杂部分发作持续状态。

（4）部分性癫痫持续状态。

2．在某种特定情况下的发作

（1）反射性发作。

（2）各种诱发因素引起的发作（如饮酒、疲劳、情绪等）。

（3）周期性发作（如月经、觉醒睡眠周期等）。

二、癫痫的脑电图

看癫痫的脑电图时，必须观察：①爆发性异常脑电图：发作间歇期的爆发性异常脑电图，发作时的爆发性异常脑电图。②基本节律的异常：作为发作间歇期的爆发性异常脑电图。原则上，部分发作存在各自的癫痫源病灶，该病灶的脑局部出现棘波、尖波、棘慢复合波等爆发性异常脑电图。全身发作出现两侧同步性、左右对称性的爆发性异常波。部分发作发展至继发性的全身发作时，出现局限性爆发性异常脑电图和一些非对称的两侧性的爆发性异常波。（如图 2－3－1 所示）

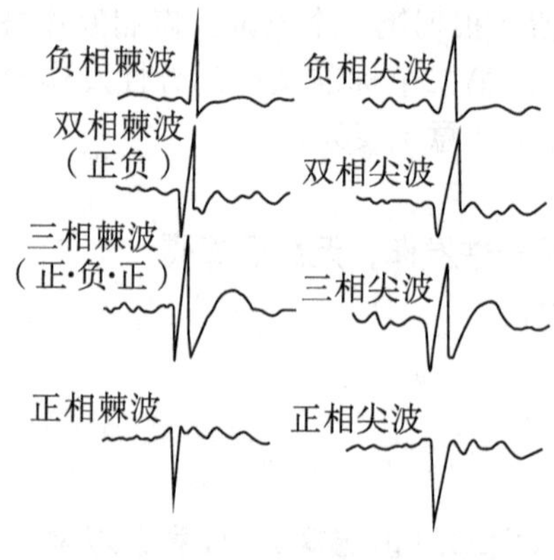

（a） 极性不同的各种单发性棘波与尖波

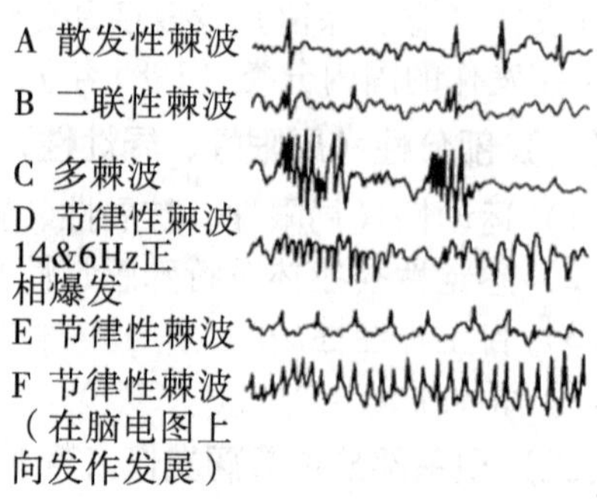

（b）各棘波的出现方式

图 2－3－1　癫痫的脑电图

基本节律的异常，有广泛性的慢波化和不规则化等，以及伴有由于引起癫痫发作的原发疾病所致的脑萎缩而出现的左右差异。

第四章 其他疾病的脑电图

一、炎症性脑疾病的脑电图

脑的炎症性疾病，有脑炎、脑膜炎、脑膜脑炎等，脑电图异常是由于脑实质的炎症产生的。脑电图异常分类如下：

1. 急性期

分广泛性的慢波化和局限性的慢波化。

2. 慢性期

后遗重症的精神神经障碍和癫痫发作：分基本节律的局限性或者广泛性异常、出现爆发性异常波。

二、脑肿瘤的脑电图

脑肿瘤本身不产生脑电活动，因而在有脑肿瘤时所见的异常脑电图是由于脑肿瘤周围的脑组织发生机械的压迫、循环障碍等产生的。脑肿瘤的异常脑电图大致分为：

（1）局限性异常（慢波灶、脑波的左右差等）。

（2）由于肿瘤存在于深部而出现两侧同步性的远隔性慢波或者传播性慢波。

（3）由于脑肿瘤所致的血液循环障碍、脑水肿、意识中枢的障碍等产生意识障碍时的广泛性慢波化。

三、脑血管障碍的异常脑电图

脑血管障碍时的异常脑电图，基本上与器质性脑疾病的场合相同，分类如下：

（一）脑血管障碍急性期的异常脑电图

（1）由于血管障碍本身产生的伴有脑的局限性破坏的异常脑电图：①局限性慢波；②基本节律的波幅降低，频率变慢；③懒波现象。

（2）由于血管障碍所致广泛性脑功能障碍，伴有意识障碍的脑电图的广泛性慢化。

（3）伴有脑干的血管障碍的特殊的异常脑电图，例如所谓的 α 昏迷。

（二）脑血管障碍慢性期的异常脑电图

（1）脑电图的左右差，懒波现象。

（2）一侧性的爆发性异常波的出现等。

（3）α 波泛化型脑电图（脑动脉硬化症等）。

四、头部外伤的脑电图

头部外伤也是脑的器质性损伤之一，异常脑电图的种类原则上与其他的器质性脑病的情况相同。

（一）急性期的异常脑电图

（1）局限性异常脑电图——受伤部位或者对冲伤部位出现局限性慢波；局限性基本节律的异常（含懒波现象），局限性爆发异常波的出现。

（2）广泛性脑电图异常——特别是有意识障碍的场合，广泛性慢波化。

（二）慢性期的异常脑电图

（1）局限性基本节律异常，基本节律的频率减慢，波幅降低或增高。

（2）出现局限性高波幅快波。

（3）爆发性异常波的发展——外伤性癫痫。

（三）硬膜下血肿时的异常脑电图

（1）占位性损伤——局限性慢波。

（2）意识障碍——广泛性慢波化。

五、脑死亡

脑死亡的重要病理生理机制是颅内压增高。病理改变的严重性取决于颅内循环阻断的发展。诊断脑死亡的基本条件是不可逆性大脑脑干功能的丧失，需排除可逆转的因素。具体标准如下：

（1）深昏迷：对外界毫无反应，对所有视、听及皮肤刺激的运动及语言反应均消失，无自发运动。

（2）自主呼吸停止：需呼吸机辅助呼吸。

（3）脑干反射消失：瞳孔散大、固定，瞳孔对光反射、角膜反射、自发眼动、头眼反射、眼前庭反射及咽反射均消失，对有害刺激无去脑强直反应。

（4）脊髓反射可存在，也可消失。

（5）已知有脑结构性损害或不可逆性代谢障碍，脑功能丧失持续 6 h 者（缺血缺氧损害，至少观察 24 h）。

（6）小于 7 天的婴儿不做脑死亡诊断，7 天 ~2 个月婴儿需观察至少 48 h，2 个月 ~1 岁婴儿至少观察 24 h，0 ~1 岁至少观察 12 h（如为缺血缺氧损伤需观察 24 h），较大儿童与成人相同。

（7）选择的研究包括 EEG、诱发电位、TCD 等，EEG 表现为静息或等电位，记录时间至少 30 min，6 h 后复查以证明不可逆性。

第三编

超声诊断学

超声诊断（ultrasonic diagnosis）是指运用超声波的原理对人体组织的物理特性、形态结构与功能状态做出判断的一种非创伤性检查方法。近几年来随着电子医学工程的迅速发展，超声仪器不断改进，显像清晰，诊断疾病范围广泛，临床符合率高。超声检查具有对人体无损伤、无痛苦、无危害，可多次重复，能及时获得结论，又无特殊禁忌证等优点，已成为临床诊断不可缺少的手段之一。超声诊断学发展迅速，已成为一门比较成熟的医学影像学科。

第一章 超声诊断基础知识及超声检查法

第一节 超声波与超声诊断原理

一、超声波的定义及有关物理量

超声波是指频率超过 2×10^4 赫兹（Hz），即超过人耳听阈限的声波。它为高频振动机械波的一种。医学上超声诊断频率在 1～40 兆赫（MHz）。

超声波在弹性介质中以规则的纵波形式传播，有波长（λ）、频率（f）及声速（c）三个基本物理量。波长为完成一次完全振动的时间内波所通过的距离，单位为 mm；频率指单位时间内任一给定点上通过的波的次数，单位为 Hz；声速指单位时间内在介质中传播的距离，单位为 m/s。三者的关系是：$c=\lambda\cdot f$ 或 $\lambda=c/f$。传播超声波的媒介物质叫作介质。

一般来说，超声波在固体中传播速度最快，液体中次之，于气体中则更慢。例如，空气（0 ℃）中声速为 332 m/s，生理盐水（37 ℃）中为 1 534 m/s，人体软组织中（包括体液、血液）平均声速为 1 540 m/s，与生理盐水中的声速接近，头颅骨中为 3 360 m/s。

二、超声波的物理特性

（一）方向性（束射性）

由于超声波的频率极高，波长又极短，故具有良好的方向性，在均匀介质中直线传播。据此，可获得定向传播的超声波束来寻找病灶和定位。超声波束的方向性与超声频率、声源直径及后者与超声波长的比值有关。当超声波的波长只及声源直径的许多分之一时，发射出的超声波才能集中于一个方向，类似平面波，方向性好。在相同声源直径的条件下，频率越高，波长越短，方向性或束射性就越强。

（二）反射、折射与散射

超声波在介质内传播过程中，由于不同介质的声阻抗不同、界面大小不一，可发生反射、折射及散射等现象。

声阻抗 Z 为介质的密度 ρ 与介质中声速 c 的乘积，$Z=\rho \cdot c$，以 cm^2/s 表示。

声阻抗反映了介质中的密度与弹性。各种不同物质的声阻抗不一样。例如，空气的声阻抗为 $0.000\ 428 \times 10^5\ cm^2/s$，人体软组织平均声阻抗为 $1.524 \times 10^5\ cm^2/s$，颅骨为 $5.570 \times 10^5\ cm^2/s$。

当超声波在介质中传播时，若介质各部分的声阻抗相同，其中就不存在声学界面，故无反射。若超声波通过两种不同声阻抗的介质，这两种介质所形成的声学界面尺寸大于波长，则产生反射和折射。入射声波的能量一部分会在这个界面上返回，另一部分被折射到下一层介质中。介质间的声阻差越大，反射就越强，折射就越小。根据Snell定律，即超声波的反射方向与入射超声束的入射角有关。由于反射和折射产生的各层回波带来了人体内部的各层组织信息，人们便利用这些信息进行超声诊断。

此外，超声波在介质中传播如遇障碍物尺寸与声波相近或小于波长时，超声波与障碍物相互作用后，会使部分超声波偏离原来的方向传播，这种现象称为散射或绕射。人体中的散射源主要是血流中的红细胞和脏器内部的微细结构。利用超声波的散射能显示脏器、病变的内部回声变化。

（三）吸收和衰减

超声波在介质中传播时，由于介质的黏滞性和导热性等因素，一部分声能不可逆地转换成介质的其他形式的能量，使声能耗损，称为吸收。声能的吸收，声束在远场的扩散和界面上的反射和折射等，均使声能在介质中随传播距离的增加而逐渐减弱，这种现象称为衰减。吸收和衰减的程度与超声频率、温度、介质的黏滞性、导热性及传播距离等因素密切相关。故深部组织结构的超声探查较为困难。

（四）多普勒（Doppler）效应

声源发射超声的频率固定，如遇到与声源做相对运动的界面，造成反射频率不同于发射频率，这种现象称为多普勒效应。发射频率与反射频率之差称为多普勒频移。频移的增或降，取决于声源与接收界面相对运动的方向。界面向着声源运动时，反射声波频率增高，为正频移；界面背离声源运动时，反射声波频率降低，为负频移。频移的大小与相对运动的速度成正比。心壁、血管壁、瓣膜、血流等都是人体中的运动体，当超声波照射到它们时会产生多普勒效应。

三、超声诊断原理

超声波的发生和接收是利用了换能器（探头）内晶体的压电效应。超声诊断仪主要由主机和换能器（探头）组成。换能器的作用是发出超声波和接收超声回波，它是由具有压电效应的天然或人工材料制成的压电晶片构成。当主机沿压电晶片的压电轴方向供给一定频率的交流电场时，晶片即可沿一定方向发出相应频率的声波，将电能转换为声能，称逆压电效应。在超声检查中，由换能器发出的超声波在人体组织内传播的过程中，遇到不同声阻抗组织构成的界面时，就发生反射。反射回来的声能到达换能器后，沿压电轴方向对压电晶片施以一定的压力，即可在该压电轴的两端和垂直于压电轴的面上产生电荷，这一过程称正压电效应。因此超声波的发生是利用了逆压电效应，超声波的接收是利用了正压电效应。

换能器借助于正压电效应将声能转变为电能，这些高频的微弱电信号被主机接收并予以放大处理，随后以不同的方式显示于示波屏上，此即各种不同类型超声诊断法的基础。

对不同组织结构及病变所产生的反射波进行分析，并结合病史及其他临床检查，即可做出超声检查结果的判断。

第二节　人体组织的声学分型

超声波在传播过程中，遇到两种不同声阻抗介质形成的界面时，就发生反射。反射声能的大小，在一定程度上取决于界面两侧介质声阻抗差的大小。人体组织的结构极为复杂，各具不同的声学特征，其声阻抗也不一样，当组织或脏器有病变时又可使超声反射出现异常。按其声学特征，可将人体组织器官分为 4 种声学类型：

（1）高水平回声，也可称为强回声。

（2）中等水平回声，亦称等回声。

（3）低水平回声，也可称低回声。

（4）无回声。

将达到亮度饱和，即标记的最亮端的回声称为“强回声”，如骨骼、结石（钙化）、胸膜/肺组织等；将与灰阶标记中间相等的回声称为“等回声”，如肝、脾实质，乳腺，甲状腺，睾丸实质，心肌，子宫肌壁等；介于强回声与等回声间的称为“高回声”，如多数脏器的包膜、囊肿壁、肾中央区、肝血管瘤等；将灰阶标记最暗端称为“无回声”，如正常胆汁、尿液、脑脊液、玻璃体等；介于等回声和无回声之间称为“低回声”，如皮下脂肪；将比低回声更暗的亮度称为“极低回声”，如缓慢流动的血液、动静脉管腔等。

应当指出，声像图表现的“强回声”“等回声”“低回声”均是相对的，是与被观察的组织或脏器回声比较而言，且与仪器的性能和调节有关。

第三节 获得最佳超声信息的基本条件

根据上述超声波的物理特性及超声诊断的基本原理，在超声诊断中，欲获得最佳的超声信息，必须具备以下 3 个基本条件。

（1）被检测的组织结构与周围介质的密度不同，两者声阻抗的差异至少要在 0.1% 以上，才有可能引起反射。

（2）超声波在介质中传播时，如遇直径小于该超声波波长 1/2 的小物体，超声波可以绕射而过，无回声探及。理论上能产生反射而被探及的物体最小直径是超声波波长的 1/2。因此，欲探得较小的界面，则需要使用波长较短，也就是频率较高的换能器。

（3）在超声检查中，除了多普勒检查外，超声的入射波必须尽量与被检测的界面垂直，才能使反射波最大限度地回到换能器，接收到最强的回声信号，从而获得最佳的超声信息。

第四节 超声检查的主要用途

（1）检测实质性脏器的大小、形态、边界及脏器内部回声。超声检查可以测定肝脏、肾脏、脾脏、胰腺、子宫及卵巢等实质性脏器的各径线值；了解其外形特征；边缘和边界的光滑和清晰程度；内部结构和管道结构情况（如肝脏内门静脉的行径、内径大小及管腔内容物）；根据脏器内部回声所示回声的密度、粗细、亮度及分布均匀度等特征，发现各种类型的病变。

（2）检测某些囊性器官（如胆囊、胆道、膀胱及胃等）的形态、走向及功能状态。

（3）检测心脏、大血管和外周血管的结构、功能及血流动力学状态，包括对各种先天性和后天性心脏病、血管畸形及闭塞性血管病等的诊断。

（4）检测脏器内各种局灶性病变的物理特性。根据局灶性病变的声学分型，鉴别局灶性病变是实质性、囊性，还是囊实混合性；部分还可以鉴别良性、恶性。

（5）检测积液（如胸腔积液、腹腔积液、心包积液、肾盂积液及脓肿等）的存在与否，以及对积液量的多少做出初步估计。

（6）对各种病变如急性胰腺炎、甲状腺肿块、子宫肌瘤、肌腺瘤等经治疗后进行动态随访。

（7）引导穿刺、活检及导管插入，即所谓介入性超声的应用。在超声引导下进行穿刺，做针吸细胞学或组织学活检，或进行某些引流及药物注入治疗。

第五节　超声检查法

超声检查的种类众多，分类复杂，目前临床最常用的是按显示回声的方式进行分类。

1．A 型诊断法

此法即幅度调制型，是根据回声波幅的高低、多少、形态及有无进行诊断，可探测界面距离、脏器径值以及鉴别病变的物理特性，用于对组织结构的定位和定性。目前除用于颅内病变的诊断外，基本为 B 型诊断法所取代。

2．B 型诊断法

此法即辉度调制型，以不同辉度的回声表示反射信号的强弱，反射强则亮，反射弱则暗，称为灰阶成像。当成像速度达到每秒 24 ~ 30 幅时，则能显示脏器的活动状态，称为实时显像。B 型诊断法就是根据一系列人体切面声像图进行诊断。高灰阶的 B 型扫描仪，可清晰显示软组织的微细结构，为当前其他影像诊断方法所不能比拟，是目前临床使用最为广泛的超声诊断法。

3．M 型诊断法

此法为 B 型诊断法的一种变异型，采用辉度调制。M 型仪是在 B 型扫描的水平偏转板上加入一对慢扫描锯齿波，使回声从左向右沿水平方向扫描，横坐标代表时间，纵坐标代表被探测结构所在位置的深度变化。随着水平方向的慢扫描，便把心脏各层组织的回声展开成曲线，临床上称为 M 型超声心动图。

4．D 型诊断法

利用多普勒效应原理，使用各种方式显示多普勒频移，从而对疾病做出诊断的方法为 D 型诊断法。临床可用于检测心脏及大血管等血流动力学状态，特别是先天性心脏病及瓣膜病的分流或反流情况的检查，有较大的临床应用价值。

多普勒彩色血流显像（Doppler Color Flow Imaging）诊断法是在多普勒二维显像的基础上，以实时彩色编码显示血流的方法，即于显示屏上以不同色彩显示不同的血流方向，从而增强了对血流的直观感，此法称为多普勒血流显像。

第六节　超声诊断进展

1．三维超声成像

三维成像是近年来医学成像技术最受注目的发展之一，可以说，由二维成像转向三维体积成像是医学成像发展的总趋势，三维成像提供直观的立体信息，比二维的空间信息更丰富。

2．超声造影

超声造影是将超声造影剂经末梢静脉注入，在超声检测时，超声造影剂产生出强烈的反射（散射）回声，可用于识别心内解剖结构、肿瘤的血流灌注情况等，并用于疾病诊断。

3．超声弹性成像

组织的弹性或硬度的变化与异常的病理状态有关，不同组织以及同一组织不同的病理状态之间的弹性或硬度存在差异。超声弹性成像是利用超声检测组织弹性差异来诊断疾病的方法，是近年来医学超声成像研究的热点领域之一，目前在甲状腺、乳腺、前列腺、肝脏、肌骨等疾病的诊断应用上取得了一定的进展。

4．血管内超声成像

血管内超声成像是运用心导管技术，以安装在心导管顶端的微型超声探头对血管进行超声成像，属有创性超声技术或介入性超声技术。

5．心内超声成像

心内超声成像是用心导管技术，把心导管探头插入右心内，对心内结构成像。

第二章 超声心动图学

第一节 心脏超声检查方法和正常超声心动图

超声心动图（echocardiography）是利用超声原理诊断心血管疾病的一种综合性影像技术，它包括M型超声心动图、二维超声心动图、多普勒超声心动图、三维超声心动图及组织多普勒成像等各项技术。超声心动图能实时显示心内结构（瓣膜、房室壁）的形态及活动，探测心血管系统内血流方向、速度、性质、途径和时间等，已成为心血管疾病诊断的首选影像学方法。

一、检查途径

1. 经胸检查法（transthoracic echocardiography，TTE）

将探头放在没有肺组织和骨性结构覆盖的胸前区域进行超声心动图检查，包括两侧胸骨旁、剑突下、胸骨上窝等部位，即声学窗口。

2. 经食道检查法（transesophageal echocardiography，TEE）

将经食道专用探头插入食管内，超声声束经食道的前壁和侧壁探查心脏。经食道检查法主要适合探查心房内肿物和左心耳血栓；探查房室瓣结构及功能，特别是人工瓣膜是否存在结构和功能异常；探查房间隔缺损的位置、大小、数量及与周边结构的关系，常用于房、室间隔缺损封堵介入术中监测。还可用于心脏外科术中监测，在心脏复跳后及时发现有无人工瓣膜结构及功能异常（瓣周漏、机械瓣卡瓣等）、有无补片修补后残余分流、有无流出道梗阻疏通不当、有无新发的室壁心肌运动异常等。TEE有一定的创伤性，受检者可能存在不适感或感到痛苦，应严格遵守适应证，在术中严格遵照操作规程，避免引发并发症。

3. 血管内超声显像（intravascular ultrasound，IVUS）及心腔内超声心动图（intracardiac echocardiography，ICE）

将超声探头的晶片置于导管顶端，制成类似于心导管的超声导管，经静脉或动脉将超声导管探头送入大血管或者心腔内，进行超声成像。

二、超声心动图的类型及正常声像图

（一）M 型超声心动图（M－mode echocardiography）

M 型超声心动图是在 A 型超声心动图的基础上发展起来的检查方法。使用一条超声波束（一维）投照心脏组织结构，形成距体表不同深度的一维超声图像，随着时间的变化，一维图像上各层组织回声展开形成的曲线，即为 M 型超声心动图。M 型超声心动图能够清晰显示局部组织结构细微快速的活动变化，准确分析测定局部活动幅度、速率等情况。其波群可分为以下几种：

1．二尖瓣波群

将探头放置在胸骨左缘第 3、第 4 肋间，探头与胸壁垂直，指向后背部的二尖瓣口方向。正常图像具有特征性，二尖瓣前叶舒张期活动形成的波群似字母“M”，二尖瓣后叶舒张期活动形成的波群似字母“W”，两者相互形成类似镜面样曲线图像［如图 3－2－1（a）所示］。二尖瓣波群形态变化与二尖瓣结构、左侧心腔内血流动力学状态等密切相关。

2．心底部波群

在胸骨旁左缘第三肋间探查，可探及右心室流出道、主动脉根部和左心房。M 型超声心动图主要显示主动脉根部前壁、主动脉瓣、主动脉根部后壁和左心房后壁等曲线［如图 3－2－1（b）所示］。

3．心底部至心尖部波群

在胸骨旁左缘第 3、第 4 肋骨间扫查，超声声束先后穿过胸壁、右心室前壁、右心室腔、室间隔、左心室腔、左心室后壁。其中以室间隔和左心室后壁的回声曲线最重要，在二尖瓣瓣尖腱索水平的 M 型心室波群，测定左心室腔和右心室腔内径，右心室前壁、室间隔和左心室后壁厚度，室间隔和左心室后壁运动幅度和速率等，可演算各种左心室功能参数，具有一定的临床意义［如图 3－2－1（c）所示］。

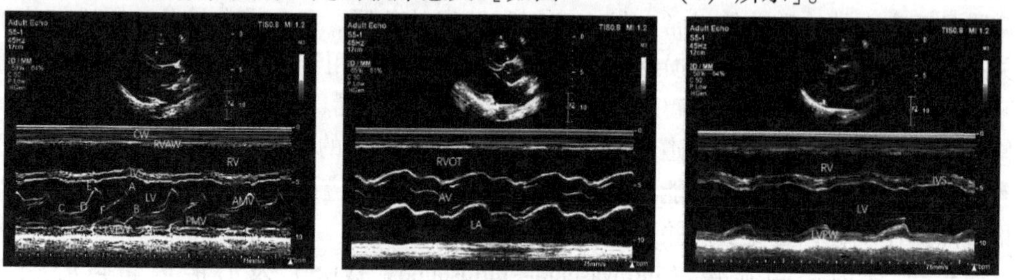

（a）二尖瓣波群　　（b）主动脉瓣波群　　（c）左心室乳头肌水平波群

注：AV—主动脉瓣；LA—左心房；RA—右心房；CW—胸壁；LV—左心室；RV—右心室；LVPW—左心室后壁；RVAW—右心室前壁；IVS—室间隔；MV—二尖瓣；AMV—二尖瓣前叶；PMV—二尖瓣后叶；C—二尖瓣前叶波群 C 点；D—二尖瓣前叶波群 D 点；E—二尖瓣前叶波群 E 峰；F—二尖瓣前叶波群 F 点；A—二尖瓣前叶波群 A 峰；B—二尖瓣前叶波群 B 点；RVOT—右心室流出道。

图 3－2－1　M 型超声心动图

（二）二维超声心动图（Two - dimensional echocardiography）

二维超声心动图是在 M 型超声心动图基础上发展起来的影像技术，可以通过声束不同角度切割，显示心脏及大血管断面的解剖结构、空间方位和相互之间的毗邻关系，并显示其功能状态，是心血管疾病诊断方面的主要检查方法之一。正常二维超声心动图的主要切面有：

1. 胸骨旁长轴切面

探头置于胸骨左缘第 3 肋间，二维超声平面与心脏长轴平行。可显示右心室、左心室、左心房、室间隔、主动脉根部、主动脉瓣、二尖瓣（如图 3 –2 –2 所示）。

2. 四腔切面

四腔切面包括心尖四腔切面和剑突下四腔切面，探头分别置于心尖冲动处和剑突下。超声平面与心脏长轴和短轴基本上相垂直的水平长轴切面，可显示左心房、右心房、左心室、右心室、房间隔和室间隔（如图 3 –2 –3 所示）。

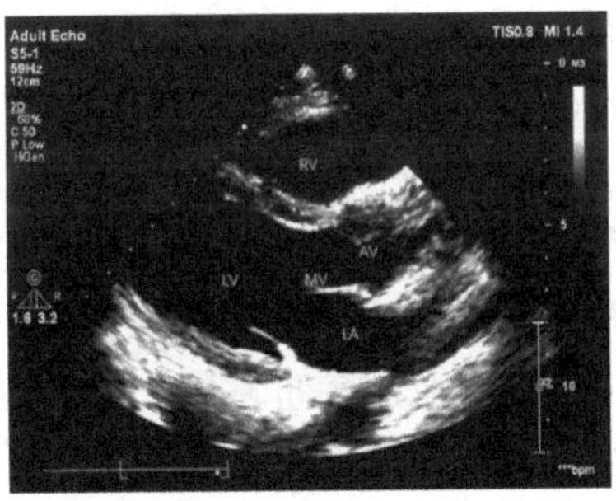

图 3 –2 –2　胸骨旁左室长轴切面

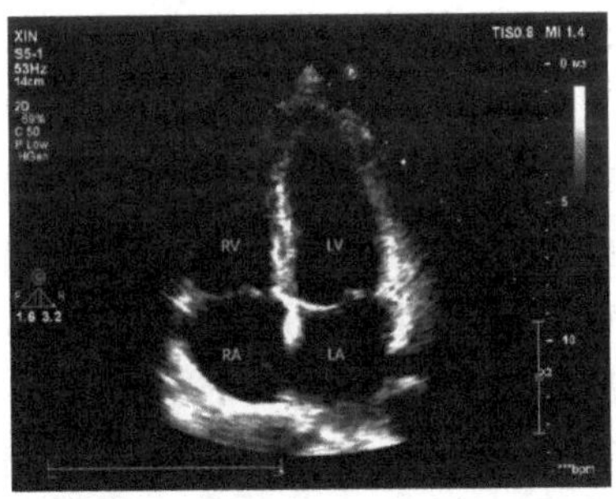

图 3 –2 –3　尖四腔切面

3. 短轴切面

短轴切面主要包括大动脉短轴切面（如图 3 –2 –4 所示）和不同水平的左心室短轴切面（如图 3 –2 –5 所示）。超声平面与心脏长轴垂直。

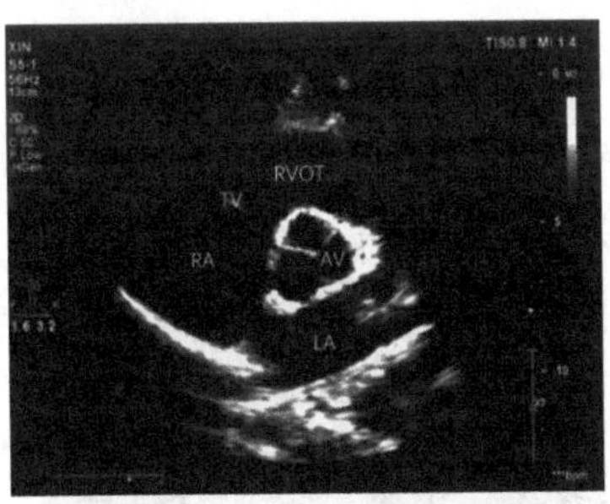

注：TV—三尖瓣。

图 3 –2 –4　大动脉短轴切面

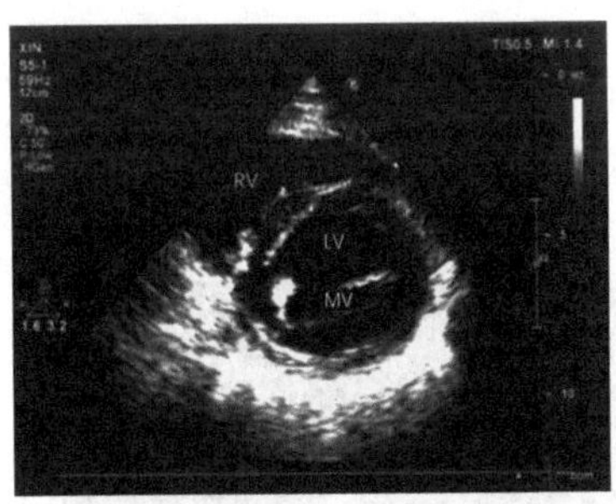

图 3 –2 –5　二尖瓣水平左心室短轴切面

4. 其他切面

其他切面包括胸骨旁右心室流入道切面（如图 3 –2 –6 所示）、心尖五腔切面（如

图3－2－7所示)、胸骨上窝主动脉弓切面（如图3－2－8所示）等。

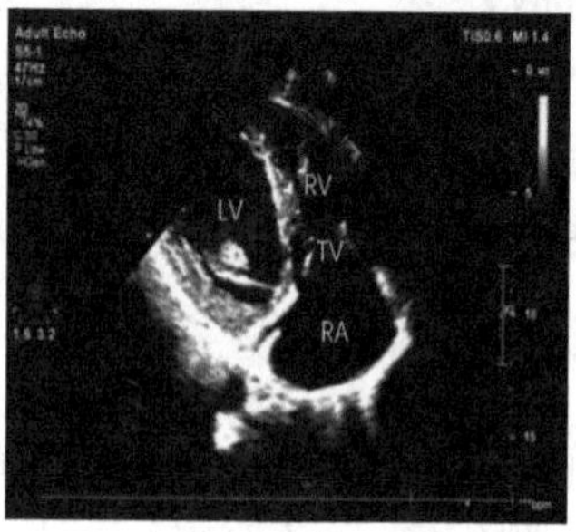

图3－2－6　胸骨旁右心室流入道切面

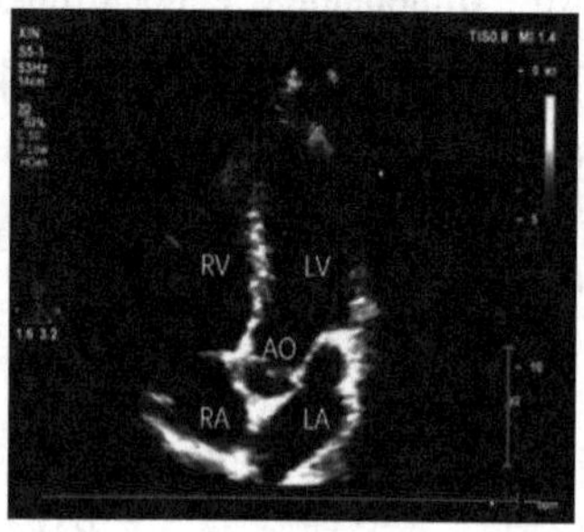

注：AO—主动脉。

图3－2－7　心尖五腔切面

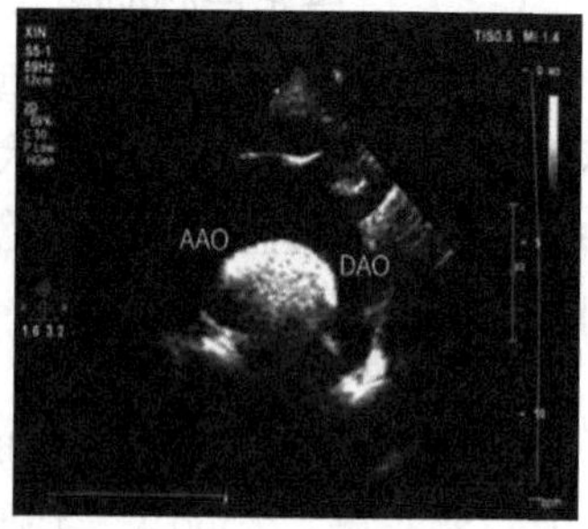

注：AAO—升主动脉；DAO—降主动脉

图3－2－8　胸骨上窝主动脉弓切面

（三）彩色多普勒血流成像（Color Doppler flow imaging）

彩色多普勒血流成像是在二维超声心动图的切面基础上，通过彩色编码技术以色彩显示血流方向、速度、性质、时相和途径等二维血流信息。该显示方式直观简单、操作方便、图像质量好、对血流的空间定位能力强，可直接显示病变性质（分流、反流或狭窄），但不能做精确的定量评价。通常使用红色表示血流方向朝向探头，蓝色表示血流方向背离探头。色彩的明暗表示速度的快慢。若血流异常紊乱，血流速度离散度大，根据紊乱程度等情况可显示不同的色彩，正向紊乱血流显示为黄色，负向紊乱血流显示为青色，离散度极大的湍流显示为五彩镶嵌色。出现血流湍流对诊断心脏大血管的异常分流和狭窄有较大的应用价值。

1．正常二尖瓣口彩色多普勒

正常二尖瓣口彩色多普勒在心尖四腔心切面，舒张期二尖瓣开放，宽带状红色血流从左心房经二尖瓣口进入左心室，红色血流的亮度与呼吸无明显关系（如图3－2－9所示）。

2．正常主动脉瓣口彩色多普勒

正常主动脉瓣口彩色多普勒在心尖五腔心切面上，主动脉瓣口和升主动脉出现明亮带状蓝色血流，以主动脉瓣口处最亮（如图3－2－10所示）。

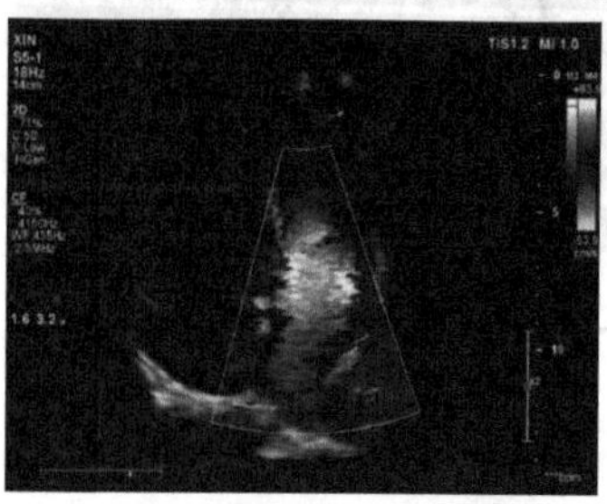

图3－2－9　正常二尖瓣口彩色血流

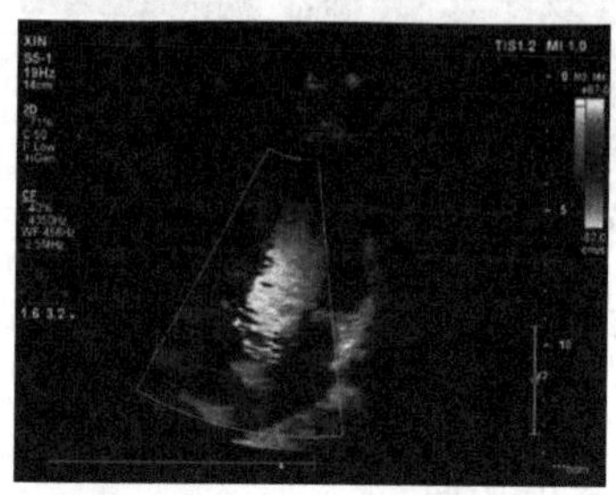

图3－2－10　正常主动脉瓣口彩色血流

3．正常三尖瓣口彩色多普勒

正常三尖瓣口彩色多普勒在心尖四腔心切面，舒张期三尖瓣开放，可见从右心房顶部到右心室的红色带状血流。红色血流的亮度与呼吸有关，吸气时血流亮度增加。

4．正常三尖瓣口彩色多普勒

正常三尖瓣口彩色多普勒在大动脉短轴切面上见肺动脉瓣口收缩期出现蓝色血流，直至左、右肺动脉，以肺动脉瓣口处最亮。蓝色血流的亮度与呼吸有关。

（四）频谱多普勒超声心动图（Spectral doppler echocardiography）

频谱多普勒包括脉冲多普勒和连续多普勒两种。根据多普勒效应，在心腔和血管中流动的血流能以频谱的形式反映其时相、方向、流速和血流状态（层流、湍流）。按照常规设置，如果频谱在基线的上方，表示血流方向朝向探头；如果在基线的下方，则表示血流方向背离探头。脉冲多普勒适合对血流定位诊断，但难以测量高速血流。连续多普勒能测量高速血流，进行血流动力学的定量分析，但无法做到测量取样线上的精确定位。

1．正常房室瓣口血流频谱

二尖瓣口血流频谱为在心尖四腔心切面或二腔心切面，将取样容积置于二尖瓣下，显示舒张期窄带双峰正向频谱（如图3－2－11所示）。E峰为舒张早期左心室快速充盈所致，A峰与舒张晚期左心房收缩加速血流有关。三尖瓣口血流频谱与二尖瓣口相似，分别有舒张期早期的E峰、心房收缩期的A峰（如图3－2－12所示）。血流峰速受呼吸影响，吸气时增大，呼气时降低。

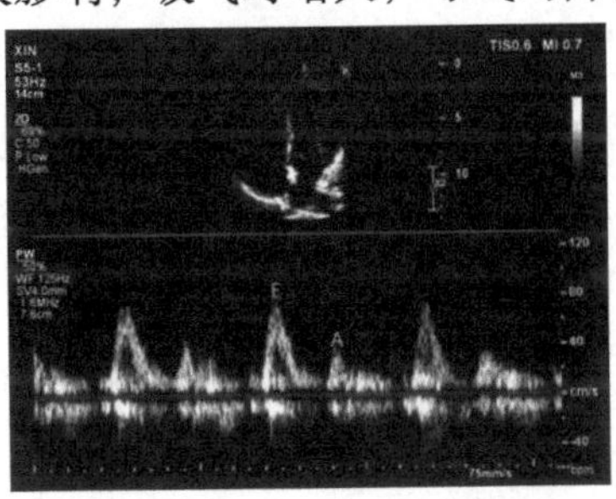

注：E—舒张早期的E峰；A—心房收缩期的A峰。

图3－2－11　二尖瓣口血流频谱

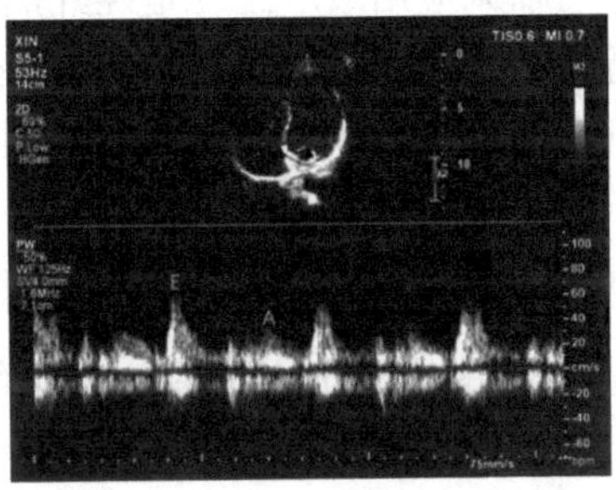

图3－2－12　三尖瓣口血流频谱

2．正常主动脉瓣口、肺动脉瓣口血流频谱

将取样容积置于主动脉瓣上，可得到心室收缩期窄带单峰，基本对称的三角形频谱曲线即为主动脉瓣口血流频谱（如图3－2－13所示）。在心尖部五腔心切面探测为负向频谱。将取样容积置于肺动脉瓣上，心室收缩期显示窄带负向单峰、基本对称的圆钝频谱曲线即为肺动脉瓣口血流频谱（如图3－2－14所示）。

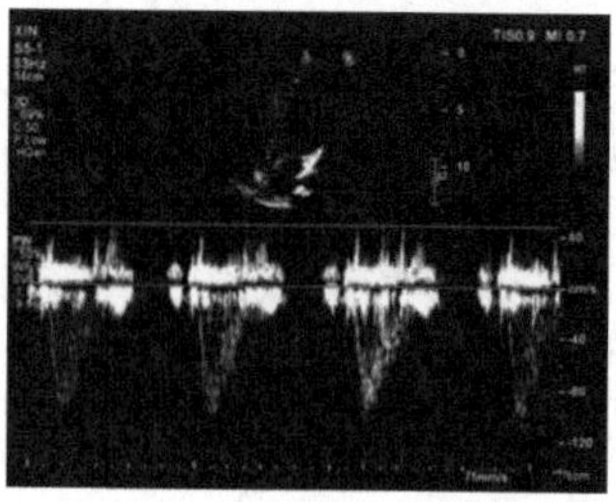

图 3－2－13　主动脉瓣口血流频谱

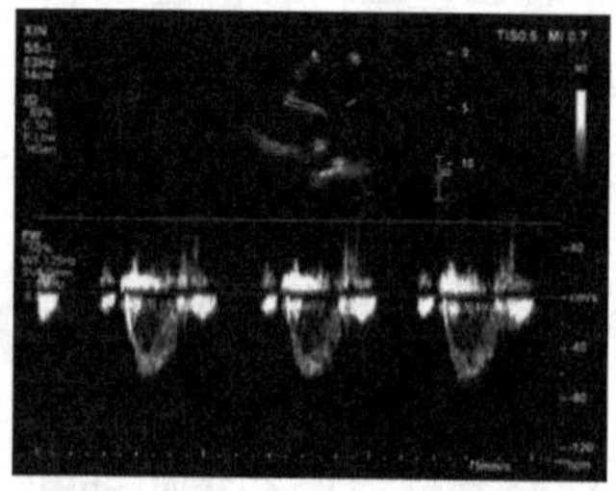

图 3－2－14　肺动脉瓣口血流频谱

（五）多普勒组织成像（Doppler tissue imaging，DTI）

利用心室壁或大血管壁运动产生的频移及振幅信号成像，称为多普勒组织成像。其原理为采用低通滤波器滤除血流反射回来的高频低振幅频移信号，只保留心肌或大血管壁产生的低频高振幅频移信号，通过处理并彩色编码实现组织的多普勒成像（如图 3－2－15 所示）。

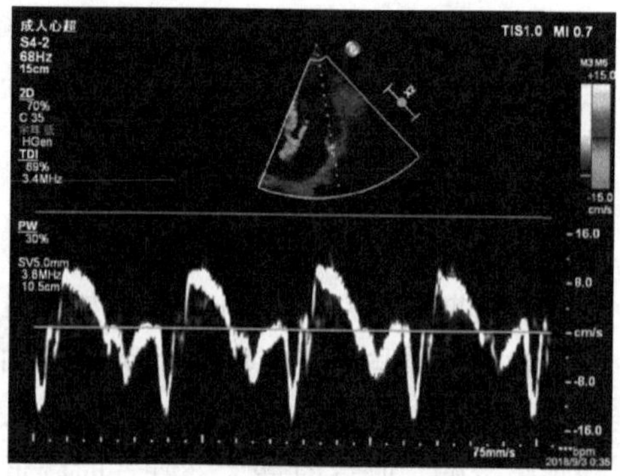

图 3－2－15　二尖瓣侧壁瓣环组织多普勒

（六）声学造影（Acoustic contrast）

声学造影包括心肌造影和心腔造影。心肌造影目前临床应用最广泛的是经外周静脉心肌声学造影，是冠心病新的实时影像诊断技术，具有创伤小、可在床边应用、可重复等优点，有广阔的发展前景。心腔造影分为左心腔声学造影和右心腔声学造影，可用于诊断左右心分流、心尖血栓、计算心腔容积、评价左心功能等。

三、超声心动图的临床价值

（1）特征性诊断。指某些心脏疾病在超声影像上的特征性改变，如风湿性瓣膜病，先天性心脏病如房间隔缺损、室间隔缺损、动脉导管未闭等。

（2）支持性诊断。超声心动图表现的特异性不强，但可支持或符合临床诊断，如高血压性心脏病、肺源性心脏病等。

（3）排除性诊断。排除临床诊断中无相应超声心动图表现的诊断，如排除临床怀疑的心包积液。

（4）功能性诊断。左心室收缩功能、舒张功能评价等。

（5）定量诊断。测量瓣口面积、肺动脉收缩压等。

（6）症候群诊断。仅发现某些非特异性改变，如单纯左心室增大、右心室增大，需更多临床资料才能诊断病因。

第二节　心脏瓣膜病

心脏瓣膜疾病可由炎症、黏液样变性、退行性改变、先天性畸形、缺血性坏死、创伤等原因引起。中国人最常见的瓣膜病因是风湿性，最常累及二尖瓣。瓣膜退行性改变常先累及主动脉瓣，其次是二尖瓣。瓣膜病的结果是瓣膜狭窄或反流或两种兼有。

一、慢性风湿性心脏瓣膜病

风湿性心脏病变与A组溶血性链球菌感染所产生的变态反应等有关，包括风湿性心肌炎和慢性风湿性瓣膜病变。风湿热或风湿急性发作常可损害心脏瓣膜，遗留瓣膜病变，并随反复、长期发展而进一步出现慢性炎症、纤维化等病变，逐渐导致瓣膜狭窄和（或）关闭不全，形成慢性风湿性瓣膜病。

（一）二尖瓣狭窄（Mitral stenosis）

1. 病理与临床

正常二尖瓣瓣叶质地柔软，瓣口面积为4～6 cm^2。风湿病变几乎都累及二尖瓣，当二尖瓣口面积小于2 cm^2 时，出现症状。由于二尖瓣口开放受限，舒张期左心房排血受阻，可致左心房压力升高，左心房增大。长期左心房压力升高，肺静脉压力、肺毛细血管压力、肺动脉压升高，最终使右心室和右心房扩张，并出现右心衰竭。

2. 超声心动图表现

（1）M型超声心动图：由于二尖瓣叶增厚、钙化、黏连，舒张期二尖瓣口开放时，二尖瓣前后叶呈同向运动，A峰与E峰消失，EF斜率减低，曲线呈城墙样改变。

（2）二维超声心动图：是诊断本病的主要方法，可显示左心房、右心房扩大，二尖瓣前、后叶回声增强，多数以瓣尖为著。左心室短轴切面可显示二尖瓣口增厚［如图3－2－16（a）所示］、钙化，以及前、后交界黏连，在开放时二尖瓣瓣口呈“鱼嘴状”［如图3－2－16（b）所示］。左心房附壁血栓是本病的常见并发症。

（3）彩色多普勒超声：由于瓣口狭窄，左心房进入左心室的血流受阻，舒张期血流通过二尖瓣口流速加快，彩色血流呈红黄为主的五彩镶嵌状［如图3－2－16（c）所示］。

（4）多普勒超声心动图：二尖瓣口前向血流速度增快。采用连续多普勒检查时，取样线通过二尖瓣口，舒张期可探及位于零线上的高速血流，频谱的A峰和E峰消失，呈方形波。A峰与E峰之间的斜率大小，与二尖瓣口狭窄面积线性相关［如图3－2－16（d）所示］。

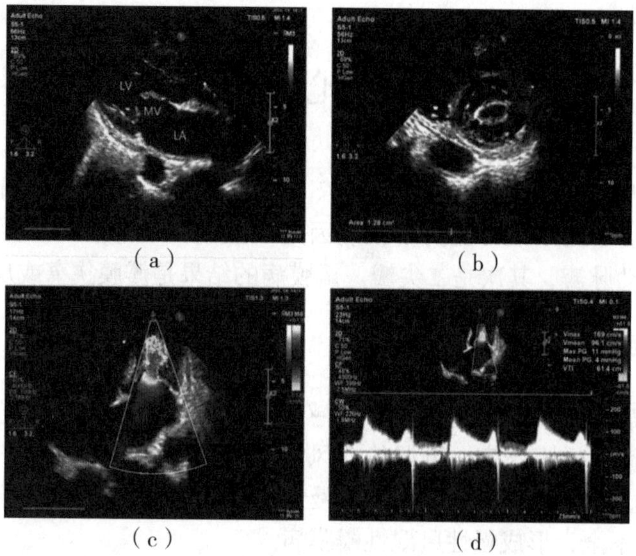

注：(a) 左心室长轴切面显示二尖瓣前后叶增厚，开放受限；(b) 左心室二尖瓣口短轴切面测量瓣口面积约 1.28 cm^2；(c) 左心房进入左心室的血流受阻，呈五彩镶嵌状；(d) 二尖瓣口前向血流速度增快，峰速约 1.69 m/s。

图 3-2-16　二尖瓣狭窄（中度）

（二）二尖瓣反流（Mitral regurgitation）

1. 病理与临床

二尖瓣纤维化、增厚，腱索乳头肌融合、缩短，致使二尖瓣前后叶对合不拢。收缩期左心室的部分血液反流回左心房，使左心房容量增加，左心房扩大。舒张期这部分又回到左心室，造成左心室容量负荷过重，左心室扩大。

2. 超声心动图表现

M 型和二维超声心动图可见二尖瓣增厚，瓣叶关闭时瓣口部位可出现缝隙，关闭不全程度较重的患者，左心室可有不同程度的增大。彩色多普勒显示左心房内收缩期源于二尖瓣口的蓝五彩镶嵌色反流性血流束，频谱多普勒可探及位于零线下的高速反流血流频谱（如图 3-2-17 所示）。

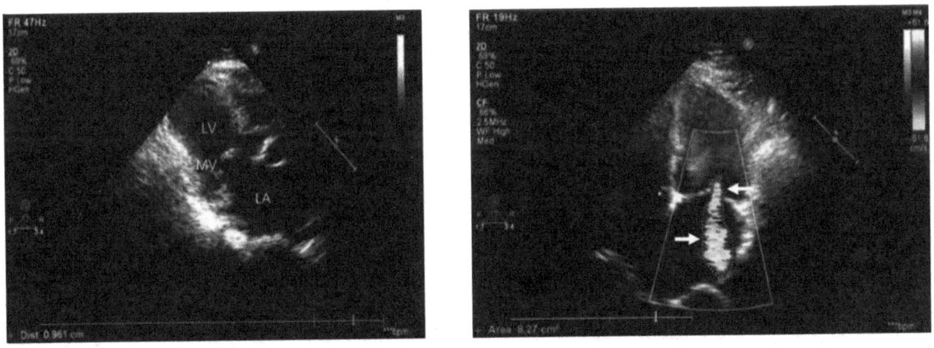

（a）　　（b）

注：（a）左心室长轴切面显示二尖瓣前后叶增厚；（b）心尖四腔切面显示收缩期二尖瓣中量反流，反流束面积约 8.3 cm^2（箭头）。

图 3-2-17　二尖瓣反流（中度）

（三）主动脉瓣狭窄（Aortic stenosis）

1. 病理与临床

正常成人主动脉瓣的瓣口面积为 2.6～3.5 cm^2，瓣口面积小于 1.0 cm^2，即可出现跨瓣压差，形成狭窄，左心室压力负荷增加，排血受阻，收缩力增加，导致左心室向心性肥厚，晚期可导致左心衰竭，出现肺淤血、肺静脉高压和肺动脉高压。

2. 超声心动图表现

（1）M 型超声心动图：主动脉波群表现收缩期主动脉瓣口开放幅度减小，运动曲线回声增强。左心室波群显示室间隔与左心室后壁厚度增加。

（2）二维超声心动图：主动脉瓣增厚，回声增强，开放受限；心室壁及室间隔不同程度增厚。

（3）彩色多普勒超声心动图：收缩期血流从左心室进入主动脉瓣口时，呈红五彩镶嵌色。

（4）频谱多普勒超声心动图：通过主动脉瓣口的血流速度加快，峰值流速超过 2 m/s，在心尖五腔心切面取样时表现为收缩期负向高速血流频谱。

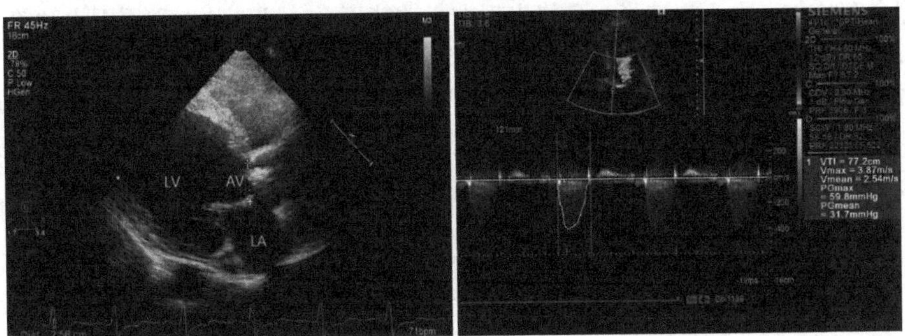

（a）　　（b）

图 3-2-18　主动脉瓣中度狭窄二维超声及多普勒超声心动图

（四）主动脉瓣反流（Aortic regurgitation）

1．病理与临床

主动脉瓣反流是由于主动脉瓣瓣叶增厚、钙化、缩短以及变形，造成主动脉瓣对合不良，舒张期血流由主动脉向左心室反流，左心室容量负荷增强，左心室腔扩大，严重时导致心力衰竭。

2．超声表现

与二尖瓣反流一样，虽然主动脉瓣反流在 M 型和二维超声心动图上表现为：瓣叶增厚、钙化、关闭不拢，左心室扩大，二尖瓣前叶活动曲线见舒张期震颤等［如图 3－2－19（a）所示］，但这些均不是特征性表现。

（1）彩色多普勒超声心动图：于舒张期左心室流出道内可探及源于主动脉瓣口的红五彩镶嵌色反流性血流束［如图 3－2－19（b）所示］；在大动脉短轴切面，可在主动脉瓣口的三角形漏隙中显示五彩镶嵌色的血流。

（2）频谱多普勒超声心动图。将脉冲多普勒取样容积置于主动脉瓣下或连续多普勒取样线通过主动脉瓣时，可探及舒张期位于零线之上的高速血流频谱［如图 3－2－19（c）所示］。

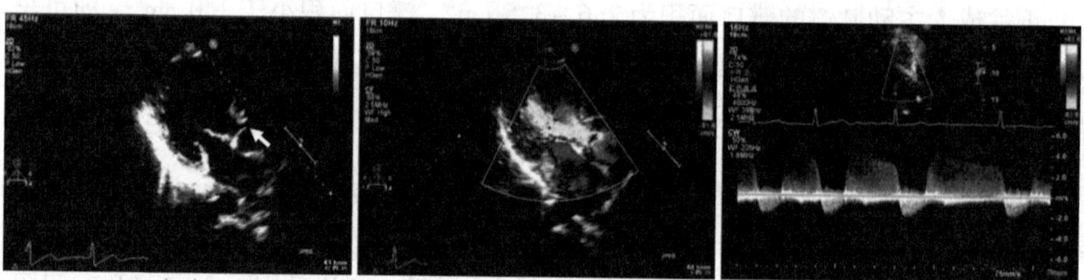

（a）　　（b）　　（c）

图 3－2－19　风湿性主动脉瓣反流声像图

（五）三尖瓣反流（Tricuspid regurgitation）

1．病理与临床

三尖瓣反流即心室收缩期血液反流入右心房。严重者可引起右心房压力升高，右心容量负荷增加，右心室扩张，最终出现右心功能不全，肝脏肿大和周围水肿等。

2．超声表现

M 型和二维超声心动图显示右心房室扩大。三尖瓣瓣叶可有病变表现，也可仅有瓣环扩大。彩色多普勒超声显示收缩期右心房内源于三尖瓣口的蓝五彩镶嵌色的反流束。根据三尖瓣反流的峰值压差可估测肺动脉收缩压（如图 3－2－20 所示）。

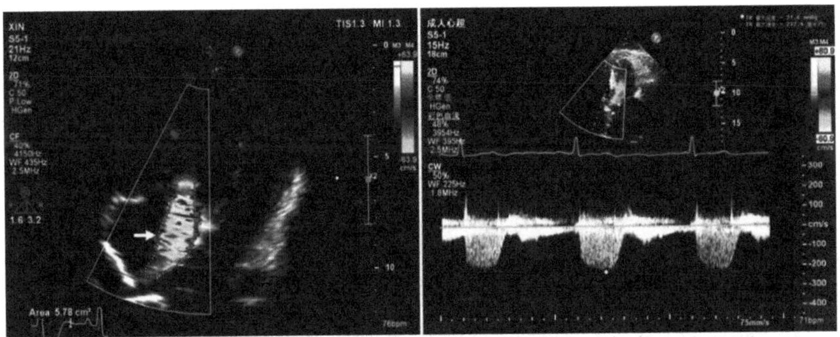

（a）　　　　（b）

图 3－2－20　三尖瓣反流声像图

二、非风湿性瓣膜病

（一）二尖瓣脱垂（Mitral valve prolapse，MVP）

1. 病理与临床

在众多非风湿性病变中，以二尖瓣最为常见，是二尖瓣反流的常见病因，发病率约 2.4%。二尖瓣叶脱垂的定义是“收缩期一个或两个瓣叶上移超过瓣环水平 2 mm 以上”。原发性二尖瓣脱垂多数由二尖瓣的黏液退行性变引起。继发性二尖瓣脱垂可见于感染性心内膜炎、冠心病和肥厚型心肌病等。

2. 超声表现

（1）M 型超声心动图：左心室波群显示收缩期二尖瓣叶关闭时 CD 段呈多重回声及吊床样改变，并向左心房方向弯曲突出。

（2）二维超声心动图：可显示脱垂的瓣叶收缩期越过瓣环水平，向左心房方向突出，致前后叶对合不良。

（3）彩色多普勒超声心动图：瓣叶脱垂引起的反流束多呈偏心性，色彩为蓝五彩镶嵌色。前叶脱垂者，反流束多沿左心房后外侧壁走行；后叶脱垂者，反流束沿左心房前内侧走行（图 3－2－21 所示）。

（4）频谱多普勒超声心动图：二尖瓣口的左心房侧收缩期可探及位于零线以下的高速血流频谱。

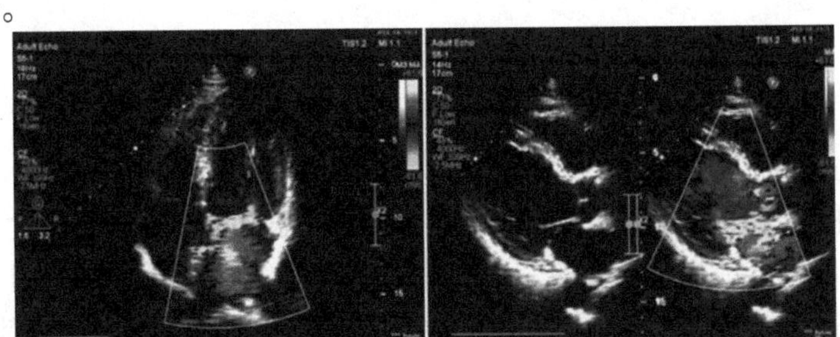

（a）　　　　（b）

图 3－2－21　二尖瓣脱垂并大量反流

（二）主动脉瓣脱垂（Aortic prolapse）

1. 病理与临床

在舒张期，主动脉瓣闭合线低于瓣环水平者为主动脉瓣脱垂。主动脉瓣脱垂可见于膜周及干下部位出现室间隔缺损或瓣下支撑组织薄弱的患者，主动脉夹层累及主动脉瓣环也可引起。表现为主动脉瓣关闭不全，左心室的容量负荷增加。急性严重病变往往难以迅速代偿，可出现急性左心功能不全。

2. 超声表现

（1）二维超声心动图：二维超声心动图是观察检出主动脉瓣脱垂的主要方法。脱垂的瓣叶舒张期关闭的位置低于瓣环，突向左心室流出道［如图 3－2－22（a）所示］，与其余瓣叶对合不拢。

（2）彩色多普勒超声心动图：舒张期左心室流出道内探及源于主动脉瓣口的五彩镶嵌色反流性血流束［如图 3－2－22（b）所示］。单个瓣叶脱垂的反流束多呈偏心性。

（3）频谱多普勒超声心动图：舒张期左心室流出道可探及源于主动脉瓣口的反流性血流频谱。

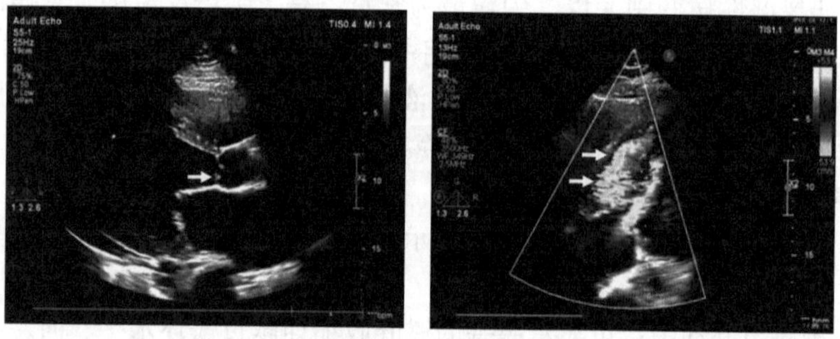

（a）　　（b）

图 3－2－22　主动脉瓣脱垂并大量反流

第三节　先天性心脏病

一、房间隔缺损

1. 病理与临床

房间隔缺损（Atrial septal defect，ASD）是最常见的先天性心脏病之一，其发病率占全部先天性心脏病的 10%～30%，以女性多见；可分为继发孔型房间隔缺损、原发孔型房间隔缺损和静脉窦型房间隔缺损。其中继发孔型 ASD 约占全部 ASD 患者的 62%～79%。通常 ASD 自然闭合的机会不大。ASD 一般出现房水平左向右分流，窦性心律时分流以舒张期为主。由于长期心房水平的左向右分流，使左心房、右心房及右心室的容量负荷增加，引起右心房和右心室扩张，肺动脉压力升高。当右心房压力超过左心房时，则出现右向左分流，患者出现紫绀，成为艾森曼格综合征（Eisenmenger syndrome）。

2. 超声表现

诊断本病主要依靠二维超声心动图。

（1）M型和二维超声心动图：右心室内径增大，室间隔与左心室后壁呈同向运动。心尖四腔心切面是诊断本病的主要断面，二维超声显示右心房、右心室扩大为主，房间隔部位回声中断，可见ASD断端；剑下双心房切面是显示ASD的最佳断面，能清楚观察ASD的部位及其与上腔静脉、下腔静脉、冠状静脉窦的关系，可对缺损的类型明确分型诊断（如图3－2－23所示）。

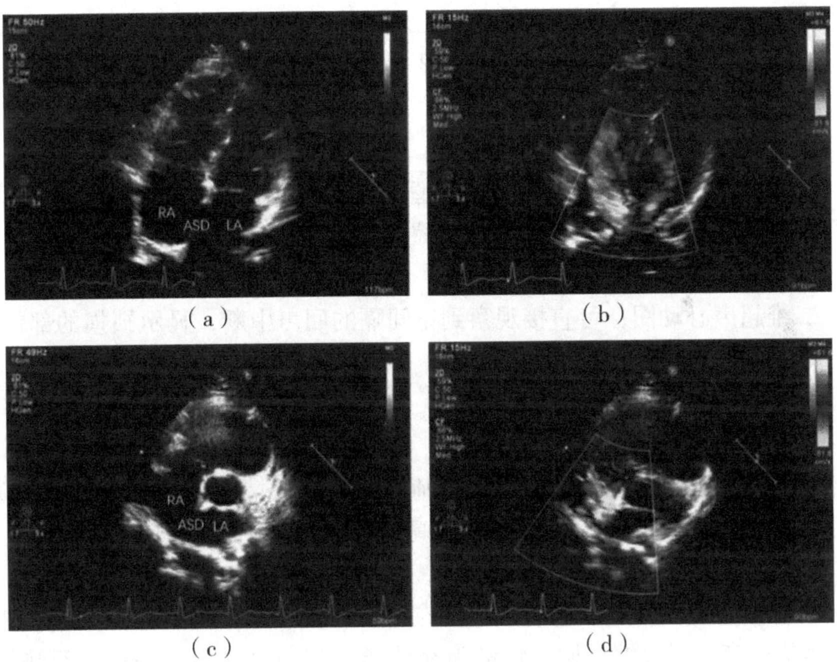

图3－2－23 房间隔缺损M型和二维超声心动图

（2）彩色多普勒超声心动图：彩色多普勒超声是诊断ASD的主要方法之一。在大动脉短轴、心尖四腔及心剑下双心房等切面，可于ASD的右心房切面探及源于左心房的分流性血流束，色彩亮度较正常血流高。缺损大，分流束宽；缺损小，分流束窄。

（3）频谱多普勒超声心动图：将脉冲多普勒取样容积置于房间隔右心房面的缺损处，可探及以收缩末期至舒张早期为主的左向右分流，流速一般不高。

二、室间隔缺损

1. 病理与临床

室间隔缺损（Ventricular septal defect，VSD）是由于在胚胎时期，心脏室间隔部位发育异常导致缺损，形成两侧心室之间出现异常分流的先天性心脏病。室间隔缺损是最常见的先天性心脏病之一，占全部先天性心脏病患者的20%～30%，没有明显的性别差异。室间隔缺损自然闭合率较高，与VSD大小、部位及患者年龄有关，30%～50%的患者可自然闭合。室间隔缺损根据其发生部位可分为膜周部缺损、漏斗部缺损及肌部缺损三类。膜周部缺损又可分为单纯膜部型缺损、嵴下型缺损和隔瓣下型缺损。漏斗部缺损可分为嵴内型缺损和干下型缺损。

室间隔缺损的主要病理改变是两侧心室之间出现异常交通，产生室水平的血液分流。其血流动力学改变主要取决于缺损部位、大小、两侧心室之间的压力差等。室水平左向右分流量较大者，肺循环血流量明显增加，导致左心房、左心室容量负荷增大，左心腔扩张。

2. 超声表现

（1）M型超声心动图：M型超声不能直观显示缺损的位置、大小，但可观察到室间隔缺损所造成的间接改变，例如左心室腔内径增大、室间隔与左心室后壁运动幅度增强等。

（2）二维超声心动图：可直接观察到室间隔的回声中断，显示缺损的部位、类型、大小及与周围组织的毗邻关系［如图3－2－24（a）所示］。室间隔缺损断端回声增强、粗糙。同时有左心房、左心室内径扩大，左心室流出道增宽等左心容量负荷增加的改变。

（3）彩色多普勒超声心动图：在没有肺动脉高压的情况下，在室间隔缺损的右心室面，可探及源于左心室的红五彩镶嵌色高速湍流性分流血流［如图3－2－24（b）所示］。

（4）多普勒超声心动图：室间隔缺损左向右分流朝向探头，血流频谱位于基线之上，最高峰值速度位于收缩早期，频谱为充填样。若心室间压力差小，经缺损分流的血流速度下降［如图3－2－24（c）所示］。

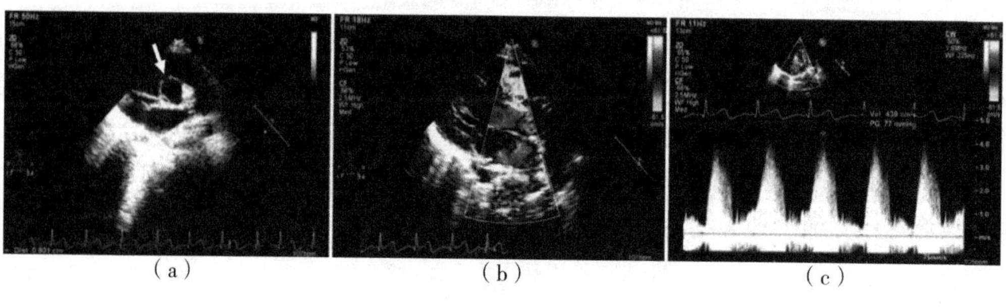

（a）　（b）　（c）

图3－2－26　室间隔缺损声像图

3. 鉴别诊断

室间隔缺损主要与主动脉窦瘤破入右心室、室间隔膜部瘤破裂等左向右分流性病变相鉴别。主动脉窦瘤破入右心室分流口位于主动脉窦，分流呈持续性，以舒张期为主。

三、动脉导管未闭

1. 病理与临床

动脉导管未闭（patent ductus arteriosus，PDA）指胎儿时期肺动脉与主动脉之间正常连接的动脉导管，在出生后没有自然闭合，肺动脉与主动脉之间仍保持血管相通，形成异常分流的病变。PDA 通常位于主动脉峡部与主肺动脉远端或左肺动脉起始部之间，形态可分为圆柱型、漏斗型、窗型、哑铃型和动脉瘤型。在整个心动周期中，主动脉压力均高于肺动脉压力，所以主动脉血液连续经未闭动脉导管左向右分流入肺动脉，导致肺循环血流量明显增加，左心容量负荷加重。

2. 超声表现

（1）M 型超声心动图：不能直接显示 PDA 的病理解剖。心室波群显示左心室扩大，左心容量负荷增加，室间隔与左心室后壁运动幅度增大等。

（2）二维超声心动图：于大动脉短轴及肺动脉长轴切面、胸骨上窝主动脉弓长轴切面显示主肺动脉与降主动脉之间的异常管道，可测量 PDA 管腔内径、长度等。在左心室长轴、短轴及四腔心切面均可显示左心室扩大，左心室流出道和主动脉内径增宽。

（3）彩色多普勒超声：在大多数 PDA 患者中，可于大动脉短轴或胸骨上窝主动脉弓长轴切面，在主肺动脉与降主动脉峡部之间的异常管道中，探查到持续整个心动周期的红五彩镶嵌色异常血流束，自降主动脉分流至主肺动脉，并沿主肺动脉外侧壁行走［如图 3－2－25（a）所示］。

（4）频谱多普勒超声心动图：取样容积置于动脉导管的主肺动脉端，可探及连续性高速血流频谱，最高峰值速度位于收缩中期［如图 3－2－25（b）所示］。

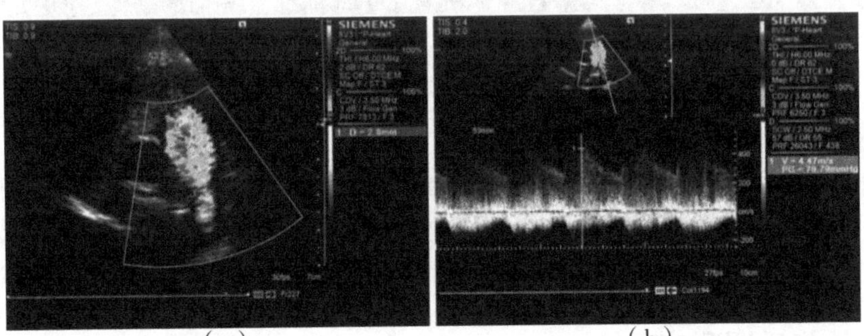

（a）　（b）

图 3－2－25　动脉导管未闭声像图

3. 鉴别诊断

窗型 PDA 应与主—肺动脉窗相鉴别，后者缺损一般较大，缺损位置多数位于升主动脉水平。而窗型 PDA 管径一般比主肺动脉窗小，常位于主动脉峡部。

四、肺动脉瓣狭窄

1. 病理与临床

肺动脉瓣狭窄（pulmonary valve stenosis，PVS）指肺动脉瓣发育异常所导致的瓣口狭窄，通常伴有肺动脉瓣环狭窄。肺动脉瓣狭窄是常见的先心病之一，以男性多见。由于肺动脉瓣狭窄，右心室排血受阻，压力负荷增加，可出现继发性右心室壁肥厚。该病预后主要取决于狭窄程度和合并畸形。大多数单纯肺动脉瓣狭窄患者可存活到儿童或成年时期，轻度狭窄者通常无明显临床表现。

2. 超声表现

（1）M 型超声心动图：对病变诊断有一定局限性，仅能进行提示性诊断。

（2）二维超声心动图：显示右心室壁增厚，肺动脉瓣增厚、交界处黏连，开放受限，主肺动脉呈狭窄后扩张［如图 3－2－26（a）所示］。

（3）彩色多普勒超声心动图：肺动脉瓣口前向血流呈五彩镶嵌色［如图 3－2－26（b）所示］。

（4）频谱多普勒超声心动图：将取样容积置于肺动脉瓣口时，可探及收缩期填充样高速血流频谱［如图 3－2－26（c）所示］。

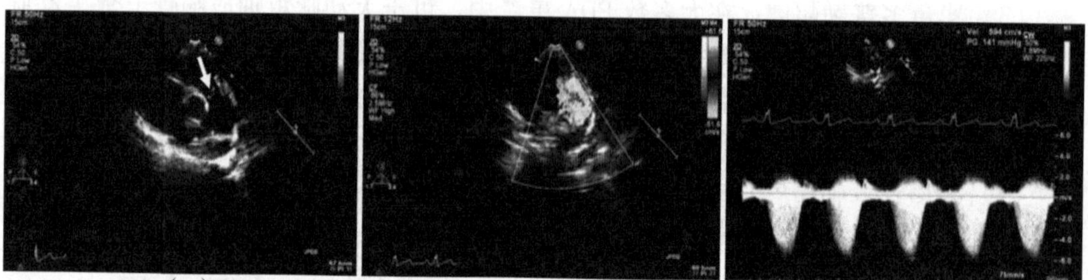

（a）　（b）　（c）

图 3－2－26　肺动脉瓣狭窄声像图

3. 鉴别诊断

肺动脉瓣狭窄通常应与肺动脉瓣上狭窄、肺动脉瓣下狭窄相鉴别。肺动脉瓣上狭窄指肺动脉瓣以上的主肺动脉及其分支的狭窄病变。肺动脉瓣下狭窄指右心室流出道或肌性右心室与右心室流出道接合部的狭窄病变。上述 3 种疾病狭窄部位各不相同。

五、法洛氏四联症

1. 病理与临床

法洛氏四联症（tetralogy of Fallot，TOF）是一种复杂先天性心血管畸形，也是最常见的紫绀型先天性心脏病，占所有先天性心脏病患者的10%～14%。该病包括肺动脉口狭窄、室间隔缺损、主动脉前壁骑跨于室间隔和右心室肥厚4种典型病理改变，其中右心室肥厚是继发性病理改变。

2. 超声表现

（1）M型超声心动图：对心腔大小、室壁厚度、主动脉骑跨度和右心室流出道内径均能清晰显示，但对室间隔缺损大小、肺动脉瓣增厚程度和瓣叶开放程度显示存在困难。

（2）二维超声心动图：在左心室长轴切面显示右心室增大，右心室前壁增厚，左心室内径相对较小。主动脉内径增宽并前壁前移，与室间隔连续性中断，骑跨于室间隔上。在大动脉短轴切面显示右心室流出道及主肺动脉狭窄，肺动脉瓣增厚、开放受限，左右肺动脉发育不良［如图3－2－27（a）所示］。

（3）彩色多普勒超声心动图：可观察到室水平出现以右向左为主的双向分流。右心室血流进入右心室流出道及主肺动脉时，血流流速增高，呈五彩镶嵌色［如图3－2－27（b）（c）所示］。

（4）频谱多普勒超声心动图：将取样容积置于室间隔缺损处，可探及双向低速分流频谱。在主肺动脉内探及收缩期高速负向充填频谱［如图3－2－27（d）所示］。

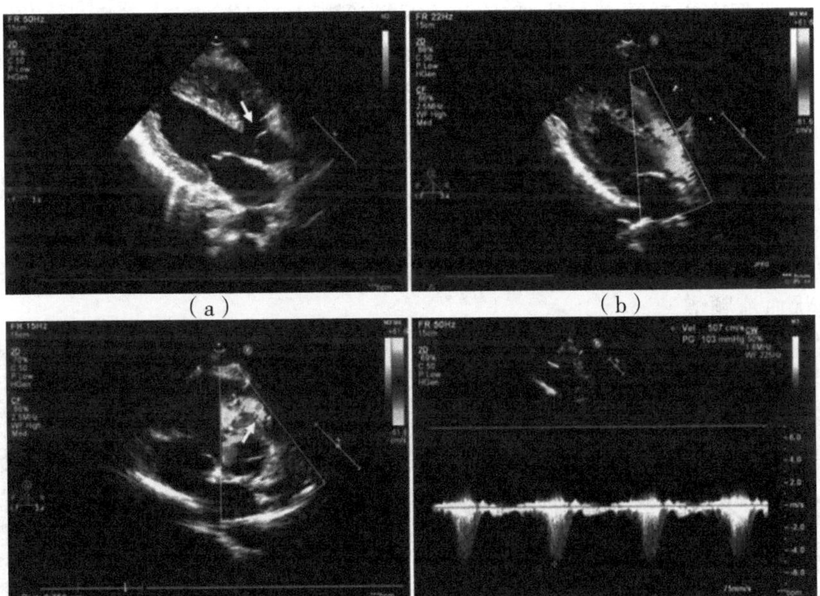

（a）　（b）　（c）　（d）

图3－2－27　法洛氏四联症声像图

3. 鉴别诊断

法洛氏四联症主要与共同动脉干、右心室双出口（合并肺动脉狭窄）、伴有VSD的肺动脉闭锁等疾病相鉴别。

第四节　心　肌　病

心肌病（cardiomyopathy）通常指单纯由于心肌组织发生原发性病变，导致心脏功能异常为特征的心脏疾病。诊断是需排除冠心病、高血压性心脏病、先心病、瓣膜病和心包疾病等。临床上按照功能性分类分为三型：扩张型心肌病、肥厚型心肌病、限制型心肌病。

一、扩张型心肌病

1．病理与临床

扩张型心肌病是以左心室或右心室或全心扩张，并伴有收缩功能减低为特征的心肌疾病。通常先出现左心衰竭，随后出现右心和全心衰竭。

2．超声表现

（1）M 型超声心动图：显示全心扩大，以左心房、左心室为著。二尖瓣叶开放幅度减小，二尖瓣瓣尖开放最大点距室间隔的距离小于 10 mm。

（2）二维超声心动图：二维超声心动图是诊断本病的主要检查方法。显示左心室明显扩大，呈球形改变，室壁运动弥漫性减低，收缩期增厚率减低；二尖瓣口开放幅度减小（如图 3－2－28 所示）。部分患者可在左心室心尖部发现附壁血栓。

（3）彩色多普勒超声心动图：由于全心扩大，各组瓣膜的启闭及乳头肌功能出现障碍，各组瓣膜均可出现关闭不全，彩色多普勒可探及源于瓣口的反流性血流束。

（4）频谱多普勒超声心动图：对于房室瓣的反流，连续多普勒可探及收缩期位于基线下的充填状高速血流频谱；对于动脉瓣反流，可于流出道内探及位于基线上的舒张期充填状血流频谱。

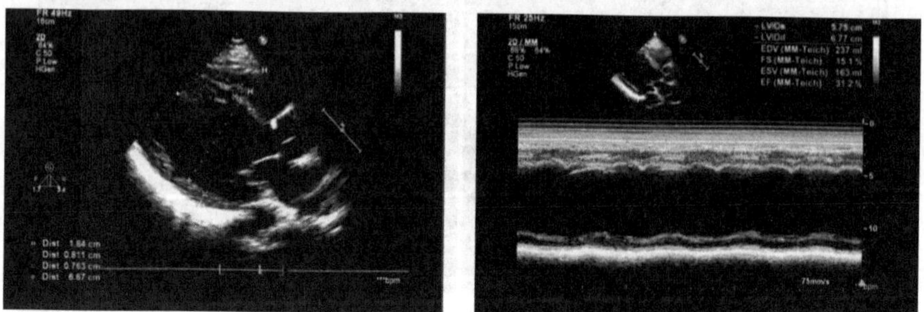

（a）　　（b）

图 3－2－28　扩张型心肌病声像图

3．鉴别诊断

扩张型心肌病应与冠心病所致的心力衰竭相鉴别。扩张型心肌病为全心扩大，室壁运动呈弥漫性减低，收缩期室壁增厚率减低，二尖瓣口开放幅度减小。冠心病所致的心力衰竭，室壁运动虽然减弱，但以心肌缺血的部位改变较明显，且局部心内膜回声增强。此外应注意结合临床病史和其他辅助检查。

二、肥厚型心肌病

1．病理与临床

肥厚型心肌病指以心室壁异常肥厚为特征的心肌病，病因多数未明确，可能是以常染色体显性遗传为主的一种原发性心肌病变。异常肥厚的心肌多累及左心室，少数累及右心室，大多数为非对称性肥厚。一般在 20～30 岁出现症状，主要为活动时气短或呼吸困难、乏力、胸痛，甚至猝死。

2．超声表现

（1）M 型超声心动图：心室波群可见室间隔与左心室后壁增厚，以室间隔为显著，心室壁回声紊乱、颗粒粗糙。二尖瓣前叶出现收缩期前向运动（SAM），左心室流出道内径狭窄。

（2）二维超声心动图：肥厚型非梗阻性心肌病一般膜部室间隔的起始端不厚，从肌部室间隔起始端至心尖部呈梭形增厚；肥厚型梗阻性心肌病从室间隔起始端肥厚，以室间隔中部增厚最明显。左心室收缩时，肥厚的室间隔基底段明显增厚，二尖瓣前叶出现前向运动，造成左心室流出道进一步狭窄；左心室心尖局限性肥厚，收缩期心尖腔近似呈闭塞样（如图 3－2－29 所示）。

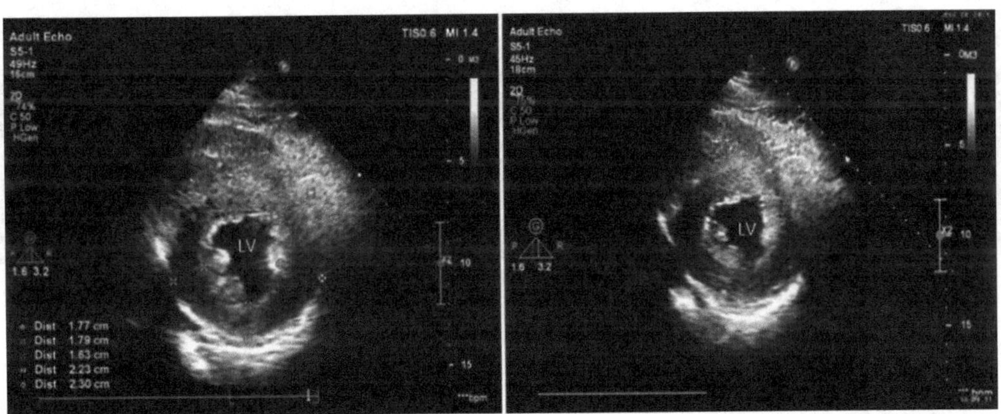

（a）　　　　　　　　　　（b）

图 3－2－29　肥厚型心肌病声像图

（3）彩色多普勒超声心动图：肥厚型梗阻性心肌病可观察到左心室流出道前向高速血流，呈五彩镶嵌色。

（4）频谱多普勒超声心动图：肥厚型梗阻性心肌病可在左心室流出道探及基线以下的高速血流频谱，形态似倒置匕首样。二尖瓣口舒张期血流频谱 E 峰减低，A 峰升高。

3．鉴别诊断

主要与病史较长的高血压患者相鉴别，后者心肌均匀对称性肥厚，回声正常，无SAM征，无左心室流出道狭窄。

三、限制型心肌病

1．病理与临床

限制型心肌病指心室内膜、内层心肌出现纤维化和瘢痕，并以舒张功能障碍为特征的心肌病。由于心内膜广泛纤维化，心室顺应性降低，左心室舒张末压升高，同时伴随左心房压力和肺静脉压增高，病史较长者可有显著的肺动脉高压。

2．超声表现

（1）M型超声心动图：显示左心房内径增大，左心室内膜回声增强，室间隔舒缩运动呈摆动状，心室壁收缩期运动幅度和增厚率明显减低。

（2）二维超声心动图：心内膜回声增强、增厚，室壁运动幅度减弱，收缩期增厚率减低，双侧心房明显增大，肺静脉及腔静脉内径增宽［如图3－2－30（a）所示］。

（3）彩色多普勒超声心动图：心腔扩大可造成房室瓣相对性关闭不全。

（4）频谱多普勒超声心动图：房室瓣口血流频谱不随呼吸周期而发生变化。二尖瓣前叶E峰减速时间及等容舒张时间延长，组织多普勒测量房室瓣环的运动速度减低［如图3－2－30（b）（c）所示］。

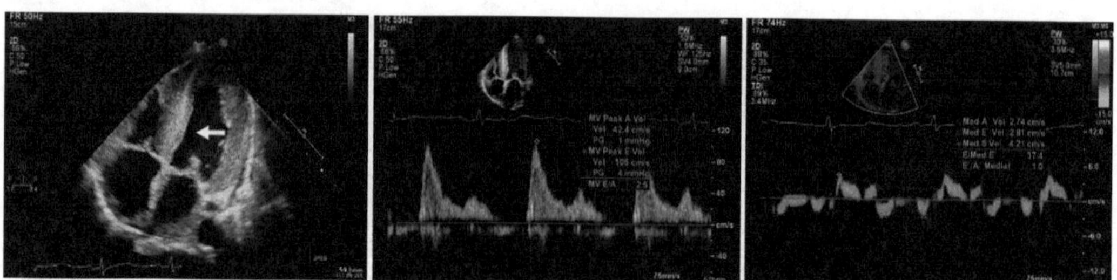

（a）　（b）　（c）

图3－2－30　限制型心肌病声像图

3．鉴别诊断

应注意与缩窄性心包炎相鉴别。后者存在心包增厚，而无心内膜增厚，房室瓣口血流频谱可随呼吸周期而发生变化。

第五节　心 脏 肿 瘤

超声心动图对心脏肿瘤的诊断有重要价值，可直接观察肿瘤大小、形态、发生部位、活动度及与周围组织关系等，是诊断心内肿瘤的首选检查方法。

心脏肿瘤包括原发性和继发性两大类。心脏原发性肿瘤中约25%为恶性肿瘤。继发性心脏肿瘤由其他部位恶性肿瘤转移至心脏引起，发病率是原发性心脏肿瘤的20～40倍。

以下主要就心脏黏液瘤做详细分析。

1. 病理与临床

心脏黏液瘤是最常见的心脏良性肿瘤，可发生于各心腔，以左心房最多见，多属于有蒂肿瘤，较大而有蒂的黏液瘤可造成血流受阻，进而引起晕厥或猝死。若有瘤体表面碎片脱落，可引起体动脉或肺动脉栓塞。

2. 超声表现

（1）M型超声心动图：左心房内径增大，收缩期可在左心房内探及瘤体回声。

（2）二维超声心动图（如图3－2－31所示）：黏液瘤通常为圆形或卵圆形的较高回声团，内部回声较均匀，部分瘤体内可出现无回声区，多为出血、坏死区。大部分黏液瘤的蒂附着于房间隔卵圆窝部位。瘤体通常随心动周期出现较大的活动，舒张期瘤体往往堵塞二尖瓣口。

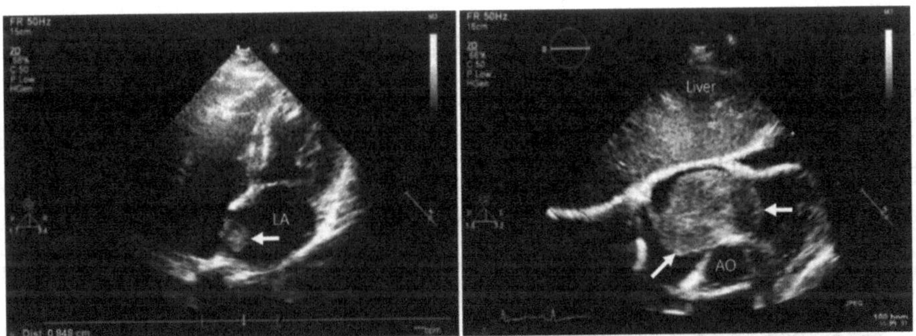

（a）　　　　（b）

图3－2－31　心房黏液瘤声像图

（3）彩色多普勒超声心动图：当瘤体堵塞二、三尖瓣口时，房室瓣口出现五彩镶嵌色血流，与二、三尖瓣狭窄相似。

（4）频谱多普勒超声心动图：当瘤体堵塞二、三尖瓣口时，房室瓣口可测及高速前向血流频谱。

3. 鉴别诊断

心脏黏液瘤应与心腔血栓、心脏间叶肉瘤、转移性肿瘤相鉴别。心脏良性肿瘤形态多较规则，内部回声较均匀，常有蒂，活动度较大，不伴有心包积液。心脏恶性肿瘤多数呈不规则形，内部回声通常不均匀，一般没有蒂，基底部较宽，活动度较小，多数伴有心包积液。

第六节　冠状动脉粥样硬化性心脏病

1．病理与临床

冠状动脉因粥样硬化病变而发生狭窄、闭塞，导致心肌供血障碍，称为冠状动脉粥样硬化性心脏病，简称冠心病。超声心动图常规技术是通过观察心室壁的形态结构和活动状态，进而诊断心肌缺血性改变。尤其是发生心肌梗死时，由于室壁结构和功能出现特异性改变，超声检查就具有重要作用。但超声不能直接观察较细小冠状动脉病变，对于室壁运动和形态改变不大的心绞痛患者，常规超声检查的诊断价值有限，通常采用超声负荷试验和心肌声学造影等新技术。

为观察比较不同部位的室壁形态结构和活动状况，曾有学者提出多种室壁节段分区方法，目前最常用的是美国超声心动图学会推荐的16节段法，将左心室壁分为基底段、中间段和心尖段。

2．超声表现

（1）M型超声心动图：对心肌缺血所引起的室壁运动异常，如局部心室壁的运动幅度减低或出现矛盾运动较为敏感。

（2）二维超声心动图：可显示左心室壁各个节段的结构和功能状态，进而提示有关节段性运动异常所反映的冠状动脉病变。根据心肌缺血的性质和程度，可表现为室壁变薄、纤维化等形态结构改变；同时可显示受累心肌运动幅度减低、消失，收缩期室壁增厚率减低或消失，甚至出现反向运动，形成室壁瘤（如图3－2－32所示）。

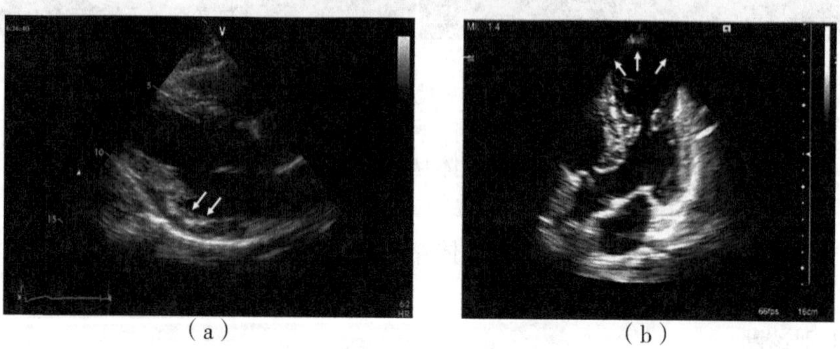

（a）　（b）

图3－2－32　心肌梗死声像图

（3）多普勒超声心动图：心肌缺血或梗死可影响乳头肌功能，致使乳头肌运动不协调，引起瓣膜关闭不全。收缩期在左心房内探及源于二尖瓣口的反流性血流束。连续性多普勒超声可探及位于基线下的高速血流频谱。主动脉瓣也可出现反流。

（4）负荷超声心动图：用体力运动或药物方法，增加心肌耗氧量，使冠心病动脉狭窄的供血部位心肌出现缺血，产生室壁节段性运动异常，从而提高对冠心病的诊断检出率。常用方法包括运动负荷试验和药物负荷试验。

3．并发症

急性心肌梗死可出现各种并发症，往往明显影响预后，超声心动图对并发症的检出有重要意义。

（1）左心室重构。急性心肌梗死可使左心室梗死区和非梗死区发生形态结构的变化，左心室腔明显变形、扩大，出现几何形态学改变。

（2）乳头肌功能不全和乳头肌断裂。左心室乳头肌功能障碍由邻近心肌缺血或心肌梗死所致，是心肌梗死后发生二尖瓣反流的重要原因。乳头肌断裂往往相当凶险，超声能准确证实乳头肌断裂时二尖瓣结构异常，二尖瓣前叶或后叶失去支撑和牵拉，呈连枷样运动，二尖瓣口大量反流，多为偏心性。

（3）室间隔及心室壁穿孔。室间隔穿孔患者显示室间隔肌部回声中断，彩色多普勒超声可见穿孔部位的左右心室之间的分流。在侧壁或游离壁穿孔患者，可观察左心室血液通过穿孔部位流入心包腔，并可返回左心室腔，心包腔内出现积液（如图3－2－33所示）。

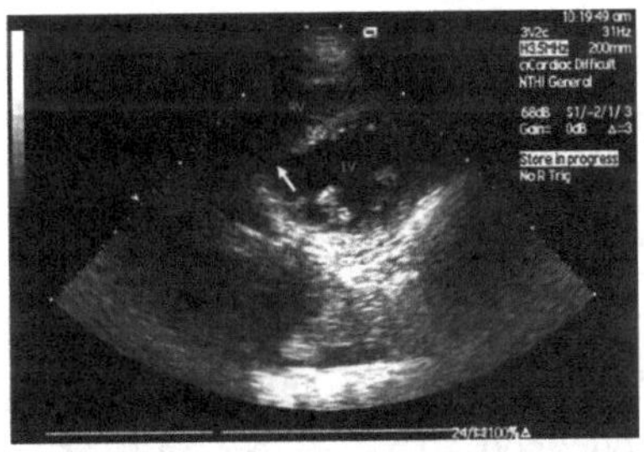

图3－2－33　心肌梗死并发症声像图

（4）室壁瘤。梗死区心肌变薄，向外膨出变形，在收缩期室壁瘤瘤壁无向心性收缩，或呈相反方向的离心运动，即矛盾运动。

（5）心腔附壁血栓。左心室腔内显示不规则团块状回声，呈多层状或片状，回声不均匀，通常位于心尖部（如图3－2－34所示）。

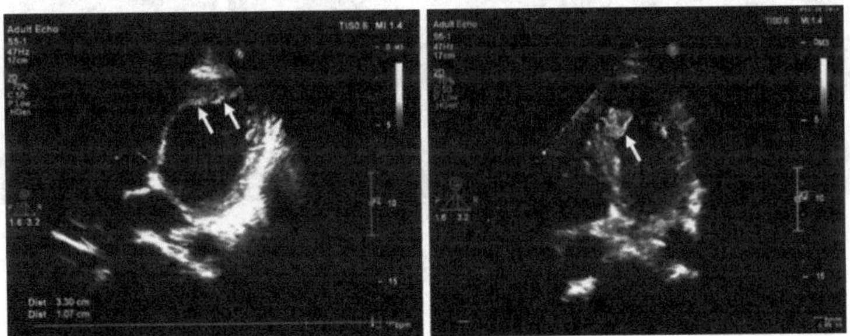

（a）　　（b）

图3－2－34　左心室附壁血栓声像图

第七节 心包积液

1．病理与临床

正常心包脏层和壁层之间存在一潜在的腔隙，称为心包腔。正常心包腔内有 10 ~ 20 mL 液体起润滑作用。病理性心包积液可出现于整个心包，也可局限于心包的局部。大量心包积液影响心脏的舒张和收缩，可致心包填塞。心包积液由结核性、化脓性和其他非特异性心包炎引起，也可由尿毒症、急性心肌梗死、系统性红斑狼疮、恶性肿瘤等疾病引起。超声心动图是诊断心包积液的首选方法。

2．超声表现

（1）M 型超声心动图：可对心包积液明确诊断，并确定心包积液量。

（2）二维超声心动图：二维超声心动图是检查心包积液的最佳方法，左心室长轴切面可显示左心室后壁后方、右心室前壁前方的无回声暗区。心包积液量较少（ <100 mL）时，积液可仅局限于左心室后壁后方、房室沟处。在左心室后壁后方出现较宽的液性暗区，同时也出现于右心室前壁前方、心尖部时，提示为中等量心包积液（100 ~ 500 mL）。大量心包积液（ >500 mL）时，积液主要集中于左心室后壁后方，其他部位也出现明显的液性暗区，整个心脏在心包腔内明显摆动（如图 3 - 2 - 35 所示）。

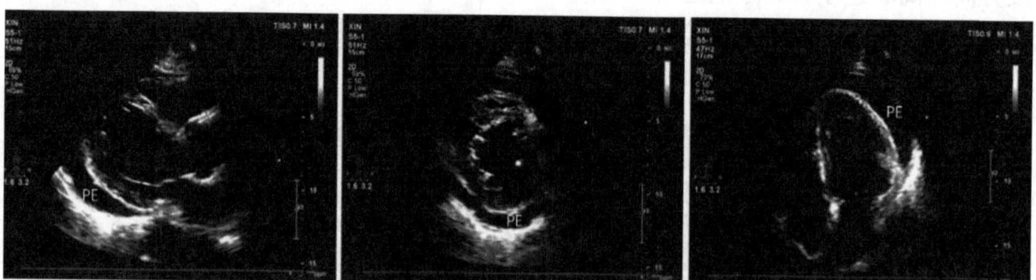

（a） （b） （c）

图 3 - 2 - 35 心包积液声像图

第八节 主动脉夹层

1．病理与临床

各种病因使主动脉壁胶原和弹性组织出现退化、断裂、囊性坏死等病变，导致壁内营养动脉破裂和内膜撕裂，血液进入主动脉中层形成血肿，中层与内膜分离，形成主动脉夹层。发生主动脉夹层后，原有主动脉腔称为真腔，主动脉壁内的夹层血肿称为假腔。大多数患者有高血压病史，青壮年发病往往继发于马凡氏综合征。当主动脉夹层累及主动脉瓣环时，可出现主动脉瓣关闭不全。如破入心包腔，引起心包填塞。

目前临床多采用 Stanford 分型，将其分为 A 型和 B 型。A 型：夹层累及升主动脉，无论远端范围如何；B 型：夹层累及左锁骨下动脉开口以外的降主动脉。

2. 超声表现

（1）M 型超声心动图：可得到提示性诊断，一般不能确诊。

（2）二维超声心动图（如图 3 - 2 - 36 所示）：主动脉内径增宽，多大于 40 mm。剥脱的内膜将主动脉分为真腔和假腔，真腔多狭小，假腔一般较大。假腔内有血栓形成时，可见片状或团块状回声。剥脱的内膜在真假腔间摆动，应注意寻找破口位置。

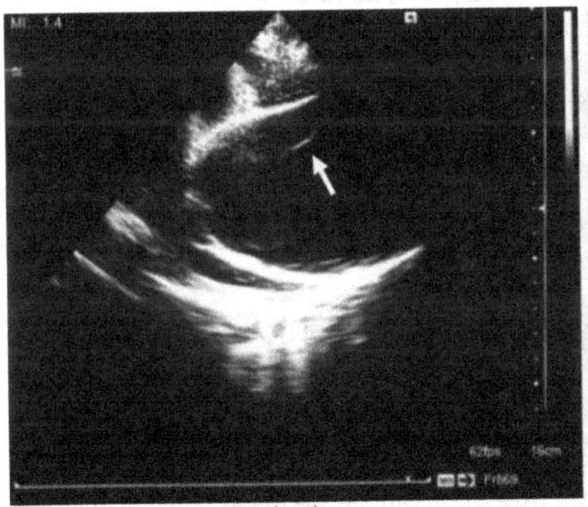
(a)

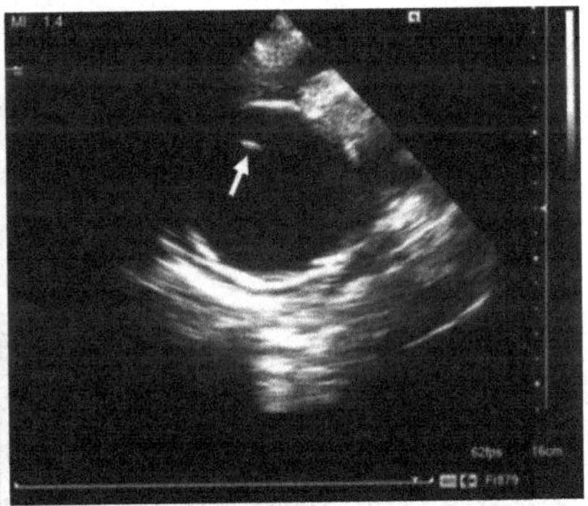
(b)

图 3 - 2 - 36 A 型主动脉夹层声像图

（3）多普勒超声心动图：当夹层累及主动脉瓣时，引起主动脉瓣反流。一般情况下真腔内血流速度快，色彩亮度高；假腔内血流速度缓慢，色彩亮度较低。

3. 鉴别诊断

主动脉夹层应与高血压、冠心病患者的主动脉内径增宽、内膜壁增厚所形成的伪影像鉴别，应注意结合患者病史、临床表现。主动脉夹层的内膜撕脱，内膜回声较纤细，有漂浮感。主动脉壁增厚所引起的伪影无漂浮感，回声较粗糙。

第三章　肝、脾、胰、胆道系统超声检查

第一节　肝脏超声检查

一、检查方法

1. 二维超声检查

二维超声检查可显示肝脏的大小、形态、位置、肝实质及管道结构、肝脏周邻，确定肝内病变的范围、位置、实质性或囊性病灶，部分可鉴别良、恶性。

2. 彩色及频谱多普勒超声

彩色及频谱多普勒超声能检测肝脏血流，诊断肝脏血管病变，了解肝脏病变的血供情况。

3. 超声造影

超声造影能显示肝脏病变的血供信息及特点，可鉴别肝内实性占位病变的良、恶性。

4. 弹性成像

弹性成像能检测肝脏的硬度，可用于检测肝纤维化、肝硬化等。

二、肝脏正常声像图

正常肝脏的声像图如图 3 - 3 - 1 所示。

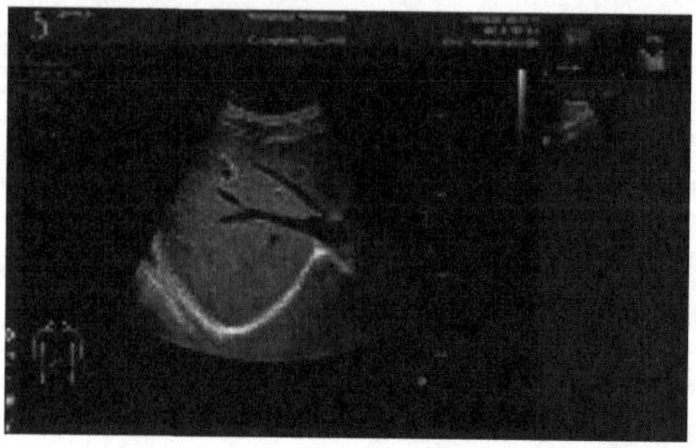

(a) 肝脏肋缘下斜切面

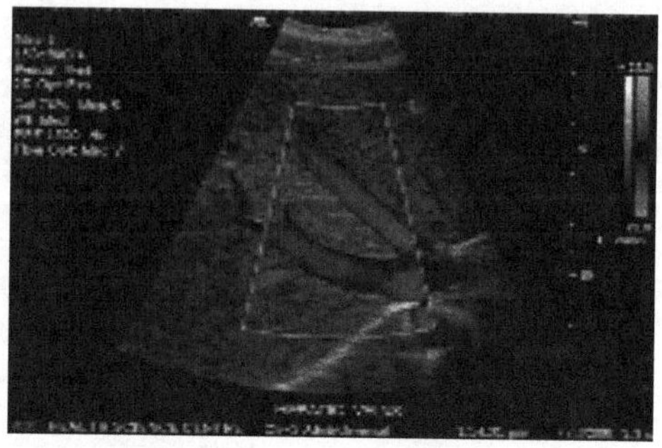

(b) 肝静脉的彩色多普勒显像

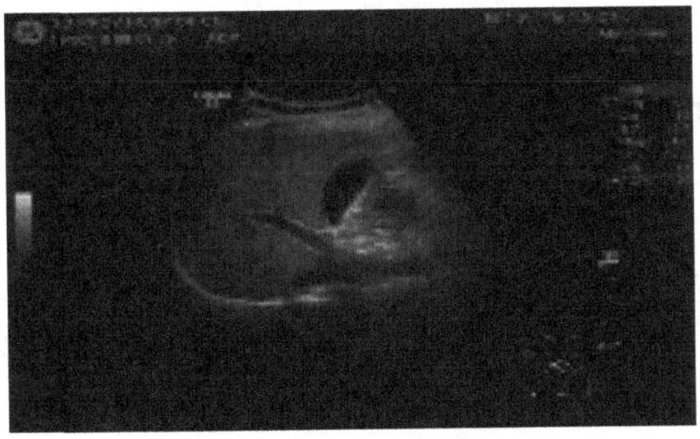

（c）第一肝门处结构

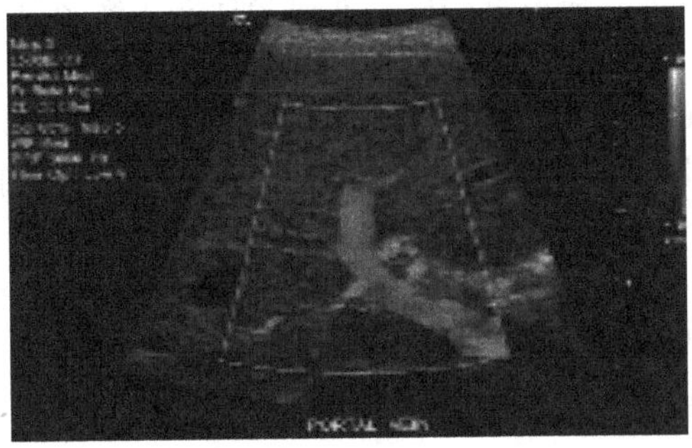

（d）门静脉主干血流图

图 3-3-1　正常肝脏的声像图

1．形态

肝脏呈楔形，附在肝膈面的镰状韧带将肝分成左、右两叶，声像图上肝中静脉走行于左、右叶间裂。

2．包膜

包膜亦称被膜，肝被膜整齐，呈细线状回声，肝表面光滑，肝缘锐利。

3．实质

肝实质呈分布均匀的细小点状回声，回声低于胰腺，高于肾实质。

4．管道

肝脏具有四套管道结构，即肝动脉、肝静脉、门静脉、胆管，其中肝动脉、门静脉及胆管被共同的结缔组织鞘（Glisson 膜）包裹，形成 Glisson 系统；声像图上能显示肝内门静脉、肝静脉和肝总管及其一级分支胆管，肝内门静脉管壁较厚回声较高，而肝静脉系统的管道壁结构则较薄。

5．肝脏超声测量参考值

成人肝右叶斜径为 100～140 mm，右叶前后径为 80～100 mm，左叶前后径为 50～60 mm。正常门静脉主干内径≤12 mm。

三、肝脏病理声像图

（一）肝脏弥漫性病变

1．急性病毒性肝炎（Acute viral hepatitis）

（1）病理与临床。

急性病毒性肝炎是由肝炎病毒感染导致肝细胞变性和坏死，气球样变常见，伴局部以淋巴细胞为主的炎性细胞浸润。临床表现为乏力、疲倦、低热、恶心呕吐、偶有黄疸等。

（2）超声表现。

①肝脏肿大但肝缘可正常，表面光滑，实质回声减低，后方回声轻度增强。胆囊

缩小，胆囊壁增厚，充盈不佳或充满弱至中等的点状回声。脾脏一般不大。

②重症肝炎急性肝萎缩时，肝脏缩小，初期肝实质可呈均匀、细小的强回声。后期约 1/3 的病例表现为不规则的强、弱相间回声，肝静脉细小，门静脉多呈扩张。胆囊缩小，充盈不佳。脾脏肿大，可见少量腹水。

（3）鉴别诊断。

与慢性肝炎鉴别。两者都有实质回声增粗增多的改变，但部分重度肝炎门脾静脉内径正常或增宽，脾稍大，胆囊壁增厚，可见“双边”征，而慢性肝炎指肝炎表现至少持续 6 个月以上。

2．肝硬化（Liver cirrhosis）

（1）病理与临床。

肝硬化是由一种或多种原因引起的晚期肝病，病理表现为肝细胞变性坏死、纤维结缔组织增生、肝细胞再生结节及假小叶形成，门静脉系循环障碍。临床表现为食欲不振、乏力、上腹部不适、腹胀，晚期出现黄疸，肝功能减退，门静脉高压、腹水，脾肿大，上消化道出血，等等。

（2）超声表现。

肝腹水的超声图像如图 3－3－2 所示。

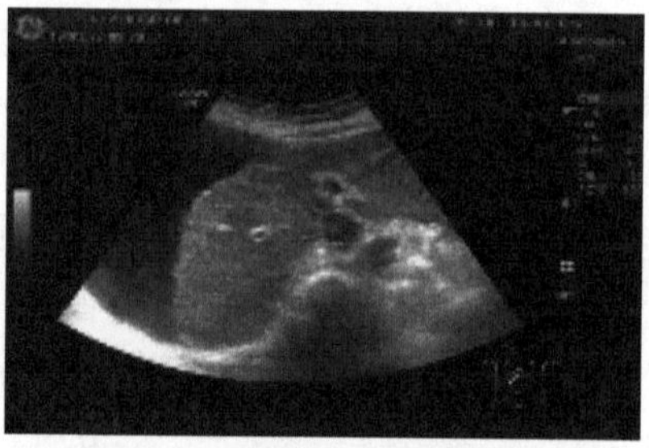

（a）肋缘下肝脏切面

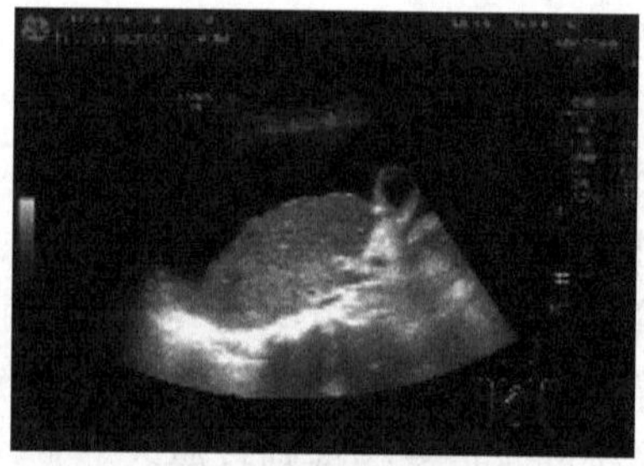

（b）肋间斜切面

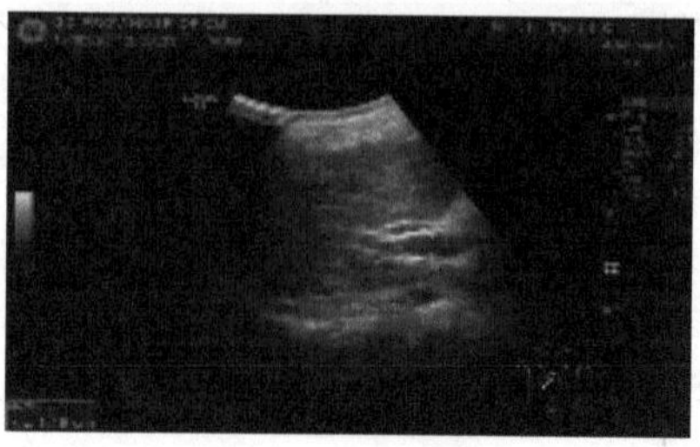

（c）显示门静脉的测值

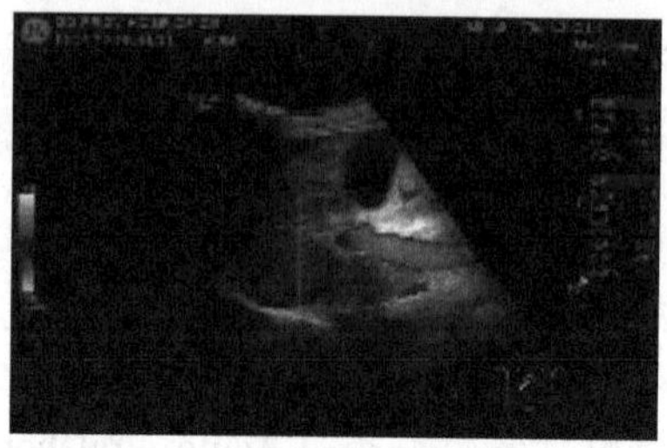

（d）门静脉血流信号

图 3－3－2　肝硬化声像图

①直接征象。早期肝肿大，随病情发展逐渐缩小；肝包膜不平整，呈凹凸状或锯齿状；肝实质回声呈弥漫增强、增粗、分布不均斑点回声，亦可呈线状、网格状回声增强及回声增强结节；肝静脉内径变细，迂曲状，失去正常的自然走向；门静脉主干

扩张，内径超过 13 mm。

②间接征象。脾脏肿大；脾门区静脉扩张；中、重度肝硬化常伴有腹水、侧支循环形成，腹腔内探及液性暗区；还可有胆囊壁增厚水肿，呈“双边”征。

（3）鉴别诊断。

与慢性肝炎鉴别，两者均有肝实质回声呈弥漫增强、增粗、分布不均斑点回声，但肝硬化伴有门静脉高压表现如门静脉侧支循环形成、脾肿大、腹水等，而慢性肝炎指肝炎表现至少持续 6 个月以上，一般没有门静脉高压的表现。

3. 脂肪肝（Hepar adiposum）

（1）病理与临床。

脂肪肝是脂肪（主要是三酰甘油）在肝内过度沉积的临床病理综合征。正常肝脏脂肪含量占肝湿重的 5%，患脂肪肝时脂肪含量占肝湿重的比例为：轻度 5% ~10%，中度 10% ~25%，重度大于 25%；患脂肪肝时，肝小叶内 30% 以上的肝细胞发生脂肪变，肝细胞无炎症、坏死，小叶结构完整。

（2）超声表现。

脂肪肝可分为弥漫性和局限性两种。

①弥漫性脂肪肝。肝脏弥漫性增大，表面平整，边缘变钝；实质回声细密、增强，远场回声减弱；肝内管道显示模糊或不显示；肝肾回声反差增大［如图 3 – 3 – 3（a）所示］。

②局限性脂肪肝。局限性脂肪肝又可分为 3 种。一是叶段型（肝叶、肝段、亚段）脂肪肝：通常以肝静脉为界，或以门静脉分支长轴为界，呈片状回声增强区，典型者似“金字塔”形，边界清，无占位效应［如图 3 – 3 – 3（b）所示］。二是局灶型脂肪肝：呈局灶团块状强回声，数目 1 个或多个，边界清晰，直径多小于 5 cm，无占位效应。三是小叶间脂肪堆积：肝脏横窦周围、胆囊床、第一肝门、门静脉和肝静脉主支周围出现不规则片状低回声，边界清晰，无占位效应，正常肝内管道结构穿越通过。

（注意：脂肪肝的分度缺乏量化指标，受检查者主观判断和检查仪器的影响。）

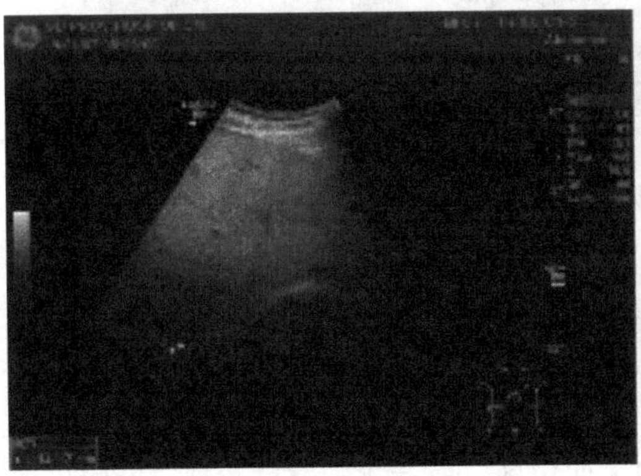

（a）

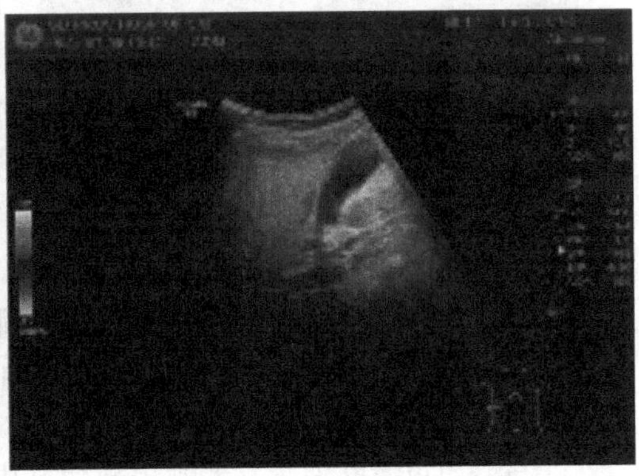

（b）

图 3 – 3 – 3　脂肪肝声像图

（3）鉴别诊断。

①与肝血管瘤鉴别。二者都表现为肝内局灶性的高回声，但局灶型脂肪肝无占位效应，而肝血管瘤内可见“筛网状”结构，具有占位效应。

②与肝癌鉴别。二者都表现为肝内局灶性的低回声，但小叶间脂肪堆积表现为肝内出现不规则片状低回声，边界清晰，无占位效应；而肝癌表现为肝内单发或多发结节，具有占位效应，单发结节边界较清，声晕显著。

（二）肝内囊性占位性病变

1．肝囊肿（Liver cyst）

（1）病理与临床。

先天性肝囊肿由肝内胆管、淋巴管发育障碍所致；后天性肝囊肿由肝内胆管、淋巴管炎症、水肿致管腔分泌物潴留引起，以年长者多见。常体检发现，无临床症状，部分患者囊肿较大可有上腹部的胀满感。

（2）超声表现。

①肝内单个或多个、单房或多房、圆形或卵圆形无回声区。

②边界清，囊壁薄，光滑。

③后方回声增强，囊肿两侧壁可出现“回声失落”现象，并因回声反射和折射而出现侧方声影。

④多房者囊内可见多条高回声间隔。

⑤合并感染、出血，囊内漂浮点状低回声，囊壁厚，边缘不整（如图3－3－4所示）。

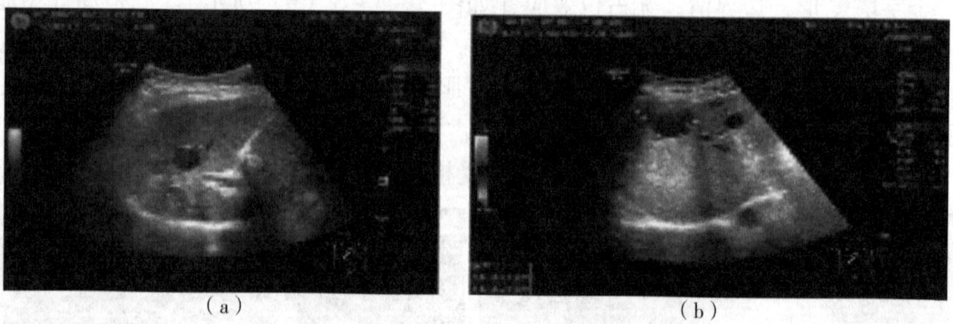

（a）　（b）

图3－3－4　肝囊肿声像图

（3）鉴别诊断。

①与肝内正常管道横断面鉴别。二者都表现为无回声区，但肝内正常管道纵轴为长条形，肝囊肿始终为圆形或卵圆形，且内部无血流信号，血管内部可探及血流信号。

②与肝脓肿鉴别。具体见肝脓肿。

③与肝包虫病鉴别。二者都表现为肝内无回声区，但肝囊肿囊壁较薄，肝包虫病有单纯囊肿型和多囊型，肝包虫病形成的囊肿囊壁较厚，壁厚3～5 mm，可见双层，

囊底可见细小的点状回声堆聚，随体位改变漂浮，形成“落雪征”，而多囊型包虫病的特征声像是囊中囊，其间无肝实质回声。

2. 多囊肝（Polycystic disease of liver）

（1）病理与临床。

多囊肝为先天性病变，常伴有多囊肾、多囊脾，有家族史，患者有上腹部的饱胀感。

（2）超声表现。

①肝脏不规则增大，形态失常，轮廓不清晰。

②肝内布满多个大小不等、形态不一的无回声区，其间有或无正常肝实质回声（如图 3－3－5 所示）。

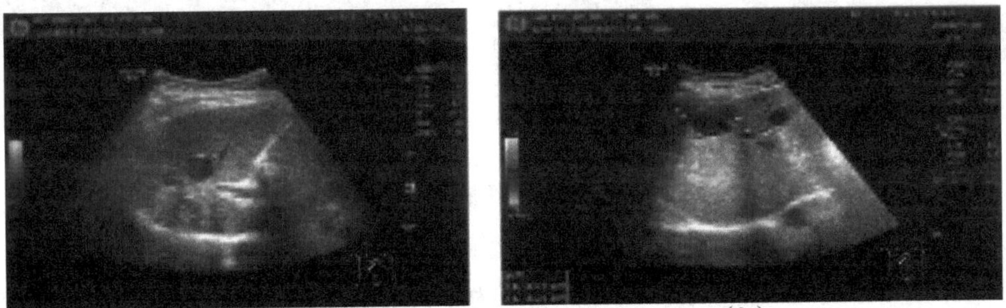

（a）　（b）

图 3－3－5　多囊肝声像图

（3）鉴别诊断。

与肝内多发囊肿鉴别。三者都表现为肝内多发无回声区，但多囊肝为遗传性疾病，表现为肝内多发弥漫分布的囊肿声像，其间有或无正常肝实质回声；而肝内多发囊肿则表现为囊肿与囊肿间可见肝实质回声。

3. 肝脓肿（Hepatic abscess）

（1）病理与临床。

肝脓肿分为阿米巴肝脓肿及细菌性肝脓肿。为病原体感染，发生炎症引起组织坏死液化，形成脓肿。阿米巴肝脓肿是阿米巴原虫经门静脉入肝后在门静脉小支内发生；细菌性肝脓肿是败血症后细菌经肝动脉入肝后产生，常见临床症状为发热。

（2）超声表现。

①病程早期，病变区呈现分布不均匀的低至中等回声团块，与周围肝组织之间可见不规则低回声带，边界不清，此时声像图与肝脏恶性肿瘤混淆，但结合临床资料有助于初步鉴别。

②成脓期，脓肿区开始出现坏死、液化，呈蜂窝状改变，液化处出现无回声区，其余部分呈低、中、高回声或混合回声。当脓肿坏死组织完全液化为稀薄脓液，可呈现典型的无回声病灶，壁厚可达 3 mm 以上，内壁常不光滑，外壁因脓肿周围肝组织的炎症反应性变化，出现回声减低或增强、增密，致分界不明显，脓腔内可见点状回声，

有漂浮现象。

③脓肿恢复期，病灶逐渐缩小，脓肿内见片状强回声，脓肿壁增厚，随着病情痊愈脓肿逐渐消失。超声图像如图 3－3－6 所示。

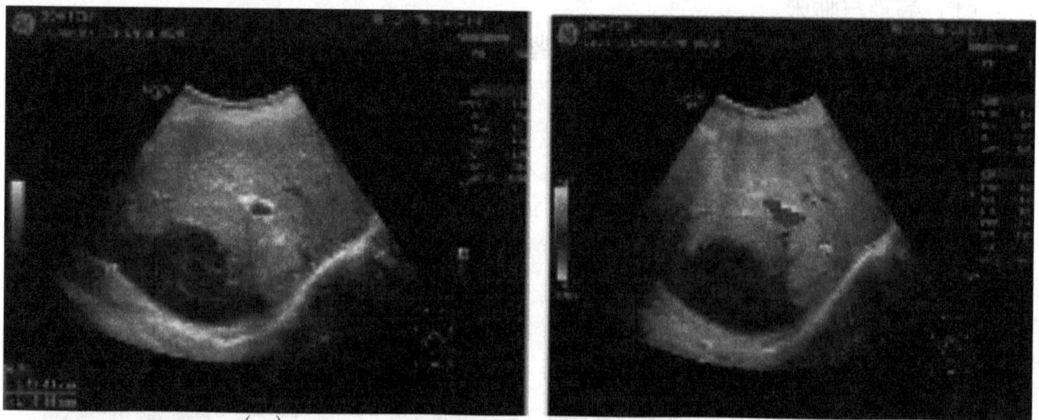

（a）　　（b）

图 3－3－6　肝脓肿声像图

（3）鉴别诊断。

①早期与原发性肝癌鉴别。二者都表现为肝内实性占位病变，但肝脓肿早期病变区呈现分布不均匀的低至中等回声团块，边界不清，与原发性肝癌回声相似，结合临床资料、动态观察以及借助增强影像学检查加以鉴别。

②成脓液化期与肝囊肿鉴别。二者都表现为肝内无回声区，但脓肿壁厚，不光滑，脓腔内可见点状回声漂浮，而囊肿囊壁薄，光滑，囊腔内一般无点状回声漂浮。

4. 肝血管瘤（Hepatic hemangioma）

（1）病理与临床。

肝血管瘤为肝脏常见的良性肿瘤。多为海绵状血管瘤，由扁平内皮细胞围成大小不一的血窦构成。一般生长速度缓慢，小血管瘤无临床症状。

（2）超声表现。

①肝内单发或多发结节，边界清，较小肿瘤为圆形，较大肿瘤为椭圆形或不规则形。

②肿瘤回声以高回声多见，占 85%，内部筛网状，亦可表现为低回声或混合回声，低回声血管瘤外周可见相对较厚的线状或血管壁样高回声。

③血管瘤内血流速度较低，彩色多普勒成像（CDFI）显示血流信号不明显。

④超声造影（CEUS），“向心性填充”“慢进慢出”。一是动脉期：无强化或周边环状增强，中央无增强；二是门静脉期或实质期：向心性填充；三是延迟期：完全填充，较大血管瘤，病灶中央不出现强化改变。超声图像如图 3－3－7 所示。

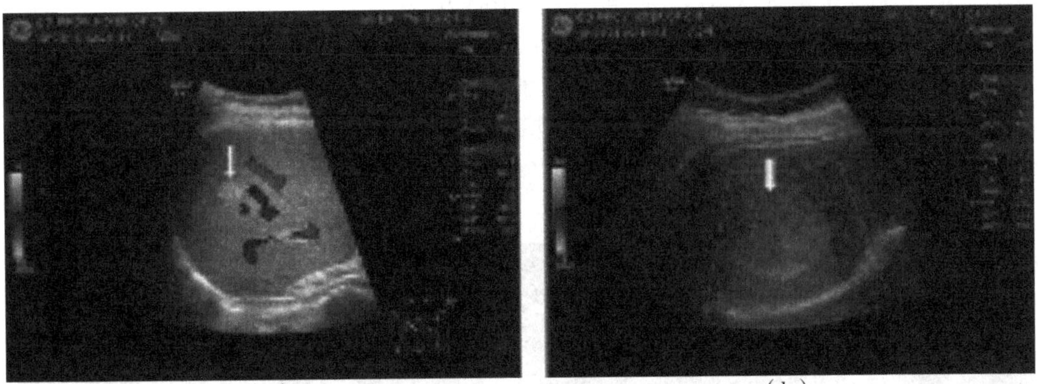

（a）　　（b）

图 3-3-7　肝血管瘤声像图

（3）鉴别诊断。

①与原发性肝癌鉴别。两者都为肝内实性占位病变，但肝血管瘤多表现为高回声，边界清，内部呈筛网状，彩色多普勒成像显示血流信号不明显，超声造影表现为“向心性填充”及“慢进慢出”。而原发性肝癌内部回声分布多不均匀，内部回声呈低回声、等回声、高回声和混合性回声，部分呈浸润性生长，边界不清，当肿瘤组织内部发生坏死、液化或出血时，在其相应部位呈现不规则的低或无回声。彩色多普勒成像显示肿瘤周边及内部可见丰富的血流信号，频谱显示高速的动脉血流，超声造影表现为“快进快出”。

②与转移性肝癌鉴别。两者都为肝内实性稍高回声团，但转移性肝癌表现为特征性的牛眼征、靶环征等，彩色多普勒成像显示转移性肝癌属少血供型，超声造影表现为动脉期周边厚薄不均的环状增强，门静脉期无向心性充填，延迟期表现为无增强，呈“黑洞征”。

③与肝错构瘤鉴别。两者都表现为肝内高回声团，但肝错构瘤为血管平滑肌脂肪瘤，多表现为不均匀高回声，彩色多普勒成像显示血流信号不明显，超声造影表现为“慢进不出”，即动脉期从中心向周围组织充填，门静脉期及延迟期与肝实质呈等信号增强。

5. 肝局灶性结节性增生（Focal nodular hyperplasia，FNH）

（1）病理与临床。

肝局灶性结节性增生是正常肝细胞以不正常结构排列的肝内良性实性肿块，非真性肿瘤，中心为星状或长条状纤维瘢痕组织，周围为反射状分布的纤维隔膜，隔膜内有动、静脉通道和增生的胆管。临床无明显不适症状。

（2）超声表现。

①肝内孤立的圆形或椭圆形结节，大小不一。

②内部多呈高回声，偶见低回声区，分布均匀，无包膜但边界清晰、规整，典型

病灶中心可见细条索状强回声，向周围呈反射状分布。

③彩色多普勒显示病灶内可见星状或轮辐状动脉血流信号。

④超声造影显示，动脉期可见扭曲的中央滋养动脉，早期见中央动脉呈离心性辐射状分支增强，继之，快速出现均匀明显增强。门脉期或肝实质期，肝实质回声增强，不同程度快速廓清，如肿瘤内部结构较均匀，中央可呈现星状低增强区。超声图像如图3-3-8所示。

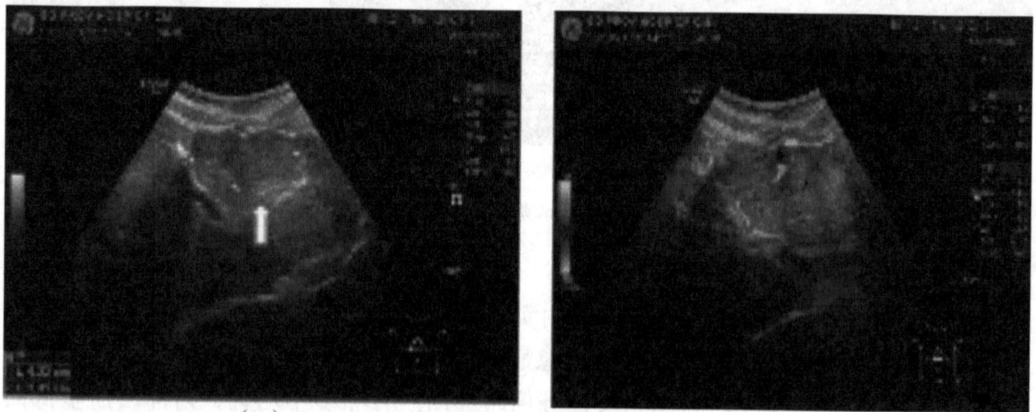

(a)　(b)

图3-3-8　肝局灶性结节型增生（FNH）声像图

（3）鉴别诊断。

①与原发性肝癌鉴别。二者都为肝内实性占位病变，但肝局灶性结节性增生为肝内孤立的圆形或椭圆形结节；无包膜但边界清晰、规整，典型病灶中心可见细条索状强回声，向周围呈反射状分布；病灶内可见星状或轮辐状动脉血流信号；病灶超声造影呈“快进慢出或不出”。

②与肝血管瘤鉴别。两者都为肝内实性占位病变，但肝血管瘤多表现为高回声，边界清，内部筛网状，内部血流信号不明显，超声造影表现为“向心性填充”及“慢进慢出”。

6. 原发性肝癌（Primary hepatic carcinoma）

（1）病理与临床。

原发性肝癌为肝细胞或肝内胆管上皮细胞发生的恶性肿瘤。常与乙肝、丙肝所致的肝硬化有关。早期多无症状，如出现症状病情已到晚期。

（2）超声表现。

①巨块型：直径>5 cm，肝不规则增大，肿块内部以非均匀性增强为特征，典型者呈“镶嵌”状“块中块”，边界不清，形态不规则，常伴声晕，肿块周围可有体积小呈弱回声的“卫星结节”。

②结节型：直径≤5 cm，肝内单发或多发结节，呈强、等、弱回声，且不均匀，单发结节边界清，声晕显著，多发者边界不清，大小不一。

③弥漫型：肝进行性增大，形态失常，表面凹凸不平，肝实质回声弥漫性紊乱，似虫蚀样，有小结节感，肝静脉和门静脉分支扭曲、变形，回声减弱。

④小肝癌：直径≤3 cm，单发为主，多呈低回声，随瘤体增大渐变为等回声及强回声，边界清，声晕完整，多与肝硬化并存。

⑤彩色多普勒成像（CDFI）：瘤周血管绕行，瘤内血流信号紊乱、丰富，高速高阻（PSV≥1.5 cm/s，RI＞0.60）。

⑥肝癌间接征象：边缘血管受压移位、变细、中断，受压处以上肝内胆管扩张，肝外周邻近脏器受压。

⑦肝癌转移征象：肝内转移形成“卫星结节”，直径约 2 cm，数目不等，门静脉癌栓，肝静脉、下腔静脉癌栓，胆道癌栓，肝门、腹膜后、周围淋巴结增大。

⑧超声造影：呈“快进快出”，动脉相肿瘤滋养动脉快速显著增强，较短暂，门静脉相造影剂快速廓清，最终为偏低回声。超声图像如图 3－3－9 所示。

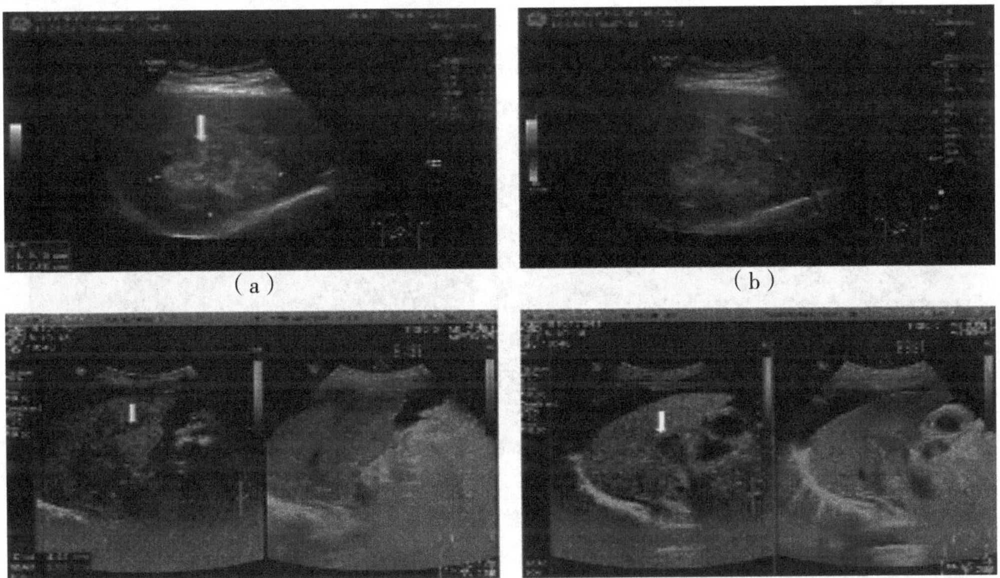

（a）（b）（c）（d）

图 3－3－9　原发性肝癌声像图

（3）鉴别诊断。

①与肝血管瘤鉴别。见肝血管瘤。

②与转移性肝癌鉴别。两者都为肝内实性占位病变，原发性肝癌为肝内单发或多发肿块，常伴声晕，侵犯周边组织及邻近脏器，彩色多普勒成像显示血流信号丰富紊乱，超声造影显示“快进快出”，门静脉—实质肝窦期造影剂廓清呈偏低回声；而转移性肝癌为肝内出现多个或密布全肝的转移性病灶，呈低回声、高回声、混合回声，可表现为特征性的牛眼征、靶环征等，彩色多普勒成像显示转移性肝癌属少血供型，超声造影表现为动脉期周边厚薄不均的环状增强，门静脉—实质肝窦期造影无向心性充

填，延迟期表现为无增强，呈“黑洞征”。

③与肝局灶性增生性结节鉴别。见肝局灶性增生性结节。

④与肝脓肿鉴别。见肝脓肿。

7. 转移性肝癌（Metastatic hepatic carcinoma）

（1）病理与临床。

全身各组织器官的恶性肿瘤均可转移到肝脏。转移途径为门静脉、肝动脉血行转移和淋巴结转移，邻近脏器如胆、胃等癌肿可直接浸润播散至肝脏。

（2）超声表现。

①肝脏不大或增大，形态失常。

②肝内出现多个或密布全肝的转移性病灶，呈低回声、高回声、混合回声，可表现为特征性的牛眼征、靶环征等。

③彩色多普勒成像显示，转移性肝癌多属少血供型。

④超声造影表现为动脉期周边厚薄不均的环状增强，门静脉—实质肝窦期造影无向心性充填，延迟期表现为无增强，呈“黑洞征”。超声图像如图 3－3－10 所示。

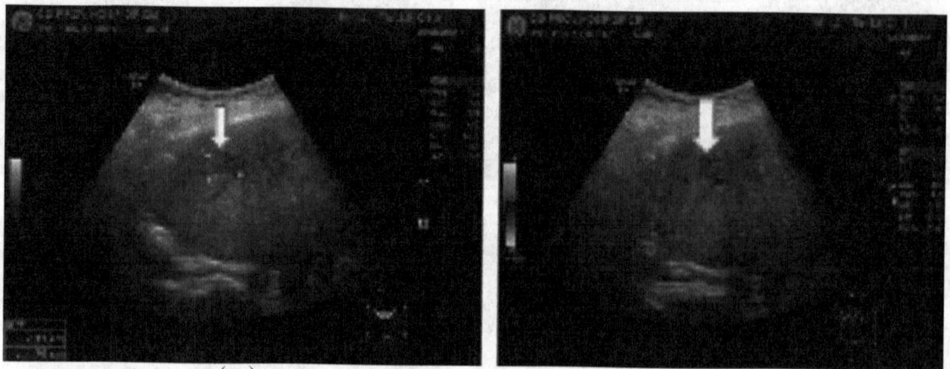

（a）　　（b）

图 3－3－10　转移性肝癌声像图

（3）鉴别诊断。

①与原发性肝癌鉴别。见原发性肝癌。

②与肝血管瘤鉴别。见肝血管瘤。

第二节　脾脏超声检查

一、检查方法

1. 二维超声检查

二维超声检查可显示脾脏的大小、形态、位置、脾实质及管道结构、脾脏周邻，确定脾脏内病变的范围、位置、实质性或囊性病灶，部分可鉴别良、恶性。

2. 彩色及频谱多普勒超声

彩色及频谱多普勒超声能检测脾脏血流，诊断脾脏血管病变及了解病变脾脏的血供及回流状态，能显示脾脏内病变的血供情况。

3. 超声造影

超声造影能显示脾脏病变的血供信息及特点，对鉴别脾内实性占位病变的良、恶性有帮助。

二、脾脏正常声像图

正常脾脏的声像图如图 3－3－11 所示。

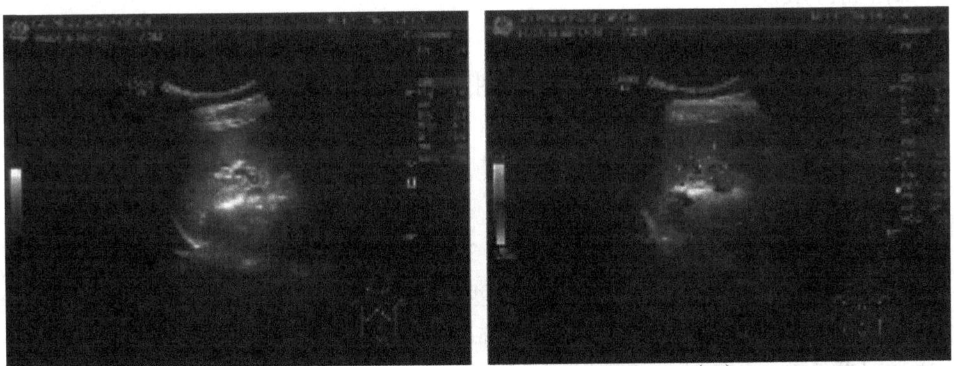

（a）　　（b）

图 3－3－11　正常脾脏声像图

1. 形态

脾脏呈半月形，外侧缘呈向外突的弧形，内侧缘中部向内凹陷为脾门。

2. 包膜

包膜亦称被膜，脾包膜光滑整齐，呈细线状回声。

3. 实质

脾实质为分布均匀的细点状低回声，回声低于肝脏，高于肾实质。

4. 管道

脾门处可见脾动、静脉血管回声，其中主要为脾静脉。

5. 脾脏超声测量参考值

成人脾脏长度 <110 mm，厚度 <40 mm，正常脾静脉内径为 5～8 mm。

三、脾脏病理声像图

（一）脾先天性异常——副脾（Secondary spleen）

1. 病理与临床

副脾是背侧胃系膜上的孤立脾部分未能与脾融合所致，多单发，有与脾结构相似、功能相同的内皮组织存在，临床无症状。

2．超声表现

（1）呈脾外圆形或椭圆形结节，直径为 10～20 mm，包膜光滑，与脾分界清楚，其内回声与脾相同。

（2）外形酷似增大脾门淋巴结，但对相邻血管、器官无压迫。

（3）约 54% 的副脾有与脾门处动静脉相通的血管分支。

3．鉴别诊断

与脾门肿大淋巴结鉴别。两者都表现为脾门处低回声团，但副脾内部回声与脾相同，有与脾门处脾动静脉相通的血管分支，而脾门肿大淋巴结表现为均匀低回声时与副脾相似，但淋巴结低回声较脾实质回声更低，无与脾动、静脉相通的血管分支。

（二）脾弥漫性肿大

1．病理与临床

脾弥漫性肿大一方面是由于急、慢性肝炎及败血症等感染，导致脾充血性肿大；另一方面是因为血液系统疾病，红斑狼疮（SLE）、类风湿关节炎等结缔组织病，糖原沉着病等代谢性疾病，导致脾生理性增大等。临床表现为脾功能亢进。

2．超声表现

（1）成年男性脾厚径 >40 mm，女性 >38 mm，上下径 >110 mm。

（2）超声对脾增大程度的估测。①轻度：脾厚径大于正常值，但仰卧位深吸气时脾下极不超过肋弓下缘 30 mm。②中度：脾明显增大，但下极不超过脐水平。③重度：脾下极超过脐水平，并显示脾周围器官受压移位、变形。

（3）脾回声无明显改变，或稍强。

（4）彩色多普勒成像（CDFI）：脾门处血管增粗、增多，脾动、静脉流速加快，流量增大。脾肿大的二维声像图及彩色多普勒血流图如图 3－3－12 所示。

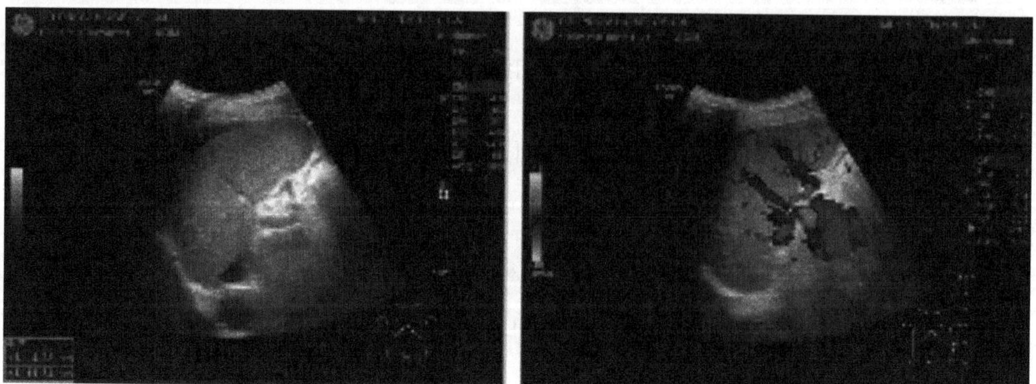

（a）　（b）

图 3－3－12　脾肿大二维声像图及彩色多普勒血流图

3. 鉴别诊断

（1）与腹膜后巨大肿瘤鉴别。两者都表现为腹腔异常团块回声，但脾弥漫性增大的脾回声无明显改变，而腹膜后肿块在位置和肿块内部回声方面都与脾肿大不同。

（2）与左肝巨大肿瘤鉴别。两者都表现为左上腹实性团块，但脾弥漫性增大的脾回声无明显改变，而左肝巨大肿瘤的肿块与脾包膜分界清晰，其肿块内部回声不均匀。

（三）脾肿瘤

1. 病理与临床

脾原发肿瘤少见，可分良、恶性。

2. 超声表现

（1）脾血管瘤（spleen hemangioma）。脾血管瘤与肝血管瘤相似，边界清，为边缘不规则的回声增强区，病变内有圆点状及细短管状无回声区，偶见病变外血管进入而出现边缘断裂，存在大血窦时呈无回声，彩色多普勒成像显示病变内外仅见点状血流。

（2）脾恶性淋巴瘤（spleen malignant lymphoma）。局限性病灶多呈单个或多个边界清、弱回声圆形肿块，直径多小于 50 mm，无包膜，内部回声均匀，后方无增强。融合时可呈分叶状，内部可液化形成无回声区，弥漫性生长时脾明显增大，内部回声减低，无占位性病变特征，彩色多普勒成像显示病变周边及内部可见血流信号。脾内实性占位病变二维声像图及彩色多普勒血流图如图 3－3－13 所示。

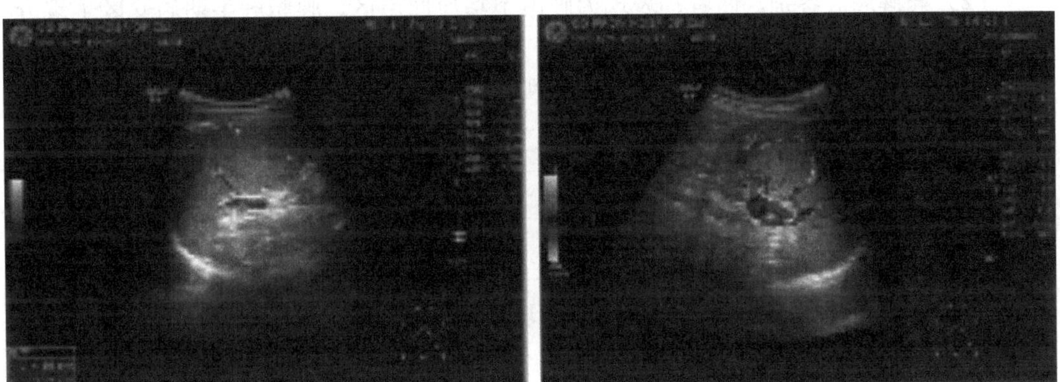

（a）　　（b）

图 3－3－13　脾内实性占位病变二维声像图及彩色多普勒血流图

3. 鉴别诊断

（1）与脾梗死鉴别。两者都表现为脾内稍高回声区，但脾血管瘤为边缘不规则的回声增强区，病变内有圆点状及细短管状无回声区，存在大血窦时呈无回声区，CDFI 显示病变内外仅见点状血流；脾恶性淋巴结为单个或多个边界清、弱回声圆形肿块，无包膜，内部回声均匀，CDFI 显示病变周边及内部可见血流信号；而脾梗死为脾内典型尖端朝向脾门部的楔形或不规则形异常回声区，边界清，病灶呈均匀低回声，局部钙化时出现斑片状强回声，CDFI 显示病变部位无血流信号。

（2）与脾脓肿鉴别。两者都表现为脾内不均质回声团块，但脾脓肿早期病变区呈现分布不均匀的低至中等回声团块，边界不清，脓肿坏死组织完全液化为稀薄脓液，可呈现典型的无回声病灶，与脾囊肿易混淆，但脓肿壁厚，不光滑，脓腔内可见点状回声漂浮，结合其他临床资料不难鉴别。

（四）脾梗死（Spleen infarct）

1. 病理与临床

脾梗死见于心脏、腹腔动脉内血栓脱落等，脾动脉分支阻塞，局部缺血、坏死、机化形成纤维瘢痕。临床可表现为脾区的疼痛不适。

2. 超声表现

（1）脾可增大，形态失常。

（2）脾梗死灶往往靠近脾切迹处，可单发或多发，大小不一，为脾内典型尖端朝向脾门的楔形或不规则形异常回声区，边界清。

（3）病灶区呈均匀低回声，局部钙化时出现斑片状强回声。

（4）脾梗死区坏死、液化形成不规则无回声区，以后可形成假性囊肿。

（5）CDFI 显示病变部位无血流信号。

3. 鉴别诊断

（1）与脾血管瘤鉴别。见脾血管瘤。

（2）与脾脓肿鉴别。两者都表现为脾内不均质回声区，脾脓肿早期病变区呈现分布不均匀的低至中等回声团块，边界不清，脓肿坏死组织完全液化为稀薄脓液，可呈现典型的无回声病灶，与脾囊肿易混淆，但脓肿壁厚，不光滑，脓腔内可见点状回声漂浮，结合其他临床资料不难鉴别。

（五）脾破裂（Spleen rupture）

1. 病理与临床

①真性脾破裂：脾包膜与脾实质同时发生不同程度的破裂出血。②中央型脾破裂：破裂发生在脾实质深部，包膜完好，实质内血肿。③包膜下脾破裂：破裂发生在脾实质周缘部，包膜未破裂，形成包膜下血肿。

2. 超声表现

（1）真性脾破裂：包膜连续性中断，有局限性无回声区，形态轮廓失常，实质内有不均匀性回声增强或减低区，脾周或腹腔内显示异常无回声区。

（2）中央型脾破裂：脾外形增大，轮廓清楚，实质内出现局限性混杂回声区，或多个小片状无回声区，无腹腔积血征象。

（3）包膜下脾破裂：包膜与实质间出现月牙状无回声区，包膜完整，血肿常发生于膈面与外侧，脾实质有凹状压痕，无腹腔积血征象。

（4）CDFI 显示出血或血肿区内无血流信号，大量出血时脾静脉血流量减少。

3. 鉴别诊断

（1）与脾囊肿性疾病鉴别。两者都可见脾内无回声区，但脾破裂表现为脾内出现不规则形混杂回声区，而脾囊肿型疾病表现为规则形的无回声区，内透声较脾破裂出现的无回声区透声好。

（2）与脾分叶畸形鉴别。两者都表现为脾内回声异常，但脾破裂表现为脾内出现不规则形混杂回声区，而脾分叶畸形表现为叶与叶间细线状低回声，脾实质回声均匀。

第三节　胆道系统超声检查

一、检查方法

1. 二维超声检查

二维超声检查可显示胆囊的大小、形态、位置、胆道周邻，确定胆道病变的范围。

2. 彩色及频谱多普勒超声

彩色及频谱多普勒超声能检测胆道占位病变的血供情况。

3. 超声造影

超声造影能显示胆道占位病变的血供信息及特点，可鉴别病变的良、恶性，还可行胆道腔内造影，以发现胆道梗阻的部位及胆道内占位病变的位置。

二、胆道系统正常声像图

①胆道系统分为胆囊和胆管系两部分，声像图（如图3－3－14所示）上胆囊表现为梨形无回声，胆管则表现为管状无回声。②胆囊呈梨形的囊状结构，分为底、体、颈部，位于胆囊窝内，长70～90 mm，宽25～35 mm，胆囊壁厚度正常小于3 mm，光滑，呈线状强回声，胆囊腔内胆汁呈无回声。③胆管系分为肝内胆管和肝外胆管，肝内胆管由毛细胆管、小叶间胆管以及逐渐汇合而成的左、右肝管组成，正常左、右肝管内径一般小于2 mm；肝外胆管由肝总管、胆囊管和胆总管组成，胆总管是由胆囊管与肝总管汇合而成，宽6～8 mm。

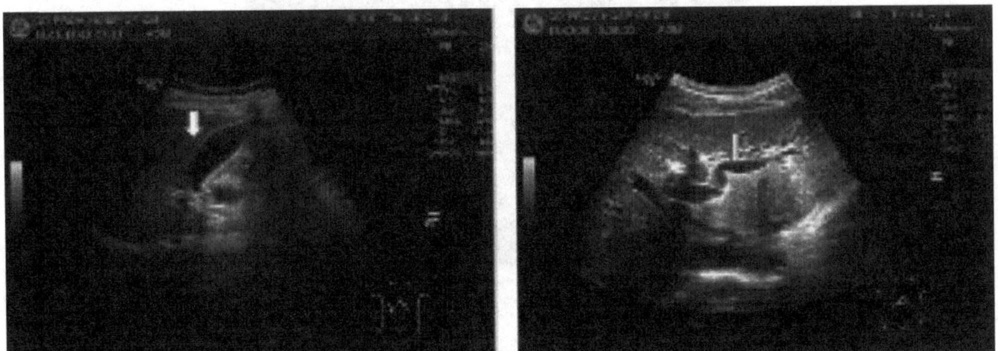

（a）　（b）

图3－3－14　正常胆囊和扩张胆管的声像图

三、胆道系统的病理声像图

（一）胆囊炎

1. 病理与临床

急性胆囊炎（acute cholecystitis），有急性单纯性胆囊炎、急性化脓性胆囊炎、急性坏疽性胆囊炎3种，表现为胆囊增大，胆囊壁充血水肿、渗出或脓肿形成，胆囊壁坏死甚至穿孔。临床表现为右上腹疼痛、畏寒、发热、厌油腻，甚至黄疸等症状。

2. 超声表现

（1）急性胆囊炎。初期单纯性胆囊炎超声显示胆囊增大、囊壁轻度增厚等非特异性改变。在形成化脓性胆囊炎后声像图特征较明显，可见胆囊增大，轮廓线模糊，囊壁弥漫性增厚，厚度超过3 mm，有时形成胆囊壁的“双边”状表现，胆囊内胆汁透声度降低，出现密集的细小或粗大回声斑点，无声影，多伴有胆囊结石（如图3－3－15所示）。

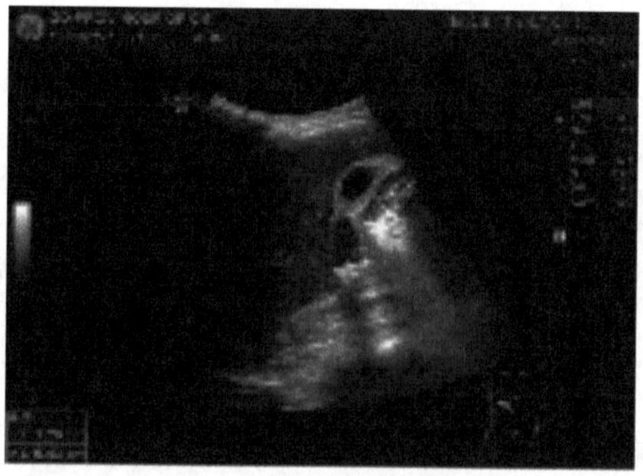

图3－3－15 胆囊结石并急性胆囊炎声像图

（2）慢性胆囊炎。病情轻者，仅有胆囊壁增厚或胆囊结石，甚者出现胆囊壁显著增厚，回声带增宽，胆囊腔缩小，黏膜表面粗糙，多数见结石强回声伴声影，或呈“WES”征（“囊壁—结石—声影”征），最终胆囊萎缩，内径小于15 mm，胆囊壁增厚、毛糙，胆囊无收缩功能（如图3－3－16所示）。

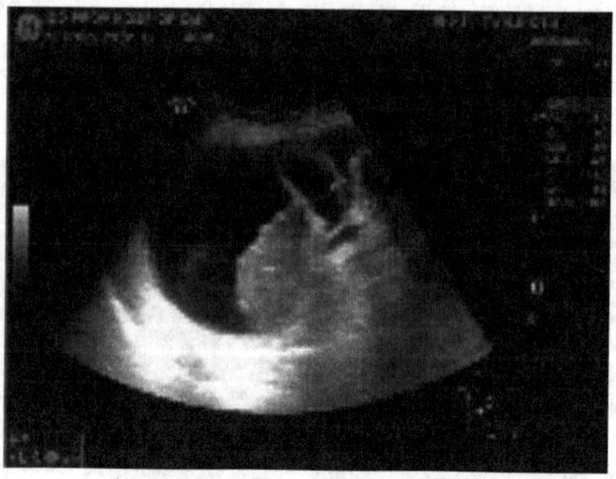

图3－3－16 慢性胆囊炎声像图

3．鉴别诊断

（1）与胆囊癌鉴别。两者都表现为胆囊增大，胆囊壁增厚，但胆囊炎表现为胆囊壁弥漫型规则增厚，黏膜面光滑；而胆囊癌表现为胆囊壁不规则增厚，胆囊腔内可见实性肿块回声，常侵犯周边组织脏器。

（2）与胆囊腺肌症鉴别。两者都表现为胆囊壁增厚，但胆囊腺肌症表现为弥漫型或局限型胆囊壁增厚，胆囊壁内可见小无回声区，称为“罗阿氏窦”；并伴有点状胆固醇结晶强回声。

（二）胆道系统结石（Biliary lithiasis）

1．病理与临床

胆道系统结石包括胆固醇性结石、胆色素性结石及混合性结石 3 种，其中胆固醇性结石占 50%，以胆固醇为主，呈卵圆形或多面形；胆色素性结石由胆色素、钙盐、有机物组成，呈松软泥沙状；混合性结石占 6%，多发，由胆色素、胆固醇、钙盐组成，呈多面形，体积小，含钙多。临床表现为无症状或右上腹隐痛不适。

2．超声表现

（1）典型胆囊结石为囊内一个或数个强回声团，后方伴声影，随体位改变而移动。不典型胆囊结石包括以下 4 种。

①充满型：“囊壁—结石—声影”三联征（WES 征）。②胆囊颈部结石：结石嵌顿于胆囊颈部，不随体位改变而移动，胆囊增大。③泥沙样结石：颗粒小，声影不明显，仰卧位沉积于后壁，变换体位沉积形态发生改变。④胆囊壁间结石：为胆囊壁内可见单个或多个小强回声，其后方形成“彗星尾征”，体位变化时不移动。胆囊结石的声像图如图 3－3－17 所示。

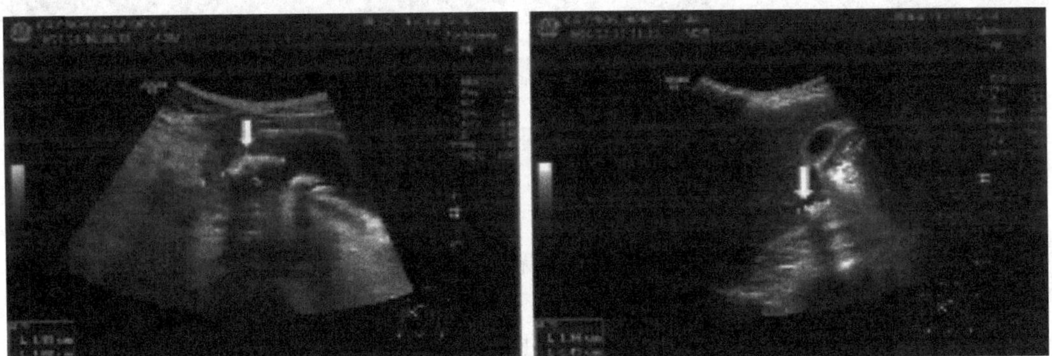

（a）　（b）

图 3－3－17　胆囊结石声像图

（2）胆管结石。肝外胆管结石表现为结石阻塞部位及以上的胆管扩张，胆管内见形态稳定的强回声团，后方伴声影，强回声团与胆管壁之间分界清楚；肝内胆管结石表现为肝内出现强回声团沿胆管走行分布，边缘清晰，后方伴声影，结石阻塞部位以上的小胆管扩张。

3. 鉴别诊断

（1）与胆囊息肉鉴别。两者都表现为胆囊内异常回声团，但胆囊结石为胆囊内强回声团，后方伴声影，可随体位改变而移动；而胆囊息肉为附着于胆囊壁的高回声团，后方无声影，不随体位改变而移动。

（2）与胆管积气鉴别。两者都表现为胆管内强回声团，胆管结石表现为形态稳定的强回声团，后方伴声影，结石阻塞部位以上的胆管扩张；而胆管积气表现为形态不稳定的强回声团，随体位改变可移动变形，胆管扩张或不扩张，大都有胆道手术病史。

（三）胆囊息肉样病变（Gallbladder polypoid lesion）

1. 病理与临床

胆囊息肉样病变泛指胆囊腔内突出或隆起的病变，多为良性，可为球形或半球形，有蒂或无蒂。分为肿瘤性息肉和非肿瘤性息肉。肿瘤性息肉包括腺瘤和腺癌；非肿瘤性息肉包括胆固醇息肉、炎性息肉和腺肌增生等。

2. 超声表现

胆囊息肉的声像图如图 3 – 3 – 18 所示。

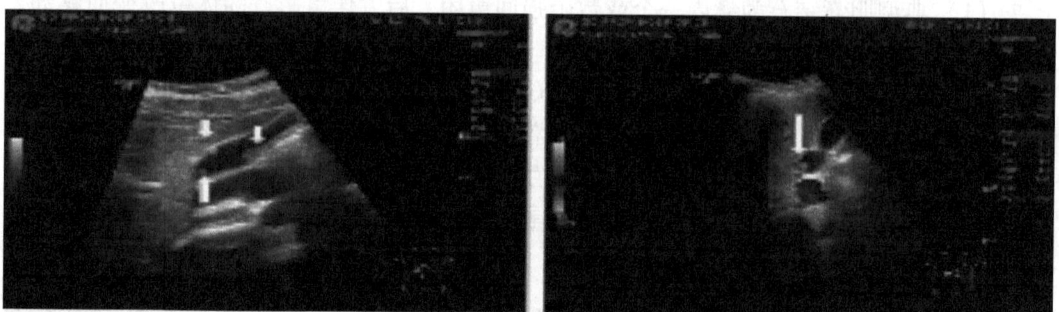

（a）　（b）

图 3 – 3 – 18　胆囊息肉声像图

（1）附着于胆囊壁的异常高或强回声团，不随体位改变而移动。

（2）体积小，直径多小于 10 mm。

（3）回声有强有弱，一般无声影。

（4）彩色多普勒成像（CDFI）显示多无血流信号，部分可在蒂部探及点状或条状血流信号。

（5）超声造影（CEUS）显示胆固醇性息肉的病灶与胆囊壁同步增强，内呈点线状增强，可见细小血管经蒂从胆囊壁入病灶，基底部窄，基底部胆囊壁延续完整。而胆囊腺瘤增强早期快速均匀增强，消退较缓慢；晚期为低或等增强，基底较宽，可见数支增强血管影，经蒂延伸入病灶，基底部胆囊壁延续完整。

3. 鉴别诊断

与胆囊内小结石鉴别：两者均为胆囊腔内探及高回声团，但胆囊息肉样病变一般无声影，不随体位改变而移动，而胆囊小结石可伴有声影，可随体位改变而移动。

（四）胆囊癌（Gallbladder cancer）

1．病理与临床

原发性胆囊癌是一种恶性程度较高的肿瘤，多为腺癌，与胆囊结石、慢性胆囊炎、胆囊乳头状腺瘤关系密切。临床表现为右上腹不适、恶心、厌油腻，甚至黄疸等。

2．超声表现

（1）小结节型：病灶呈小结节状，自囊壁突向腔内，基底较宽，表面不平整，好发于胆囊颈部。

（2）蕈伞型：为基底宽而边缘不整齐的蕈伞状肿块突入胆囊腔，呈弱回声或中等回声，病变处胆囊壁不规则增厚。

（3）厚壁型：胆囊壁呈局限型或弥漫型不规则增厚，壁粗糙，囊腔狭窄僵硬变形。

（4）实块型：胆囊增大，囊腔消失，为实性肿块取代，边缘不规则，轮廓欠清晰，内回声强弱不等，因癌肿浸润肝脏与肝脏分界不清。

（5）彩色多普勒成像（CDFI）显示癌肿内可见彩色血流信号。

（6）超声造影（CEUS）："快进快退"，病灶内血供丰富，排列杂乱，胆囊壁延续性及完整性破坏，与原发性肝癌"快进快退"增强方式相似。

3．鉴别诊断

（1）与胆囊炎鉴别。见胆囊炎。

（2）与胆囊腺肌症鉴别。两者都可表现为胆囊壁局部肿块回声，但胆囊癌表现为肿块突入胆囊腔，或胆囊壁局限型或弥漫型不规则增厚，囊腔狭窄僵硬变形，或胆囊腔为实性肿块取代；而胆囊腺肌症为胆囊壁局限型或弥漫型增厚，壁内可见罗阿氏窦及胆固醇结晶。

（五）肝外胆管癌

1．病理与临床

原发性胆管癌90%为腺癌，少数为未分化癌和鳞癌。肿瘤自管壁呈乳头状、结节状突入管腔，致胆管狭窄或阻塞，癌细胞呈弥漫性浸润生长，管壁增厚、僵硬、狭窄、阻塞，近端胆管扩张，可侵及肝、门静脉、肝动脉、胆囊、胰腺、肠管、淋巴结等邻近组织。

2．超声表现

（1）乳头型（息肉型）肝外胆管癌：乳头状高回声团突入扩张肝外胆管癌的胆管腔内，边界不整齐，后方无声影，位置固定，肿瘤部位管壁连续性中断。

（2）截断型（结节型）肝外胆管癌：不规则中等或高回声结节堵塞扩张的胆管腔，后方无声影，病变部位与管壁分界不清。

（3）硬化型（狭窄型）肝外胆管癌：癌肿沿管壁浸润生长，管壁不规则增厚、僵硬，呈中或高回声带，胆管腔不均匀狭窄或渐狭窄，如"鼠尾"状。

（4）CDFI显示肿块及浸润的胆管壁内血流信号明显。

（5）间接征象：梗阻近端胆管广泛扩张，肝弥漫性增大，肝门部淋巴结增大或肝内有转移灶（如图3－3－19所示）。

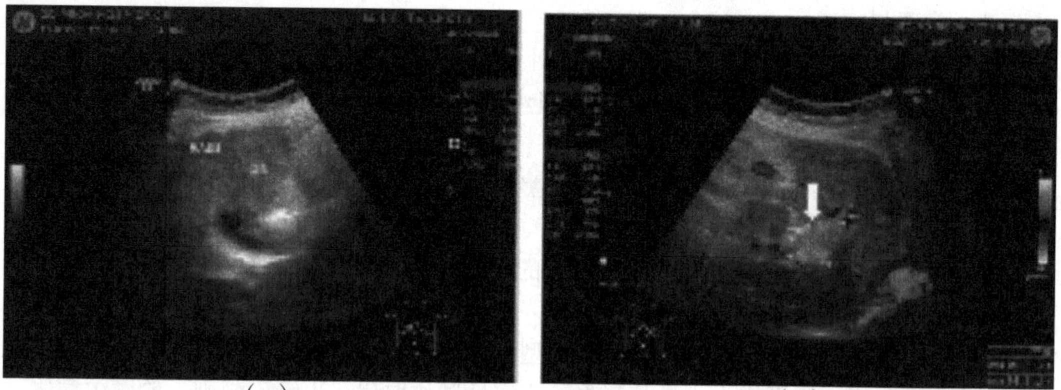

（a）　　（b）

图3－3－19　胆囊癌并侵犯局部肝组织及胆管声像图

3．鉴别诊断

（1）与胰头癌鉴别。两者都可导致胆管扩张，但胆管癌表现为胆管腔内实性占位病变，其梗阻近端胆管广泛扩张，局部胆管壁结构回声中断；而胰头癌表现为肝内外胆管扩张，胆囊增大，胰管扩张，癌肿位于胰头部。

（2）与胆管内沉积物鉴别。两者都表现为胆管内实性回声，但胆管内沉积物为胆管内低回声充填，其局部胆管壁回声连续。

（3）与胆管内癌栓鉴别。两者都表现为胆管内低回声，但胆管内癌栓发生于胆管邻近器官癌肿侵犯局部胆管，可见胆管内低回声充填，其胆管壁结构连续。

第四节　胰腺超声检查

一、检查方法

1．二维超声检查

二维超声检查可显示胰腺的大小、形态、位置、胰腺实质及管道结构、胰腺周邻，确定胰腺内病变的范围、位置、实质性或囊性病灶，部分可鉴别良、恶性。

2．彩色及频谱多普勒超声

彩色及频谱多普勒超声能检测胰腺血流，观察胰腺内病变的血供情况。

3．超声造影

超声造影能显示胰腺病变的血供信息及特点，可鉴别胰腺内实性占位病变的良、恶性。

二、胰腺正常声像图

1. 位置

胰腺位于腹膜后，横卧于上腹部，可分头、颈、体和尾四部。头、颈部在腹中线右侧，居于十二指肠弯内。体、尾则在腹中线左侧，毗邻胃大弯、脾门和左肾门。胰腺的超声检查是以胰腺周围的大血管，如腹主动脉、下腔静脉、肠系膜上动脉、肠系膜上静脉和脾静脉等作为识别胰腺的主要标志。

2. 形态

胰腺是人体最大的腺体，外形狭长，胰腺有呈蝌蚪型（胰头大，胰体、胰尾逐渐变小）或哑铃型（胰头胰尾大，胰体小）。

3. 包膜

胰腺质软，无纤维包膜，其腹侧为后腹膜所覆盖。胰颈为胰头和胰体之间的狭窄部，其后有肠系膜动、静脉。肠系膜上静脉常于此与脾静脉汇合成为门静脉。

4. 实质

胰腺实质呈分布均匀的细小点状回声，回声略强于肝脏。

5. 管道

胰管有主胰管和副胰管之分，在胰体、胰头内常可见部分胰管；血管有动、静脉之别。

6. 胰腺超声测量参考值

胰头 20 mm，胰体 15 mm，胰尾 15 mm，正常主胰管内径小于 2 mm（如图 3 – 3 – 20 所示）。

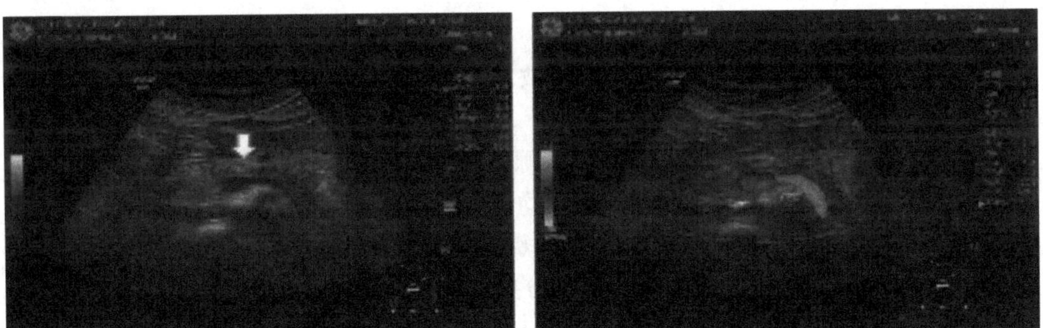

（a）正常胰腺声像图　　（b）胰腺后方正常大血管彩色图像

图 3 – 3 – 20　胰腺超声图

三、胰腺病理声像图

（一）急性胰腺炎（Acute pancreatitis）

1. 病理与临床

急性胰腺炎，是胰管阻塞，血供不足，胰腺分泌物自体消化化学性炎症。急性胰腺炎分两型，一是急性水肿型（轻度胰腺炎），占急性胰腺炎的90%，胰腺间质充血、水肿，炎性细胞浸润；二是出血坏死型（重症胰腺炎）较少见，大量胰腺腺泡、脂肪、血管等坏死及一系列炎症反应，伴周围大量血性渗出液。临床表现为上腹部剧烈疼痛，有些有束带样疼痛感，血、尿淀粉酶升高。

2. 超声表现

（1）胰腺弥漫性增大或局限性增大。

（2）胰腺形态饱满，水肿型胰腺炎边缘光滑规整，出血坏死型与周围组织分界不清。

（3）急性水肿型呈低回声或无回声，出血坏死型内部回声增强、增多，分布不均（如图3－3－21所示）。

（4）主胰管显示不清或轻度扩张。

（5）周围脏器受压，如IVC、SMV、SPV等受压变形或不易显示。

（6）胰腺周围积液征象。

（7）局限性胰腺炎超声造影（CEUS）显示增强消退与胰腺实质基本一致。

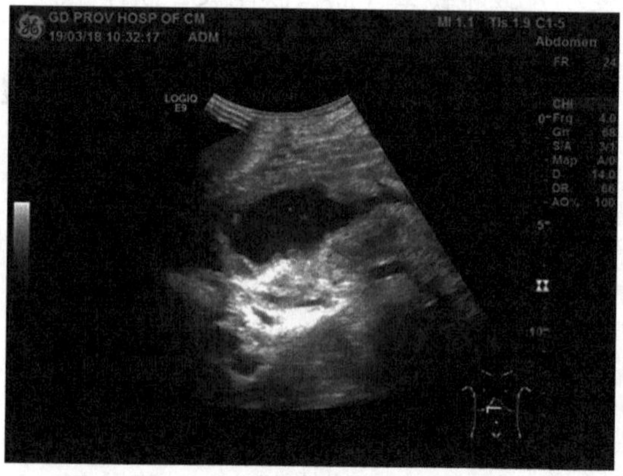

图3－3－21　急性坏死型胰腺炎正常胰腺结构消失

3. 鉴别诊断

与慢性胰腺炎鉴别：两者都表现为胰腺弥漫性增大，但急性胰腺炎胰腺增大，回声呈低回声、无回声及回声增强，分布不均，胰腺周围积液征象；而慢性胰腺炎胰腺大小正常或稍增大，甚至萎缩，内部回声多呈增强，分布不均，呈条状或带状，或有假性囊肿形成，主胰管可扩张、扭曲，部分病例可见胰管结石的强回声团。

（二）慢性胰腺炎（Chronic pancreatitis）

1. 病理与临床

慢性胰腺炎为各种不同病因所致胰腺局部、节段性或弥漫性慢性进展性炎症，致胰腺组织和（或）胰腺功能不可逆损害。其病理改变有：①急性胰腺炎迁延引起胰腺广泛纤维化病变；②胰腺腺泡和胰岛组织萎缩，有弥漫性纤维化或钙化；③胰管多发性狭窄或囊状扩张，可伴结石；④电镜下见致密胶原和成纤维细胞增生，将胰岛细胞分隔。临床表现为上腹部不适感或轻微疼痛，急性发作时血、尿淀粉酶升高。

2. 超声表现

（1）胰腺轻度弥漫性增大、局限性增大或萎缩。

（2）胰腺表面凹凸不平，与周围组织边界不清。

（3）胰腺内回声增强、粗大、不均。

（4）主胰管增宽，呈串珠状，粗细不等，内径大于 3 mm，偶见结石强回声后伴声影。

（5）胰腺局部或周围出现圆形无回声区，表明假性囊肿形成（如图 3 – 3 – 22 所示）。

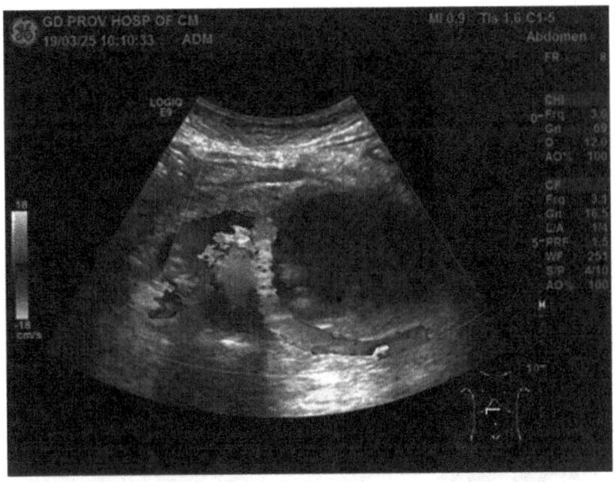

图 3 – 3 – 22 慢性胰腺炎胰尾部形成假性囊肿

3. 鉴别诊断

（1）与急性胰腺炎鉴别。见急性胰腺炎。

（2）与局限性胰腺癌鉴别。两者都可见胰腺局限性增大，慢性胰腺炎表现为非肿瘤区胰腺内部回声增强、粗大、不均，主胰管呈串珠状改变并可见胰管内结石，或伴有假性囊肿形成；而局限性胰腺癌表现为肿瘤向外突起或向周围组织浸润生长，使胰腺形态不规则，肿瘤多呈低回声，肿瘤较大时可见肿瘤中央坏死，出现不规则液化，同时非肿瘤区胰腺实质回声均匀。

（三）胰腺癌（Pancreatic cancer）

1. 病理与临床

90% 的胰腺癌为导管细胞腺癌，其次为腺泡细胞癌。临床表现早期可无明显不适，后期由于肿瘤压迫或浸润则产生相应的临床症状。

2. 超声表现

（1）直接征象。①胰腺多呈局限性增大，广泛浸润时呈弥漫性增大；②肿瘤向外突起，或向周围组织浸润生长，使胰腺形态不规则；③肿瘤多呈低回声，内见散在斑点状中、强回声，后方回声衰减；④癌肿较大时，中央区见不规则液化、坏死液性暗区；⑤主胰管扩张、纡曲或闭塞。

（2）间接征象。①胰腺癌压迫周围脏器时，可出现脏器受压现象，如胆道扩张；②肝内出现转移灶；③腹腔淋巴结增大时可见腹部大血管旁肿大淋巴结声像；④腹水。

（3）超声造影（CEUS）显示不均匀低—等增强或低增强，粗大肿瘤血管，慢进快退，60 s 后边界更清晰。

胰腺占位病变示意图和声像图如图 3 – 3 – 23 所示。

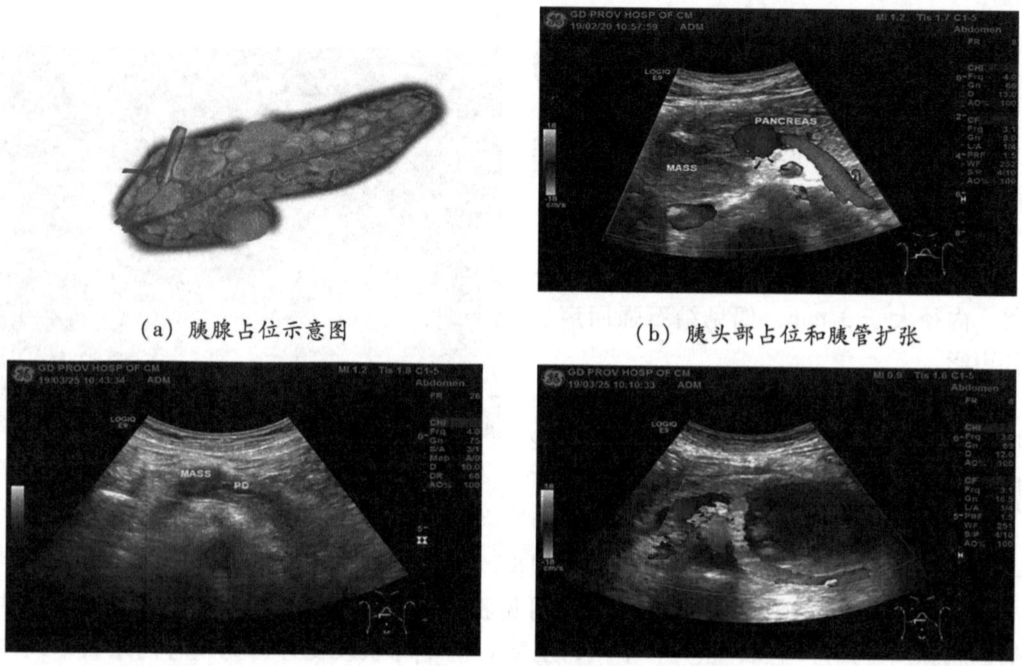

(a) 胰腺占位示意图

(b) 胰头部占位和胰管扩张

(c) 胰体部占位及其中远段胰管扩张

(d) 胰尾部囊性占位，假性囊肿声像图

图 3－3－23　胰腺占位病变示意图和声像图

3．鉴别诊断

（1）与慢性胰腺炎鉴别。见慢性胰腺炎。

（2）与胰岛细胞瘤鉴别。两者均表现为胰腺内局限性异常肿块回声，不同的是胰腺癌肿块向周围组织浸润生长，使胰腺形态不规则，癌肿较大时出现中央坏死液化，肿瘤压迫周边脏器，远处转移等；而胰岛细胞瘤瘤体小（平均直径为 10～20 mm），位于尾部，肿瘤形态规则，有包膜，内部回声均匀，无远处转移。

（3）与胰腺囊腺瘤、胰腺囊腺癌鉴别。三者均表现为胰腺局限性增大，不同的是胰腺癌胰腺形态多不规则，胰管扩张，肿瘤压迫胆管时胆道扩张，出现远处转移灶等；而胰腺囊腺瘤、胰腺囊腺癌表现为肿块可见多房或蜂窝状囊腔，囊腺癌还可见分隔较大、较多，可见乳头样肿块突入腔内。

（四）壶腹周围癌（Periampullary carcinoma）

1．病理与临床

壶腹周围癌包括壶腹癌、胆总管下段癌和十二指肠腺癌，恶性程度明显低于胰头癌。多见腺癌，肿瘤生长在十二指肠乳头或壶腹部，来自主胰管、胆总管末端上皮或十二指肠乳头部，临床早期无明显症状，后期出现梗阻性黄疸。

2．超声表现

（1）直接征象。①胰头及下腔静脉右侧低、高或混合回声肿块；②肿块边缘不整，直径为 15～30 mm，多为圆形；③早期胰头无异常。

（2）间接征象。①胆道扩张；②主胰管扩张；③晚期可见胰头受侵，周围淋巴结增大，周围血管受累。

3．鉴别诊断

与胰头癌鉴别。两者均表现为胰头区肿块，胆道扩张，主胰管扩张。不同的是胰头癌肿块部位在胰头，出现胰头局限性增大，胰腺形态不规则，胰管扩张，肿瘤较大压迫胆管时胆管扩张；而壶腹周围癌早期胰头无异常，晚期可见胰头受侵，周围淋巴结增大，周围血管受累。

（五）胰腺囊腺瘤及囊腺癌

1．病理与临床

囊腺瘤：胰腺导管上皮发生的良性肿瘤，瘤体大，圆形或分叶状，有纤维包膜，内为多房或蜂窝状囊腔，囊腔内容物呈胶冻样，含浆液及黏液，部分囊壁呈乳头状隆起。囊腺癌：多由囊腺瘤恶变而来，生长缓慢，多囊腔，囊壁细胞呈乳头状生长，可充满囊腔。临床表现为无症状或上腹部不适感。

2．超声表现

（1）两者声像图相似，不易区别。

（2）囊腺瘤肿块边缘光滑呈高回声，外周呈分叶状，内部呈蜂窝状。

（3）囊腺癌内部无回声，后壁回声增强，边缘不整。

（4）两者均可见无回声腔内有乳头样肿块突入腔内，囊腺癌实性突起较大、较多，囊壁可见点状钙化强回声。

（5）彩色多普勒成像（CDFI）显示瘤体实质性部分或周边有持续性动脉血流。

（6）超声造影（CEUS）显示浆液性囊腺瘤表现为同时增强，高/等—等增强，间隔增强（大囊多见）；浆液性囊腺癌表现为同时增强，高—低增强，间隔呈结节样增强。

3．鉴别诊断

（1）与胰腺癌鉴别。见胰腺癌。

（2）与胰腺假性囊肿鉴别。两者均表现为胰腺囊性肿块，不同的是胰腺囊腺瘤、囊腺癌为多房性，部分囊壁呈乳头状隆起或实质突起较大、较多，囊腔内含浆液或黏液；而假性囊肿内呈无回声区，透声较胰腺囊腺瘤、囊腺癌好，常有胰腺炎病史。

（六）胰岛细胞瘤（胰岛素瘤）

1．病理与临床

功能性胰岛细胞瘤为胰岛 B 细胞发生的肿瘤，可分泌过多胰岛素。无功能性胰岛细胞瘤为 δ 细胞发生的肿瘤，不分泌胰岛素。

2．超声表现

（1）该病瘤体积小（平均直径为 10～20 mm），位于尾部。

（2）肿瘤呈圆形，边界规则、光滑，有包膜。

（3）内部均匀弱回声或散在稀疏回声点。

（4）有上述表现，且瘤体较大，位于胰体、尾部，无明显症状，应考虑无功能性胰岛细胞瘤。

（5）超声造影（CEUS）显示典型表现为早期呈高增强，晚期呈高增强或等增强；不典型表现为早期呈等增强，晚期呈低增强。

3. 鉴别诊断

与胰腺癌鉴别：见胰腺癌。

第四章　泌尿系超声检查

泌尿系统包括肾、输尿管、膀胱。超声对腹部脏器有较高分辨率，且简单、廉价，已成为诊断泌尿系统疾病首选方法之一。

第一节　正常声像图

一、肾脏

正常双肾的肾包膜呈线样高回声。肾脏的外周部分为肾实质，包括低回声髓质部及中等回声皮质部。肾脏的中心部分是由肾盂、肾盏、肾血管及肾窦脂肪构成的集合系统，呈边缘不锐利、内部非均质的高回声区域。彩色多普勒血流及能量多普勒血流成像可见肾段动脉、叶间动脉、小叶间动脉及弓形动脉的血流信号清晰分布（如图3－4－1所示）。

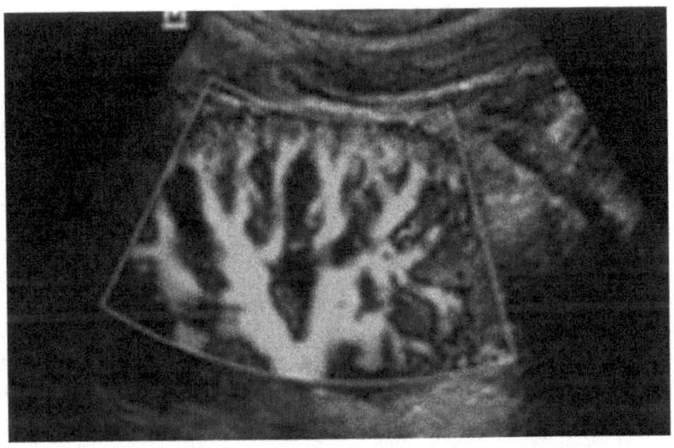

图3－4－1　正常肾脏能量多普勒显示各级肾动脉呈树枝状分布

二、膀胱

膀胱是贮尿器官，其形态、大小、位置和邻近器官有关，并随膀胱的充盈而不同。检查膀胱时可行膀胱容量测定和残余尿测定。膀胱壁为明亮、平整光滑的稍强带状回声。膀胱内的尿液为无回声的暗区，内透声好，后壁回声增强。横切面声像图呈圆形或椭圆形，纵切面图略呈三角形。

三、输尿管

输尿管呈纤细管状结构，通常处于闭合状态，泌尿高峰时内径3～5 mm，内呈带状无回声。

第二节　病理声像图

一、肾结石

1. 病理与临床

肾结石是泌尿外科常见疾病。草酸钙结石表面光滑或呈桑葚状；磷酸盐结石表面粗糙，常呈鹿角状，往往形成于尿路感染的碱性尿中；尿酸盐结石表面光滑或粗糙；胱氨酸结石、黄嘌呤结石表面光滑，质软。

2. 超声表现

肾盂和肾盏内有强回声斑块，其后方通常伴声影。结石嵌顿于肾盏和输尿管可引起肾盂、肾盏积水及结石以上近端输尿管扩张（如图3－4－2所示）。

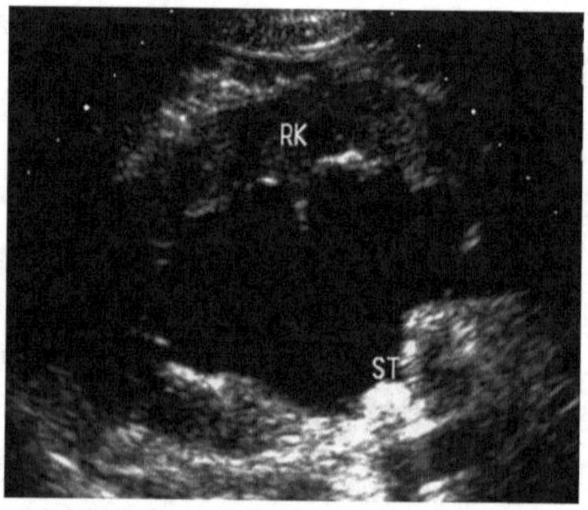

图3－4－2　肾结石伴中度肾积水

3. 鉴别诊断

肾结石主要与肾实质部钙化灶相鉴别，钙化灶位于肾实质部，而结石在肾盏或肾盂范围内或肾窦边缘。

二、肾积水

1. 病理与临床

肾积水为尿路发生梗阻后，尿液自肾脏排出受阻，造成肾盂内压力增高，肾盂、肾盏扩张，最终可导致肾实质萎缩及肾功能损害。

2. 超声表现

肾集合系统的高回声分离，出现无回声暗区，无回声暗区的大小、形态与肾积水的程度相关。中度以上的肾积水常伴肾脏外形增大。重度肾积水肾实质受压变薄（如图3－4－3所示）。

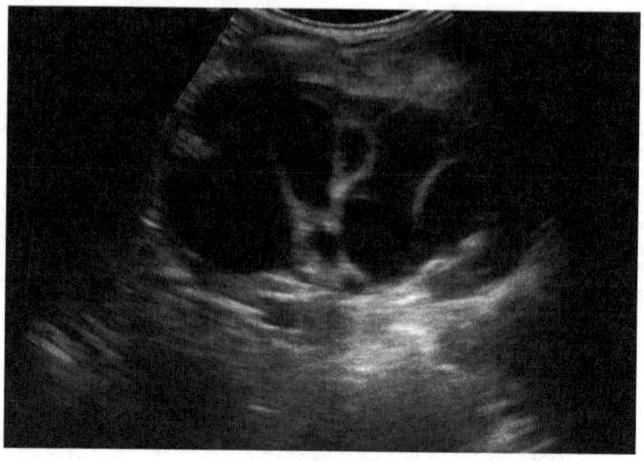

图3－4－3　重度肾积水，肾实质明显变薄

3. 鉴别诊断

重度肾积水需与巨大的多囊肾或多发性肾囊肿鉴别。其区别在于肾积水的无回声暗区互相通连，而多囊肾及多发性肾囊肿的无回声暗区不通连。

三、肾囊性占位性病变

（一）单纯性肾囊肿

1．临床与病理

肾囊肿可以是单发，也可以是多发。其形态多样，可以是单房或多房。其内容物可以是单纯的浆液性液体，或含有血凝、胆固醇结晶或胶冻样等物质。

2．超声表现

肾实质内有圆形或椭圆形无回声区，边界清晰，壁薄，可向肾表面隆起、突出，无回声区后方回声增强（如图3－4－4所示）。多发性肾囊肿则表现为肾区内出现多个无回声区，多个囊肿的声像图表现与单个囊肿相同。

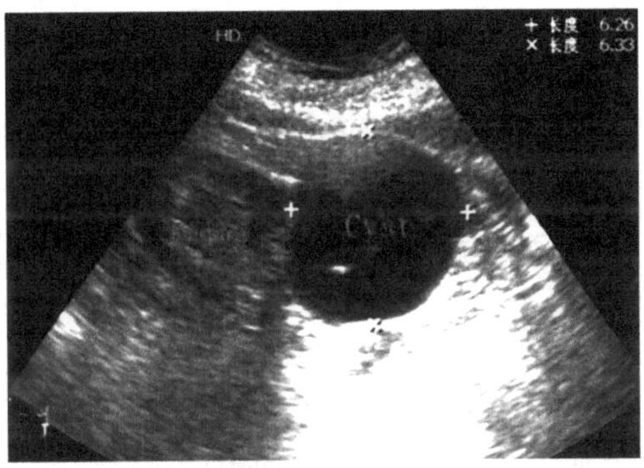

图3－4－4　肾下部囊肿

3．鉴别诊断

多发性肾囊肿需与多囊肾相鉴别，多发性肾囊肿无回声区外肾实质回声多正常，而多囊肾囊肿外肾实质回声常增粗增强或显示不清。

（二）多囊肾

1．临床与病理

多囊肾是一种染色体遗传性疾病，部分合并多囊肝及多囊脾。其病理改变是双肾实质内出现多个潴留性囊肿，大小不等，大者达数厘米，小者仅芝麻大小。

2．超声表现

双肾弥漫性显著增大，形态失常。肾内见无数大小不等的囊肿，声像图往往不能显示囊肿整齐的轮廓。多囊肾的囊肿累及整个肾脏，声像图难以显示正常的肾实质回声，不是布满囊肿就是回声增强（如图3－4－5所示）。

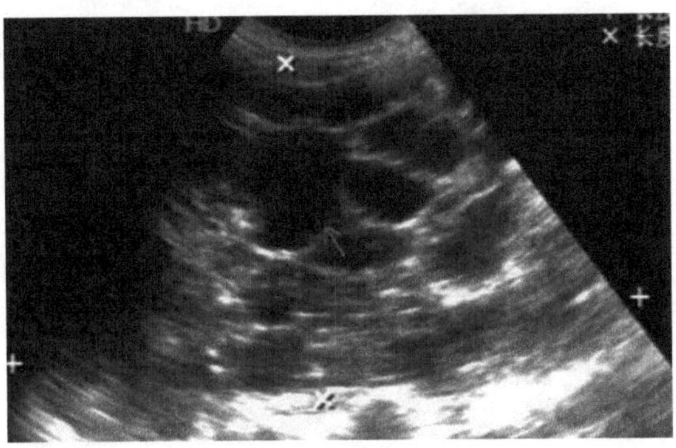

图3－4－5　多囊肾声像图

3. 鉴别诊断

多囊肾应与多发性肾囊肿鉴别。

四、肾肿瘤

（一）肾细胞癌

1. 临床与病理

肾细胞癌最常见的是透明细胞癌，多见于50~60岁的成人。肿块大小不一，呈实质性、圆形或分叶状，大的肿瘤中心部位有液化、坏死，偶尔含有钙化物质。

2. 超声表现

（1）肿瘤较小时，肾大小正常，较大肿瘤向肾表面突出，肾外形不规则，肿瘤向周围浸润时，肾边界不清。

（2）肾内出现占位病灶，呈圆形或椭圆形，病灶部的肾结构不清。内部回声有较多变化，小肿瘤往往呈高回声；中等大小肿瘤呈低回声；巨大肿瘤内部可出现出血、液化、坏死、钙化，呈不均匀回声。

（3）肿瘤压迫肾窦，使肾窦变形和伴有肾积水。

（4）肿瘤血行转移时，肾静脉可见癌栓；向周围组织转移时，可见肿大的淋巴结。图3-4-6显示的是肾中下部肾细胞癌的超声影像。

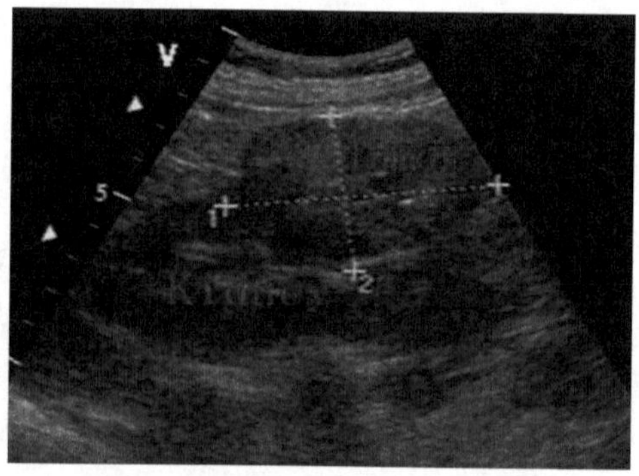

图3-4-6 肾中下部肾细胞癌

3. 鉴别诊断

（1）肾锥体肥大。

肾锥体肥大，位于肾实质处呈三角形或类圆形低回声区，凸入集合系统内，但其回声均匀，与肾皮质无分界，必要时需随诊观察。

（2）肾脓肿。

早期肾脓肿及部分液化期肾脓肿易与肾肿瘤混淆，但肾脓肿患者一般有明显炎症表现，具有脓肿基本规律。

（二）肾盂肿瘤

1. 临床与病理

发病率较肾实质肿瘤低，多发生于成年人。其病理分类包括肾盂移行上皮癌及鳞状上皮癌两种，前者多见。男性多于女性，出现血尿较早，以间歇性、无痛性血尿为主。

2. 超声表现

较小的肾盂肿瘤回声与肾集合系统回声混杂在一起，不易区别。较大时，超声可见到肾盂或肾盏回声分离，出现轮廓不整齐的低回声区。肾盂肿瘤合并肾积水者，容易显示肿瘤，有利于超声诊断（如图 3－4－7 所示）。

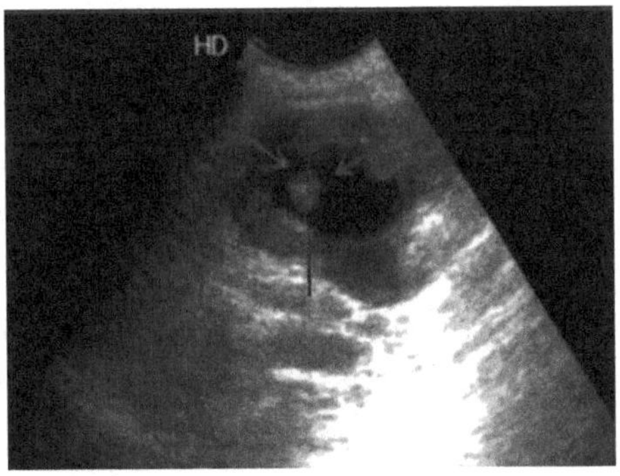

图 3－4－7　肾盂肿瘤

3. 鉴别诊断

与血凝块的鉴别，二者可以同时存在，声像图类似，不易区别，但是血凝块内部回声呈细小点状回声，可通过改变病人体位观察其移动性。

五、膀胱肿瘤

1. 临床与病理

膀胱肿瘤是泌尿生殖系统肿瘤中最常见的肿瘤，多为恶性肿瘤，占 95%。常见的有乳头状癌、浸润性癌，男性患者多于女性患者，男女比例为 4∶1，由上皮组织来源的肿瘤主要有移行上皮细胞癌、腺癌及鳞状上皮细胞癌，前者占 95%。膀胱肿瘤可以发生在膀胱的任何位置，但绝大多数发生在膀胱三角区，其次为膀胱侧壁。

2. 超声表现

（1）膀胱充盈时，可清晰显示由膀胱壁向腔内突出的高回声团块，其形状多样，大小各异。

（2）探查时边转动体位可观察到肿瘤未随体位转动而移位。

（3）肿瘤向膀胱壁浸润，使用高频探头扫查，可观察到膀胱壁各层受侵犯的程度和范围，以及与周围的黏连情况，进一步估计肿瘤病理分期（如图 3－4－8 所示）。

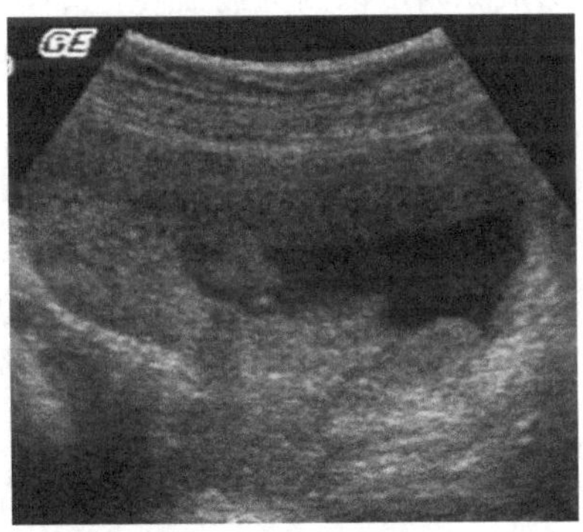

图 3－4－8　膀胱肿瘤

3. 鉴别诊断

（1）膀胱壁小梁。

膀胱壁小梁见于前列腺肥大、肿瘤等引起排尿困难造成膀胱逼尿肌肥厚，黏膜面出现壁小梁突入膀胱腔内，常为多发性、环绕膀胱壁周围分布，大小基本类似，横断面呈圆隆状，纵断面呈条状。

（2）膀胱血凝块。

膀胱血凝块改变体位时可有移动及形态改变，附壁血凝块容易与膀胱肿瘤混淆，团块内有无血流信号有一定鉴别价值，必要时需做膀胱冲洗。

六、膀胱结石

1. 临床与病理

膀胱结石发病率男性多于女性，多见于老年人和小儿。膀胱结石可以是在膀胱内产生，也可以来自肾脏和输尿管，膀胱结石主要成分为钙、磷酸盐、尿酸盐和尿酸等。

2. 超声表现

在膀胱无回声区中可见到结石的强回声，且伴有宽度相似的清晰声影，随体位改变可见结石的强回声在膀胱腔内移动，其准确率极高（如图3－4－9所示）。

3. 鉴别诊断

膀胱结石与膀胱内异物鉴别诊断。异物图像因异物属性和形态不同，有很多变化，不同于结石声像，且多有明确的经尿道置入史。

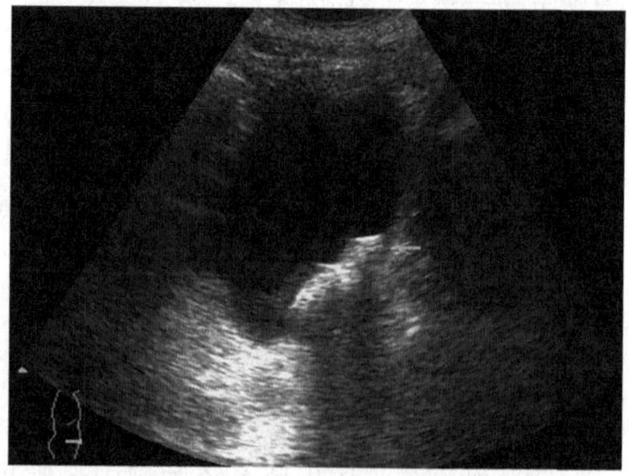

图3－4－9 膀胱多发结石

七、膀胱憩室

1. 临床与病理

膀胱憩室为膀胱壁向外呈袋状的扩张，可分为先天性、后天性两种，后者多见，形成原因可以因为膀胱壁肌菲薄、缺如或下尿路梗阻引起排尿受阻，膀胱内压升高，使得膀胱黏膜及固有膜套入薄弱肌层并向外突出而形成。

2. 超声表现

（1）盆腔内膀胱近旁发现另外的囊性无回声区。

（2）膀胱憩室与膀胱连通的开口是诊断的主要条件，一定要在近膀胱壁处找到憩室的开口。

（3）疑诊膀胱憩室的囊状结构，在排尿前后体积及形态出现改变。

（4）应用彩色多普勒超声在憩室开口处检查，分别对膀胱或憩室加压时，可见尿液正反流向的彩色信号（如图3－4－10所示）。

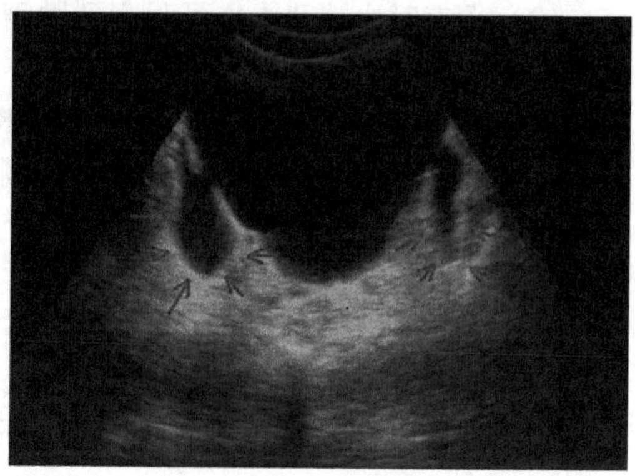

图3－4－10 膀胱憩室

第五章 男性生殖系统超声检查

第一节 男性生殖系统正常声像图

正常睾丸呈卵圆形，周围有一层致密白膜包绕，内部呈均匀中等回声，睾丸纵隔在睾丸的断面上表现为偏心的索条状或斑片状较强回声，由周边伸入睾丸实质（如图 3－5－1 所示）。

附睾位于睾丸的后外侧，头部呈新月形，呈中等回声，体部稍扁紧贴睾丸，附睾尾部位于睾丸下极，亦呈中等回声。

前列腺是包绕在尿道前列腺部的生殖腺体。经腹壁扫查，前列腺呈栗子形；经直肠扫查前列腺横断面呈椭圆形，正中部的尿道内口呈"V"字形凹陷状。矢状面呈慈姑样。正常横径约为 4 cm，纵径 3 cm，前后径 2 cm。前列腺包膜光滑、连续，实质呈较均匀中等回声（如图 3－5－2 所示）。

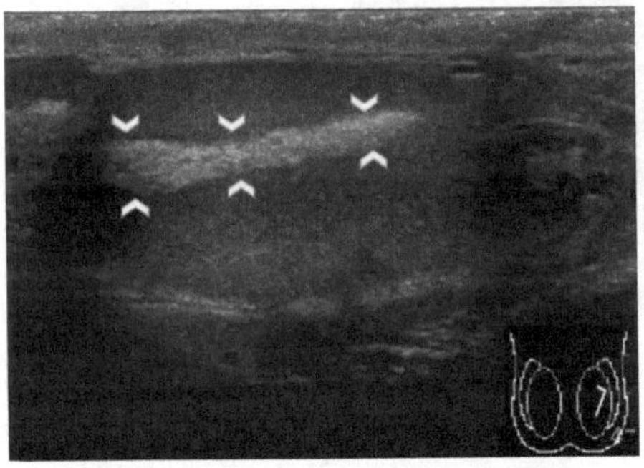

图 3－5－1 正常睾丸及睾丸纵隔

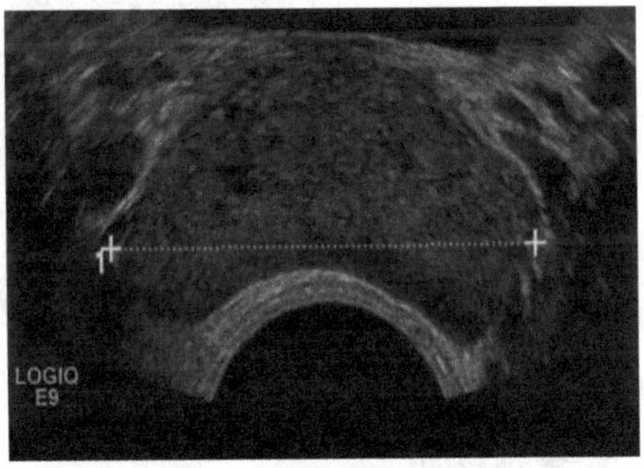

图 3－5－2 正常前列腺（经直肠检查）

精囊呈梭形，左、右各一，内部回声低于前列腺，可见小分隔状回声。

第二节　男性生殖系统常见疾病超声诊断

一、睾丸扭转

1．临床与病理

青少年多见，常在睡眠时或剧烈运动后发生，初为隐痛，后为剧痛。患侧阴囊皮肤可见发红、水肿。睾丸扭转后，开始静脉回流受阻，充血水肿，动脉血供被完全阻断则造成睾丸严重缺血坏死，睾丸缺血 6 h 内，复位者 60% ~70% 可以恢复，超过 10 h 者通常发生不可逆性坏死。

2．超声表现

急性期睾丸内部回声减低或无明显异常；内部回声显著减低同时伴有明显非均质性改变提示组织坏死；少数患者呈现弥漫性回声增强，可能由于合并出血梗死所致。CDFI 显示患侧睾丸实质内无血流信号，或较健侧明显减少（如图 3 -5 -3 所示）。

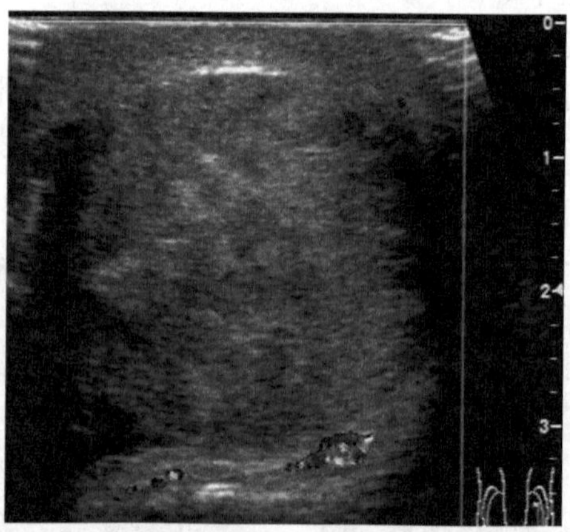

图 3 -5 -3　睾丸扭转，未检测到明显血流信号

3．鉴别诊断

需与急性睾丸—附睾炎相鉴别，急性睾丸—附睾炎时睾丸及附睾肿大，内血流信号明显增多。

二、睾丸炎

1．临床与病理

睾丸炎常由于流行性腮腺炎病毒感染，或化脓性细菌感染引起。睾丸不同程度增大、充血、结缔组织水肿，多数有局限性坏死。严重时可形成睾丸脓肿及睾丸坏死。

2. 超声表现

睾丸不同程度肿大，包膜完整，呈均匀性中低回声，如有液化形成脓肿，内部可见局灶性无回声区，境界欠清晰。CDFI 显示睾丸内血流信号较对侧明显增多（如图3－5－4所示）。

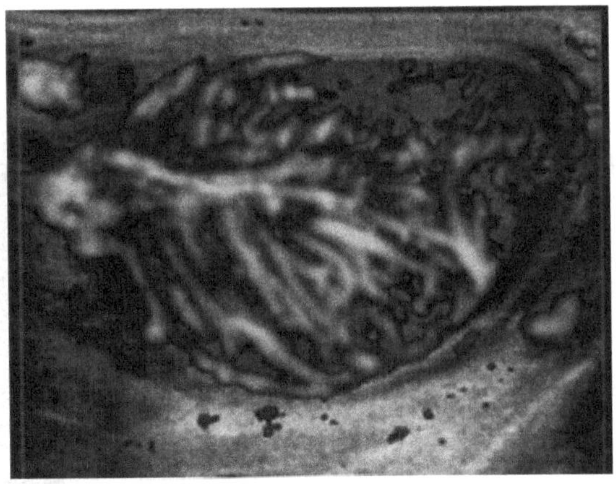

图3－5－4 睾丸炎，能量多普勒显示睾丸内血流信号丰富

3. 鉴别诊断

需与睾丸扭转鉴别，睾丸扭转时睾丸实质回声多不均匀，内血流信号减少或消失。

三、睾丸肿瘤

1. 临床与病理

睾丸肿瘤是青年男性中最常见的恶性肿瘤，分为原发性和继发性两大类。绝大多数为原发性，又分为生殖细胞肿瘤和非生殖细胞肿瘤两类。生殖细胞肿瘤以精原细胞瘤最为常见，非精原细胞瘤比较少见，但恶性程度高，较早出现淋巴和血行转移，预后较差。

2. 超声表现

（1）患侧睾丸可弥漫性肿大，并伴有局部隆起和形态不规则。

（2）睾丸内可见形态规则或不规则团块回声，内回声可均匀或不均匀，可为低回声或混杂回声。

（3）CDFI 显示肿瘤局部血流信号通常较丰富（如图3－5－5所示）。

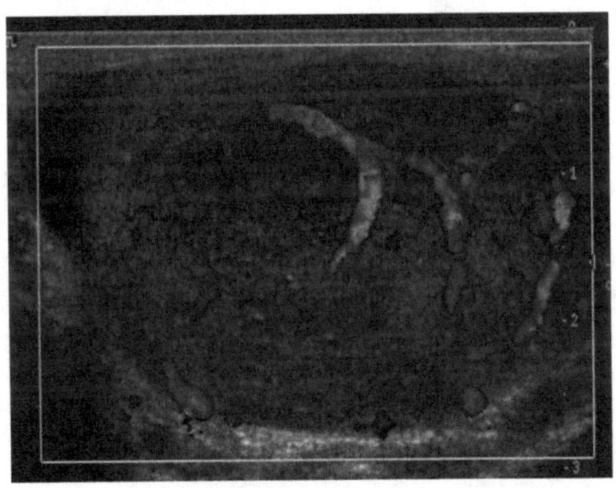

图3－5－5 睾丸精原细胞瘤，睾丸弥漫性增大，瘤体内可见丰富血流信号

3. 鉴别诊断

睾丸恶性肿瘤需与睾丸良性肿瘤鉴别，睾丸良性肿瘤多边界清晰，形态规则，内部回声较均匀。

四、附睾炎

1. 临床与病理

附睾炎为阴囊内最常见的感染性疾病，中青年多见。常继发于后尿道感染，炎症多先发生于附睾尾，蔓延波及附睾全部；血行播散性附睾炎则首先发生在附睾头部。常累及睾丸，称睾丸—附睾炎。

2. 超声表现

附睾肿大，常以尾部明显，严重者累及整个附睾。急性附睾炎内部回声多减低，不均匀。合并脓肿时，局部出现低无回声区。CDFI 显示附睾内血流信号明显增多，阻力指数减低（如图 3－5－6 所示）。

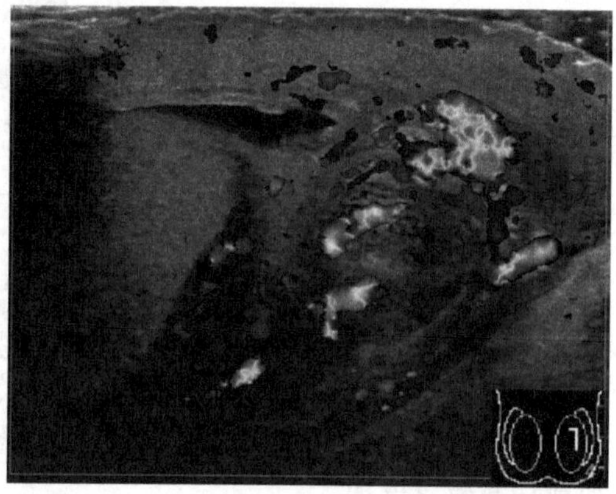

图 3－5－6　急性附睾炎，附睾尾部明显肿大，附睾尾部可见丰富分支状血流信号

3. 鉴别诊断

需与附睾结核鉴别，附睾结核有反复发作史，或有结核史，可有冷脓肿或可见钙化灶。

五、精索静脉曲张

1. 临床与病理

精索静脉曲张左侧多见，这与左侧精索静脉几乎垂直注入左肾静脉相关。患侧阴囊胀痛不适，多无明显症状。严重精索静脉曲张者可伴有睾丸萎缩和精子生成障碍而导致男性不育。

2. 超声表现

阴囊根部，精索、附睾头部附近出现迂曲的管状结构，严重者迂曲管状结构可沿睾丸背侧向下延伸直至附睾尾部。瓦氏（Valsalva）试验：嘱患者深吸气后做摒气动作，精索静脉内径明显增宽，管径大于 2 mm 者可诊断为精索静脉曲张瓦氏（CDFI）显示迂曲的管道结构呈静脉血流频谱，根据迂曲程度不同，瓦氏动作后增宽精索静脉内可出现或不出现返流血流信号（如图 3－5－7 所示）。

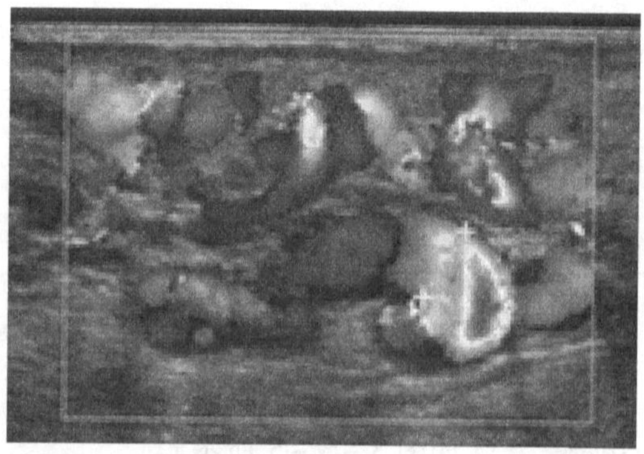

图 3－5－7　精索静脉曲张，曲张静脉内呈红蓝相间血流信号

六、前列腺增生

1. 临床与病理

前列腺增生是中老年男性的常见疾病之一，也是引起中老年男性排尿障碍最为常见的一种良性疾病。良性前列腺增生的病因较为复杂，可能与性激素水平、前列腺细胞凋亡、基质—上皮细胞和间质细胞增殖与凋亡的平衡性破坏有关。

2. 超声表现

前列腺各径线测值增大，前列腺形态饱满。前列腺周缘区和移行区比例改变，其中移行区体积明显增大，推压其周围的周缘区使其变薄（如图 3－5－8 所示）。增生结节多位于移行区，以等回声或中等偏低回声为主，其周边血流信号丰富，可呈环状血流，结节内部血流信号稀疏。

3. 鉴别诊断

（1）前列腺癌。

前列腺癌病灶多位于周缘区，其内部血流丰富，呈簇状分布，且血管粗细不一，走向紊乱；而前列腺增生结节位于移行区，形态规则、边界整齐，血流一般分布在血流周围，呈抱球型血流。

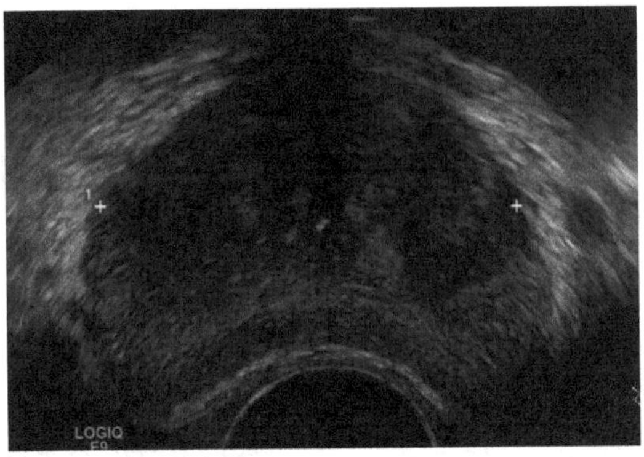

图3-5-8　前列腺增生，移行区明显增大

（2）膀胱肿瘤。

膀胱肿瘤与膀胱壁相连，彩色血流显像可见其血流自肿瘤的基底部向表面延伸，与前列腺内部血流不相连；而前列腺增生凸向膀胱的增生组织与前列腺相连，无边界，其内血流和与之相连的前列腺内血流连续。

七、前列腺癌

1. 临床与病理

前列腺癌常发生于高龄男性病人，绝大多数为腺癌，多发生于外腺。早期前列腺癌患者可无任何症状，随着病程的进展，当癌肿侵犯膀胱颈及后尿道引起梗阻时，可陆续出现尿频、尿线变细、排尿缓慢、排尿困难，甚至尿潴留、血尿等类似前列腺增生的症状，前列腺癌最易侵犯骨质，引起骨转移，晚期患者可出现转移性骨痛。

2. 超声表现

前列腺形态不规则，边界不整齐，包膜不完整，左右不对称，内部回声尤其是周缘区回声不均匀，成结节状或片状低回声，周缘区和移行区分界不清。前列腺内出现异常丰富的血流区域、不对称血流分布及粗大扭曲的血管（如图3-5-9所示）。部分病例累及膀胱或精囊时，可出现相应的异常声像图。

3. 鉴别诊断

与前列腺增生相鉴别。

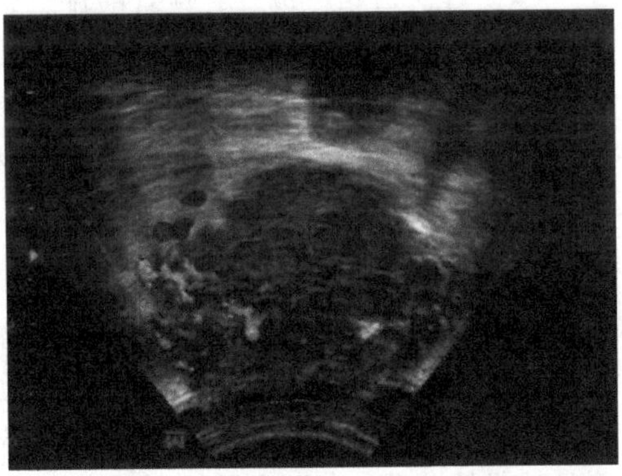

图3-5-9　前列腺癌，局部血流信号丰富

第六章　妇产科超声检查

第一节　妇科超声检查

一、妇科超声检查方法

（一）仪器和检查方法

1．仪器

妇产科一般选用常规 B 型超声仪。以选用凸阵探头为宜，频率 3.5 ~ 5.0 MHz。经阴道专用腔内探头，频率 5 ~ 9 MHz，其图像清晰，尤以对子宫内膜和卵巢的观察更为清晰，并有助于对子宫和卵巢动脉的检测，同时，检查过程中不需充盈膀胱，且不受肥胖的限制。目前已成为妇产科超声检查不可缺少的手段之一。

2．检查方法

（1）经腹壁超声检查。检查前需适当充盈膀胱，以能显示子宫底部时为宜。

（2）经阴道超声检查。检查前排空膀胱，尤其适合肥胖者或盆腔深部器官的观察，但体积较大的盆腔肿块则不适于做经阴道超声检查，无性生活史者不能做此检查。

（3）超声造影检查。目前采用新型微泡造影剂和低机械指数的造影成像技术进行检查。主要用于普通超声难以确诊的妇科病变、子宫肌瘤非手术治疗后的疗效评估及怀疑输卵管阻塞的患者。

（二）观察和分析的内容

妇科超声检查观察和分析的内容包括：①检测子宫和卵巢的大小、形态、位置、内部结构及与周邻的关系；②判断盆腔是否有肿块；③判别肿块形态轮廓；④确定肿块内部结构，描述肿块的物理性质及内部结构的细节；⑤了解肿块的位置以及与子宫、附件的毗邻关系；⑥测量肿块的大小；⑦观察肿块对周邻和远隔脏器有无影响；⑧观察有无腹腔积液（70% 以上妇科恶性肿瘤可出现腹水）；⑨彩色多普勒可提供病变部位的血供特点和有关血流动力学的信息，有助于对病变性质的诊断。

二、正常盆腔声像图

1．子宫

位于盆腔的中央，可呈前位、中位或后位。正常纵切面呈倒置梨形。轮廓线光滑清晰，浆膜层为一线样强回声，子宫肌层呈均匀中等回声。宫腔呈线状高回声，其周围有弱回声的内膜围绕。内膜厚度随月经周期而改变。成年妇女正常子宫长径为5.5～7.5 cm，前后径为3.0～4.0 cm，横径为4.5～5.5 cm；子宫颈长为2.5～3.0 cm（如图3－6－1所示）。

2．卵巢

卵巢常位于子宫体部两侧外上方，但有很多变异。成年妇女的卵巢大小约4.0 cm×3.0 cm×1.0 cm，呈椭圆形。周边皮质有卵泡而回声偏低，中间髓质回声较强，髓质内有血流信号（如图3－6－2所示）。每个月经周期一般有一个优势卵泡发育、排卵。

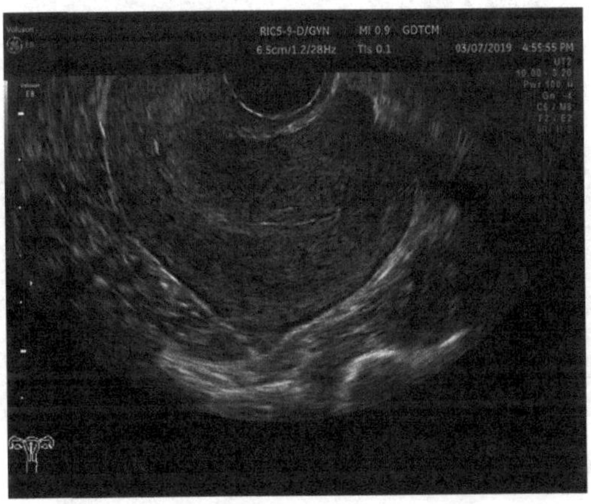

图3－6－1　正常子宫声像图（经阴道探查）

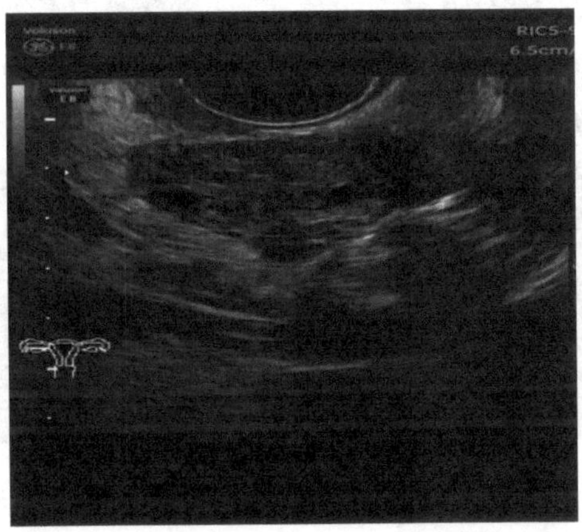

图3－6－2　正常卵巢声像图（经阴道探查）

3．输卵管

常位于卵巢上方，常规超声一般不能显示。当盆腔内有较多积液时，超声可以显示正常的输卵管。当输卵管积水、积脓或有占位性病变时，超声可以显示。

三、常见疾病超声诊断

（一）子宫肌瘤

1．病理与临床

子宫肌瘤（leiomyoma）是女性生殖系统最常见的良性肿瘤，主要由平滑肌细胞和不等量的纤维结缔组织构成，周边因正常组织受压而形成假包膜。临床表现与肌瘤的生长部位、大小、有无变性有关，常见月经量增多、腹部包块、压迫症状、不孕及贫血等表现。较大的肌瘤常因血供障碍发生变性，常见的有玻璃样变、脂肪变、囊性变以及钙化，而红色变性及肉瘤变性则少见。

2. 超声表现

根据肌瘤的位置可分为浆膜下肌瘤、肌壁间肌瘤、黏膜下肌瘤、阔韧带肌瘤以及宫颈肌瘤。

子宫肌瘤的超声图像如图 3-6-3 所示。

（1）多发性子宫肌瘤或较大单发肌瘤可致子宫体积增大、形态失常。

（2）较大的肌壁间肌瘤可致内膜线变形或移位，黏膜下肌瘤可致宫腔分离。

（3）肌瘤多呈低或中等回声，与肌壁分界清楚，当肌瘤变性时内部回声不均，肌瘤钙化时可见强回声，后方伴声影；肌瘤红色变性或囊性变时常呈低或无回声。

（4）子宫肌瘤边缘可出现半环状血流信号，实质内可有点状、短线状或枝状血流信号。

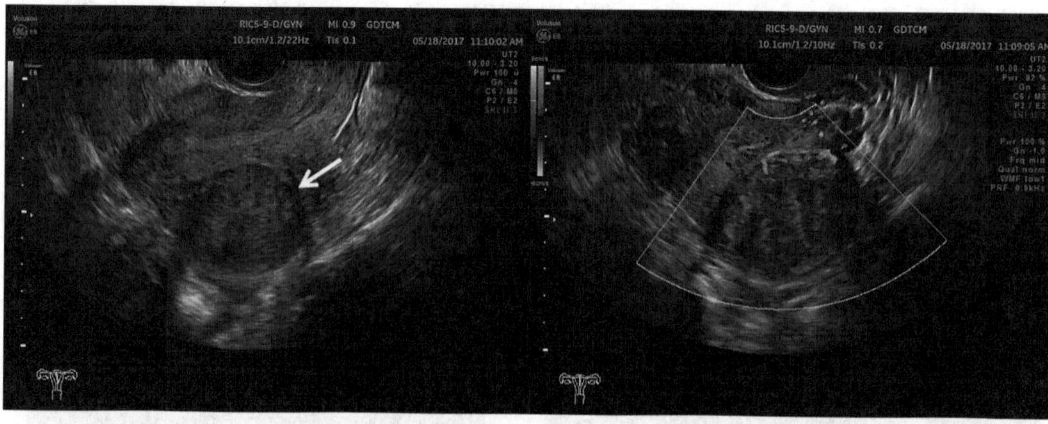

图 3-6-3　子宫肌瘤二维及彩色多普勒声像图

3. 鉴别诊断

子宫肌瘤需与其他原因所致的子宫增大和盆腔肿块相鉴别，如子宫腺肌病、卵巢肿瘤等。

（二）子宫腺肌病

1. 病理与临床

此病多发生于 30～50 岁经产妇，约有 50% 的患者同时合并子宫肌瘤，15% 的患者合并外在性子宫内膜异位症。可分为子宫弥漫性均匀增大和局限性增大两种，病灶多累及子宫后壁，局灶性子宫腺肌病呈结节样，称为子宫腺肌瘤。临床表现常以进行性痛经为主要特点，可伴有月经量增多或经期延长。

2. 超声表现

（1）子宫增大，内膜线居中或偏移，子宫肌壁对称性或非对称性增厚，以后壁多见，肌层回声增强，病灶内有时可见不规则的无回声区。

（2）病变局限分布于子宫肌层，呈结节状，且边界不清晰。

3. 鉴别诊断

主要与子宫肌瘤相鉴别，可从声像图特点、月经前后的变化以及典型的临床表现做出鉴别。

（三）子宫内膜息肉

1. 病理与临床

子宫内膜由子宫内膜腺体、纤维性间质和粗大供养血管构成。可发生于青春期后任何年龄。临床上常表现为月经量增多、经期延长或不规则阴道流血，可导致不孕或流产。

2. 超声表现

（1）宫腔内可见中高回声团，与子宫内膜有清楚的分界，通常呈舌状、泪滴状或类圆形。

（2）彩色多普勒常显示病变内有单枝的血流信号伸入（如图3-6-4所示）。

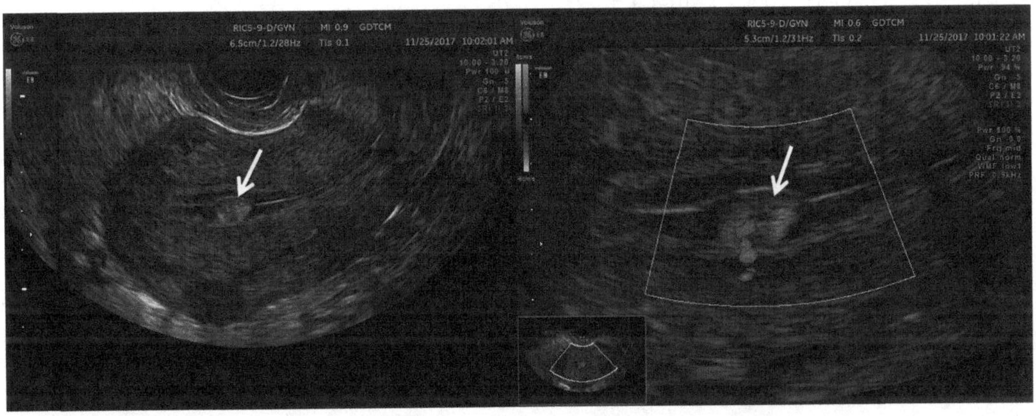

图3-6-4　子宫内膜息肉二维及彩色多普勒声像图

3. 鉴别诊断

子宫内膜息肉与局灶性子宫内膜增生及局灶性子宫内膜癌等病变的声像图表现类似，常常难以鉴别。当发现宫腔内边界较清晰的中高回声结节伴单枝穿入性血流信号时，应首先考虑子宫内膜息肉可能。

（四）子宫体癌（子宫内膜癌）

1. 病理与临床

80%的子宫内膜癌为腺癌，多发生于绝经前后的妇女。临床上主要表现为不规则阴道流血及异常排液。

2. 超声表现

早期无特殊改变，中晚期表现为：

（1）子宫增大。

（2）子宫内膜弥漫性增厚，也可为局限性增厚或呈息肉样，多为不均匀回声。

（3）彩色多普勒常显示子宫内膜血流信号丰富，可测及低阻力型动脉频谱。

3. 鉴别诊断

子宫内膜癌缺乏特征性图像，常与子宫内膜增生、子宫肌瘤变性、绒毛膜上皮癌等图像类似，鉴别较困难。诊断性刮宫做病理检查有助于确诊。

（五）卵巢肿瘤

由于卵巢肿瘤的种类繁多，声像图表现为多种多样，根据病变的物理性质不同，在声像图上分为囊性、实质性、混合性改变。对于病理诊断尚有一定困难。

常见的肿瘤有以下几种：

1. 浆液性囊腺瘤

浆液性囊腺瘤为卵巢的常见良性肿瘤，主要发生于育龄期妇女，由部分上皮细胞分泌黏液所致。一般直径为 5 ~ 10 cm（亦有较大者）的囊性肿块，多数为单房，亦见有多房者，多房性可见囊内有细小光带分隔。囊壁薄，光滑，轮廓清晰；切面为圆形或椭圆形，后方回声增强（如图 3 - 6 - 5 所示）。

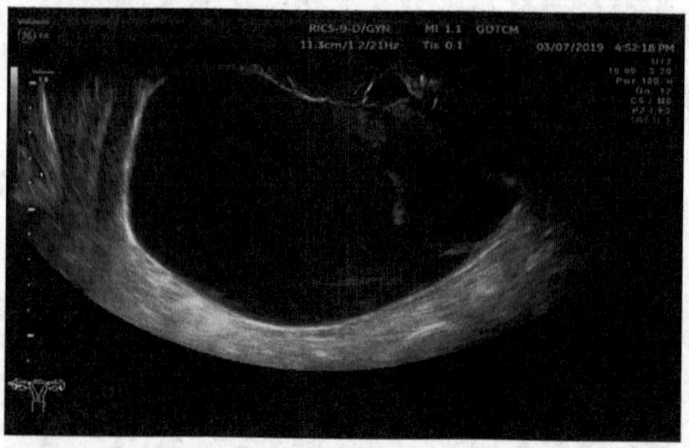

图 3 - 6 - 5 卵巢浆液性囊腺瘤声像图

2. 黏液性囊腺瘤

黏液性囊腺瘤亦为良性肿瘤，一般体积较大，直径多在 10 cm 以上。多为单侧多房性。内为黏稠液体的囊性肿块，壁较厚，尚光滑，呈圆形或椭圆形。肿块内见多个光带分隔。

3. 成熟型畸胎瘤

成熟型畸胎瘤发生于生殖细胞，多见于年轻妇女，又称皮样囊肿。囊内含毛发、皮脂腺、牙齿、骨骼等。其声像图表现如图 3 - 6 - 6 所示。①类囊肿型。肿块暗区内见密集分布的点状回声，可见脂液分层的水平分界线，线上均质密集细小光点，为脂质成分，线下为液体呈无回声。②混合型。肿块呈囊实性，囊性肿块内见光团回声附着于侧壁，有时可见牙齿、骨骼强回声后方产生的声影。③类实质型。类实质型为黏稠囊性肿块，内见密集均匀点状强回声，似实质状，探头加压有一定程度的移动。

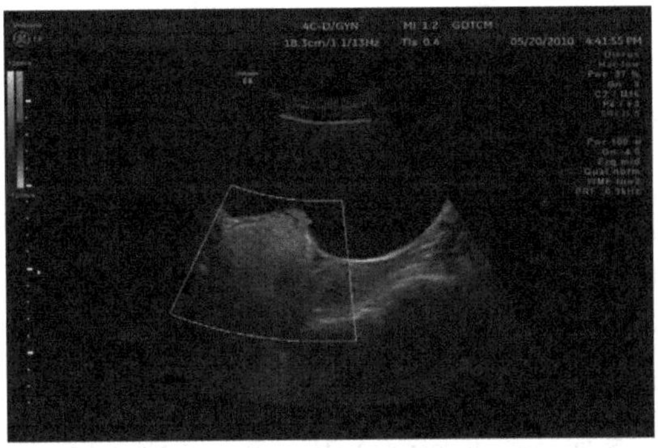

图 3-6-6 卵巢成熟型畸胎瘤声像图

4. 卵巢恶性肿瘤

卵巢的实性肿瘤多数为恶性，病理复杂，大部分合并腹水。声像图表现为以实性为主的混合性肿块或实性肿块，肿块边界不清，形态不规整，内为强弱不均的紊乱回声，并见不规则坏死液化的无回声区，肿块后方回声衰减，合并腹水时见盆腔及腹腔内显示液性暗区。

凡超声显示囊性肿块囊壁呈不均匀增厚、不光滑，有乳头状高回声隆起，均应怀疑恶性肿瘤的可能。

彩色多普勒超声检查，根据肿块内血流丰富程度、血管形态和频谱多普勒血流阻力指数的测定对良、恶性的鉴别有一定的参考价值。

第二节 产科超声检查

产科超声检查是应用超声的物理特性来了解胚胎、胎儿的主要解剖结构，胎儿生长发育、胎儿附属物及羊水情况，是产科最常用、无创、可重复的影像学检查方法。

一、产科超声检查的时机

胎儿畸形产前筛查主要在以下 3 个时期进行。

1. 早孕期

早孕期的胎儿畸形产前筛查一般在妊娠 11～14 周进行，包括胎儿异常软指标、初步形态学筛查、双胎绒毛膜性判断。

2. 中孕期

中孕期的胎儿畸形产前筛查一般在妊娠 20～24 周进行，主要为胎儿系统性检查。

3. 晚孕期

晚孕期的胎儿畸形产前筛查一般在妊娠 28～34 周进行，主要为胎儿形态学补漏筛查和胎儿生长发育测量。

二、正常妊娠

（一）早期妊娠

1. 妊娠 10^{+6} 周前

①明确是否为宫内妊娠；②确定胚胎是否存活；③测量头臀长度（CRL），确定胎龄；④明确胚胎数，判断多胎妊娠绒毛膜性及羊膜性。

2. 妊娠 $11\sim13^{+6}$ 周

①再次评估胎龄；②评价胎儿解剖结构；③胎儿遗传标记物的评估；④双侧子宫动脉血流的评估（如图3－6－7、图3－6－8所示）。

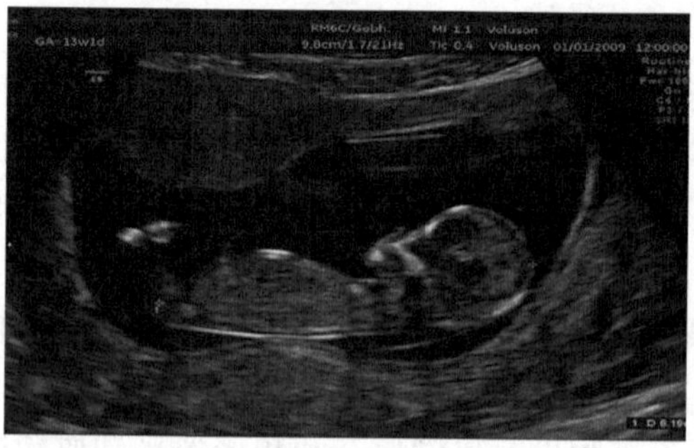

图3－6－7 妊娠 $11\sim13^{+6}$ 周胎儿头臀径（CRL）测量标准切面

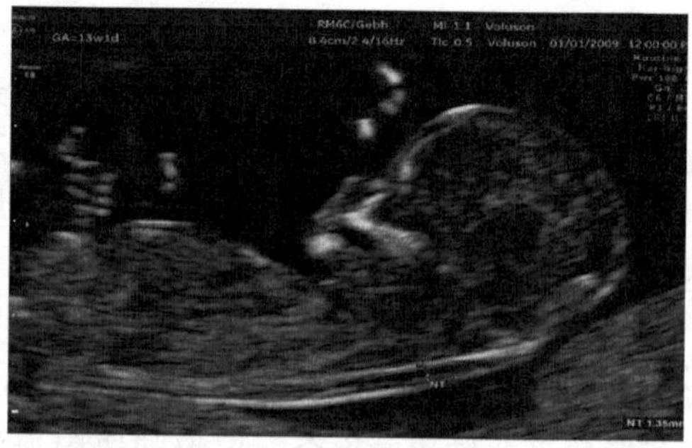

图3－6－8 妊娠 $11\sim13^{+6}$ 周胎儿颈后透明层（NT）测量标准切面

（二）中期妊娠（20～24周）

（1）生物学测量。常用指标为双顶径（BPD）、头围（HC）、腹围（AC）、股骨长度（FL）、肱骨长度（HL），以评估胎儿生长情况。

（2）胎儿大结构畸形筛查。

（3）胎儿遗传标记物。胎儿遗传标记物也叫软性标记物，包括：脉络丛囊肿、侧脑室增宽、肠管回声增强、单脐动脉、肾盂分离、心室内强回声点等。

（4）宫颈测量。

（三）中、晚期妊娠（24周之后）

中、晚期妊娠的主要超声检查内容为：①生物学测量；②胎盘定位；③羊水量评估；④生物物理评分。

三、病理妊娠

（一）异位妊娠（输卵管妊娠）

1. 病理与临床

受精卵在子宫体腔以外的地方着床称为异位妊娠，俗称宫外孕。异位妊娠以输卵管妊娠最常见（约占95%），输卵管妊娠以壶腹部占多数。典型症状为停经史、不规则阴道出血及腹痛，尿妊娠试验阳性或弱阳性，血 HCG 值升高。

2. 超声表现

（1）宫腔内未探及妊娠囊或有假孕囊（蜕膜管型与血液形成）。

（2）于附件区卵巢旁探及小圆形孕囊声像，内或可见卵黄囊、胎芽，甚至可见胎心搏动。

（3）于附件区可探及边界模糊的低回声肿块。

（4）盆腔可见积液。

3. 鉴别诊断

输卵管妊娠应与流产、急性输卵管炎、急性阑尾炎、黄体破裂及卵巢囊肿蒂扭转相鉴别。超声检查与血 HCG 测定相结合对异位妊娠的诊断帮助更大。

（二）妊娠滋养细胞疾病

根据组织学可将妊娠滋养细胞疾病分为葡萄胎、侵蚀性葡萄胎、绒毛膜癌等，其中以葡萄胎最常见。

1. 病理与临床

葡萄胎是胎盘的一种良性病变，因妊娠后胎盘绒毛滋养细胞增生、间质水肿，而形成大小不一的水泡，水泡间借蒂相连成串，形如葡萄，又称水泡状胎块。可分为完全性和部分性两类。临床表现为：停经后阴道出血、子宫异常增大、妊娠反应明显、下腹部疼痛及血 HCG 明显增高。

2. 超声表现

（1）子宫增大，与孕期不符。

（2）宫内布满大小不等、形如葡萄的圆形无回声小暗区。

（3）完全性葡萄胎子宫内未见胎儿及附属物；部分性葡萄胎子宫内尚可见胎儿组织。

（4）多数病人子宫两旁见黄素囊肿，显示为多房囊性肿块。

3. 鉴别诊断

主要与胎盘水泡样退行性变相鉴别，胎盘绒毛内“水泡样”回声较为稀疏，血 HCG 上升不高，子宫增大不明显。

第七章　血管超声检查

除了心、脑血管以外的血管都是周围血管，周围血管病是常见病。血管作为一种管道，其发生病变主要表现为管径缩小和管径扩大两种形式。

1. 管径缩小

管径缩小为血管狭窄或闭塞。动脉发生狭窄主要使远端血流量减少，组织血供不足，使组织缺血缺氧，导致营养障碍，甚至发生缺血性坏死；静脉发生狭窄或闭塞时，远端的血流回流障碍，使组织瘀血，主要表现为肿胀。

2. 管径扩大

管径扩大为血管扩张。动脉发生扩张形成动脉瘤，其后果是局部越来越扩张，血管壁越来越薄，最后可使血管壁胀破而发生致命性大出血；静脉发生扩张，形成静脉曲张或血管瘤。

第一节　周围动脉疾病

一、动脉狭窄或闭塞

动脉狭窄（arteriostenosis）或闭塞（obliteration）引起原因主要为外压迫、动脉痉挛、管内栓塞。动脉狭窄的超声检查如图 3－7－1 所示，其特点是：①二维显示动脉内膜毛糙变厚，腔内见斑块；②彩色多普勒显示彩色血流细亮；③脉冲多普勒显示高速血流频谱。闭塞的超声检查特点是：血管内无彩色血流，脉冲多普勒测不到频谱。常见于动脉硬化闭塞症、血栓闭塞性脉管炎、急性动脉闭塞、多发性大动脉炎。

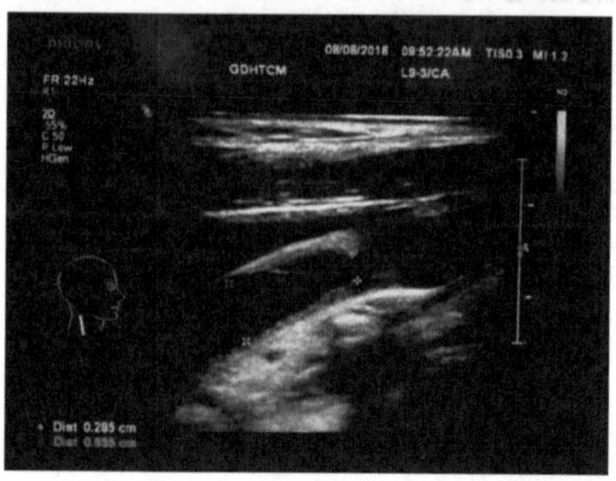

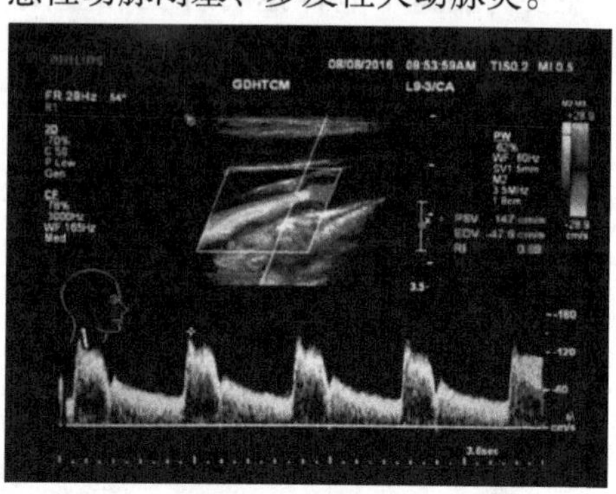

图 3－7－1　动脉狭窄的二维超声显示狭窄管腔，脉冲多普勒显示高速血流频谱

二、动脉瘤

动脉瘤（aneurysm）临床特点是搏动性肿块。常见病因是动脉硬化、创伤、感染、血管壁中层变性坏死、先天异常等。常见的动脉瘤有腹主动脉瘤、颈动脉瘤、四肢动脉瘤等。动脉瘤壁的压力与动脉瘤体积成正比，瘤壁越薄承受的压力越大，因此瘤体只会越来越大，直至破裂。一旦突然破裂可因大出血致死。

动脉瘤分类及超声检查特点如下：

1. 真性动脉瘤（True aneurysm）

真性动脉瘤的二维显示动脉局部呈梭形或球形扩张，瘤壁与动脉壁延续；彩色多普勒显示瘤腔内血流色彩暗淡或花色涡流，频谱多普勒显示为缓慢涡流血流或狭窄处高速射流。

2. 假性动脉瘤（False aneurysm）

假性动脉瘤的瘤壁由纤维组织、血块机化物、动脉壁等共同组成，声像图显示动脉旁厚壁无回声区，瘤壁与动脉壁不连续，搏动不明显；彩色及频谱多普勒显示动脉破口处血流随心动周期往返进出于瘤体，瘤内见涡流。

3. 夹层动脉瘤（Dissecting aneurysm）

夹层动脉瘤又称壁间动脉瘤，声像图显示动脉壁分离呈双层改变，外层为高回声，内层为细弱撕裂内膜回声，中间为剥离形成的无回声假腔；彩色及频谱多普勒显示收缩期血流由真腔经内膜破口进入假腔，假腔内血流暗淡缓慢。

第二节　周围静脉疾病

静脉狭窄或闭塞可由管外压迫和管内栓塞引起，最常见原因是深静脉血栓形成，常见致病因素是：血流缓慢、静脉壁损伤、高凝状态。肢体深静脉血栓形成使患肢出现肿胀疼痛，浅静脉系统血流增加、曲张。

下肢深静脉血栓形成的超声特点：①被栓塞静脉内径明显增宽，甚至达2倍以上，其内可见血栓回声；②探头按压静脉不能压闭管腔；③彩色及频谱多普勒显示深静脉腔内彩色血流变细甚至中断，血栓远端血流频谱流速缓慢、不随呼吸变化，慢性可见侧支循环形成。

第三节　动 静 脉 瘘

动静脉瘘由于先天性或后天性如外伤、感染等所引起。动静脉瘘常患肢皮温增高，静脉回流障碍，出现肢体肿胀，静脉曲张，动脉缺血局部营养障碍，重者有心功能不全等表现。超声检查特点：伴行动、静脉之间有异常通道，有高速低阻动脉连续性血流频谱从动脉经瘘口进入静脉。

第八章 其他部位超声检查

第一节 颅脑疾病的超声检查

一、正常颅脑声像图

探头选用低频扇形探头，主要用于 2 岁以内囟门未闭的小儿。通过囟门作为“声窗”进行扫查，由于没有颅骨的影响，可获得小脑幕上、下大部分脑组织的不同断面的声像图。正常颅脑声像图有以下特点：正常脑组织多呈现均匀的低回声，小脑则表现为较强、较均匀的回声；正常脑室内充满脑脊液，表现为无回声区，脑室壁为清晰的纤细光滑的线条样强回声，边缘锐利；大脑表面的沟回、裂隙在声像图上可呈现与解剖关系一致的清晰轮廓；位于脑室中的脉络丛，为回声很强呈长条较粗的弧形结构，外形极不规则，实时超声检查还可以看到脉络丛内血管的搏动。

二、常见颅脑疾病的超声诊断

1．新生儿颅内出血（Intracranial hemorrhage of the newborn）

（1）病理与临床。

新生儿颅内出血主要包括室管膜下出血、脑室内出血和脑实质内出血，是引起新生儿呼吸窘迫、窒息和死亡的重要原因之一。

（2）超声表现。

超声探查可见出血区局部外形改变，局限性隆起或脑室扩大。于局部脑实质内或扩大的脑室内出现大小与形态各异的强回声凝血块，如血块的内部出现低回声或无回声区，则表示有液化存在。

2．脑积水（Hydrocephalus）

（1）病理与临床。

脑积水系指脑室系统内脑脊液积聚过多并引起脑室内压力增高。其症状表现随患儿发病年龄的不同而不同，主要表现为烦躁、发育迟缓、头痛呕吐、嗜睡、癫痫等，体征有头围增大、囟门张力高、上视困难、视盘水肿和外展神经麻痹等。

（2）超声表现。

声像图显示患侧侧脑室扩大，外形增宽、变钝、变圆，新生儿侧脑室宽度超过 3 mm 者，诊断即成立。

第二节　眼部超声检查

应用超声探测球内或球后疾患，操作简便，诊断迅速，不因角膜混浊、白内障、玻璃体混浊或出血而影响观察。在探测眼内异物、视网膜脱落、球内肿瘤、区别球内或眶内占位病变上有很高的临床应用价值。由于眼球位置浅表，结构精细，为获得清晰图像，以选用较高频率探头（如 10 MHz）及眼科专用成像仪为佳。

一、眼内异物

1. 病理与临床

外伤时，可有致伤物碎片进入眼内，如铁、铜、玻璃等。

2. 超声表现

声像图上可清晰显示异物的高回声或强回声，部分可伴声影。不论 X 线透过或透不过的异物超声均可发现。

二、玻璃体积血（Vitreous hemorrhage）

1. 病理与临床

玻璃体主要是由一种胶状透明液体构成，内无血管及神经，出血多为来自周围组织出血，患者表现为视力减退，眼前黑影。

2. 超声表现

声像图显示依出血量的多少和时间长短而不同。少量新鲜出血，可见玻璃体内有中等强度的点状回声散在分布；中到大量新鲜出血可见弥漫分布的点状强回声，后向运动活跃；陈旧性出血形成机化后则可见中等强度的条索状回声，形态不规则，边界不清晰。

三、视网膜脱离（Retina detachment）

1. 临床与病理

视网膜脱离多见于高度近视及视网膜病变者，有时外伤为其诱因。

2. 超声表现

声像图上可见在玻璃体后部、眼底前方出现脱离的视网膜回声。部分脱离的视网膜呈带状高回声，其后方为无回声区。完全性脱离的视网膜常呈“V 字形”或“U 字形”高回声带，前端两侧常与锯齿缘相连，后端与视盘相连。彩色多普勒：高回声带上后端可见与视网膜中央动脉及静脉相连续的血流信号。

四、视网膜母细胞瘤（Retinoblastoma）

1. 临床与病理

视网膜母细胞瘤为常见的眼内肿瘤，多发生于婴幼儿，为起源于视网膜的恶性肿瘤。患者瞳孔内出现“猫眼”状黄光反射。

2. 超声表现

声像图显示在眼底前方玻璃体无回声内有肿块回声，其边缘不规则，回声强度不均匀，肿块形态不一，可伴继发性视网膜脱离。

第三节 甲状腺超声检查

一、正常甲状腺声像图

甲状腺超声检查使用高频线阵探头，频率 12 ~ 18 MHz。可以清晰显示出甲状腺位于颈前中央，分左、右两侧叶，似马蹄形或蝶形。两侧叶的中部为细而长的峡部。峡部的后方为气管的回声。甲状腺轮廓清晰，表面光滑，包膜完整，内部呈密集、均匀、细小中等回声（如图 3 - 8 - 1 所示）。

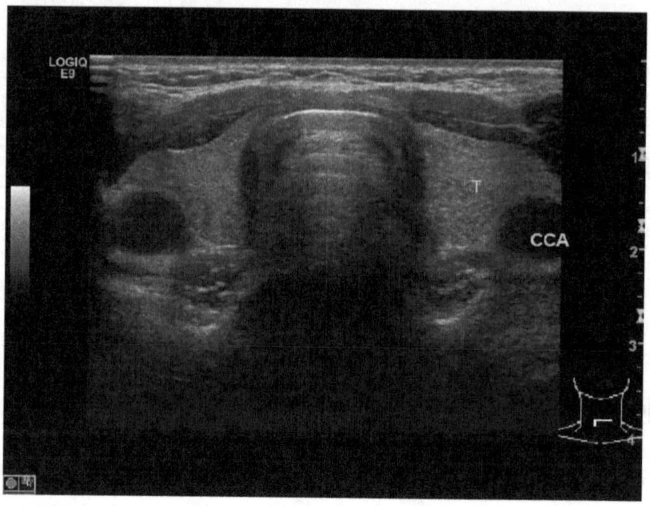

图 3 - 8 - 1 正常甲状腺横切面图像

二、异常甲状腺声像图

（一）甲状腺腺瘤（Thyroid adenoma）

1. 临床与病理

甲状腺腺瘤是起源于甲状腺滤泡细胞的良性肿瘤，是甲状腺最常见的良性肿瘤，好发于甲状腺功能的活动期。临床分滤泡状和乳头状实性腺瘤两种，前者多见。肿瘤生长缓慢，常为甲状腺内单个边界清楚的结节，有完整的包膜，早期大多数无症状，液化坏死时可有颈部不适、疼痛。

2. 超声表现

（1）甲状腺内可见圆形或椭圆形肿块，纵横比小于1，边界清楚，边缘光整，包膜完整，腺瘤周围可见暗环，为声晕征。

（2）内部可为低回声或高回声，当瘤内出现出血、坏死、液化时，内部回声不均匀，见散在无回声暗区。

（3）内部可见粗大的钙化灶。

（4）彩色多普勒超声显像周边可见环状或半环状血流信号（如图3－8－2所示）。

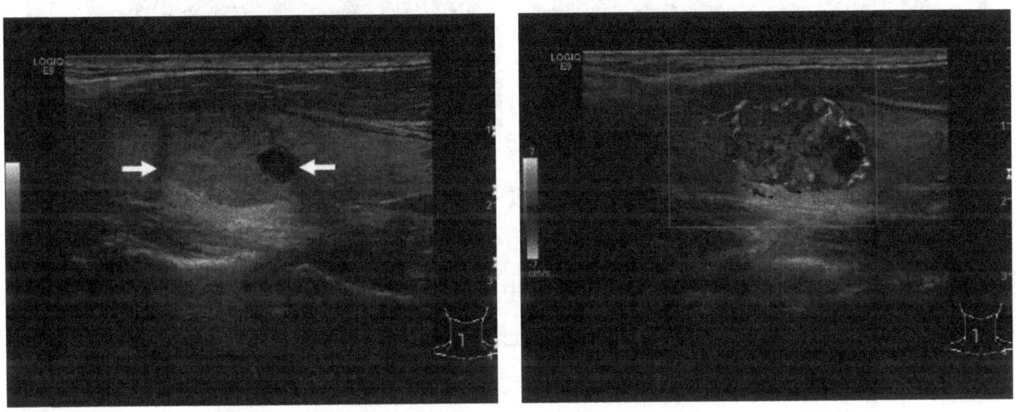

(a)　　　　(b)

图3－8－2　甲状腺腺瘤声像图

3. 鉴别诊断

本病应与结节性甲状腺肿鉴别，前者多为单发，边界清楚、光整，有包膜回声，内回声均匀、细密，周围甲状腺组织回声正常，不引起甲状腺增大或仅瘤侧局部肿大；而后者常多发，边界不清楚，包膜不完整或无，内回声不均匀，周围甲状腺组织回声不正常，有不均匀的纤维细条，常引起甲状腺的明显增大。

（二）甲状腺癌（Thyroid cancer）

1. 临床与病理

大部分甲状腺癌起源于滤泡上皮细胞。可发生在任何年龄，以女性多见。肿块质硬，表面不光整，可向淋巴、骨、肺转移。临床上患者颈前区可扪及质地坚硬的肿块，活动度差，侵犯声带或喉返神经时伴声音嘶哑。

2. 超声表现

（1）甲状腺内可见不规则肿块，多数为低回声，边缘不规整，边界不清，内部回声不均匀，可见沙粒样或簇状钙化。

（2）坏死、液化时瘤内可见散在的无回声。

（3）甲状腺引流区可探及肿大淋巴结回声。

（4）彩色多普勒超声显像，肿瘤内血流丰富，癌瘤内可检出高速血流信号，亦可测出新生血管及动静脉瘘血流信号（如图 3-8-3 所示）。

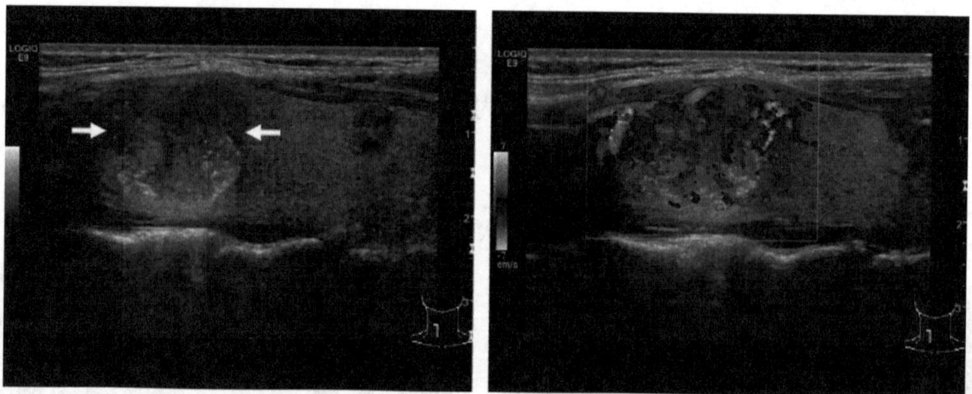

（a）　　（b）

图 3-8-3　甲状腺癌声像图

3. 鉴别诊断

应与亚甲炎鉴别，后者有病毒感染病史，有上呼吸道感染症状、低烧，局部疼痛及压痛，白细胞上升及血沉加快等，应用抗感染治疗后，炎性肿物可消失。

（三）单纯性甲状腺肿（Simple goiter）

1. 临床与病理

单纯性甲状腺肿是甲状腺功能正常的甲状腺肿，是以缺碘、致甲状腺肿物质或相关酶缺陷等原因所致的代偿性甲状腺肿大，不伴有明显的甲状腺功能亢进或减退，故又称为非毒性甲状腺肿。

2. 超声表现

（1）甲状腺呈对称性、均匀性肿大。

（2）肿大的甲状腺可压迫气管和颈部血管。

（3）内部呈弥漫性均匀细小的点状回声，回声偏低。

（4）彩色多普勒血流超声显像，甲状腺内见点状、条状血流，血流与正常甲状腺相似（如图 3-8-4 所示）。

甲状腺横切面：对称性、均匀性肿大，实质呈细点状、偏低回声。

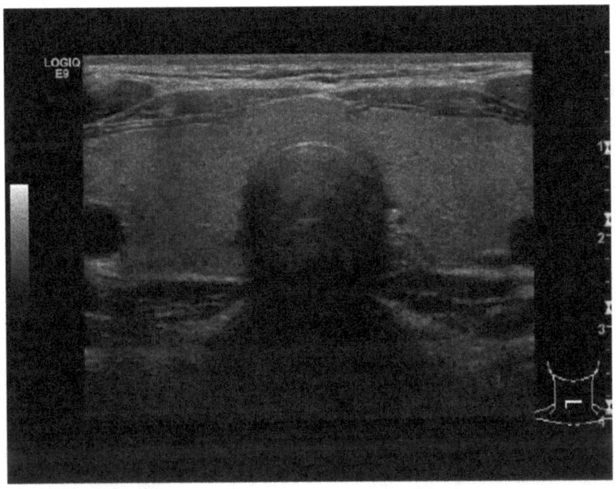

图 3－8－4 单纯性甲状腺肿声像图

3. 鉴别诊断

本病血流并不增加或接近正常，甲亢可见血流信号明显增多丰富，呈典型“火海征”。

（四）甲状腺功能亢进（Hyperthyroidism）

1. 临床与病理

甲状腺功能亢进是由于甲状腺合成释放过多的甲状腺激素，造成机体代谢亢进和交感神经兴奋，引起心悸、出汗，进食和大便次数增多及体重减轻的病症。多数患者还常伴有突眼、眼睑水肿、视力减退等症状。

2. 超声表现

甲状腺呈弥漫性、均匀性增大，左右两侧对称，颊部前后径增大明显，内部回声减低，呈密集点状分布，彩色多普勒超声显示甲状腺内血管增多、扩张，血流加快，呈特征性的“火海征”（如图 3－8－5 所示）。

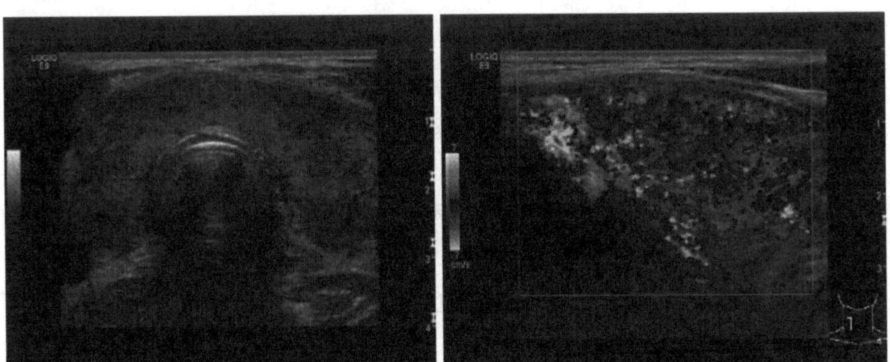

（a）（b）

图 3－8－5 甲状腺功能亢进声像图

3. 鉴别诊断

应与结节性甲状腺肿鉴别，后者甲状腺表面不光滑，不对称，并伴有大小不等的结节，彩色多普勒显示后者血流正常或稍丰富，在结节周围有点状或半环状血流信号。

（五）结节性甲状腺肿（Nodular goiter）

1. 临床与病理

结节性甲状腺肿是由于反复缺碘及复原交替而致增生和不均匀的复原所形成的增生性结节，病情进展缓慢，多数患者无症状。较大的结节可引起压迫症状，进而出现呼吸困难、吞咽困难和声音嘶哑等。结节内急性出血可致肿块突然增大及疼痛。

2. 超声表现

甲状腺两侧叶呈不对称增大，表面不光滑，可见多发性、大小不等的结节，结节呈高、低或混合回声，结节中间可出现出血、液化及钙化，显示为结节内出现无回声暗区、散在点片状强回声，结节周围有或无正常甲状腺组织（如图 3－8－6 所示）。

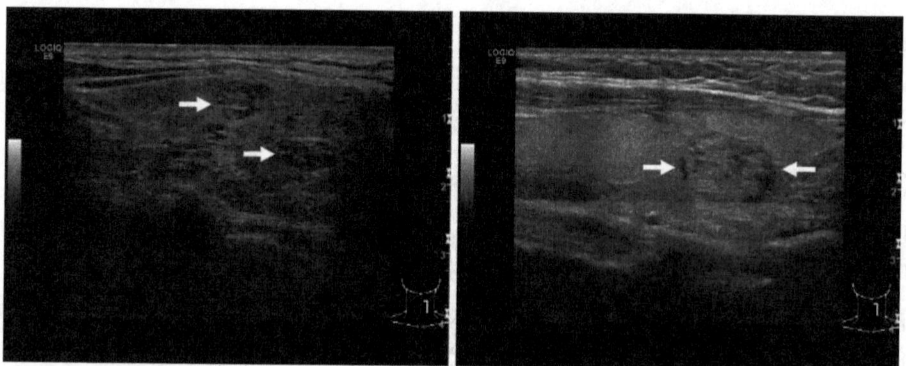

（a）　　（b）

图 3－8－6　结节性甲状腺肿声像图

3. 鉴别诊断

当结节生长快、边缘不整齐时，必须与恶性病变鉴别，后者肿块呈极低回声，边界不光整，纵横比 >1，内部往往伴有沙粒样点状钙化。

（六）甲状腺炎

1. 亚急性甲状腺炎（Subacute thyroiditis）

（1）临床与病理。

亚急性甲状腺炎多由病毒感染引起，多数患者出现颈前甲状腺区域疼痛，伴低热。

（2）超声表现。

甲状腺对称性或局部肿大，内部可见边界不清、形态不规则的低回声区，可累及单侧或双侧，伴有甲状腺引流区淋巴结肿大（如图 3－8－7 所示）。

（3）鉴别诊断。

本病需与急性化脓性甲状腺炎鉴别，后者有高烧、脓毒血症等一系列严重血循环

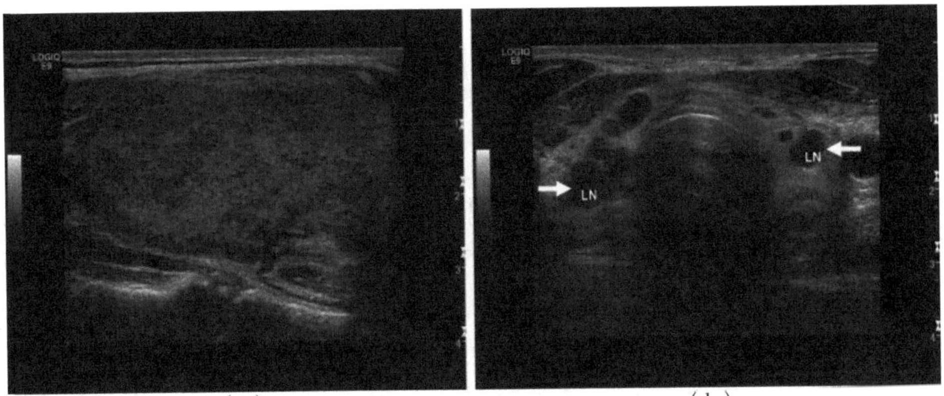

（a）（b）

图 3－8－7 亚急性甲状腺炎声像图

感染史，甲状腺局部肿大形成脓肿，超声显示为不规整的液性暗区。

2．慢性淋巴细胞性甲状腺炎（Chronic lymphocytic thyroiditis）

（1）病理与临床。

慢性淋巴细胞性甲状腺炎又称桥本氏病，为自体免疫性疾病，多见于女性，起病隐匿，患者多无明显症状，病程较长。

（2）超声表现。

①甲状腺呈对称性、弥漫性肿大，颊部明显。

②边界光整，内回声增高，可见细网状、蜂窝状回声。

③彩色多普勒显示甲状腺内血流不丰富或稍丰富，甲状腺引流区可见反应性淋巴结回声（如图 3－8－8 所示）。

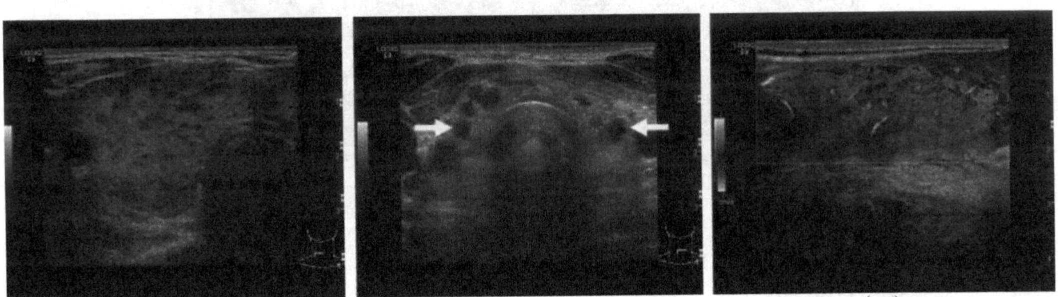

（a）（b）（c）

图 3－8－8 慢性淋巴细胞性甲状腺炎声像图

（3）鉴别诊断。

该病常合并甲状腺功能异常，检查时需排除合并“甲亢”或“甲减”的可能性。

第四节　乳腺超声检查

乳腺由腺叶、导管、脂肪组织组成，乳腺大小因人种、年龄、生育情况、内分泌等影响而不同。检查需用高频线阵探头（频率：12～18 MHz）。超声对乳腺肿块的良、恶性可进行初步筛选，为妇女哺乳的防癌普查提供了一种简便、安全而有效的检查方法。对不宜进行X线检查的孕期或哺乳期的妇女，尤有价值。

一、正常声像图

正常乳腺由浅至深为皮肤、皮下脂肪、乳腺组织（包括腺叶、导管）、胸大肌、肋骨（如图3-8-9所示）。超声探测时应注意：被检妇女所处的生理状态；与健侧对照；有无进行丰乳术或乳房再造术。

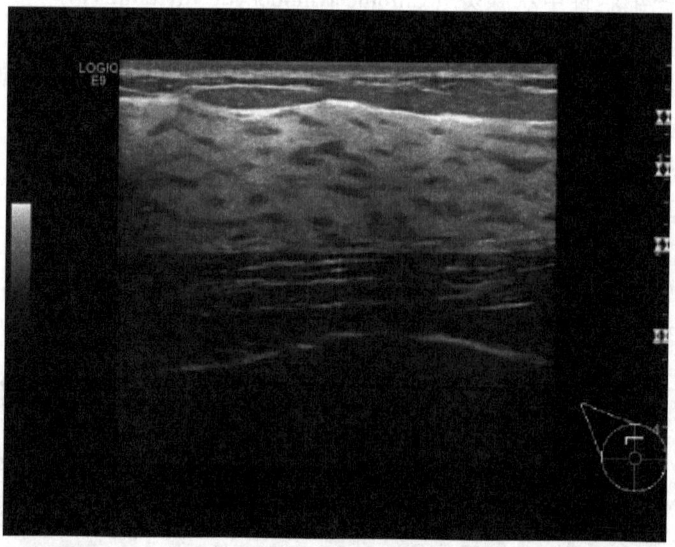

图3-8-9　正常乳腺二维声像图

二、病理声像图

（一）乳腺癌（Breast carcinoma）

1. 临床与病理

乳腺癌是乳腺导管上皮发生的恶性肿瘤，占妇女恶性肿瘤的第二位。多发于绝经前后的妇女，男性偶有发生乳腺癌者。早期无明显临床症状，晚期扪及肿块，腋窝淋巴结肿大，向其他脏器转移。

2. 超声表现

(1) 肿块边缘不光整，呈蟹足样生长，无包膜回声。

(2) 肿块多为低回声，亦可见微小点状强回声，肿块后方回声衰减。

(3) 较大的肿块可与皮肤黏连，皮肤呈凹陷样，并可见与胸大肌黏连。

(4) 患侧腋窝淋巴结肿大，淋巴结内可见彩色血流。

(5) 彩色多普勒超声显像，大部分乳腺癌肿块内见点状、条状血流，可见穿通性血流和周边血流（如图 3-8-10 所示）。

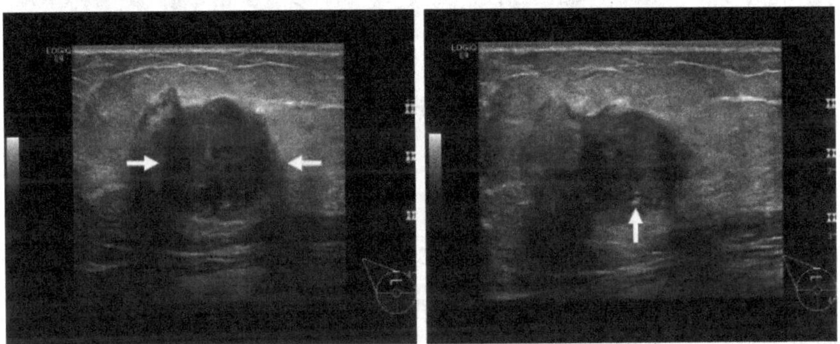

(a)　　(b)

图 3-8-10　乳腺癌声像图

3. 鉴别诊断

某些特殊类型的乳腺癌，例如，炎性乳癌应与慢性乳腺炎鉴别，两者均表现为广泛的皮肤水肿，乳腺内可见边界不清的肿块，合并化脓时均可见浮点状液性暗区，一般经抗炎症治疗未见改善时，可行活检进行鉴别。

（二）乳腺纤维腺瘤（Breast fibroadenoma）

1. 临床与病理

乳腺纤维腺瘤由上皮组织和纤维组织两种成分增生而形成，常见于年轻女性，与女性雌激素刺激有关。临床上，患者多无症状，或扪及肿块后就诊。

2. 超声表现

乳房内可见圆形或类圆形低回声肿物，平行生长，边界清楚，边缘光滑、完整，有包膜，肿块与皮肤及周围组织无黏连，内部回声均匀；彩色多普勒超声显示肿块内多为无血流和少量血流（如图 3-8-11 所示）。

3. 鉴别诊断

纤维腺瘤发生部分囊性变时，需与稠液性囊肿鉴别，前者以实性为主，囊性变多发生于病灶的中心部，呈不规则的无回声；后者以囊性为主，彩色多普勒超声有助于鉴别。

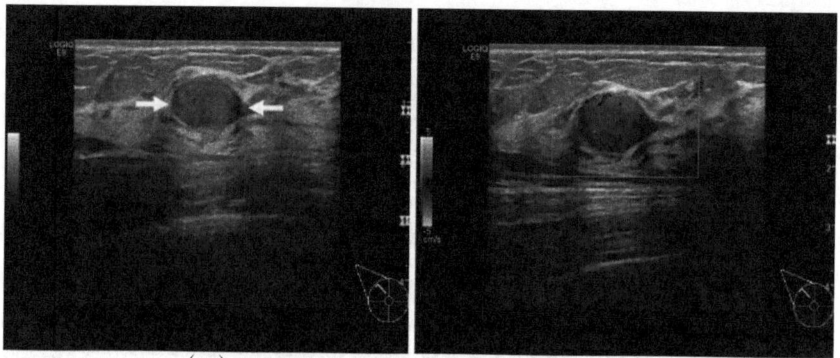

(a)　　(b)

图 3-8-11　乳腺纤维腺瘤声像图

（三）乳腺囊性增生病（Mastopathy）

1. 临床与病理

双侧乳房同时或先后发生多个大小不等的结节，多呈圆形、质韧，散布于乳房内。平时乳房胀痛，月经来潮前 3～4 天疼痛加剧，但月经来潮后，疼痛立即减轻。

2. 超声表现

乳腺腺体回声及结构紊乱，分布不均匀，如有囊性扩张，乳腺内可见大小不等的无回声区，其后壁回声稍增强，有时可见蝌蚪尾征（如图 3-8-12 所示）。有的乳腺腺体呈致密增强回声，并无囊性扩张现象，临床称为乳腺腺病。

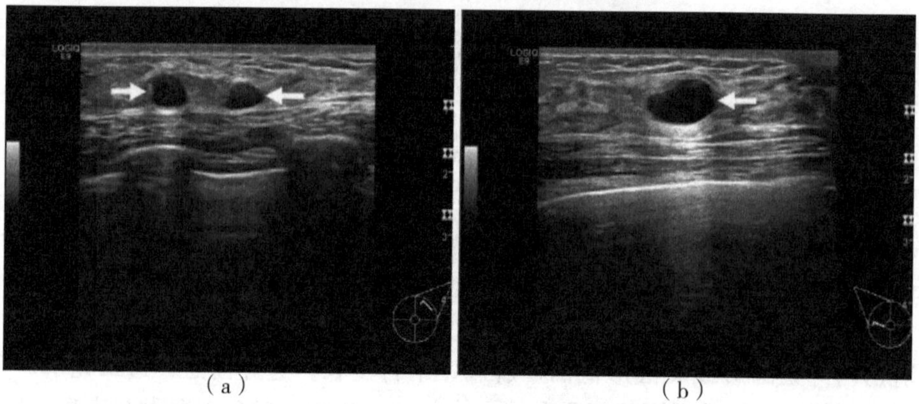

(a)　　(b)

图 3-8-12　乳腺囊性增生病声像图

（四）乳腺炎

乳腺炎是女性常见的疾病，根据发病缓急可分为较常见的急性化脓性乳腺炎、慢性乳腺炎等。

1. 急性化脓性乳腺炎（Acute suppurative mastitis）

（1）临床与病理。

急性化脓性乳腺炎一般为金黄色葡萄球菌感染所致，多见于初产妇的哺乳期，患者乳房胀满、疼痛，表面红肿热痛，乳汁分泌不畅。

（2）超声表现。

炎症早期乳腺内可见边界不清的肿块，或仅表现为局部回声增强，随着病情发展，肿块内回声分布不均，可出现细小密集点状弱回声，探头挤压可见流动，是成脓的表现；彩色多普勒超声显示病灶边缘有丰富点条状血流信号（如图 3－8－13 所示）。

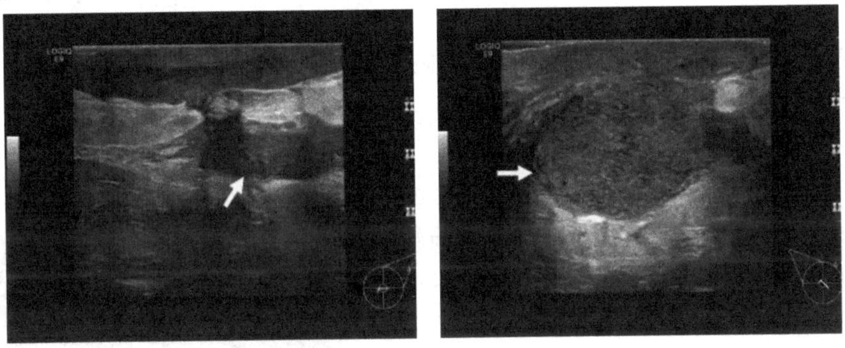

（a）　　　　（b）

图 3－8－13　急性化脓性乳腺炎声像图

2. 慢性乳腺炎（Chronic mastitis）

（1）临床与病理。

慢性乳腺炎多由自身免疫性疾病或导管内的乳汁、分泌物及角化上皮逆向外溢于小叶间质内，引起乳腺局部的炎症反应及超敏反应。常见于育龄期女性，临床多以乳房触及肿块就诊，病程漫长，容易反复，久而向皮肤表面破溃。

（2）超声表现。

超声表现较复杂，随着病情发展出现不同的回声特征，典型声像为腺体内探及边界不清、形态不规整的低回声区，或呈囊实混合回声结节，后期病灶经窦道突破皮下脂肪层至皮肤，彩色多普勒超声显像显示病灶中心区可见少量、中等丰富的血流信号（如图 3－8－14 所示）。

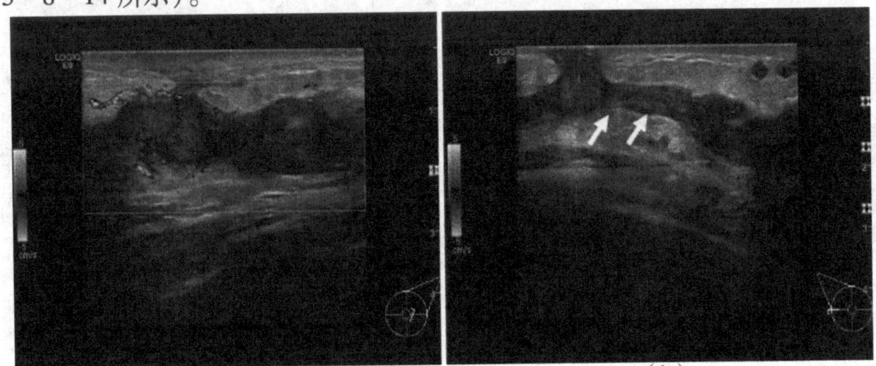

（a）　　　　（b）

图 3－8－14　慢性乳腺炎声像图

（3）鉴别诊断。

急性乳腺炎应与慢性乳腺炎急性发作相鉴别。

第五节　体腔积液

超声检查诊断体腔积液准确率极高，根据心包腔、胸腔及腹膜腔内具有大小不等、形态各异的无回声区，便可做出诊断。

一、腹腔积液（Ascites）

腹腔积液量少时，可于肝、肾隐窝内探及狭窄的带状无回声区，随着积液的增加，于肠间隙、肝周、胆囊及膀胱周围均可出现无回声区。大量积液时则可见腹腔内有大片无回声区，并见肠袢、胆囊等漂浮其中（如图3－8－15所示）。

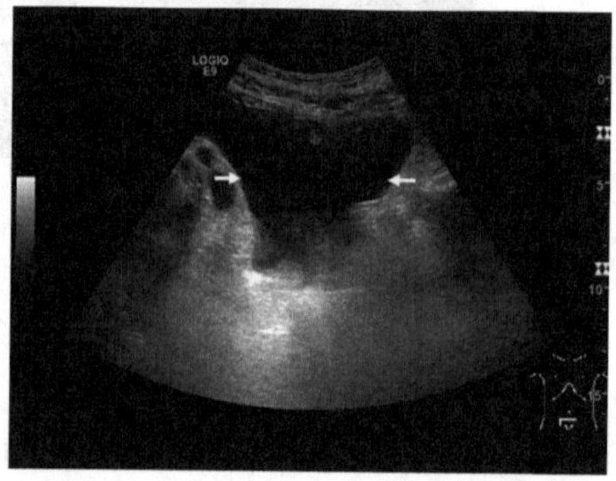

图3－8－15　腹腔积液声像图

二、胸腔积液（Pleural effusion）

少量胸腔积液首先积聚于胸腔的底部，X线常不易觉察，超声检查可通过肋缘下斜切，或在第8～10肋间处斜切观察，一般可见在肺的强烈回声与膈肌及肝脏之间，呈现长条形无回声区。当积液增多时，声像图呈片状无回声区（如图3－8－16所示）。大量胸腔积液时，整个胸腔均呈一大片无回声区，其内常可见到条索状或点状强回声漂动。靠近胸壁的包裹性胸腔积液易于定位。超声可引导穿刺。

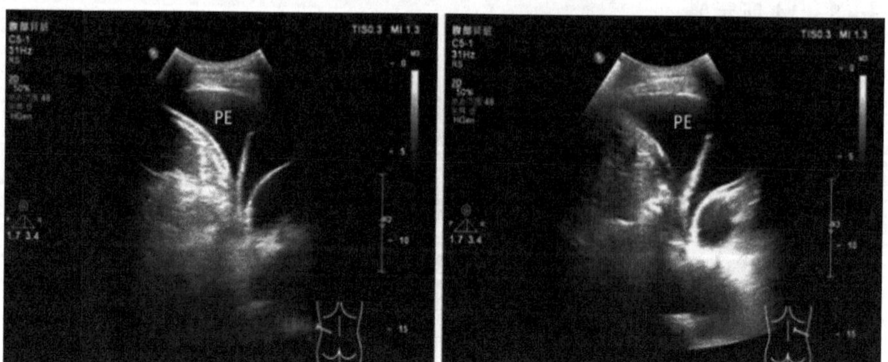

（a）　　（b）

图3－8－16　胸腔积液

第六节　腹部包块

腹部是人体结构最复杂的部位，重要器官大多集中于此。腹部包块是一种常见体征，可来自腹壁、腹腔或腹膜后组织。器官的肿大、膨胀、肿瘤、炎症、外伤、寄生虫、脏器异常为其病因。声像图能显示包块的大小、形状，并准确区分其内部结构的物理性质（囊性、实质性或是混合性）。超声显像尚能分辨实质性包块内部回声的均匀程度，对肿瘤的良性或恶性，也能进行初步的判断。

一、包块的位置

1. 腹膜后的包块

包块后缘位置较深，常紧贴脊柱，可压迫腹主动脉或下腔静脉，使其移位，或使胰腺推向前方。肿块形态各异，生长受腹膜后狭窄间隙的限制，形态较不规则。肿块不随呼吸、体位、手推而移位。

2. 腹腔内包块

包块位于肠曲之间；或在胰腺、肾脏的前方；或在腹壁与肠曲之间。

3. 腹壁包块

包块位于腹膜的强回声带之间，部位表浅。可采用频率较高的5～10 MHz探头，以使图像更为清晰。

二、腹部包块的声像图

腹部包块按其物理性质可分为实质性包块、囊性包块和混合性包块。

1. 实质性包块

实质性包块的声像图如图3－8－17所示，其表现为：①均匀分布的低回声型。

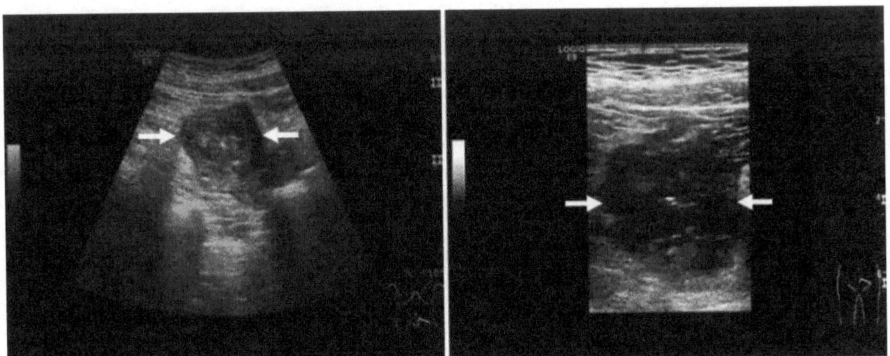

（a）　　（b）

图3－8－17　腹腔实质性包块声像图（肠道来源）

②实质不均质肿块，声像图呈分布不均匀的低至中等回声，或中间有散在较强回声或小团状高回声。良性包块边缘多清晰，内部回声可为低回声或强回声，一般较为均质，后方有增强；若包块边缘粗糙，甚至呈“伪足样”侵入周围组织，内部回声强弱不均，后方有不同程度衰减者，则多属恶性。

2. 囊性包块

囊性包块的声像图表现为：呈圆形或椭圆形的无回声区，可单房，亦可见内部有带状强回声将包块分隔呈多房性，后方可见增强效应。绝大部分系良性病变。常见的上腹部囊性包块如肿大的胆囊、多囊肝、多囊肾、胰腺囊肿等。下腹部的囊性包块，以妇女的卵巢囊肿为常见。

3. 混合性包块

混合性包块内含有两种以上回声类型，若边缘光滑，后方透声性良好，则多为良性病灶，如畸胎瘤。若包块边缘不光滑，内部回声不均匀，且后方有衰减，则多为恶性病变伴液化坏死。

第四编

X线、CT、MRI诊断学

第一章　总　论

第一节　X 线成像技术

1895 年，德国物理学家伦琴（Wilhelm Röntgen）在暗室里偶然发现了一种看不见的射线，能穿透普通光线所不能穿透的纸板和木板等，并能作用于荧光屏产生荧光，伦琴把这种射线称为 X 线。X 线的发现，对近代科学理论和应用技术，特别是对医学科学领域内的不断创新和技术突破产生了十分重大的影响，开创了 X 线检查疾病的新纪元。

一、X 线成像原理与设备

X 线是一种波长很短的电磁波，具有穿透作用、荧光作用、感光作用、电离作用和生物效应等与临床医学成像有关的主要特性。

（一）X 线成像原理

人体组织器官由于存在天然的组织密度差异，经过 X 线照射后，在荧光屏上或胶片上形成黑白对比、层次差异的 X 线影像，在 X 线上称为对比。这一方面是基于 X 线的穿透性、荧光作用和感光作用等特性；另一方面则是基于人体组织结构之间有密度和厚度的差别导致 X 线被吸收的程度不同，到达荧光屏或胶片上的 X 线量出现差异。

形成 X 线影像需具备以下 3 个基本条件：①X 线的穿透性；②被穿透的组织结构存在密度和厚度差，从而导致穿透物质后剩余 X 线量的差别；③具有显像载体（胶片或荧光屏）。

（二）X 线机的基本结构

X 线机的类型多种多样，但其基本构造包括 X 线管、变压器和控制器三部分。

二、X 线图像特点

X 线图像是直接模拟的灰度图像，不同的人体组织结构，根据其密度的高低及其对 X 线吸收的不同，大致可分为四类：①气体；②脂肪；③肌肉、结缔组织、内脏实质器官、软骨和液体等；④骨骼或钙化。各种组织成分在 X 线片及荧光屏上产生的密度差异见表4－1－1。

表4－1－1　人体各种组织成分在X线片及荧光屏上产生的密度差异

人体组织	密度	X线片	荧光屏
气体	极低密度	黑色	白色
脂肪	较低密度	灰黑色	灰白色
软组织等	中等密度	灰白色	灰黑色
骨骼	高密度	白色	黑色

三、X线检查技术

X线检查方法可分为常规检查和造影检查，常规检查又包括透视和摄影，是X线检查中最基本和应用最广泛的方法。X线检查技术根据获取X线方式的不同可分为传统模拟的X线检查技术和数字化X线成像技术。

（一）X线常规检查

1．透视

透视是利用X线的荧光作用，将被检查部位的内部结构反映在荧光屏上进行直接、动态观察的一种成像方法。其优点是费用低廉，能动态观察脏器的形态变化和功能；缺点是影像细节显示不够清晰，且不能留下永久记录。

2．X线摄影

X线摄影是目前临床上最常用最基本的检查手段，适用于人体任何部位，所得照片称为平片（plain film）。其优点是空间分辨率高、图像清晰，可永久保存；缺点是为二维图像，图像前后重叠，不能观察脏器的形态变化和功能。图4－1－1所示胸部后前位X线图像为灰阶成像，骨骼包括锁骨、肋骨及肩胛骨呈白影，纵隔包括心脏大血管以及肺纹理呈白影，肺野呈黑影，两侧乳房与下肺野重叠呈灰影。

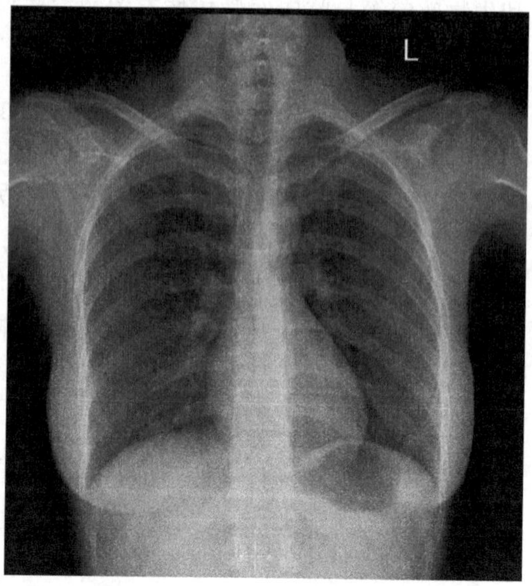

图4－1－1　胸部后前位X线图像

3．软X线摄影

小于40 kV的管电压产生的X线，穿透力较弱，故称“软X线”，通常由钼靶产生。软X线摄影常用于乳腺、阴茎等部位的检查。

（二）造影检查

人体组织结构中的一些部分，只依靠自身密度与厚度差异不能在普通 X 线检查中显影，此时，通过人为方法将高于或低于该组织结构的物质引入器官内或其周围间隙，使之产生对比显影称为造影检查，引入的物质称为对比剂。造影检查可显著扩大检查的范围，应用广泛。按照对比剂引入人体途径不同，可将造影检查方法分为直接引入法和生理排泄法两大类。

1. 直接引入法

直接引入法是将对比剂通过人体自然孔道、瘘管和体表穿刺等途径进入体内达到造影目的，包括胃肠道造影、瘘管造影、椎间盘造影、脊髓造影、子宫输卵管造影、支气管造影、脑室造影、选择性心血管造影、支气管动脉造影等。

2. 生理排泄法

生理排泄法是将对比剂经口服、静脉注入或静脉滴注后，使对比剂在人体内选择性地经过某一器官的生理性排泄作用，暂时停留在其通道内，使该器官得以显影，包括静脉尿路造影、静脉胆系造影、口服碘番酸胆囊造影等。

四、数字 X 线成像技术

影像的数字化是 X 线诊断最新和最重要的进展。医学影像的数字化主要是指医学影像以数字方式输出，直接利用计算机对影像数据快捷地进行存储、处理、传输和显示。

（一）计算机 X 线摄影（Computed radiography，CR）

CR 系统的基本工作原理是 X 线曝光使 IP 影像板产生图像潜影，然后将 IP 板送入激光扫描器内进行扫描，在扫描器中 IP 板的潜影被激化后转变成可见光，读取后转变成电子信号，传输至计算机将数字图像显示出来。CR 可以应用于全身各系统疾病的诊断并且优于传统的 X 线成像。其不足之处在于时间分辨率较差，不能满足动态器官和结构的显示，另外在细微结构的显示上与传统 X 线—屏片系统比较，CR 的空间分辨率稍有不足。

（二）直接数字 X 线摄影（Digital radiography，DR）

DR 系统是 X 线穿过人体后由平板探测器将探测到的模拟信号直接数字化而形成数字影像的设备系统。DR 图像具有较高的分辨率，图像锐利度好，细节显示清楚；放射剂量小，曝光宽容度大；可以直接传入 PACS 系统，便于临床应用、教学与远程会诊。目前为止，DR 有替代 CR 的趋势。

（三）数字减影血管造影（Digital subtraction angiography，DSA）

数字减影血管造影是 20 世纪 80 年代后出现的一种医学影像学新技术。其基本过程和原理是：X 线发生器产生的 X 线穿过人体，产生不同程度的衰减后形成 X 线图像，X 线图像经影像增强器转换为视频影像，然后经电子摄像机将其转变为电子信号，再经对数增幅、模/数转换、对比增强和减影处理，产生数字减影血管造影图像，影像质量较常规血管造影大幅度提高。

第二节 计算机体层摄影

一、CT成像的基本原理与设备

（一）CT成像基本原理

人体各种组织（包括正常和异常组织）对X线的吸收不等，CT利用这一特性，对人体某部一定厚度的层面进行扫描，由探测器接收透过该层面的X线，转变为可见光后，由光电转换变为电信号，再经模拟/数字转换器（analog/digital converter）转为数字，输入计算机处理。图像形成的处理有如对选定层面分成若干个体积相同的长方体，称之为体素（voxel）。扫描所得信息经计算而获得每个体素的X线衰减系数或吸收系数，再排列成矩阵，即数字矩阵（digital matrix）。数字矩阵可存贮于磁盘或光盘中，经数字/模拟转换器（digital/analog converter）把数字矩阵中的每个数字转为由黑到白不等灰度的小方块，即像素（pixel），并按矩阵排列构成CT图像。所以，CT图像是重建图像，各像素所形成的矩阵图像即为该层面不同密度组织的黑白图像。

（二）CT设备

CT设备主要由以下三部分组成：①扫描部分由X线管、探测器和扫描架组成；②计算机系统，将扫描收集到的信息数据进行贮存运算；③图像显示和存储系统，将经计算机处理、重建的图像显示在电视屏上或用多幅照相机或激光照相机将图像摄下。

二、CT图像的特点

（一）空间分辨率

空间分辨率又称高对比度分辨率，在保证一定的密度差前提下，显示待分辨组织几何形体的能力。CT图像的空间分辨率不如X线图像。

（二）密度分辨率

密度分辨率是指能分辨两种组织之间最小密度差异的能力。

（三）CT图像的特点

1. CT图像是数字化模拟灰度图像

CT图像由一定数目由黑到白不同灰度的像素按矩阵排列所构成，以不同的灰度来表示，这些像素反映了相应体素的X线吸收系数。与X线图像所示的黑白影像一样，黑影表示低吸收区，即低密度区如肺部；白影表示高吸收区，即高密度区如骨骼。

2. CT图像具有较高的密度分辨力

CT图像的密度分辨力较常规X线图像高，相当于常规X线图像的10~20倍。CT可以更好地显示由软组织构成的器官，如脑、纵隔、肺、肝、胆、胰腺以及盆腔器官等，并在良好的解剖图像背景上显示出病变的影像。

3. CT图像的密度能够进行量化评估

X线图像可反映正常与病变组织的密度，如高密度和低密度，但没有量的概念。CT图像不仅以不同灰度显示其密度的高低，还可用组织对X线的吸收系数，即CT值来说明其密度高低的程度，单位为Hu（Hounsfield unit），具有量的概念。其中，水的吸收系数为1.0，CT值定为0 Hu，人体中密度最高的骨皮质吸收系数最高，CT值定为1 000 Hu，而空气密度最低，定为-1 000 Hu。人体中密度不同和各种组织的CT值则居于-1 000 Hu~1 000 Hu的2 000个分度之间。

（四）窗宽与窗位

人体组织CT值范围有2 000个分度，但人眼一般仅能分辨16个灰阶。

1. 窗宽（Window width）

窗宽指图像上16个灰阶所包括的CT值范围，在此CT值范围内的组织均以不同的模拟灰度显示，CT值高于此范围的组织均显示为白色，而CT值低于此范围的组织均显示为黑色。窗宽的大小直接影响图像的对比度，加大窗宽图像层次增多，组织对比减少，缩窄窗宽图像层次减少，对比增加。

2. 窗位（Window level）

窗位又称窗中心（window center），为窗的中心位置，一般应选择欲观察组织的CT值为中心。窗位的高低影响图像的亮度，提高窗位图像变黑，降低窗位则图像变白（如图4-1-2所示）。

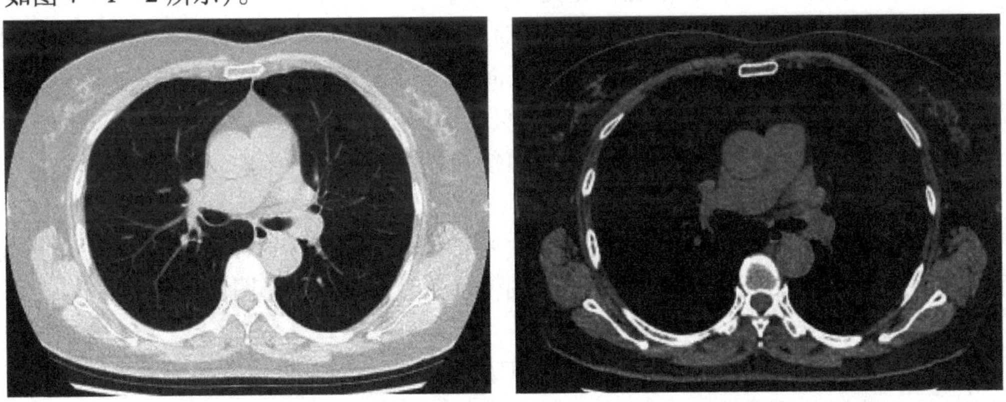

(a) (b)

图4-1-2 CT检查窗技术的应用

（五）部分容积效应

在同一扫描层面内含有两种以上不同密度的物质时，所测CT值是几种物质的平均值，不能如实反映其中任何一种物质的值，这种现象称为部分容积效应（partial volume effect）。在 CT 扫描中，凡小于扫描层厚的病变，其 CT 值受层厚内其他组织的影响，所测出的 CT 值不能代表病变的真正 CT 值。

三、CT 检查技术及图像后处理技术

（一）CT 检查技术

1．平扫

平扫又称为普通扫描或非增强扫描，是指不用对比剂增强或造影的扫描。扫描方式多采用横轴位。

2．增强扫描

增强扫描是指血管内注射对比剂后再行扫描的方法。目的是提高病变组织同正常组织的密度差，以显示平扫上未被显示或显示不清的病变。通过病变有无强化及强化类型，有助于病变的定性。根据注射对比剂后扫描方法的不同，可分为常规增强扫描、动态 CT 增强扫描、延迟增强扫描、双期或多期增强扫描等方式。动态增强扫描指注射对比剂后对某一选定层面或区域，在一定时间范围内进行连续多期扫描，主要用于了解组织、器官或病变的血供情况。

3．CT 造影

CT 造影是指对某一器官或结构进行造影再行扫描的方法，它能更高地显示结构和发现病变。可分为 CT 血管造影和 CT 非血管造影两种。

（二）图像后处理技术

1．多平面重组（MPR）和曲面重组（CPR）

多平面重组是指在一组横断面图像基础上，通过计算机软件重新排列体素，获得同一组织结构冠状面、矢状面以及任意斜面的二维图像的后处理技术。曲面重组是 MPR 的一种特殊方式，指操作者沿兴趣组织结构的中轴画一条曲线作为参照平面，经计算机软件对该曲线经过的层面体素进行重组，显示为拉直展开的二维图像。

2．最大密度投影（MIP）

最大密度投影，是利用投影成像原理，将容积组织或容积数据中投影线经过的每个像素的最大密度值进行投影，所获得的图像称为最大密度投影图像。

3．容积再现技术（VRT）

容积再现技术是利用选取层面容积数据的所有体素，通过计算机将各个层面不同密度的体素分类、设定阻光率等处理，重组出含有空间结构和密度信息的三维立体图像。

4．表面遮盖显示（SSD）

表面遮盖显示是采用阈值成像，预先设定一个阈值，通过计算机软件将被扫描的组织器官表面大于该阈值的所有像素连接起来，并用阴影（明暗）技术进行处理，从

而得到该组织器官表面轮廓的三维立体图像，效果类似纤维内镜，又称为CT仿真内镜。

四、CT图像分析与诊断

在观察分析时，应先了解扫描的技术条件，是平扫还是增强扫描，再对每帧CT图像进行观察。结合一系列多帧图像的观察，可立体地了解器官大小、形状和器官间的解剖关系。病变在良好的解剖背景上显影是CT的特点，也是诊断的主要根据，病变够大并同邻近组织有足够的密度差，即可显影。根据病变密度高于、低于或等于所在器官的密度而分为高密度、低密度或等密度病变。如果密度不均，有高有低，则为混杂密度病变。发现病变要分析病变的位置、大小、形状、数目和边缘，还可测定CT值以了解其密度的高低。如行造影增强扫描，则应分析病变有无密度上的变化，即有无强化。如病变密度不增高，则为不强化；密度增高，则为强化。强化程度不同，形式亦异，可以是均匀强化或不均匀强化或病变周边强化。对强化区进行CT值测量，并与平扫的CT值比较，可了解强化的程度。此外，还要观察邻近器官和组织的受压、移位和浸润、破坏等。综合分析器官大小、形状的变化，病变的表现以及邻近器官受累情况，就有可能对病变的位置、大小与数目、范围以及病理性质做出判断。和其他成像技术一样，CT诊断还需要与临床资料结合，并同其他影像诊断综合分析。CT在发现病变、确定病变位置及大小与数目方面是较敏感而可靠的，但对病理性质的诊断，也有一定的限制。

第三节　磁共振检查技术

一、磁共振成像基本原理与设备

（一）磁共振成像基本原理

核磁共振（nuclear magnetic resonance，NMR）是一种核物理现象，磁共振成像是利用原子核在磁场内共振所产生信号经重建成像的一种成像技术。

人体内广泛存在的氢原子核，其质子有自旋运动，带正电，产生磁矩，有如一个小磁体，小磁体自旋轴的排列无一定规律，但如在均匀的强磁场中，小磁体的自旋轴将按磁场磁力线的方向重新排列。在这种状态下，用特定频率的射频脉冲（radio frequency，RF）进行激发，作为小磁体的氢原子核吸收一定的能量而共振，即发生了磁共振现象；停止发射射频脉冲，被激发的氢原子核把所吸收的能量逐步释放出来，其相位和能级都恢复到激发前的状态。这一恢复过程称为弛豫过程（relaxation process），而恢复到原来平衡状态所需的时间则称为弛豫时间（relaxation time）。有两种弛豫时间，一种是自旋－晶格弛豫时间（spin－lattice relaxation time），又称纵向弛豫时间（longitudinal relaxation time），反映自旋核把吸收的能传给周围晶格所需要的时间，也是90°射频脉冲质子由纵向磁化转到横向磁化之后再恢复到纵向磁化激发前状态所需时间，称 T_1。另一种是自旋－自旋弛豫时间（spin－spin relaxation time），又称横向弛豫时间（transverse relaxation time），反映横向磁化衰减、丧失的过程，也即是横向磁化所维持的时间，称 T_2。T_2 衰减是由共振质子之间相互磁化作用所引起，与 T_1 不同，它引起相位的变化。人体不同器官的正常组织与病理组织的 T_1 是相对固定的，而且它们之间有一定的差别，T_2 也是如此。这种组织间弛豫时间上的差别，是 MRI 的成像基础。如 CT，组织间吸收系数（CT 值）差别是 CT 成像基础的道理。但 MRI 不像 CT 只有一个参数，而是有 T_1、T_2 和自旋核密度等几个参数，其中 T_1 与 T_2 尤为重要。因此，获得选定层面中各种组织的 T_1（或 T_2）值，就可获得该层面中包括各种组织影像的图像。

（二）磁共振组成设备

MRI 设备的基本结构主要由主磁体、梯度线圈、RF 线圈、计算机与控制台和检查床等组成。

二、MRI 图像特点

（一）灰阶成像

如同 CT，MRI 图像也是灰阶图像，与 CT 不同的是 MRI 图像上的灰度并非表示组织和病变的密度，而是代表它们的 MRI 信号强度，反映的是弛豫时间的长短。

MRI 检查有多个成像参数的特点，既有反映 T_1 弛豫时间的 T_1 值，又有反映 T_2 弛豫时间的 T_2 值和反映质子密度的参数。MRI 的图像如主要反映组织间 T_1 特征参数时，为 T_1 加权像（T_1 weighted image，T_1WI），它反映的是组织间 T_1 的差别；如主要反映组织间 T_2 特征参数时，则为 T_2 加权像（T_2 weighted image，T_2WI）；如主要反映的是组织间质子密度的差别，为质子密度加权像（proton density weighted imaging，PDWI）。人体不同组织以及病变具有不同的 T_1、T_2 值和质子密度，因此在 T_1WI、T_2WI 和 PDWI 像上产生不同的信号强度，具体表现为不同的灰度。MRI 检查就是根据这些灰度变化进行疾病诊断的。因此，一个层面可有 T_1WI 和 T_2WI 两种扫描成像方法，分别获得 T_1WI 与 T_2WI 有助于显示正常组织与病变组织，其中 T_1WI 有利于观察解剖结构，而 T_2WI 则对显示病变组织较好。

在 T_1WI 上，脂肪 T_1 值短，MR 信号强，呈高信号；脑与肌肉 T_1 值居中，呈中等信号；脑脊液 T_1 值长，呈低信号；骨与空气含氢量少，MRI 信号弱，呈低信号。在 T_2WI 上，则与 T_1WI 不同，例如，脑脊液 T_2 值长，MRI 信号强而呈高信号（如图 4－1－3 所示）。

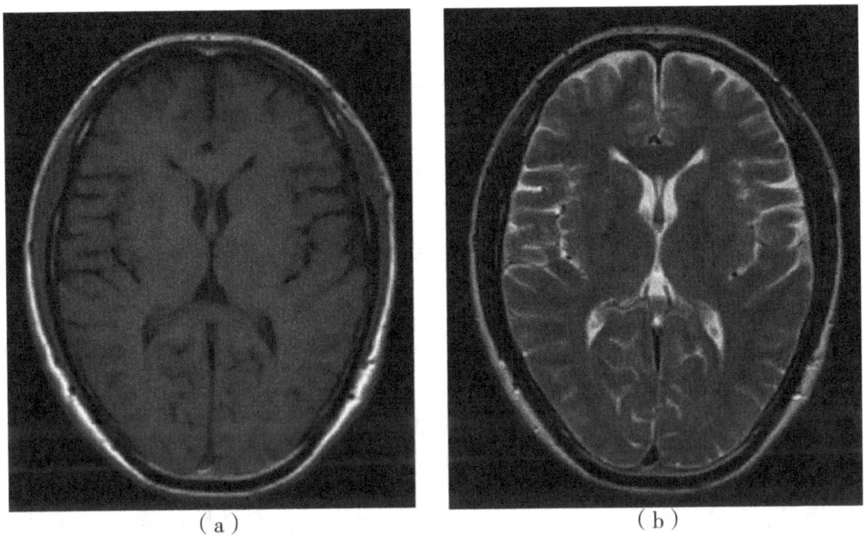

注：(a) 为 SE T_1WI 检查，脑白质和脑灰质分别为中高和中低信号，脑脊液为低信号；(b) 为 SE T_2WI 检查，脑白质和脑灰质分别为中低和中高信号，脑脊液为高信号。

图 4－1－3　颅脑 MRI 图像

（二）流空效应

心血管的血液由于流动迅速，使发射 MR 信号的氢原子核离开接收范围之外，所以测不到 MR 信号，在 T_1WI 或 T_2WI 中均呈黑影，称为流空效应（flowing void）。

（三）多方向成像

MRI 可获得人体横面、冠状面、矢状面及任何方向断面的图像，有利于病变的三维定位。

（四）正常和病变组织的 MRI 信号特点

MRI 具有多种成像参数，不同组织显示出不同的信号强度，为病变的定位和定性诊断提供重要信息。

1．脂肪

脂肪组织的 T_1、T_2 值较短，质子密度高，因此在 T_1WI、T_2WI 和 PDWI 上均呈高信号，能被脂肪抑制序列或 STIR 技术所抑制。含有脂肪成分的肿瘤如脂肪瘤、畸胎瘤、皮样囊肿等由于瘤内脂肪成分而呈高信号。

2．肌肉和韧带

肌肉在 T_1WI、T_2WI 和 PDWI 上呈中等信号，而韧带含纤维组织成分较多，信号强度较肌肉低。

3．钙化

多数钙化在 T_1WI、T_2WI 和 PDWI 均呈低信号，MRI 对钙化灶的检出率远远低于 X

线和 CT。

4. 软骨

T_1WI 为低信号、T_2WI 和 PDWI 均呈中等信号。

5. 气体

在各种序列的 T_1WI、T_2WI 和 PDWI 均呈低信号。

6. 血流

可表现为流空效应（无信号）、混杂信号或血管内部均匀高信号。

7. 水肿

组织间液量异常增高则形成水肿，MRI 对组织的水肿十分敏感，表现为 T_1WI 为低信号、T_2WI 为高信号。

8. 坏死

肿瘤坏死分为液化性坏死和凝固性坏死，液化性坏死区呈长 T_1 长 T_2 信号，在 T_1WI 呈低信号，T_2WI 呈高信号。坏死区多位于瘤体内，恶性肿瘤多出现液化性坏死，在 T_1WI 呈低信号，T_2WI 呈高信号；胆管细胞癌、肝炎性假瘤多出现凝固性坏死，T_1WI 为低信号、T_2WI 为略高或等信号。

9. 出血

出血的 MR 表现取决于出血的时间，主要由血红蛋白的不同代谢状态所决定。非外伤性的脑出血多为动脉血，95% 为含氧血红蛋白。随着出血时间的延长，代谢为去氧血红蛋白、正铁血红蛋白，最后被巨噬细胞吞噬后，形成含铁血黄素。

出血可分为超急性、急性、亚急性、慢性四期。

（1）超急性期（<24 小时）。T_2WI 显示血肿中心为等信号，但不均匀；血肿的周边带为低信号；周围水肿带为高信号，血肿扩大时，表现为周围低信号带的增宽。T_1WI 上，血肿的中心为等信号，血肿周围区为等信号，周围水肿区为低信号环，血肿扩大表现为低信号环的扩大。

（2）急性期（出血 1 ~ 3 天）。此时红细胞内为脱氧血红蛋白（DHb），它有四个不成对电子，具有顺磁性，造成局部磁场不均匀，T_1WI 血肿呈稍低信号。T_2WI 因红细胞内顺磁性 DHb 而细胞外无 DHb 分布而表现出磁化率效应（susceptibility effect），T_2 缩短，故呈低信号。

（3）亚急性期（出血 3 ~ 14 天）。其中出血 3 ~ 7 天为亚急性早期，7 ~ 14 天为亚急性晚期。在亚急性期，DHb 被氧化成为正铁血红蛋白（MHb），T_1WI 呈高信号，T_2WI 因 MHb 集中分布在红细胞内，未分布在红细胞外，呈不均匀腔隙性分布，导致微观磁场的不均匀，T_2 弛豫加速明显，故在 T_2WI 呈明显低信号。至亚急性晚期，红细胞开始溶解，MHb 均匀地分布在细胞内外，磁化率效应随之消失，因此在 T_1WI、T_2WI 均呈高信号。

（4）慢性期。出血时间超过 14 天，有含铁血黄素和铁蛋白形成。血肿中心 T_1WI 为低信号，T_2WI 为高信号。血肿的周边部的含铁血黄素环在 T_1WI 为稍低信号、T_2WI

为低信号是识别慢性血肿的重要特征。

10. 肿瘤

多数肿瘤由于 T_1 和 T_2 值较相应的器官明显延长，表现为在 T_1WI 上为低信号，T_2WI 为高信号。一般地说，良性肿瘤的 T_1 和 T_2 延长不如恶性肿瘤明显，但彼此间重叠很多，炎性病变也可表现为 T_1 和 T_2 值的延长。少数肿瘤如黑色素瘤因含顺磁性物质在 T_1WI 上呈高信号，T_2WI 呈低信号，具有特征性。

三、MRI 检查技术

MRI 检查技术可分为影像显示、生化代谢分析两个方面。主要的成像技术包括 MR 血管造影（MR angiography，MRA）、磁共振水成像（magnetic resonance hydrography）、灌注成像（perfusion imaging，PD）、弥散成像（diffusion imaging，DI）、化学位移成像（chemical shift imaging，CSI）、功能性磁共振成像（functional magnetic resonance imaging，fMRI）等。在检查方法上还分为普通扫描和静脉内注入对比剂后的增强扫描。生化代谢分析技术是指磁共振波谱分析（magnetic resonance spectroscopy，MRS），用于提供组织的化学成分信息。

四、MRI 的临床应用

目前 MRI 检查已广泛应用于人体各系统检查和疾病诊断。

MRI 在神经系统的应用较为成熟。对脑干、幕下区、枕大孔区、脊髓与椎间盘的显示明显优于 CT；对脑脱髓鞘疾病、多发性硬化、脑梗死、脑与脊髓肿瘤、血肿、脊髓先天异常与脊髓空洞症的诊断有较高价值。

心脏大血管在 MRI 上因可显示其内腔，心脏大血管的形态学与动力学的研究可在无创伤的检查中完成。

MRI 检查对腹部与盆部器官，如肝、肾、膀胱，前列腺和子宫，颈部和乳腺，也有相当价值。在恶性肿瘤的早期显示、对血管的侵犯以及肿瘤的分期方面优于 CT。

对于肌肉关节系统，MRI 已经成为肌肉、肌腱、韧带、软骨病变影像检查的主要手段之一，对关节周围病变、股骨头无菌性坏死、骨小梁骨折具有重要的诊断价值。

MRI 功能成像能在病变尚未出现形态变化之前就对疾病进行早期诊断，包括血氧水平依赖法（blood oxygenation level dependent，BOLD）技术、磁共振灌注成像（Perfusion－Weighted Imaging，PWI）技术等。目前 BOLD 脑功能成像技术已经广泛应用脑内各皮层功能区的研究，脑肿瘤等疾病术前功能定位，便于手术时可保护功能区并最大限度地切除肿瘤。PWI 可评价病灶的微血循环，已用于脑梗死的早期诊断、心脏、肝脏和肾脏功能灌注及肿瘤良、恶性鉴别诊断等。MRI 还在血流量、生物化学和代谢功能等方面进行研究，为恶性肿瘤的早期诊断也带来希望。

第二章　中枢神经系统

第一节　检查技术

一、颅脑

（一）头颅平片

头颅平片常用后前位和侧位，方法简单，仅对颅骨疾病有一定诊断价值。现使用很少，多由 CT 代替。

（二）脑血管造影

脑血管造影是将有机碘对比剂引入脑血管显示脑血管的方法，包括颈动脉造影和椎动脉造影，采取 DSA 技术，分别摄取脑动脉期、静脉期和静脉窦期。目前主要用于血管性疾病的诊断和介入治疗。

（三）CT 扫描

颅脑 CT 检查采用横断面扫描，又称轴位扫描，也可进行冠状位、矢状位等方向三维重建，包括平扫及增强扫描两种方式。适用于颅脑外伤、脑血管意外、脑肿瘤、炎症、先天性颅脑畸形、术后和放疗后脑实质疾病等的检查。

（四）MRI 扫描

MRI 可直接行横断面、矢状面、冠状面或任意方位的扫描，患者不需改变体位。其中，矢状位扫描有助于颅脑中线结构及后颅窝病变的显示及定位；冠状面扫描有助于颅底、桥脑小脑角及天幕附近病变的显示。一般横断面扫描层厚 5 ~ 6 mm，冠状面、矢状面层厚 4 ~ 5 mm，对于垂体微腺瘤和微小听神经瘤等病变需采用薄层扫描，层厚小于 3 mm。

二、脊髓

（一）X 线检查

脊椎常规摄正、侧位片，如需观察椎弓或椎间孔，则需加摄斜位片，对诊断脊椎骨病变有帮助。

（二）CT扫描

CT脊椎横断面图像上能清楚地显示椎体骨质和椎间盘，对椎旁软组织的显示优于X线片。CT脊髓造影检查能清楚显示脊髓、脊神经和脊髓腔。

（三）MRI扫描

MRI是脊髓病变最优检查方法。一般以矢状面扫描为基础，能比较全面地显示脊髓全程和病变上下平面，对于病变区域可兼作横断面扫描或冠状面扫描，可显示病变大小、部位及脊髓移位情况。

第二节　正常影像解剖

一、颅脑

（一）CT

1．颅骨及含气空腔

颅骨为高密度，颅底层面可见低密度的颈静脉孔、卵圆孔、破裂孔等。鼻窦及乳突内的气体呈低密度。

2．脑室系统

脑室系统包括双侧侧脑室、第三脑室、第四脑室，其中侧脑室又分为体部、三角部、前后下角。脑室内含脑脊液，呈均匀的水样低密度。

3．蛛网膜下腔

蛛网膜下腔包括脑沟、脑池及脑裂，内充满脑脊液，呈水样密度。蛛网膜下腔与脑室系统相互交通。其中，重要的脑池有外侧裂池、大脑纵裂池、枕大池、鞍上池、环池、桥脑小脑角池等。

4．脑实质

脑实质分为大脑额叶、颞叶、岛叶、枕叶、顶叶、小脑及脑干（如图4－2－1所示）。皮质密度略高于髓质，皮质的CT值为32～40 Hu，髓质的CT值为28～32 Hu，易于辨认。大脑深部的灰质核团密度与皮质相近，其中尾状核头部位于侧脑室前角外侧，体部沿丘脑和侧脑室体部之间向后下走行。丘脑位于第三脑室的两侧，其中豆状核位于尾状核与丘脑的外侧，呈楔形，由内而外分为苍白球和壳核。豆状核外侧近岛叶皮层下的带状灰质为屏状核。尾状核、丘脑、豆状核之间的带状白质为内囊，从前向后分为内囊前肢、膝部、后肢。豆状核外侧带状白质为外囊。

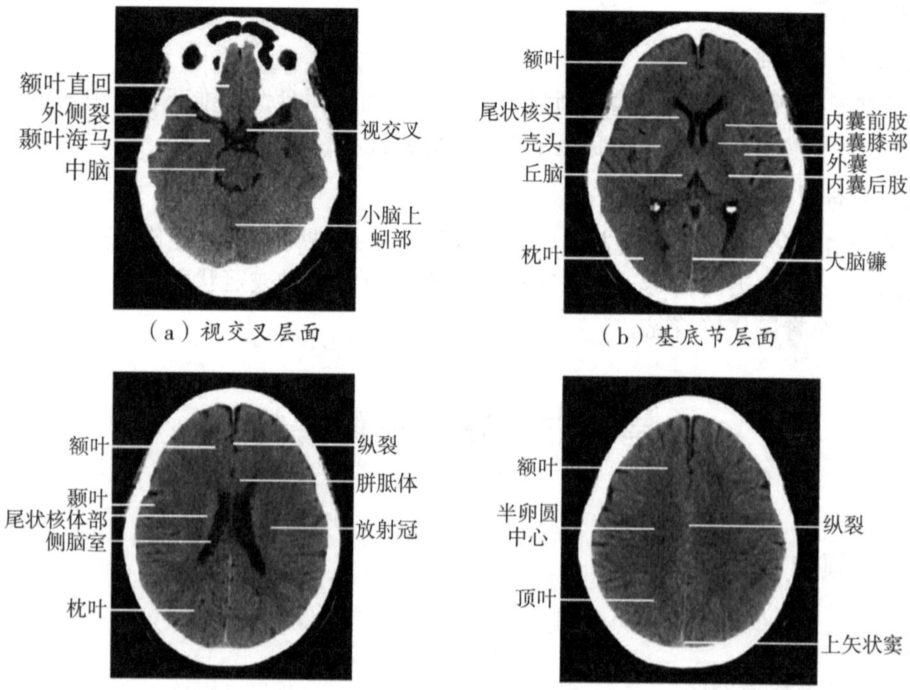

（a）视交叉层面　（b）基底节层面　（c）侧脑室层面　（d）半卵圆中心层面

图 4－2－1　正常头颅 CT 图像

5．颅内非病理性钙化

CT 扫描对颅内非病理性钙化的检出率比 X 线平片高。松果体钙化位于三脑室后部，大部分成人可以见到，直径一般小于 5 mm。侧脑室脉络丛钙化出现率达到 75%，可左右不对称。大脑镰钙化，多见于 40 岁以上成人；基底节钙化多见于苍白球和壳核，在高龄人群中易出现，年轻人出现需要考虑病理性钙化。齿状核钙化，多见于老年人，呈对称性，多数无明确临床意义。

6．增强 CT 扫描

增强扫描时，正常脑组织轻度强化，脑血管明显强化，侧脑室脉络丛强化后呈不规则带状致密影，松果体及垂体因无血脑屏障常明显强化。硬脑膜可呈不连续强化，蛛网膜正常时不强化。

（二）MRI

在 MRI T_1WI 上，皮质为灰黑信号，髓质为灰白信号；在 T_2WI 上，皮质为灰白信号，髓质为灰黑信号。在 T_1WI 上，基底节核团和丘脑为灰黑信号，内外囊为灰白信号；在 T_2WI 上，基底节核团和丘脑为灰白信号，内外囊为灰黑信号。脑脊液在 T_1WI 上呈低信号，T_2WI 呈高信号（如图 4－2－2 所示）。磁共振血管成像（MRA）可显示颅内大血管的位置、分布和形态（如图 4－2－3 所示）。

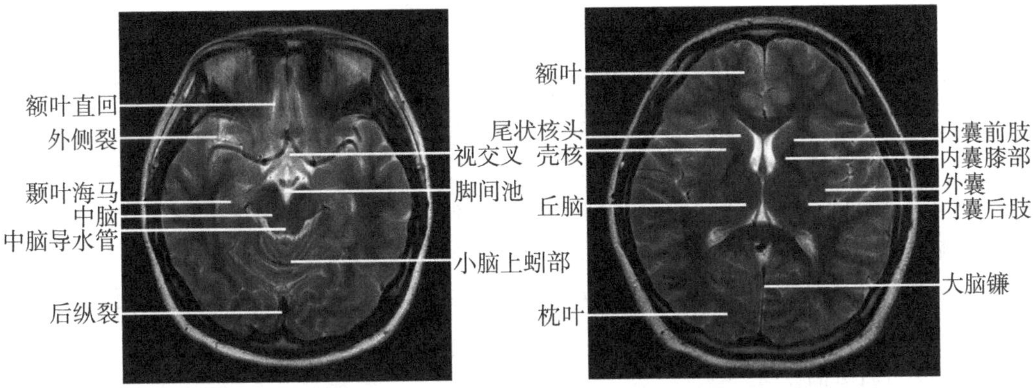

（a）视交叉层面　　（b）基底节层面

图 4－2－2　正常颅脑 MRI 图像 T_2WI

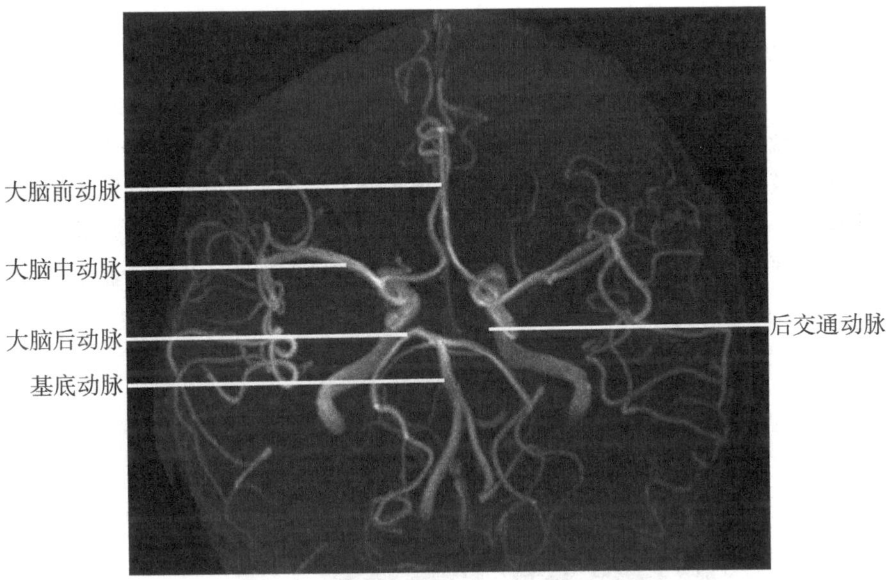

图 4－2－3　正常磁共振血管成像（MRA）

二、脊髓

（一）X 线

脊髓平片仅能显示脊椎骨结构情况。X 线脊髓造影可显示脊髓蛛网膜下腔、神经根、马尾及脊髓。

（二）CT

脊椎横断面 CT 扫描，可见三个标准层面图像，即通过椎弓根、椎间孔和椎间盘的扫描层。

1. 椎弓根层面

椎弓根层面由椎体、椎弓根、椎弓板和棘突围成一完整的骨环称为椎管。正常椎管前后径为 16～17 mm，下限 11.5 mm；横径 20～24 mm，下限 16 mm。

2. 椎间孔层面

椎间孔层面可见椎间孔呈裂隙状，位于椎管前外侧。通过脊神经根，硬膜囊借周围脂肪显影，呈圆形或卵圆形，囊内含脊髓，二者平扫不能区分。颈髓的前后径正常时为 6～8 mm，横径 7～12 mm，颈膨大横径可达 12～15 mm；胸腰髓的前后径 5～7 mm，横径 7～9 mm。

3. 椎间盘层面

椎间盘呈软组织密度影，其后方可见脊椎小关节及其关节面。黄韧带位于椎弓板及小关节突的内侧面，厚 2～4 mm，超过 5 mm 为黄韧带肥厚。

（三）MRI

脊柱 MRI 以 SE 脉冲序列正中矢面 T_1WI 上显示较好，椎体呈方形或长方形中等信号，均匀一致，外围以骨皮质低信号线形影，椎弓亦因骨髓腔含有脂肪和骨髓组织得以显示。椎间盘的信号强度和椎体相似或略低，髓核的信号强度较纤维软骨板略高。旁正中矢状面像上，椎间孔内有脂肪组织充填呈高信号影，其间低信号圆形或长圆形影为脊神经根。矢状面 T_2WI 上，脊髓位于椎管中心呈中等强度信号的带状影，周围环绕以高信号的蛛网膜下腔（如图 4－2－4 所示）。横断面像上，可清楚显示硬膜囊及脊神经根。

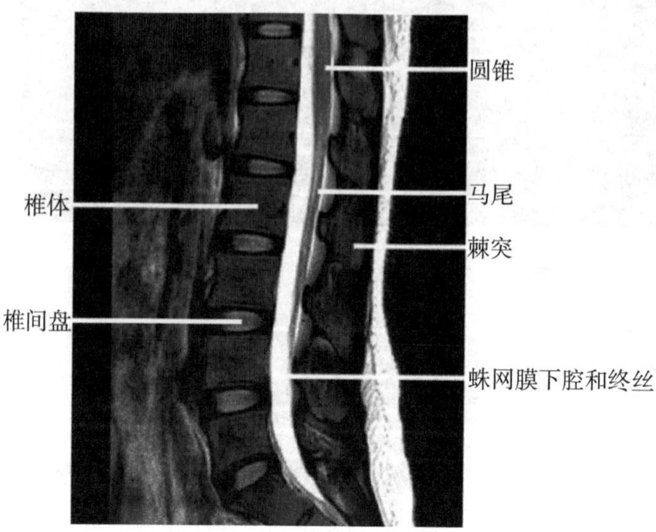

图 4－2－4　正常腰椎 MR 矢状位 T_2WI

第三节　脑血管疾病

一、脑梗死

（一）病理与临床

脑梗死（cerebral infarction）是急性脑血管闭塞引起脑缺血、缺氧所致的脑组织坏死。最常见的病因为脑动脉粥样硬化引起的血栓形成，从而引起急性脑血管闭塞，以大脑中动脉闭塞及穿支动脉闭塞（引起腔隙性脑梗死）最多见。多见于 50 ~ 60 岁以上患有动脉硬化、糖尿病和高脂血症者。

脑血管闭塞后，闭塞动脉的供血脑组织区随着时间的推移而发生一系列病理变化，可分为 4 期。

（1）超急性期（最初 6 h）。缺血区开始出现细胞毒性水肿，12 h，细胞开始坏死，但梗死部分难与正常脑实质区分。

（2）急性期（1 ~ 5 天）。脑水肿达到高峰，同时侧支循环开始建立。因再灌注而发生梗死区内出血，转为出血性梗死，多发生在 24 ~ 48 h 后。

（3）亚急性期（1 ~ 2 周）。脑水肿逐渐减轻，但发生坏死和液化，并出现巨噬细胞浸润，周围胶质细胞增生和肉芽组织形成；其后，坏死组织完全被吞噬、移除。

（4）慢性期（2 周 ~ 2 个月）。形成内含液体的囊腔。

临床表现因梗死区部位不同而异。常见临床症状和体征包括偏瘫、偏身感觉障碍、偏盲、失语；小脑或脑干梗死时常有共济失调、吞咽困难和呛咳等症状。

（二）影像学表现

1. CT 表现

（1）形态：病灶为长条状、楔形或扇形、半圆形等形态，常较大，具有占位效应；腔隙性脑梗死（lacunar infarction），表现为基底节区、丘脑、放射冠及桥脑等区椭圆形病灶，病灶较小，无占位效应。

（2）密度：脑梗死在 24 h 内，CT 检查可无阳性发现，或仅显示模糊的低密度区。脑梗死 2 ~ 3 周后，CT 平扫病灶为等密度，分辨困难。其他期病灶显示为低密度区。

（3）增强扫描：较大动脉闭塞性脑梗死表现为脑回状、条状强化；腔隙性脑梗死增强可发生均匀或不规则斑片状强化。CT 灌注成像可以显示超急性期脑梗死。左侧额颞顶叶大面积脑梗死 CT 表现如图 4 – 2 – 5 所示。

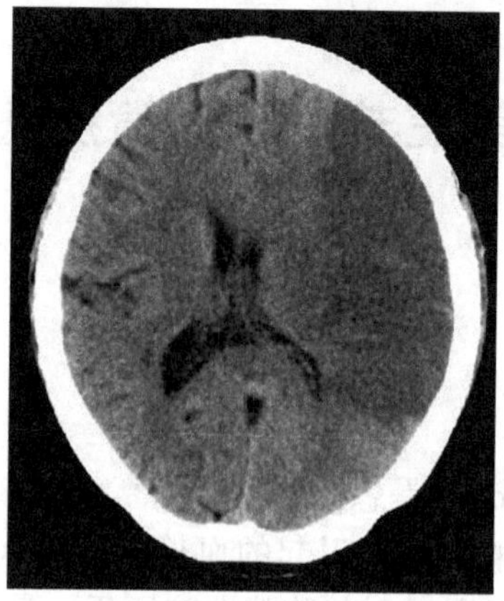

图 4-2-5　左侧额颞顶叶大面积脑梗死 CT 表现

2. MRI 表现

（1）信号。超急性期：常规 T_1WI 及 T_2WI 图像多为阴性，仅 DWI 呈高信号，ADC 图呈低信号。急性期和亚急性期：T_1WI 呈低信号，T_2WI 呈高信号，DWI 呈高信号并逐渐减低，伴有脑组织肿胀（如图 4-2-6、图 4-2-7 所示）。慢性期：梗死病灶在 T_1WI 信号强度进一步降低，T_2WI 呈显著高信号，与脑脊液信号强度相似，此时占位效应消退；对于腔隙性脑梗死，MRI 明显优于 CT，病灶检出率更高。

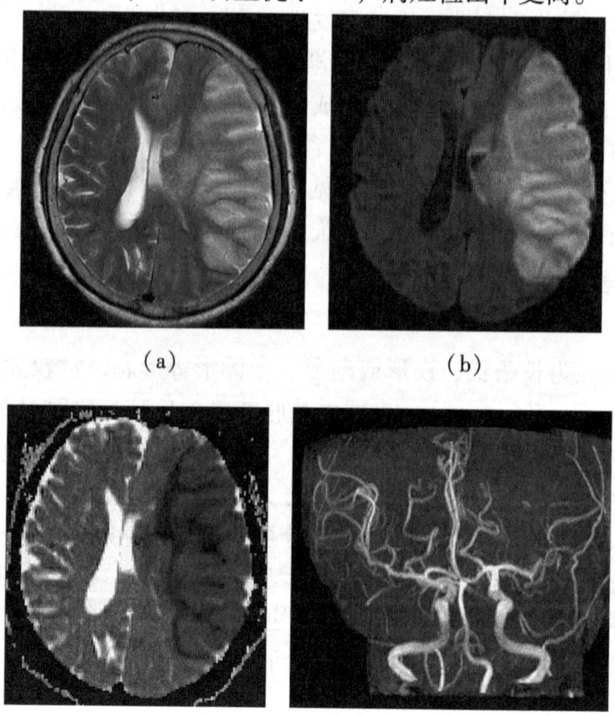

(a)　(b)

(c)　(d)

图 4-2-6　左侧额颞顶叶大面积脑梗死 MRI 表现

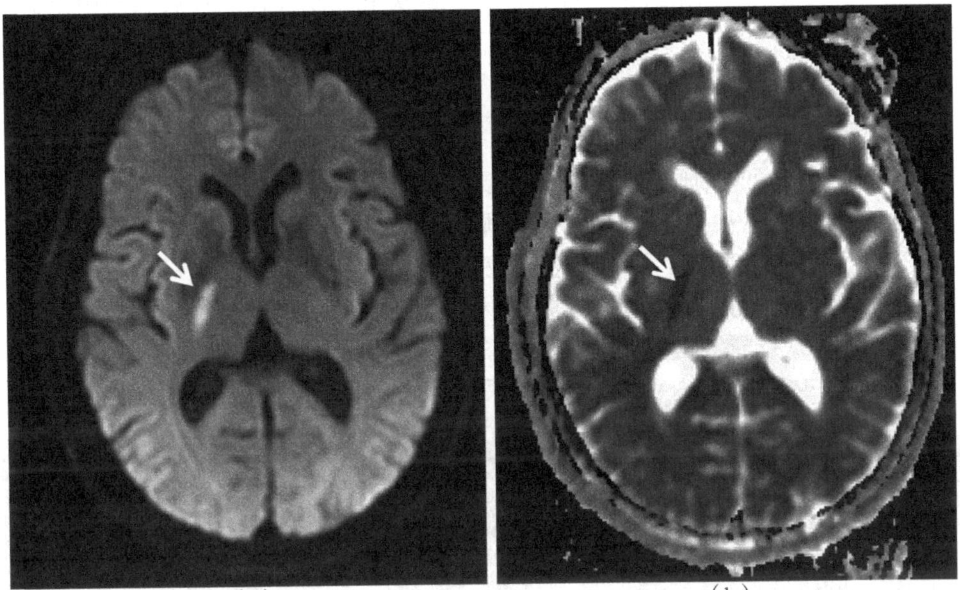

（a）　（b）

图 4－2－7　右侧内囊后肢急性腔隙性脑梗死 MRI 表现

（2）增强扫描：与 CT 增强相似，但敏感性更高，显示更为清楚，较大动脉闭塞性脑梗死大多数为不均匀强化，表现为脑回状、条状强化；腔隙性脑梗死增强可发生均匀或不规则斑片状强化。MRA 可显示闭塞的较大动脉。

（三）鉴别诊断

脑梗死表现不典型时应与胶质瘤、转移瘤、脑脓肿及脑脱髓鞘病变等相鉴别。脑肿瘤占位效应常较脑梗死更显著，胶质瘤和转移瘤增强扫描呈不规则环形强化，无典型的脑回状强化；脑脓肿增强呈规则的环形强化。脑脱髓鞘病变形态不规则，多位于双侧侧脑室周围，呈不规则斑片状强化或不强化影，结合临床多能鉴别。

二、脑出血

（一）病理与临床

脑出血（hemorrhage）以动脉出血为多见，80% 发生在大脑半球，20% 在小脑和脑干，按病因分外伤性和非外伤性两类，前者为颅脑外伤，后者为高血压、动脉瘤、血管畸形、血液疾病和脑肿瘤出血等引起。本部分主要讲解高血压性脑出血。

高血压性脑出血是中老年人常见的急性脑血管病，多见于 50 岁以上成人，出血部位常发生在外囊、基底节的壳核，其次为丘脑、桥脑和小脑。出血的主要原因是高血压伴动脉粥样硬化，血管壁突然破裂。脑出血可破入侧脑室而使血液进入脑室系统和蛛网膜下腔。脑内血肿与周围脑组织的病理变化因时期不同而异，依血肿演变过程分为超急性期、急性期、亚急性期和慢性期。

临床上，较大的颅内出血常引起感觉运动缺失和意识障碍。预后和颅内出血的部位和大小有关。

（二）影像学表现

1. CT 表现

（1）形态：病灶呈圆形、类圆形或不规则形。

（2）密度：超急性期及急性期（发病后 3 天内）呈高密度灶，CT 值为 50 ~ 80 Hu，破入脑室或蛛网膜下腔表现为相应部位的高密度区；亚急性期（4 天 ~ 4 周）呈稍高、等密度，溶解和吸收逐渐向中心发展，血肿密度逐渐减低；慢性期（4 周后）呈低密度影，形成脑脊液密度的囊腔（如图 4 - 2 - 8 所示）。

（3）增强扫描：脑出血第 3 天至 6 个月增强可出现环形强化。

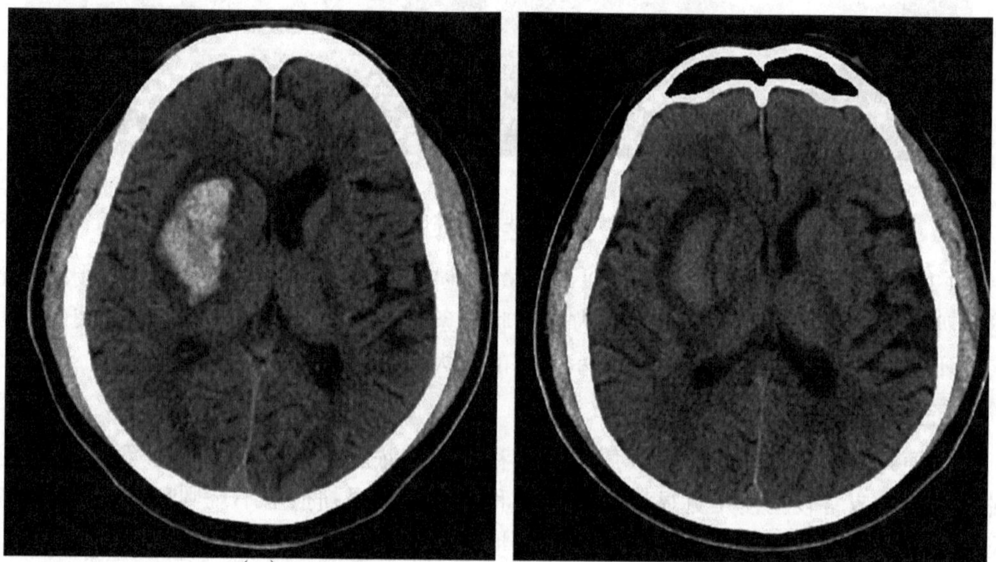

（a）　　（b）

图 4 - 2 - 8　急性、亚急性脑出血的 CT 表现

2. MRI 表现

（1）信号。脑出血的 MRI 信号较复杂，主要与出血灶内血红蛋白的演变有关。超急性期（6 小时以内）：此期血肿内为含氧血红蛋白，T_1WI 呈等、低信号，T_2WI 呈高信号；急性期（7 ~ 72 小时）：血肿内含氧血红蛋白变成脱氧血红蛋白，为顺磁性，T_1WI 呈等、略高信号，T_2WI 呈显著低信号；亚急性期（4 天 ~ 4 周）：血肿内脱氧血红蛋白逐渐变为游离的正铁血红蛋白，T_1WI 及 T_2WI 均呈高信号；慢性期（4 周后）：囊腔形成，囊腔 T_1WI 呈低信号，T_2WI 呈高信号，T_2WI 周围见低信号含铁血黄素环（如图 4 - 2 - 9 所示）。

（2）增强扫描。同 CT 增强扫描的表现，在第 3 天至 6 个月增强可出现环形强化。

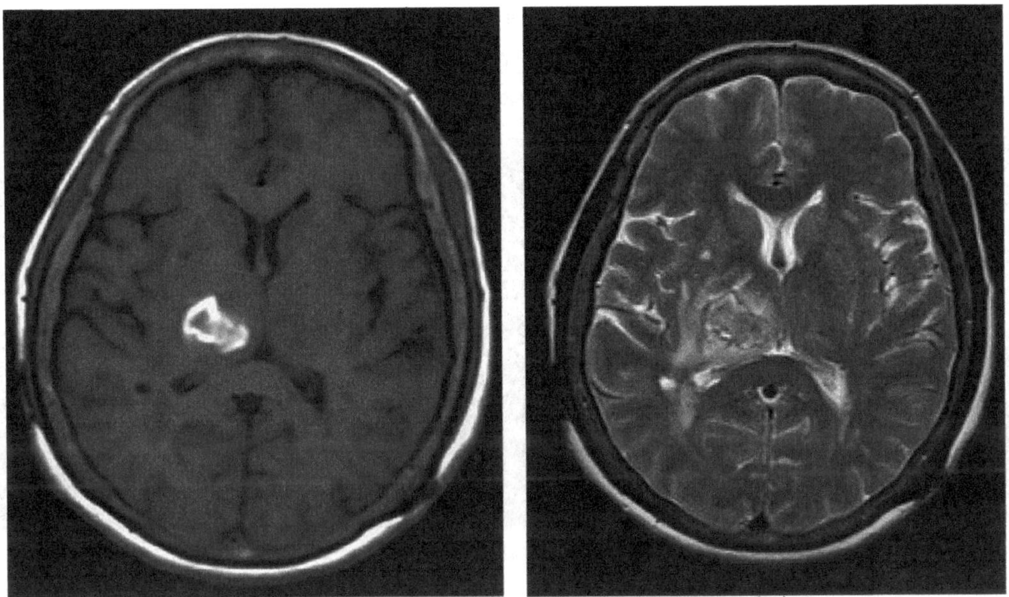

（a） （b）

图4-2-9 亚急性期脑出血的MRI表现

（三）鉴别诊断

典型部位的出血结合临床高血压基本可以明确诊断，但需要与血管畸形（多为年轻患者）、肿瘤出血（通常为混杂信号，有对比增强）及凝血障碍性疾病所致出血相鉴别。

三、动脉瘤

（一）病理与临床

颅内动脉瘤（intracranial aneurysm）的形成由多种因素导致，根据病因分为先天性动脉瘤和后天性动脉瘤。先天性动脉瘤一般认为与动脉肌层先天发育不良有关，好发于脑底动脉环的分支，特别是分叉部位。后天性动脉瘤多见于动脉粥样硬化所致的动脉瘤，少见的有外伤性动脉瘤和感染性动脉瘤。动脉瘤是颅内出血的重要原因之一，蛛网膜下腔出血是颅内动脉瘤最常见的并发症。临床上，动脉瘤未破裂时常无症状，剧烈头痛是颅内动脉瘤破裂最常见的症状。

（二）影像学表现

1. CT表现

（1）形态：病灶主要有囊状和梭形两种形态。囊状动脉瘤绝大多数以蒂（或称瘤颈）与载瘤动脉相连。

（2）密度：CT平扫时，无血栓动脉瘤呈稍高密度，有血栓者呈等密度，瘤壁可见钙化；动脉瘤破裂时可出现蛛网膜下腔出血和动脉瘤附近血肿形成。

（3）增强扫描：无血栓动脉瘤增强均匀强化，有血栓动脉瘤仅囊腔明显强化，血栓无强化。CT 血管成像可很好显示动脉瘤全貌［如图 4－2－10（a）、(b）所示］。

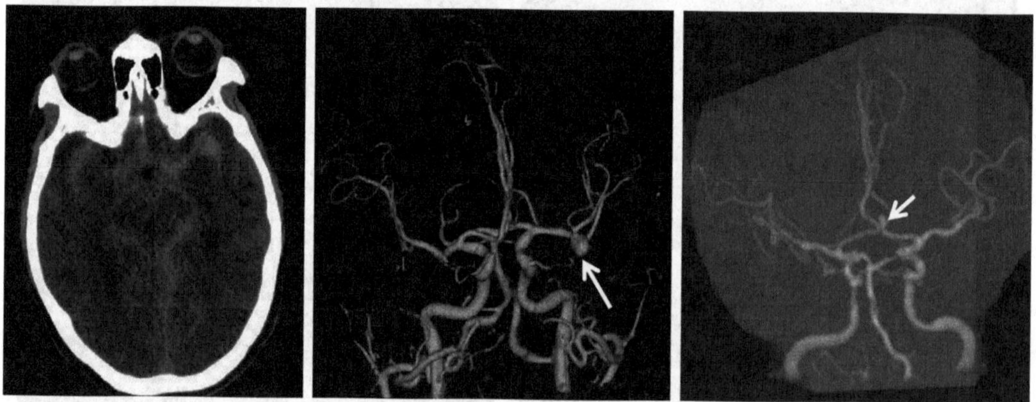

（a）蛛网膜下腔出血CT表现　（b）左侧大脑中动脉M1段分叉部动脉瘤CTA表现　（c）前交通动脉动脉瘤MRA表现

图 4－2－10

2．MRI 表现

（1）信号。未破裂动脉瘤 T_1WI 和 T_2WI 多呈无信号的血管流空信号，动脉瘤内血栓可呈高、低、等或混杂信号。MRA 可以发现中等大小的动脉瘤［如图 4－2－10（c）所示］。

（2）增强扫描。无血栓动脉瘤增强可均匀强化，也可由于流空效应不强化，有血栓动脉瘤仅囊腔强化，血栓无强化。

（三）鉴别诊断

小的无血栓形成的动脉瘤，应与血管袢和动脉漏斗（小于 3 mm，圆锥形）相鉴别。有血栓形成的动脉瘤，应与出血性肿瘤、血栓形成的血管畸形相鉴别。鞍区的动脉瘤需要与垂体瘤、脑膜瘤和颅咽管瘤相鉴别。

四、动静脉畸形

（一）病理与临床

脑动静脉畸形（arterio venous malformation，AVM）为脑血管畸形最多见一种类型。动静脉畸形多发生于皮质下区，由畸形血管团、供血动脉和引流静脉构成，典型者呈底朝脑表面、尖朝脑室的楔形病灶。供血动脉扩张迂曲，并有多支粗大引流静脉与静脉窦和（或）脑深静脉相连。

脑动静脉畸形的主要临床表现有出血、头痛和癫痫，此外可有颅内压增高症状、颅内血管杂音和脑神经症状等。

（二）影像学表现

1. CT表现

（1）形态：病灶多数为团状、蜂窝状或不规则形病灶，典型者呈底朝脑表面、尖朝脑室的楔形病灶。

（2）密度：平扫呈边界不清的混杂密度病灶，内可见等或高密度点状、线状血管影以及高密度钙化，出血时呈高密度。

（3）增强扫描：呈点状、条状血管强化影，也可显示粗大引流血管。出血时，畸形血管有时强化不明显。

2. MRI表现（如图4-2-11所示）

（1）信号。AVM的畸形血管团，在T_1WI和T_2WI均呈低或无信号区；病灶内常可见到新鲜或陈旧的局灶性出血信号，周围脑组织萎缩，其中的T_2WI高信号为脑组织胶质增生灶。

（2）增强扫描。增强时畸形血管团能更明确显示，表现为强化区，也可呈流空信号不强化。MRA可直接显示AVM的供血动脉、畸形血管团、引流静脉及静脉窦。

（三）鉴别诊断

典型AVM在MRI上具有特征性表现可明确诊断。不典型时需要与脑梗死、脑肿瘤相鉴别。

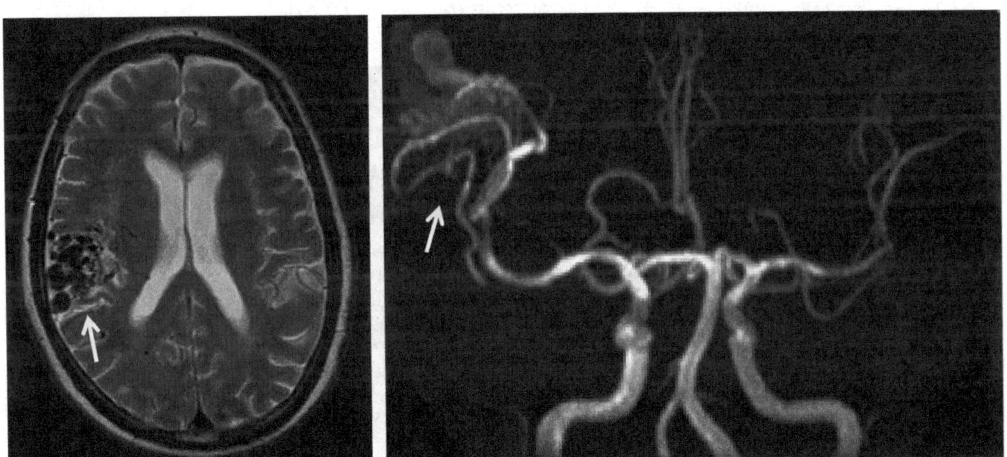

（a）　　（b）

图4-2-11　右侧颞叶动静脉畸形MRI表现

第四节　颅 脑 外 伤

一、硬膜外血肿

（一）病理与临床

硬膜外血肿（epidural hematoma）为颅脑损伤后，血液积聚于硬脑膜与颅骨之间而形成，多为硬膜动脉损伤，出血局限在颅骨与硬脑膜间，一般不跨越颅缝，大多数合并颅骨骨折。

主要临床表现为典型的意识障碍，表现为外伤后原发性昏迷，中间清醒期，继发性昏迷。严重者出现脑疝。

（二）影像学表现

1. CT 表现

（1）形态：局限性梭形或双凸透镜形。

（2）密度：均匀高密度影，边缘锐利清楚，CT 值介于 40 ~ 80 Hu 之间；邻近颅骨骨折呈线状低密度（如图 4 - 2 - 12 所示）。

（3）增强扫描：增强血肿内壁呈弧线形强化，血肿不强化。

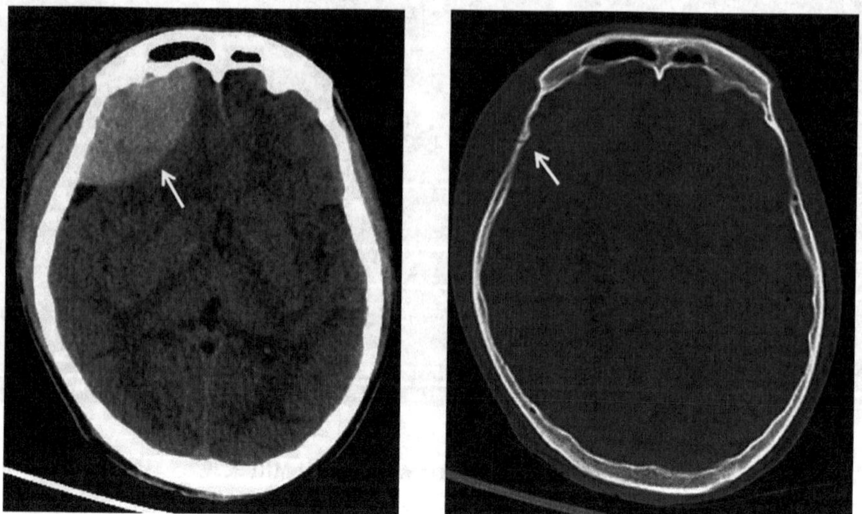

（a）　（b）

图 4 - 2 - 12　急性硬膜外血肿 CT 表现

2. MRI 表现

（1）信号。急性期硬膜外血肿 T_1WI 呈等、略低信号，T_2WI 呈低信号；亚急性期

血肿 T_1WI 及 T_2WI 均呈高信号；慢性期血肿 T_1WI 呈低信号，T_2WI 呈高信号。

（2）增强扫描。与 CT 相同，血肿内壁呈弧线形强化，为增厚强化的硬脑膜，血肿不强化。

（三）鉴别诊断

少数急性硬膜下血肿亦可呈梭形，与硬膜外血肿鉴别困难，通常硬膜外血肿范围较局限，多伴颅骨骨折，有助于鉴别。

二、硬膜下血肿

（一）病理与临床

硬膜下血肿（subdural hematoma）多为头部在运动时受伤所致，尤以对冲伤多见。出血积聚于硬脑膜与蛛网膜之间形成。硬膜下出血多由于皮质动脉或静脉破裂或桥静脉破裂所致。由于蛛网膜无张力，血肿范围较广，形状多呈新月形。多数合并蛛网膜下腔出血。

临床上，硬膜下血肿多有意识丧失，以及由于其他局部占位效应或弥漫性脑损伤所致的综合征，预后差。

（二）影像学表现

1. CT 表现

（1）形态：新月形或半月形。

（2）密度：急性期呈均匀高密度，部分为高低混杂密度（如图 4－2－13 所示）；亚急性期表现为混杂密度或等密度；慢性期呈明显低密度。

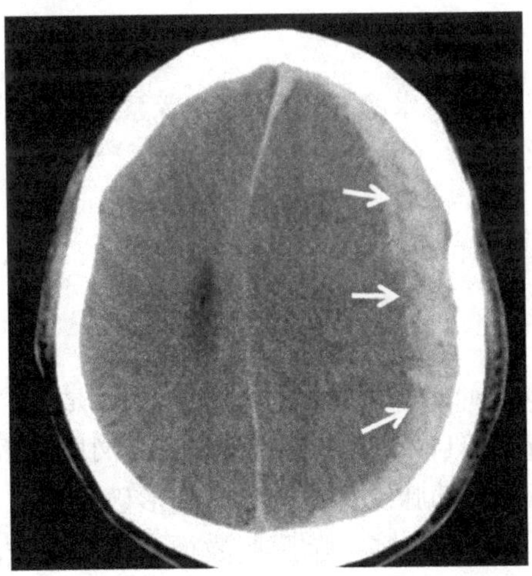

图 4－2－13　急性硬膜下血肿 CT 表现

（3）增强扫描：增强血肿内侧的脑表面小血管强化，也可见到连续或断续的线状强化的血肿包膜，血肿不强化。

2. MRI 表现

（1）信号。急性期硬膜下血肿 T_1WI 呈等、略低信号，T_2WI 呈低信号；亚急性期血肿 T_1WI 及 T_2WI 均呈高信号（如图 4－2－14 所示）；慢性期血肿 T_1WI 呈低信号，T_2WI 呈高信号。

（2）增强扫描。与 CT 增强相同，血肿内侧的脑表面小血管强化，也可见到连续或断续的线状强化的血肿包膜，血肿不强化。

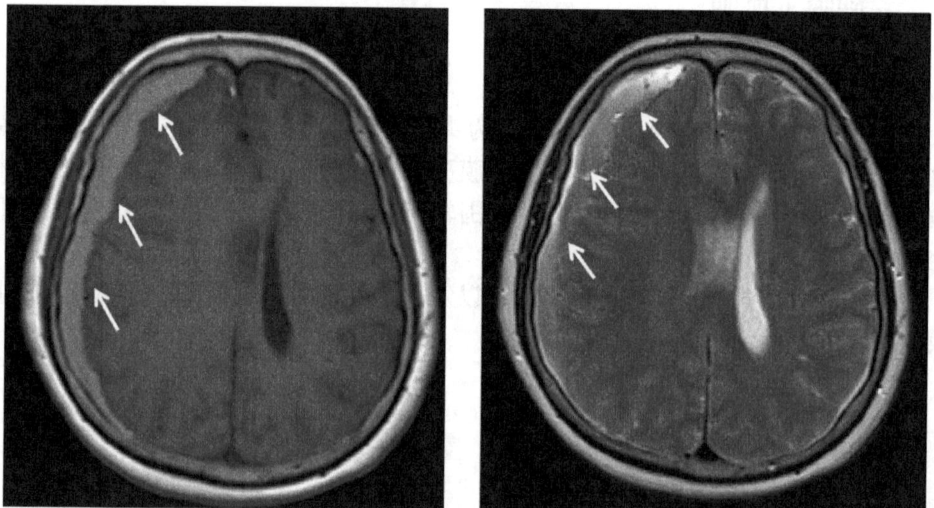

（a）（b）

图 4－2－14　亚急性硬膜下血肿的 MRI 表现

（三）鉴别诊断

慢性硬膜下血肿应与硬膜下水瘤相鉴别，后者系外伤引起蛛网膜撕裂致脑脊液积聚而成，无或轻微占位效应。

三、蛛网膜下腔出血

（一）病理与临床

蛛网膜下腔出血（subarachnoid hemorrhage，SAH）是颅内血管破裂后血液流入蛛网膜下腔，一般分为外伤性和自发性两类。自发性蛛网膜下腔出血以颅内小动脉瘤破裂所致最多见，其次为高血压动脉硬化和动静脉畸形破裂所致。

临床表现为三联征，即剧烈头痛、脑膜刺激征和血性脑脊液。

（二）影像学表现

1. CT 表现

（1）形态：脑沟、脑池内线状、不规则形高密度影，出血大量时呈铸形（如

图 4－2－15 所示）。

（2）密度：急性期呈高密度，间接征象有脑积水、脑水肿、脑梗死、脑内血肿、脑室内出血及脑疝等。

（3）增强扫描：蛛网膜下腔出血无强化；有时可发现破裂动脉瘤，呈强化高密度影。

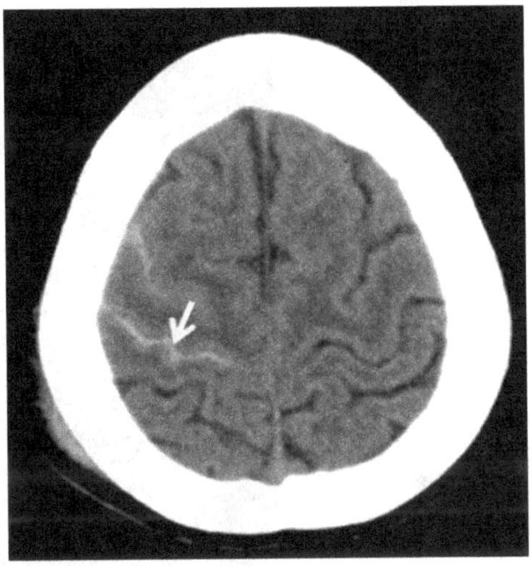

图 4－2－15　外伤性蛛网膜下腔出血的 CT 表现

2. MRI 表现

（1）信号。急性 SAH 在 T_1WI 呈比脑脊液稍高的信号影，T_2WI 呈比脑脊液稍低的信号影，但敏感性不如 CT；亚急性期可在蛛网膜下腔内出现局灶性 T_1WI 高信号；慢性期在 T_2WI 上出现含铁血黄素沉积形成的低信号，较具特征性。

（2）增强扫描。SAH 一般不需 MRI 增强。

（三）鉴别诊断

根据典型 CT 和 MRI 表现，结合临床症状，诊断 SAH 不难。当仅有少量 SAH 时，CT 和 MRI 可无阳性发现，但腰穿脑脊液可为血性。急性期 SAH，CT 比 MRI 敏感，而亚急性期和慢性期，则 MRI 优于 CT。

四、脑挫裂伤

（一）病理与临床

脑挫裂伤（contusion of brain）包括脑挫伤和脑裂伤，二者常同时发生，为脑挫裂伤，指脑外伤所致脑组织的器质性损伤，是脑外伤中最常见的脑实质改变，多由于脑回撞击颅骨所致。常发生于外伤部位及其附近，也可在对冲部位。最常见部位为额叶和颞叶。病理表现为脑皮质表层或深层散在小出血灶，以及脑水肿、坏死、液化灶。

临床上可出现不同程度的头痛、恶心、呕吐等颅内高压症状，严重时可出现意识障碍。

（二）影像学表现

1. CT 表现

（1）形态：多种多样，一般呈斑点状、片状及大片状。

（2）密度：急性期典型表现为低密度水肿区内出现多发散在斑点状高密度出血灶，出血灶可融合（如图 4－2－16 所示）。可伴发蛛网膜下腔出血和硬膜下血肿；晚期轻度脑挫裂伤可逐渐吸收呈等密度，较重者可遗留边界清楚的低密度软化灶。

（3）增强扫描：一般不强化。

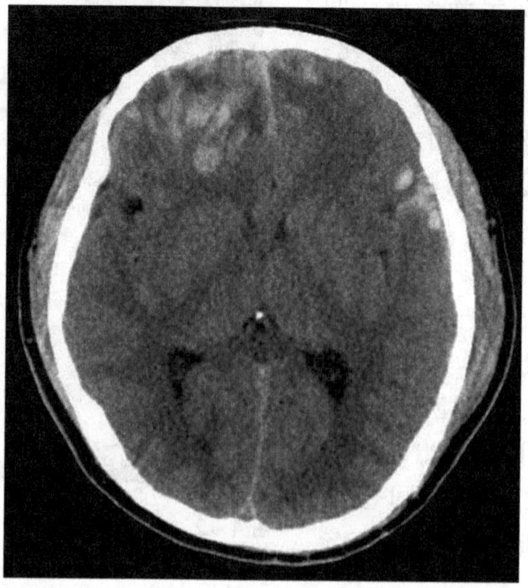

图 4－2－16　双侧额叶脑挫裂伤的 CT 表现

2. MRI 表现

（1）信号。急性和亚急性脑挫裂伤表现为多发混杂信号改变，T_1WI 及 T_2WI 呈高低混杂信号；慢性脑挫裂伤可见 T_2WI 低信号的含铁血黄素沉积。

（2）增强扫描。由于血脑屏障破坏，增强呈斑片状、不规则形强化。

（三）鉴别诊断

典型诊断征象为脑表浅部位散在不规则出血和水肿，结合病史容易诊断。

第五节　颅内肿瘤

诊断颅内肿瘤需要仔细观察肿瘤的部位、CT 密度或 MR 信号特点、边缘、血供、肿瘤的增强及周围水肿情况，其中最重要的是肿瘤的部位、密度及信号特点。总的来说，相对 CT 而言，MRI 以其更高的软组织分辨力和多方位成像特点，在颅内肿瘤的定位和定性诊断中要明显优于 CT。MRI 对钙化不如 CT 敏感。

一、胶质瘤

（一）病理与临床

胶质瘤（glioma）为颅内最常见的原发中枢神经系统肿瘤，包括星形细胞瘤、少突胶质细胞瘤、室管膜瘤和髓母细胞瘤，约 40% 的胶质瘤为星形细胞瘤。

星形细胞瘤（astrocytoma）可发生于任何年龄，以 20 ~ 40 岁成人较为多见。成年患者常好发于大脑半球，儿童患者常见于小脑半球及脑干，星形细胞瘤根据肿瘤分化程度可分为Ⅰ～Ⅳ级，其中Ⅰ、Ⅱ级分化良好，恶性程度低；Ⅲ、Ⅳ级分化不良，恶性程度高。分化良好的星形细胞瘤多位于脑白质区，可浸润生长。分化不良的星形细胞瘤呈弥漫性生长，形态不规则，与脑实质分界不清，大部分可见囊变，容易发生大片坏死及出血，肿瘤血管形成不良，血脑屏障不完整。

因肿瘤部位不同，患者症状和体征也表现不同，可表现为局灶性神经功能障碍、癫痫、头痛或其他颅内压增高等症状。

（二）影像学表现

1. CT 表现

（1）形态密度。Ⅰ～Ⅱ级星形细胞瘤表现为密度均匀的低密度灶，大部分不伴有水肿，约 1/4 伴有钙化；Ⅲ～Ⅳ级星形细胞瘤病灶形态不规则，边界不清，可表现为不均匀低密度或高低混杂密度改变，仅 3% ~4% 的病灶有钙化，91.7% 病灶伴有脑水肿，占位征象明显。

（2）增强扫描。Ⅰ级星形细胞瘤大多数无明显强化；Ⅱ级星形细胞瘤可表现为连续或断续环状强化，少数可有壁结节甚至花环状强化；Ⅲ、Ⅳ级星形细胞瘤均有强化，可呈不规则的环形或花环状强化，环壁可见强化不一的瘤结节。

2. MRI 表现

（1）形态。位于幕上者多数形态不规则，与正常脑实质分界不清；位于幕下小脑半球者多呈囊状，低级别星形细胞瘤边界较清晰，占位效应轻（如图 4 -2 -17 所示）；高级别星形细胞瘤边界模糊，占位效应明显（如图 4 -2 -18 所示）。

（2）信号。呈长 T_1 与长 T_2 信号，部分呈混杂信号，病灶内可见囊变、坏死、出血和钙化信号。

（3）增强扫描。恶性程度低的星形细胞瘤多无强化，恶性程度高的星形细胞瘤多有强化，强化方式多样，可呈均匀一致性强化，亦可呈不均匀或环状强化。

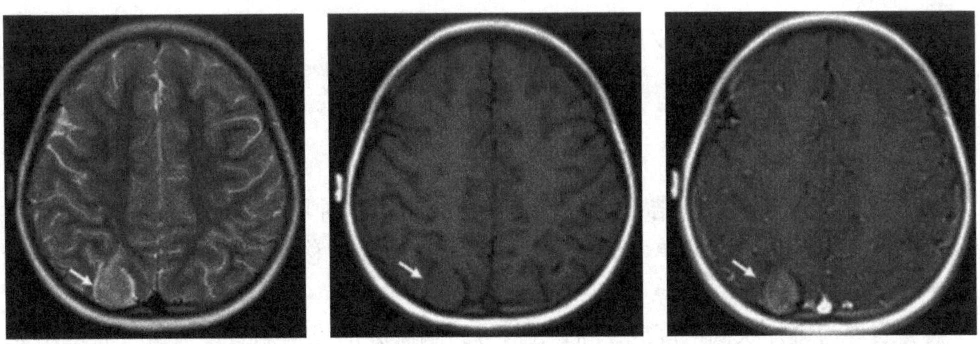

（a）　　（b）　　（c）

图 4 -2 -17　右侧顶叶皮层低级别胶质瘤（Ⅱ级星形细胞瘤）MRI 表现

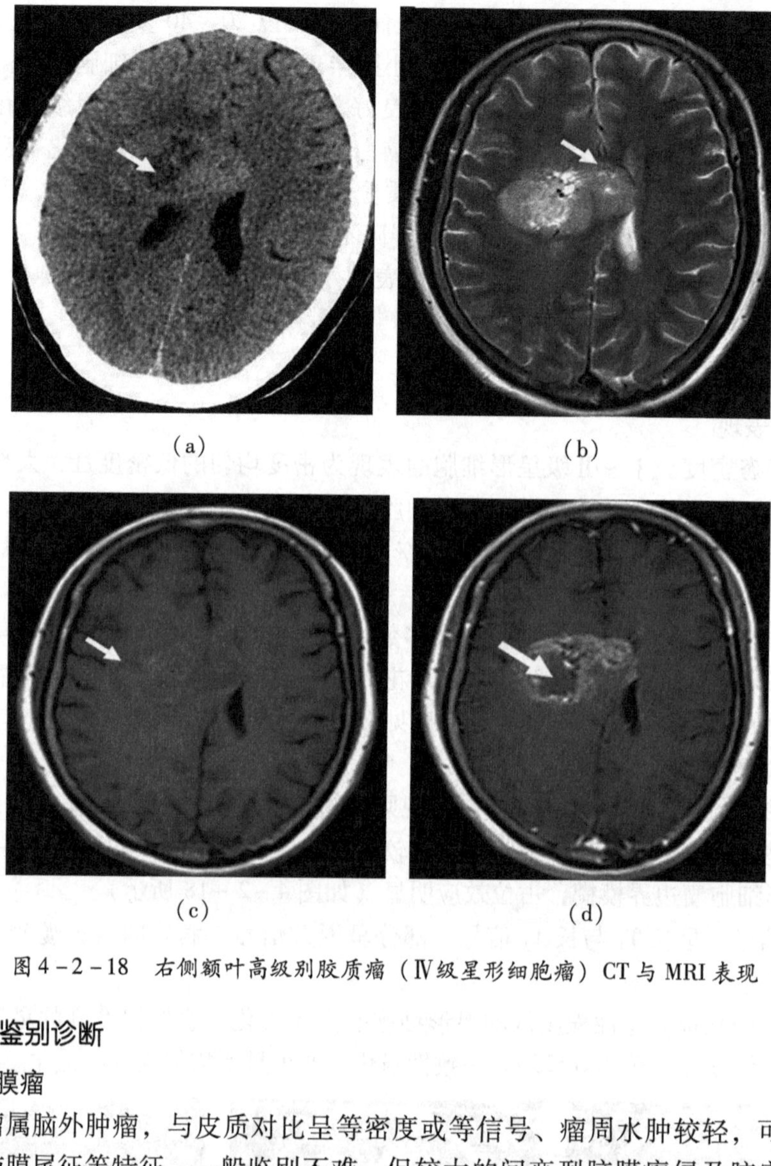

图 4－2－18　右侧额叶高级别胶质瘤（Ⅳ级星形细胞瘤）CT 与 MRI 表现

（三）鉴别诊断

1．脑膜瘤

脑膜瘤属脑外肿瘤，与皮质对比呈等密度或等信号、瘤周水肿较轻，可出现皮质扣压征、脑膜尾征等特征，一般鉴别不难；但较大的间变型脑膜瘤侵及脑实质，有时鉴别困难。

2．转移瘤

转移瘤一般为多发，呈结节状、环状强化，瘤周水肿明显，有其他部位原发肿瘤病史；高级别星形细胞瘤以单发为主，环状强化内壁较转移瘤不规则，周围水肿较轻。

3．脑炎或脑脓肿

脑炎表现为斑片状低密度或 T_1WI 低信号，脑脓肿形成早期表现为斑片状或不完整环状强化时，均难以与星形细胞瘤鉴别，需要结合临床病史鉴别如脑炎或脑脓肿有起病急、发热及白细胞升高等。

4．脑梗死

脑梗死常呈扇形、片状，与脑血管支配脑组织区域有关，与星形细胞瘤范围、形态不同；增强扫描，脑梗死急性期可不强化，2 周后呈脑回样强化，而星形细胞瘤呈斑片状或环状强化。

二、脑膜瘤

（一）病理与临床

脑膜瘤（meningioma）为常见颅内脑外肿瘤，发病率仅次于胶质瘤，占颅内肿瘤的 15%～20%，起源于蛛网膜粒帽细胞，与硬脑膜相连，多见于成年人，女性发病率约为男性的 2 倍。肿瘤可发生于颅内任何部位，大多数位于脑外，以矢状窦旁、大脑镰旁、脑凸面最多见。可无临床症状，部分以压迫症状而就诊。

（二）影像学表现

1．CT 表现

（1）形态。表现为圆形、类圆形肿块，边界清楚，宽基底与颅内板、大脑镰及小脑幕相连；邻近脑实质受压，可出现轻至中度脑水肿，邻近颅骨受压可增厚、变薄或破坏。

（2）密度。呈略高密度或等密度，瘤内可见斑点状钙化（如图 4－2－19 所示），坏死少见。

（3）增强扫描。多数呈明显均匀强化，少数钙化明显者可无强化。

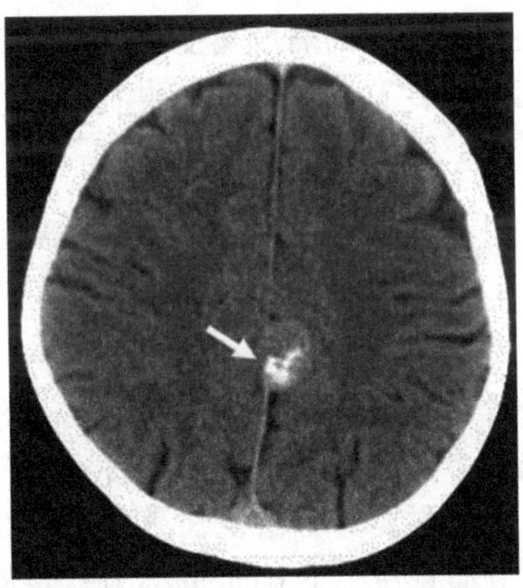

图 4－2－19　大脑镰旁脑膜瘤 CT 表现

2．MRI 表现（如图 4－2－20 所示）

（1）形态信号。多数脑膜瘤表现为圆形、类圆形或不规则形肿块，边界清楚，呈等 T_1 与等 T_2 信号肿块，与脑灰质信号相似。脑膜瘤压迫脑实质，使之皮质凹陷称为皮质扣压征，为特征性 MRI 表现。脑实质水肿显示优于 CT，但颅骨改变不如 CT。

（2）增强扫描。脑膜瘤呈明显均匀强化，与瘤体相连的脑膜强化，呈鼠尾状或线状，称脑膜尾征，具有一定特征性。

（3）脑膜瘤属于脑外肿瘤，不含正常神经元，1H－MRS 表现为 NAA 峰缺乏，Cho 峰升高，Cr 峰下降，可出现丙氨酸（Ala）峰，这是较为特殊的改变，NAA 峰缺失也有助于鉴别脑内肿瘤。

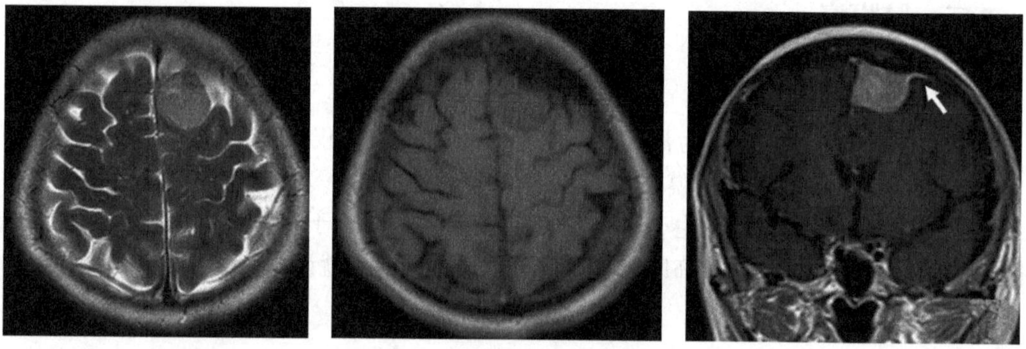

(a)　　(b)　　(c)

图 4－2－20　左额部脑膜瘤 MRI 表现

（三）鉴别诊断

1．垂体瘤

垂体瘤位于鞍内，使蝶鞍扩大，鞍底骨质受压塌陷；鞍区脑膜瘤位于鞍上区，鞍结节骨质可见骨质增生，具重要的定性价值。

2．听神经瘤

听神经瘤一般以内听道口为中心向后颅窝生长，易囊变，内听道多为喇叭样扩大或骨质破坏；脑膜瘤一般与岩骨以宽基底相贴，附着处可见骨质增生硬化，内听道一般不侵犯，囊变坏死少见。

三、垂体瘤

（一）病理与临床

垂体瘤（pituitary tumor）约占颅内肿瘤的 10% 左右，好发于成年人，男女发病率相仿，但催乳素导致的微腺瘤多发于女性，垂体腺瘤分为有分泌功能的垂体腺瘤和无分泌功能的垂体腺瘤两类，前者主要为分泌生长激素及催乳素的嗜酸细胞腺瘤，后者主要为嫌色细胞腺瘤。一般肿瘤直径小于 1 cm 的称为垂体微腺瘤，直径大于 1 cm 的称为垂体大腺瘤。垂体腺瘤为脑外肿瘤，包膜完整，可突出蝶鞍向周围生长，较大者中心可出现坏死及囊变，偶见钙化。

临床表现为压迫症状，如压迫视交叉神经引起视力改变；根据肿瘤病理类型的不同可表现为相应内分泌异常的症状，如泌乳素（PRL）腺瘤可出现闭经、泌乳等表现。

（二）影像学表现

1. CT 表现

（1）形态。垂体微腺瘤主要以 MRI 检查为主，垂体大腺瘤可表现为圆形、分叶状或不规则状，冠状位表现为哑铃状，可向上压迫视交叉神经、室间孔，向两侧压迫海绵窦，向后压迫脑干，向下突入蝶鞍（如图 4－2－21 所示）。

（2）密度。大多数为等密度改变，钙化少见。

（3）增强扫描。大多数均匀强化，少部分不均匀强化，坏死区及液化区不强化。

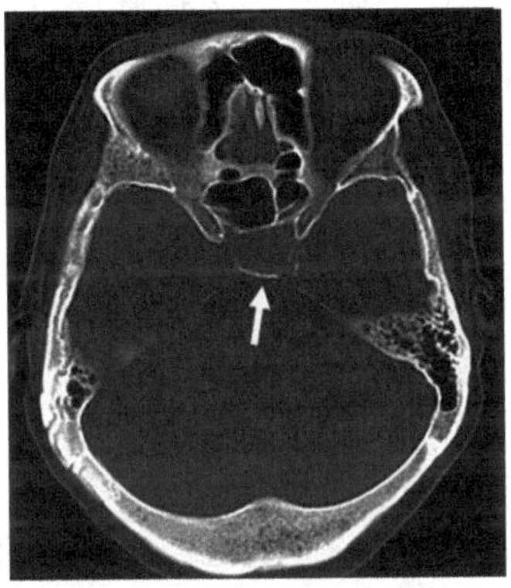

图 4－2－21　CT 显示垂体瘤所致蝶鞍扩大

2. MRI 表现

（1）形态信号。垂体微腺瘤表现为垂体内一侧的结节状异常信号影，T_1WI 呈低信号，T_2WI 呈高信号或等信号，部分可表现为垂体高度增高，垂体柄向对侧偏移；垂体大腺瘤表现为与脑灰质信号相仿的结节或肿块，正常垂体受破坏不显示，可向鞍上生长，冠状面呈葫芦状，称为“雪人征”（见图 4－2－22）。

（2）增强扫描。肿瘤早期强化程度低于正常垂体，后期强化高于垂体。

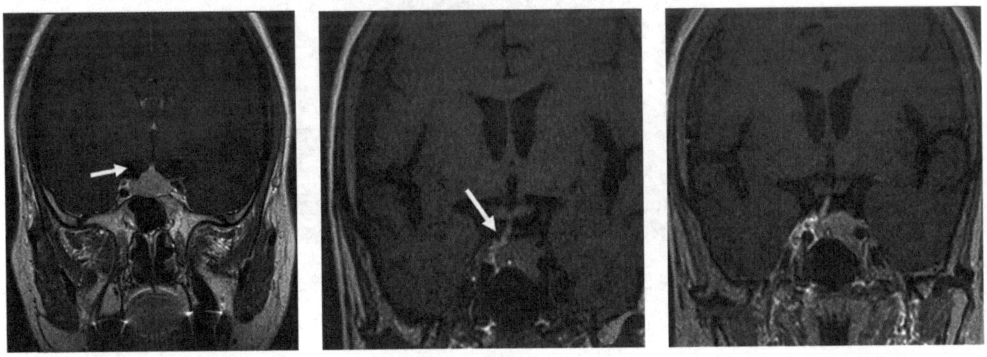

（a）垂体大腺瘤　（b）垂体微腺瘤　（c）垂体微腺瘤

图 4－2－22　垂体瘤 MRI 显示

（三）鉴别诊断

垂体微腺瘤需与垂体囊肿、转移瘤、垂体脓肿、垂体梗死等鉴别；垂体大腺瘤需与颅咽管瘤、脑膜瘤、表皮样囊肿、蛛网膜囊肿、星形细胞瘤和动脉瘤等鉴别。

四、听神经瘤

（一）病理与临床

听神经瘤（acoustic neuroma）为常见后颅窝肿瘤，为良性脑外肿瘤，约占后颅窝肿瘤的40%，多起源于听神经前庭支的神经鞘，绝大多数为神经鞘瘤，起源于耳蜗神经的少见。血运可丰富或不丰富，肿瘤长大可发生退变、囊变或脂肪变性，形成囊肿，伴有内耳道扩大。

临床主要表现为桥小脑角综合征，即病侧听神经、面神经和三叉神经受损及小脑症状。肿瘤占位可压迫四脑室形成高颅压。

（二）影像学表现

1. CT表现

（1）形态。以内耳道为中心的类圆形病灶，部分表现为半月形，内耳道扩大（如图4－2－23所示）。

（2）密度。呈等密度、低密度或混杂密度，瘤周水肿较轻，可有囊变。

（3）增强扫描。50%～80%的肿瘤呈均匀或不均匀强化，囊变坏死区或脂肪变性区不强化。

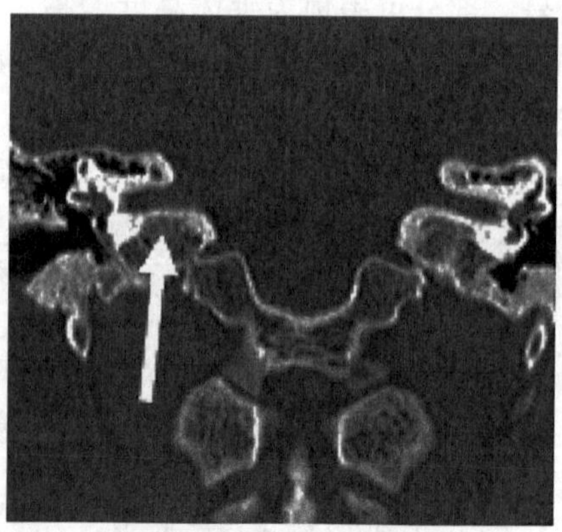

图4－2－23　听神经瘤的CT显示右侧内听道扩大

2. MRI表现

（1）信号。呈不均匀T_1WI低信号，T_2WI高信号影，常有囊变，囊变区呈T_1WI明显低信号，T_2WI明显高信号改变，MRI可清楚显示内耳道内病灶（如图4－2－24所示）。

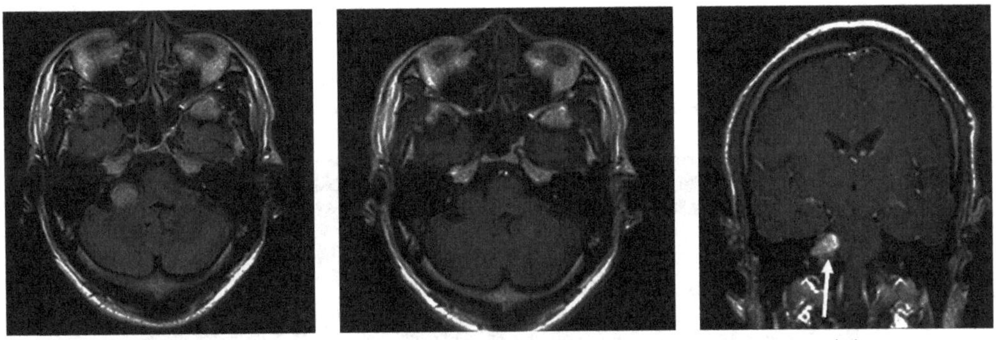

(a) (b) (c)

图4-2-24 右侧内听道桥小脑角区听神经瘤MRI显示

(2) 增强扫描。肿瘤实性部分呈明显强化，囊变部分无强化，病灶边界比CT显示更清楚。

(三) 鉴别诊断

典型听神经瘤绝大多数可以确诊，当表现不典型或肿瘤体积较大时，需与桥小脑区的脑膜瘤、胆脂瘤及三叉神经瘤鉴别。脑膜瘤一般明显均匀强化，以宽基底与岩骨相贴，可有脑膜尾征；胆脂瘤一般无强化，无内耳道扩大。三叉神经瘤常位于内耳道前方岩骨尖处，有岩骨尖破坏，无内耳道扩大。

五、转移瘤

(一) 病理与临床

转移瘤（metastatic tumor）可发生于任何年龄，发病高峰为40～60岁，常见的发生脑转移肿瘤依次为：肺癌、乳腺癌、胃癌、结肠癌、肾癌及甲状腺癌等。转移瘤以幕上常见，多发。大体观肿瘤与正常脑组织分界清楚，易发生坏死、囊变和出血，少数可伴有钙化。肿瘤周围水肿明显。

临床表现为头痛、恶心、呕吐、共济失调等，少数病人无神经系统症状。

(二) 影像学表现

1. CT表现

(1) 形态密度。平扫呈等、高、低、混杂密度均可，常为多发，小病灶为实性结节、大病灶可发生坏死囊变；瘤周水肿明显，有时很小的结节周围可出现大范围的水肿，此为转移瘤的特征表现（如图4-2-25所示）。

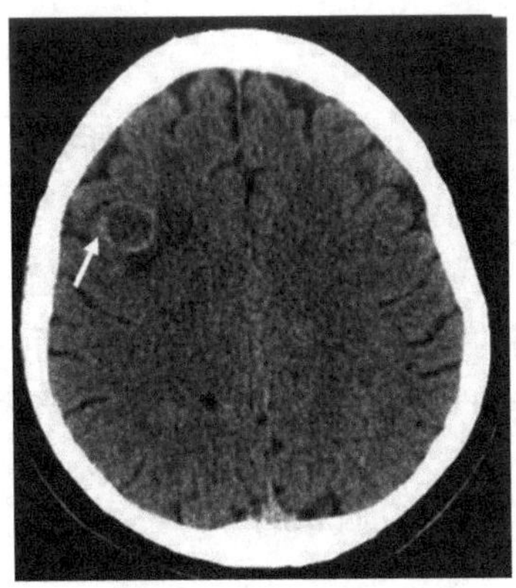

图4-2-25 右侧额叶单发转移瘤CT表现

(2) 增强扫描。绝大多数类型的转移瘤可表现为强化；如肺癌常表现为环形强化，乳腺癌则表现为结节状强化。

2. MRI 表现 (如图 4-2-26 所示)

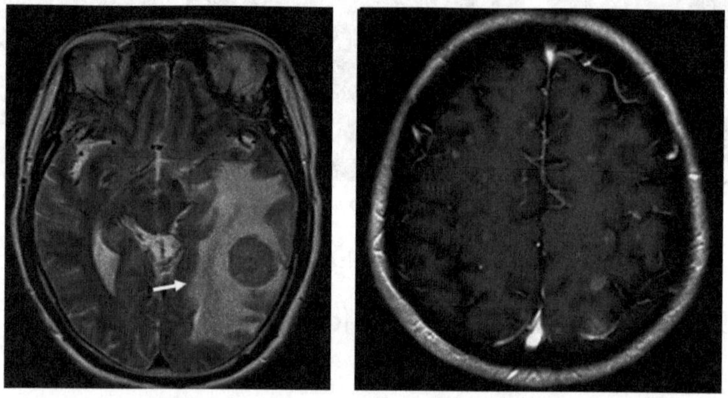

(a) 左侧颞叶单发转移瘤　　(b) 脑内多发转移瘤

图 4-2-26　转移瘤 MRI 表现

(1) 形态信号。大部分脑转移瘤表现为 T_1WI 低信号，T_2WI 高信号改变，伴有出血时内可见出血信号，肿瘤周围水肿广泛，占位效应明显。

(2) 增强扫描。转移瘤一般明显强化，根据转移瘤的不同类型，表现不一，可表现为结节状、环状或花环状强化；脑膜转移瘤可表现为脑膜广泛明显增厚强化。

(三) 鉴别诊断

转移瘤表现为多发性病灶，位于皮质下区，病灶周围水肿明显，同时根据原发肿瘤病史，大部分能够确诊。多发转移瘤还需与多发结核球、多中心胶质瘤鉴别，少数单发不典型转移瘤需要与颅内原发转移瘤鉴别。

第六节　颅内感染性疾病

颅内感染的病因包括细菌、病毒及真菌等，侵犯部位可为脑膜和脑实质。不同病因的侵犯部位多无选择性，而且不同病因的病理改变也是大同小异，因此不同病因感染的 CT 和 MRI 表现多无特异性，CT 和 MRI 诊断必须与临床、实验室检查密切结合。

一、脑脓肿

(一) 病理与临床

脑脓肿 (brain abscess) 主要为耳及鼻部感染的直接蔓延、血源性细菌播散感染所形成。化脓菌到达脑组织后，可在局部引起急性化脓性脑炎，脑组织充血肿胀，大量中性白细胞浸润；组织坏死则形成急性脑脓肿，后期病灶边缘毛细血管和成纤维细胞增生，形成炎性肉芽肿和纤维包膜，病灶边界变清楚。一般将脑脓肿的形成分为3个阶段：①急性脑炎期；②化脓期；③包膜形成期。脓肿内层为炎性细胞带，中层为肉芽和纤维组织，外侧为神经胶质层。脓腔内容物可为液态、干酪样或凝块。

临床上初期病人除了原发感染症状外，一般有相关的急性全身感染症状，累及颅内时可出现头痛、呕吐、意识障碍、脑膜刺激征以及出现相应脑局灶病变的神经系统定位体征。

（二）影像学表现

1. CT表现

急性脑炎期：表现为边界不清的低密度影，增强扫描可无强化或斑点状强化。

化脓期及包膜形成期：①形态密度。表现为等密度或低密度的圆形、椭圆形或不规则形病灶，脓肿壁可完整或不完整，脓腔内为液性低密度影，部分脓腔内可见气—液平面。②增强扫描。化脓期包膜轻度强化，环壁厚而不均匀；包膜形成期，包膜完整壁薄，呈明显薄壁环形明显强化。

2. MRI表现

急性脑炎期：表现皮层或皮髓交界区的斑片状异常信号影，T_1WI等或稍低信号改变，T_2WI呈略高信号，可无强化或轻微强化。

化脓期及包膜形成期的MRI表现如图4－2－27所示。①信号。T_1WI脓腔及周围水肿区呈低信号，两者之间的脓肿壁表现为等信号；T_2WI脓腔和周围水肿区为高信号，脓肿壁呈低或等信号。②增强扫描。脓肿壁呈明显均匀强化，脓腔不强化；多房脓肿可表现为花环状强化。

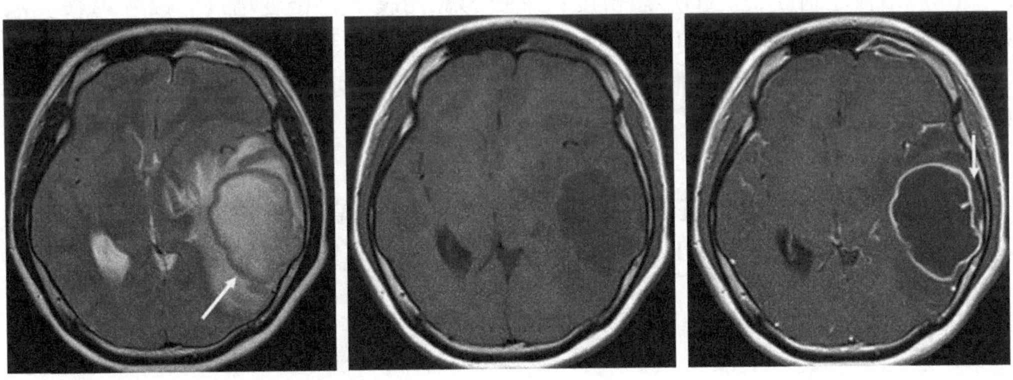

(a)　　(b)　　(c)

图4－2－27　脑脓肿

（三）鉴别诊断

1．星形细胞瘤

脑脓肿形成早期表现为斑片状或不完整环状强化时，影像上与星形细胞瘤难以鉴别，需要结合临床病史鉴别。

2．转移瘤

转移瘤常多发，增强扫描呈结节状及环状强化，环壁多厚薄不均，灶周水肿显著，结合病史可与包膜形成期脑脓肿鉴别。

二、颅内结核

（一）病理与临床

颅内结核（intracranial tuberculosis）继发于肺结核或其他部位结核，经血道播散至软脑膜及脑实质内，可形成结核性脑膜炎或结核球，或结核性脑脓肿；通常以弥漫性脑膜病变为主，伴有皮层或皮层下结核结节，称为结核性脑膜脑炎（intracranial tuberculoma）。结核性脑膜炎是以肉芽肿形成为主要特点的慢性炎症，胶冻样渗出物积聚于蛛网膜下腔，以脑底部最明显，渗出物机化形成肉芽组织，最后脑膜广泛黏连，可以引起交通性或梗阻性脑积水。脑实质的结核性肉芽肿常为多发性，较表浅，后期可以钙化。

临床表现为发热、头痛、盗汗、烦躁不安、呕吐，晚期表现为意识丧失，可有频繁抽搐。颅神经受损以面、视、动眼、外展等神经较易受累。

（二）影像学表现

1．CT 表现

（1）结核性脑膜炎。①形态密度：平扫为蛛网膜下腔密度增高，以颅内鞍上池、外侧裂等处明显，晚期见钙化。②增强扫描：上述病灶区域内的不规则强化。

（2）脑结核球。平扫呈低密度结节影，部分结节内可见钙化，可单发或多发，增强扫描呈结节状强化。

2．MRI 表现

（1）结核性脑膜炎（如图 4－2－28 所示）。①形态信号：主要为脑底部脑膜炎为主，呈 T_1WI 信号增高，T_2WI 更高信号。②增强扫描：可见明显异常强化。

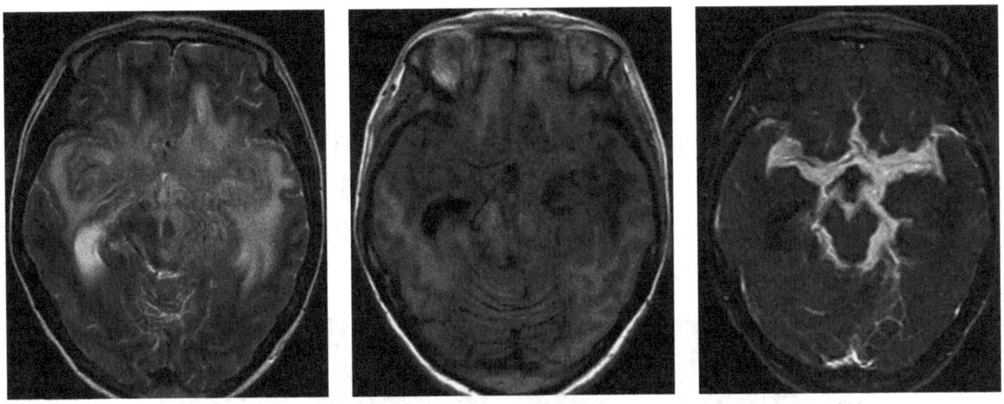

（a）　　（b）　　（c）

图 4-2-28　结核性脑膜炎 MRI 表现

（2）脑结核球。①形态信号：呈 T_1WI 低信号，包膜为等信号，T_2WI 信号不均匀；钙化表现为 T_1WI 及 T_2WI 均为低信号改变。②增强扫描：结节状强化或环形强化。

（三）鉴别诊断

结核性脑膜炎与其他病菌引起的脑膜炎表现类似，必须结合临床做出定性诊断。一般化脓性脑膜炎可累及全脑脑膜，脑脓肿一般较大。而结核性脑膜炎好发于鞍上池、环池等脑底池，以脑膜病变为主，脑内病灶较小，呈小结节状。

第七节　脊髓疾病

一、脊髓损伤

（一）病理与临床

脊髓损伤是非常严重的损伤，多见于车祸、工伤、运动等。按损伤程度，病理上可分为脊髓震荡、脊髓挫裂伤、脊髓压迫或横断、椎管内血肿。脊髓挫裂伤常伴有严重的脊柱骨折和脱位，脊髓内可见点状或局灶性出血，伴有水肿。早期脊髓损伤表现为脊髓休克，轻度损伤如脊髓震荡可短期内恢复，脊髓挫伤或部分断裂则功能可不完全恢复，完全横断时表现为损伤平面下运动及感觉消失。

（二）影像学表现

1. CT 表现

脊髓震荡无阳性表现。

（1）形态密度：脊髓挫裂伤可表现为脊髓肿大、边缘模糊；伴有脊柱及其附件骨折。

（2）密度：脊髓内密度不均匀，有时可见点状高密度出血灶影。

2. MRI 表现

脊髓震荡无阳性表现。

（1）形态信号。脊髓挫裂伤可表现为脊髓肿大、边缘模糊；伴有邻近椎体骨折及软组织水肿（如图 4－2－29 所示），部分伴有硬膜下血肿。

（2）信号。脊髓内肿胀，呈 T_2WI 高信号，T_1WI 低信号，边缘不清；合并出血时可表现为不同时期的出血信号，信号改变同颅内血肿信号改变相仿。

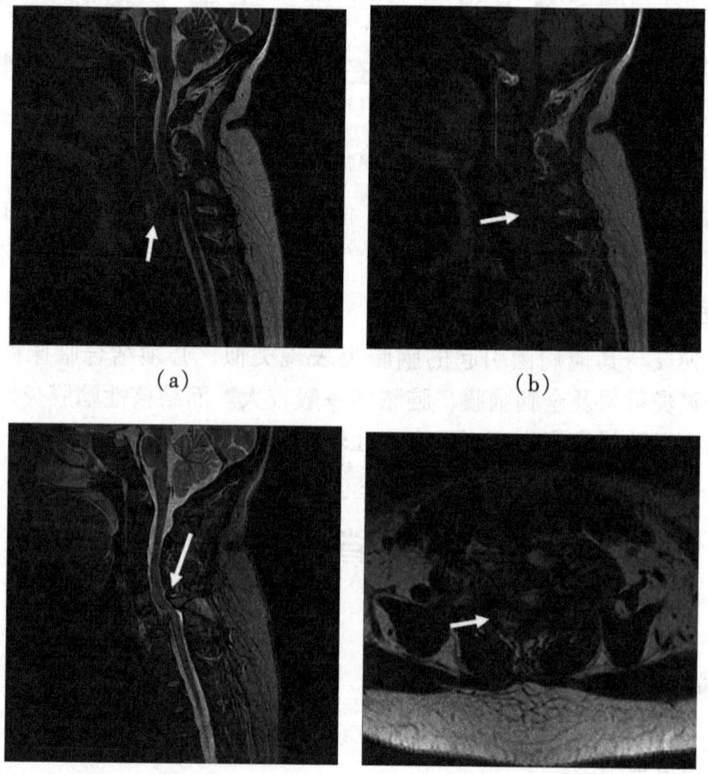

（a）（b）（c）（d）

图 4－2－29 椎体骨折并脊髓损伤

（三）鉴别诊断

根据明显外伤病史及典型 CT 或 MR 表现，脊髓损伤诊断不难；外伤后的脊髓空洞症要注意与脊髓软化灶、脊髓内囊性肿瘤鉴别。

二、脊髓空洞症

（一）病理与临床

脊髓空洞症（myelosyringosis）是髓内慢性进行性的病变，病因不明，可分为先天性、退行性、外伤性和肿瘤性，常好发于颈部脊髓。病理上包括脊髓空洞和中央管积水。临床上主要表现为受损节段性的感觉或障碍和下运动神经元瘫痪。

（二）影像学表现

1. CT 表现

（1）形态密度。平扫主要表现为髓内边界清楚的脑脊液密度囊腔。

（2）增强扫描。囊腔无强化，脊髓造影时看见对比剂进入空洞内。

2. MRI 表现

MRI 为脊髓空洞症的首选检查方法。

（1）形态信号。表现为 T_1WI 低信号，T_2WI 高信号的髓内管状囊腔，脊髓可增大或萎缩；矢状位出现于脊髓纵轴，横切面可清楚显示所在平面空洞的大小及形态（如图 4-2-30 所示）。

（2）增强扫描。增强扫描无强化。

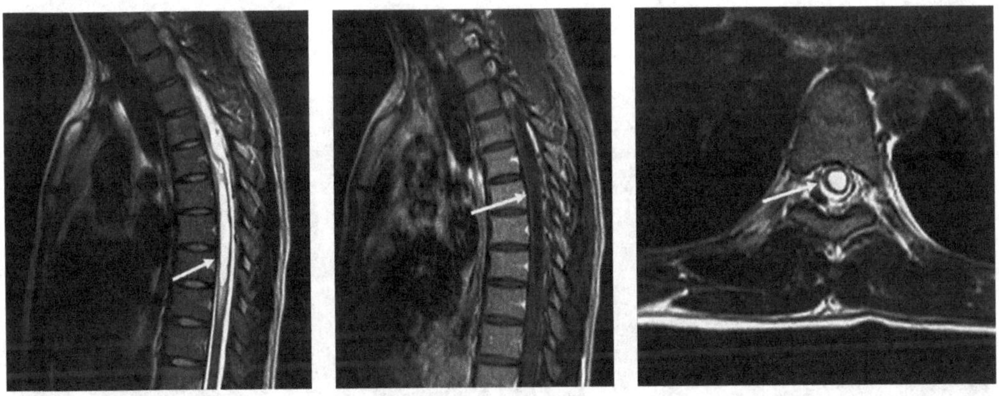

（a）　（b）　（c）

图 4-2-30　脊髓空洞症

（三）鉴别诊断

根据影像学表现容易做出诊断，主要与髓内肿瘤囊变或囊性肿瘤样变鉴别。

三、椎管内肿瘤

（一）髓内肿瘤

1. 病理与临床

髓内肿瘤占椎管内肿瘤的 10% ~15%。室管膜瘤（ependymoma）和星形细胞瘤（astrocytoma）是最常见的髓内肿瘤，室管膜瘤常见于 20 ~60 岁之间，发生于脊髓中央管或脊髓圆锥终丝的室管膜细胞，好发部位是腰骶段、脊髓圆锥和终丝；星形细胞瘤好发于颈胸段，起源于脊髓星形细胞，呈膨胀性或浸润性生长。

2. 影像学表现

（1）CT 表现。

①CT 平扫可表现为脊髓不规则膨大，密度低且不均匀，可发生囊变。

②增强扫描肿瘤实性部分呈轻度强化或不强化。当肿瘤生长缓慢而较大时可压迫骨质使椎管扩大。

（2）MRI 表现。

①形态信号。矢状面可清晰地显示脊髓局限性扩大，通常累及数个脊髓节段。

②信号强度。T_1WI 上低于或等于正常脊髓，T_2WI 上信号明显增高（如图 4－2－31 所示）。较大的肿瘤易继发囊变、坏死、出血而导致肿瘤信号强度不均匀。

③增强扫描。肿瘤实体部分多有明显的强化。

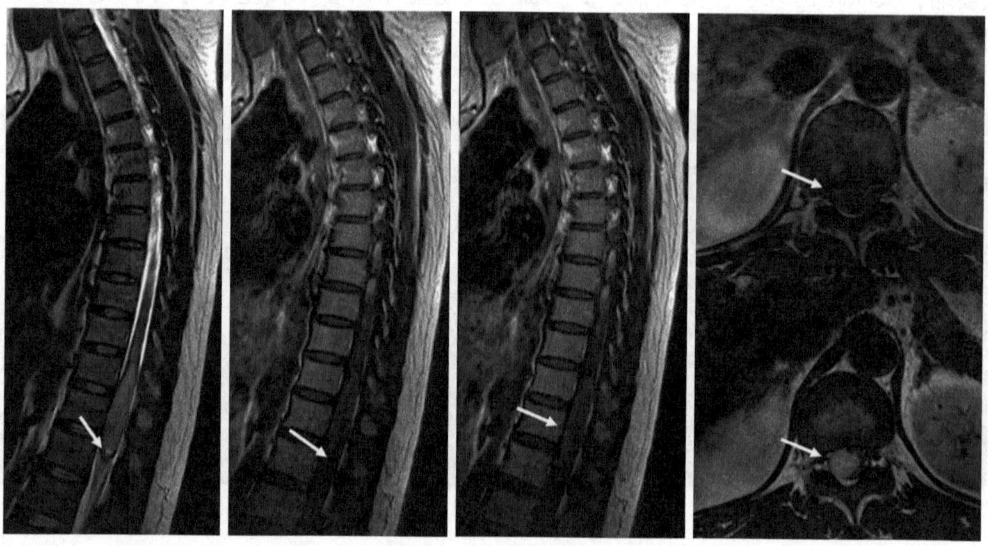

(a)　(b)　(c)　(d)

图 4－2－31　脊髓星形细胞瘤 MRI 表现

3. 鉴别诊断

需与脊髓脱髓鞘病变鉴别，脱髓鞘病变一般无明显水肿及占位效应，无出血坏死改变。

（二）髓外硬膜下肿瘤

最多见的髓外硬膜下肿瘤是神经源性肿瘤，包括神经鞘瘤和神经纤维瘤，其次是脊膜瘤。

1. 神经鞘瘤和神经纤维瘤

（1）病理与临床。

神经鞘瘤来源于许旺氏细胞，神经纤维瘤（neurofibroma）起源于神经纤维母细胞，含有纤维组织成分。临床上最常见于 20～40 岁，无性别差异。

（2）影像学表现。

①CT 表现。

a. 形态密度。平扫肿瘤呈圆形实性肿块，密度略高，脊髓受压移位。

b. 增强扫描。呈均匀一致中等程度强化。肿瘤向椎间孔方向生长时，导致神经孔扩大。骨窗可见椎弓根骨质吸收破坏，椎管扩大。

②MRI 表现。

a. 形态信号。神经鞘瘤呈圆形或卵圆形，有包膜，邻近脊髓和硬膜囊受压移位，神经鞘瘤较常见囊变（如图 4－2－32 所示），神经纤维瘤囊变较少见（如图 4－2－33 所示）。

b. 肿瘤在 T_1WI 呈低信号，在 T_2WI 呈高信号，增强明显强化。

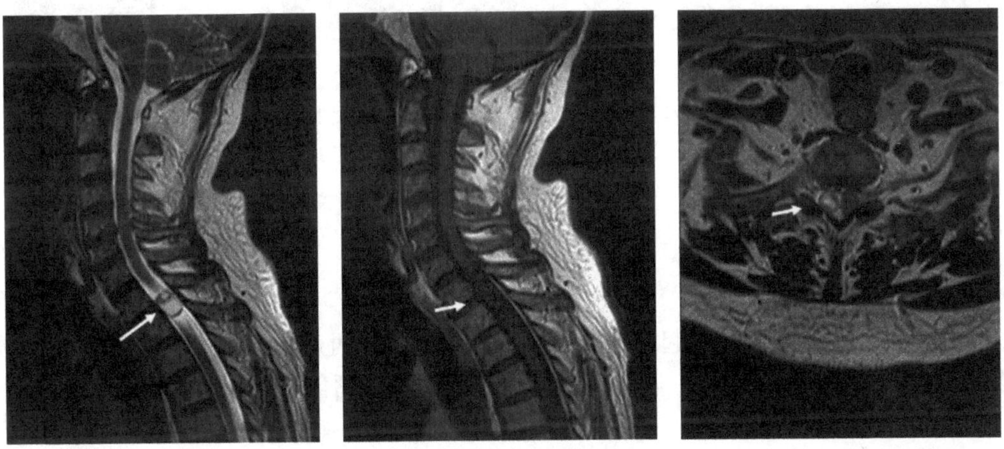

（a）　　（b）　　（c）

注：（a）（b）为矢状位，可见椎管内髓外硬膜下类圆形病灶，T_1WI 呈低信号，T_2WI 呈高信号，病灶内见囊变区，脊髓受压移位；（c）为横断位可见脊髓受压左移，病灶向右侧椎间孔生长。

图 4－2－32　椎管内髓外硬膜下神经鞘瘤 MRI 表现

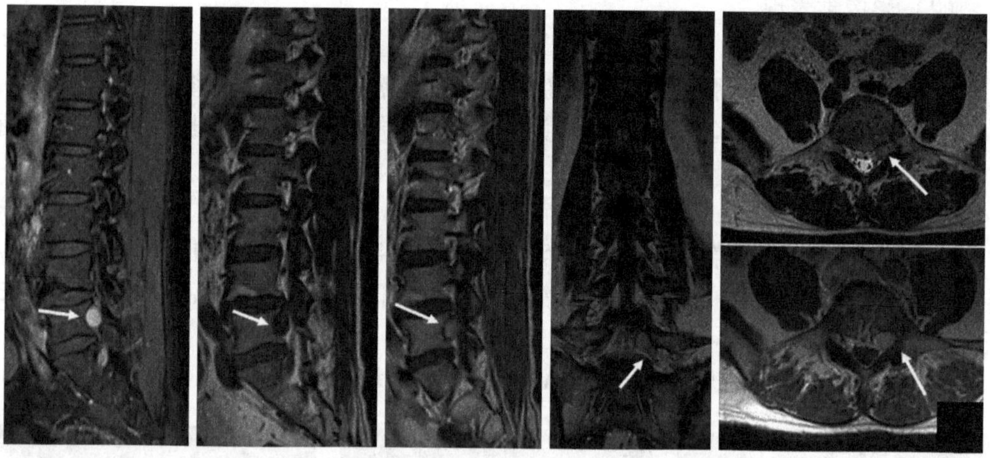

(a)　(b)　(c)　(d)　(e)

注：(a) ~ (d) 为矢状位和冠状位显示病灶沿着左侧椎间孔生长，呈哑铃状，呈均匀长 T_1 长 T_2 信号影，增强扫描均匀强化；(e) 为横断位显示病灶沿左侧椎间孔生长。

图 4-2-33　椎管内神经纤维瘤 MRI 表现

2. 脊膜瘤

(1) 病理与临床。

脊膜瘤（meningiomas）起源于蛛网膜绒毛细胞，也可起源于蛛网膜或硬膜的间质成分。绝大多数发生于胸段，以单发常见，约 10% 出现钙化。

(2) 影像学表现。

①CT 表现

a. 形态密度。表现为胸段脊髓后方实性肿块，脊髓受压前移，有时见钙化，邻近骨质可由增生改变。

b. 增强扫描。肿瘤明显强化。CT 脊髓造影可见肿瘤上下方蛛网膜下腔增宽，脊髓受压变细并移位。

②MRI 表现。

a. 形态信号。表现为髓外硬膜内肿块，呈圆形、类圆形或短棒状，位于脊髓背侧，T_1WI 呈中等信号，T_2WI 为等或略高信号。可合并囊变和钙化（如图 4-2-34 所示）。

b. 增强扫描。肿瘤实质呈均匀明显持久强化，增强扫描可显示肿瘤与脊髓的清晰分界。

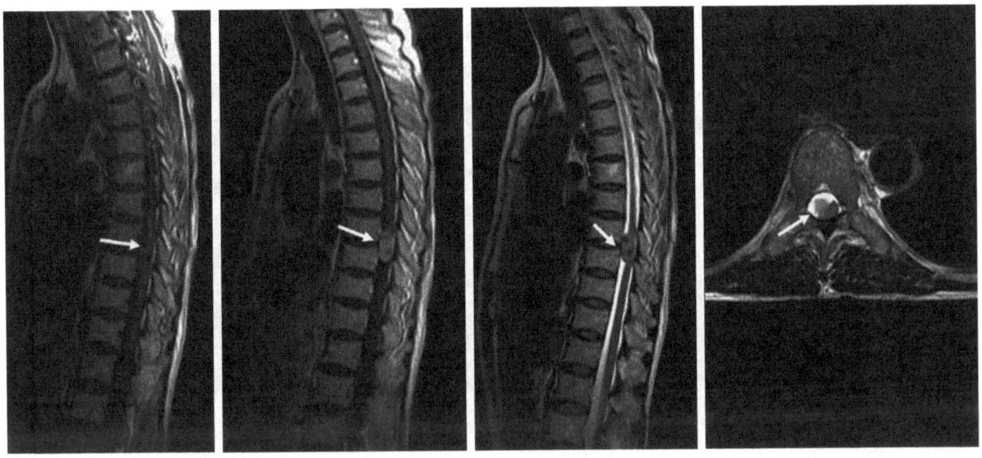

(a) (b) (c) (d)

图4-2-34 椎管内硬膜下脊膜瘤

（三）髓外硬膜外肿瘤

髓外硬膜外肿瘤多数是转移瘤、淋巴瘤。以下为转移瘤的详细介绍。

1. 病理与临床

椎管内转移瘤的原发灶以肺癌最多见，其次为乳腺癌、恶性黑色素瘤、淋巴瘤等，转移途径为动脉途径、椎静脉途径和通过神经根或脑脊液直接侵犯脊髓等。脊髓各段均可发生，可位于硬脊膜外、硬脊膜下及髓内，以硬膜外最多见，呈浸润性生长。

椎管内转移瘤绝大多数发生在硬膜外，易侵犯脊神经根，呈急性或亚急性起病。早期根痛剧烈而常缺乏束带感，静止时和夜间加剧，变换体位不易缓解，可出现脊柱叩击痛。早期可出现明确的感觉障碍平面、弛缓性瘫痪和括约肌功能障碍。生化检查可发现血沉升高。

2. 影像学表现

（1）CT表现。

平扫表现为椎管内硬膜下肿块，伴或不伴邻近椎体病灶。增强扫描可见对比增强，因原发肿瘤而异。

（2）MRI表现（如图4-2-35所示）。

①形态信号。病灶位于硬膜外，平扫呈梭形或结节状长T_1长T_2信号影，可见椎体及受累组织异常信号，受累及的椎体呈跳跃状分布，部分椎体可出现塌陷压缩，但椎间盘无变化。此外，可伴随脊髓增粗、周围水肿、硬脊膜不规则增厚、脊髓空洞，累及蛛网膜可合并马尾神经增粗。

②增强扫描。病灶强化明显，可见硬脊膜增厚强化。椎体破坏和周围软组织肿块呈明显强化，累及马尾时，可见马尾增粗强化。

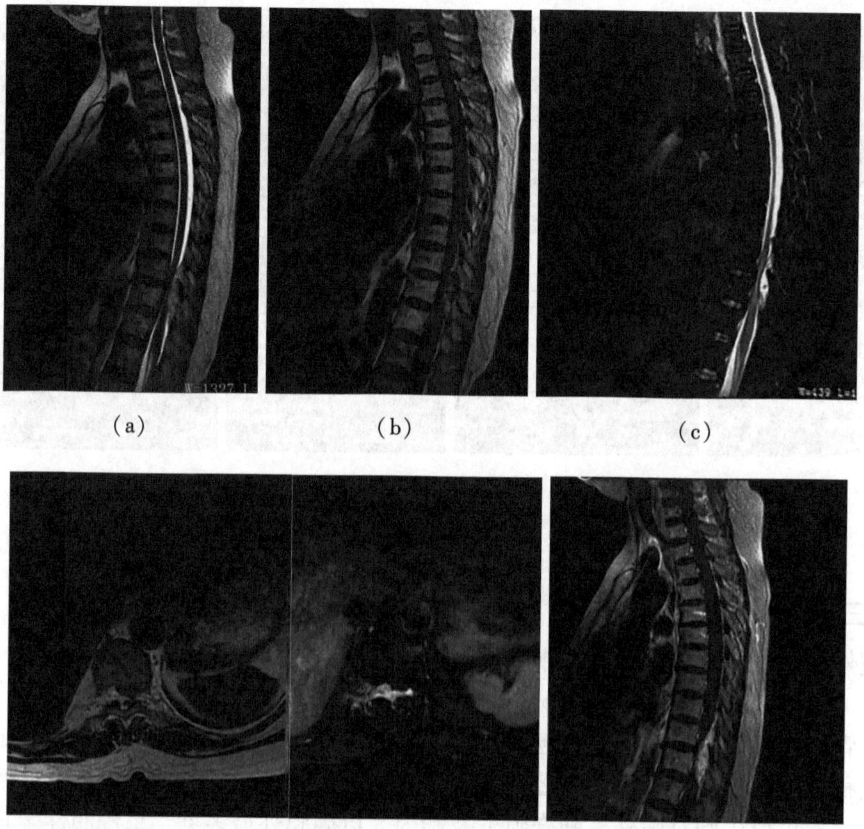

(a)　(b)　(c)

(d)　(e)　(f)

图 4－2－35　胸椎椎管内硬膜外转移瘤 MRI 表现

3．鉴别诊断

鉴别诊断包括淋巴瘤、骨髓瘤、白血病、骨髓瘤等疾病。淋巴瘤表现为硬膜外长条梭形软组织占位，呈等 T_1 等 T_2 信号，增强扫描呈轻度强化，肿块可环绕硬膜囊生长，可经椎间孔向椎管外侵犯。

白血病可出现椎体、附件的弥漫性不规则斑片、斑点状长 T_1 长 T_2 信号，分布范围广，也可出现管硬膜外等 T_1 等 T_2 信号软组织肿块，但体积较小。多发性骨髓瘤椎旁软组织肿块小，且多见于中老年人，可伴肋骨、骨盆、脊椎、颅骨等部位骨质破坏，伴血沉加快，血尿、血钙、免疫球蛋白上升。

第三章　头　颈　部

本章包括除脑以外的头颈部器官：眼、耳、鼻及鼻窦、咽、喉等。以往 X 线摄片曾作为头颈部的初步检查方法，但投照技术上有一定难度，且影像重叠、密度分辨率低；随着 CT 技术的发展，X 线摄片逐步被取代。CT 检查密度分辨率高，在发现细微骨折、骨质破坏及显示钙化等方面优势明显。MRI 对软组织分辨能力最具优势，在显示肿瘤、炎症等病变的范围方面优于 CT。

第一节　眼和眼眶

眼和眼眶的影像学检查主要用于眼外伤和异物定位、眼球突出的病因诊断、眶内肿瘤的诊断等。平片可用于眼眶骨折及眶内异物的诊断。CT 不但能更清楚地显示骨折和异物，还可以观察血肿、积气等继发改变，而对于眶内肿瘤和眼球突出的病因诊断，CT、MRI 检查各有不同的优势。

一、检查方法

（一）X 线平片检查

X 线平片检查主要用于眼眶正位、眶下缘切线位、眶外缘切线位、视神经孔位等，现已较少用。

（二）CT 检查

CT 检查多采用横断面螺旋扫描，并进行矢状面、冠状面重建，层厚 3 ~ 5 mm。患者仰卧于检查床上，两外耳孔与床面等距，双眼闭合（不能闭合者正视前方），保持头及眼球不动，以听眦线为基线，从眼眶下壁扫描至眶上壁，病变范围较大时，适当扩大扫描范围。对于肿瘤、炎症、血管性病变，需要时做增强检查。

（三）MRI 检查

MRI 检查常规扫描采用横断、矢状、冠状面，层厚 1 ~ 5 mm，做 T_1WI 和 T_2WI，适当采用脂肪抑制序列及增强扫描。

二、正常影像解剖

（一）X线平片表现

1．眼眶正位（柯氏位）

眼眶呈类方形，四角圆钝，密度略高于上颌窦，两侧眼眶的形态、大小和密度基本对称。

2．眶下缘切线位（瓦氏位）

两侧眶下缘对称显影，边缘光滑，内段为前泪嵴，有眶内壁前方的前组筛窦纸板交叉成影；内中段为上颌骨组成；眶下缘中点以外为颧骨组成。

3．视神经孔位

位于蝶骨小翼内侧的视神经孔多投影于眶外侧壁前方，左右两侧形态大小对称，呈类圆形或较圆钝的三角形，平均直径约5 mm。

（二）CT、MRI表现

CT及MRI能显示两侧眼球形态、大小对称（如图4－3－1、图4－3－2所示）。眼环厚2～4 mm；视神经自球后中央至眶中央，粗细均匀，厚3～6 mm。眼肌在球后及周围脂肪间隙衬托下显示清楚。眼部CT、MRI检查的冠状面及矢状面扫描或图像重建有利于对眼肌及视神经的观察。

眼球分前、后两房，前房充满前房水，后房为玻璃体，其间为晶状体所隔。眼肌、视神经及眼环在CT上呈与肌肉软组织相似的等密度，晶状体呈卵圆形高密度，前房及玻璃体为较均匀低密度。MRI能清晰显示前房及后房结构，表现为水样信号强度。眼球壁的结构、脉络膜和视网膜在T_1WI显示为较玻璃体高的信号，可以清楚显示。巩膜不论在T_1WI或T_2WI均为低信号。

球后视神经的信号与脑的信号相仿，眼球外肌显示为中等信号，与球后脂肪形成鲜明对比。眼眶骨质可用CT骨窗观察，表现为皮质连续的高密度，MRI上T_1WI、T_2WI呈黑色低信号。

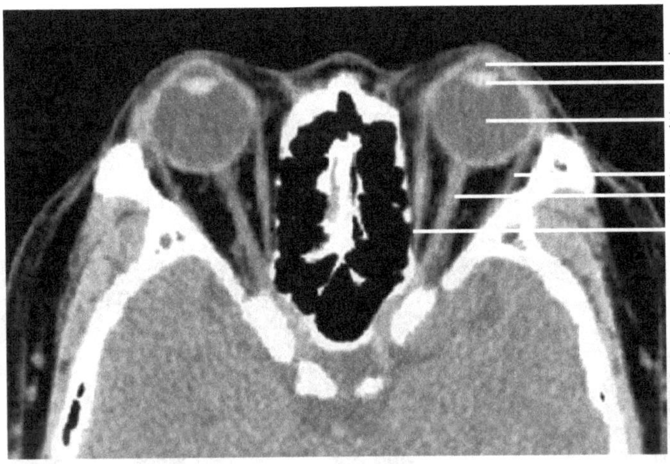

图4－3－1　正常眼眶横断面CT表现

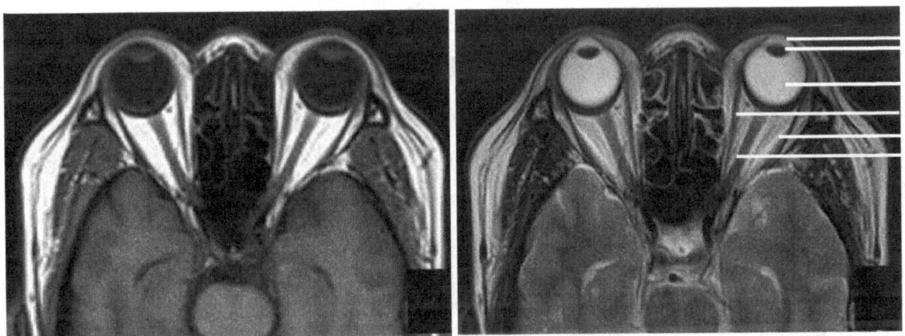

（a）　（b）

图4－3－2　正常眼眶横断面MRI表现，A、B分别为T_1WI、T_2WI图像

三、眶内肿瘤

（一）视网膜母细胞瘤

1．病理与临床

视网膜母细胞瘤（retinoblastoma，Rb）是婴幼儿眼球内最常见的恶性肿瘤，起源于视网膜内颗粒层细胞，恶性度高，生长迅速，瘤内容易发生钙质沉着。该肿瘤绝大多数发生于3岁以下的儿童，成人罕见，可单眼、双眼先后或同时罹患，双眼发病占30%～40%。典型临床表现是眼底见灰白色或黄白色半球形肿物，称“白瞳症”；部分患儿有结膜内充血水肿、玻璃体混浊、斜视、青光眼等表现。

2. 影像学表现

（1）CT 表现（如图 4-3-3 所示）。

①形态。眼球后部玻璃体内可见等、高密度肿块，边缘不清。

②密度。密度不均匀，90% 以上伴有斑点、斑片状高密度钙化，也是该肿瘤的重要特征。

③增强扫描。未钙化的瘤体多轻、中度强化。

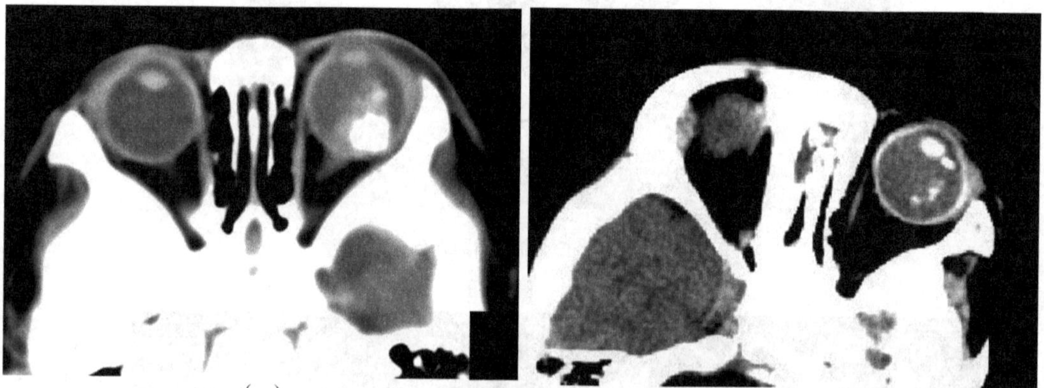

（a） （b）

注：（a）（b）为两名不同患儿的视网膜 CT 表现，均见左眼玻璃体密度增高伴肿块、内见斑片高密度钙化

图 4-3-3 视网膜母细胞瘤 CT 表现

（2）MRI 表现。

①信号。眼球后半部可见实性肿块，T_1WI 呈低或中等信号，较正常玻璃体信号高，T_2WI 呈中等或高信号，较玻璃体信号低；小钙化观察不如 CT 敏感，较大片的钙化 T_1WI 及 T_2WI 均表现为低信号。

②增强扫描。多较明显强化，部分强化不均。

③周围侵犯。晚期肿块较大可引起眼球突出，可突破眼环向球后及周围生长，甚至沿着视神经向颅内蔓延，可造成视神经增粗，明显强化，视神经孔、眼眶骨质破坏。

3. 鉴别诊断

本病需与其他有“白瞳症”的眼病鉴别，如原始玻璃体增生症、眼内炎、Coat's 病等，一般上述病变发病年龄较本病大，病灶内无钙化。

（二）海绵状血管瘤

1. 病理与临床

海绵状血管瘤（cavernous hemangioma）是最常见的肌锥内良性肿瘤，有完整包膜，病理上由充满血液的窦间隙构成，内有数量不定的间质组织，是一种错构瘤，并非真正的肿瘤。好发于 20～40 岁成人，女性多见，主要症状是渐进性眼球突出及眼球运动障碍，偶有眶区轻度疼痛、视力下降。

2. 影像学表现

（1）CT表现。

①形态。眼眶内可见圆形、类圆形肿块，边缘清楚，可推压眼球突出及导致局部眼眶扩大。

②密度。多较均匀，平扫呈等、稍高密度，少许可见斑点状高密度钙化，眶尖区正常低密度脂肪间隙存在。

③增强扫描。渐进性强化为特征，早期扫描为斑点、斑片状强化，随后强化范围扩大，最终较均匀性明显强化。

（2）MRI表现（如图4-3-4所示）。

①信号。T_1WI多呈稍低或等信号，T_2WI呈中等或明显高信号，信号较均匀。

②增强扫描。渐进性明显强化，增强后期强化均匀。

③矢状、冠状面的T_2WI及增强扫描，有利于观察肿块对周围眼肌、视神经的推压情况。

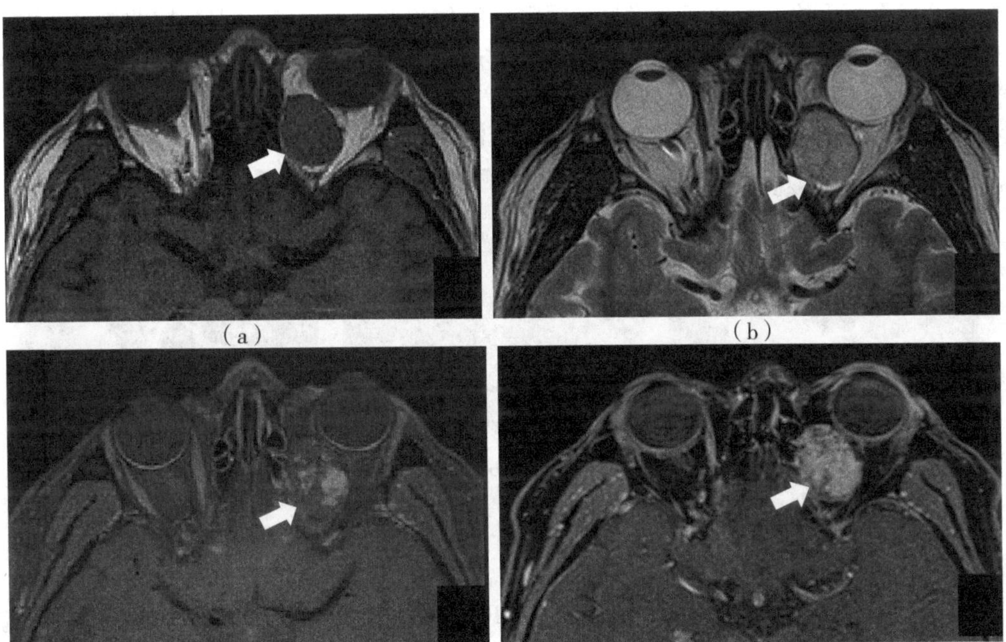

(a) (b) (c) (d)

图4-3-4 眼眶海绵状血管瘤MRI表现

3. 鉴别诊断

本病需与视神经鞘脑膜瘤、视神经胶质瘤鉴别。视神经鞘脑膜瘤，沿着视神经生长，MRI的T_1WI及T_2WI多表现为等信号，增强显著均匀性强化，与无强化的视神经形成特征性“轨道”征。而视神经胶质瘤的视力较早受影响，平扫及增强均难以分辨肿块与视神经，常见视神经管扩大或沿视神经向颅内蔓延。

四、外伤与异物

1. 病理与临床

眼部外伤主要包括眼球、视神经的损伤及眼眶骨折等。外伤及暴力打击，可引起眼球破裂、视网膜剥离、眼眶壁骨折、视神经管骨折、视神经挫伤水肿等多种改变。眼球异物可单独发生，也可与眼部其他外伤伴发，异物种类多种多样。临床均有明确外伤史，眼部疼痛，严重者眼球活动障碍、视力下降或丧失。

2. 影像学表现

（1）X 线表现。

X 线对于眼眶骨折的诊断能力有限，正侧位片可显示不透 X 线的高密度异物，目前已少用。

（2）CT 表现。

CT 密度分辨力高，检查方便，无痛苦，且对所有外伤改变观察较全面，是首选方法。CT 多平面重建，有利于准确显示眼眶异物位置及数量、与周围结构的关系，对于不透 X 线的异物较平片敏感。高分辨 HRCT 有利于观察眼眶各壁有无骨折及骨折是否错位、凹陷、视神经管是否受累及等改变，VR 重建有利于观察眼眶壁表面的骨折；CT 软组织窗可观察眼环是否完整，局部血肿、软组织肿胀等情况（如图 4－3－5 所示）。

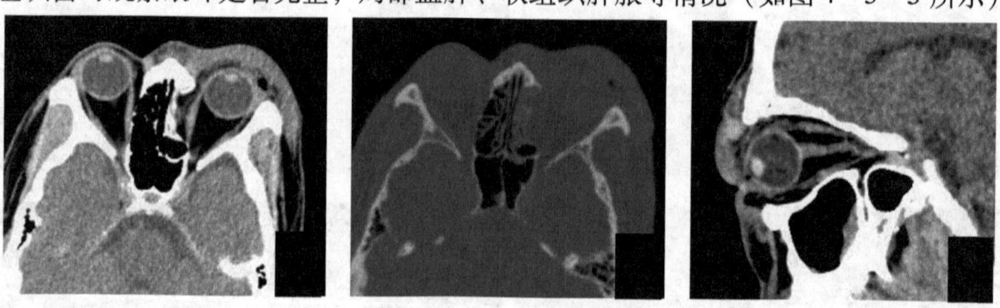

(a)　　(b)　　(c)

图 4－3－5　眼眶外伤的 CT 表现

（3）MRI 表现。

怀疑眼内有金属磁性异物时，应禁忌 MRI 检查，以避免异物被强磁场吸引移动造成二次损伤。眼内有非金属异物时可考虑 MRI 检查，因异物多为缺乏氢质子的物体，在 MRI 上多表现为无信号，眼球内异物尤以 T_2WI 显示较好，可显示异物位置及眼眶结构与异物的关系。眼眶骨折的 MR 表现主要为骨皮质低信号连续性中断，压脂序列有水肿高信号，对于细小骨折显示不如 CT 敏感，但对于显示眼眶内容物继发改变（如血肿、视网膜剥离等）及视神经损伤明显优于 CT。

3. 鉴别诊断

对于眼球异物及眼眶骨折，结合外伤史，一般诊断不难。高密度的眼部异物要注意与钙化灶鉴别。

第二节 耳

一、检查方法

（一）X线平片检查

既往耳部X线检查方法包括伦氏Ⅱ位像（亦称35°侧斜位像）和斯氏位像（亦称45°前斜位像），现已基本被高分辨率CT检查取代。

（二）CT检查

高分辨力CT可清楚显示外耳、中耳及内耳结构，适用于先天性耳发育畸形、中耳炎性疾病、肿瘤性病变、颧骨外伤等检查。采用螺旋扫描，后用高分辨率骨算法进行横断面及冠状面重建。

（三）MRI检查

MRI检查采用头部线圈，常规平扫用横断、冠状面，层厚2～5 mm，做T_1WI和T_2WI，还可以做3D T_1WI成像及3D重T_2WI水成像技术行内耳淋巴液成像。对于肿瘤病变，常需做T_1WI增强检查。

二、正常影像解剖

耳部由外向内分为外耳、中耳和内耳，大部分居于颞骨内，其CT表现如图4－3－6所示。

（一）外耳

外耳包括耳廓和外耳道。外耳道长2.5～3.0 cm，外1/3为软骨部，内2/3为骨性部，CT及MRI均可显示，对于外耳道骨壁的观察，CT优于MRI。

（二）中耳

中耳包括鼓膜、鼓室、咽鼓管、鼓窦（乳突窦）和乳突等结构。

CT、MRI检查时适当调节窗宽，可显示鼓膜呈线状结构。

鼓室分为上鼓室、中鼓室、下鼓室，内含听骨链、韧带、肌肉和神经。X线可显示鼓室形态和鼓室壁；高分辨CT能更好地显示鼓室结构，呈不规则的含气腔；鼓室内的听骨链包括锤、砧、镫骨，CT均能良好显示。咽鼓管为鼓室与鼻咽腔的通道。

鼓窦为鼓室上隐窝外上方的空腔，宽约6 mm，高10 mm，开口于鼓室上隐窝，鼓窦与乳突气房相通。乳突按其气化情况分为气化型、板障型、硬化型和混合型。

中耳结构主要为骨质及气体，MRI均呈低信号及无信号。

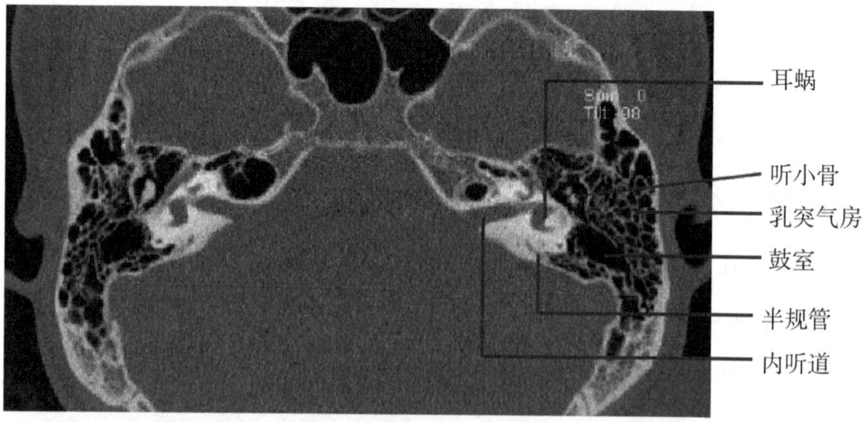

（a）横断面

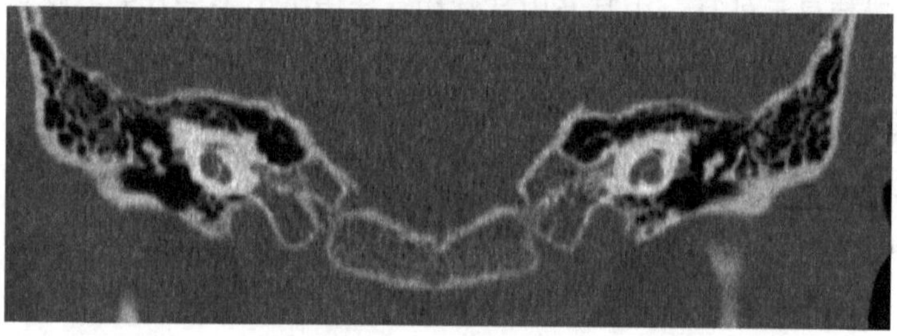

（b）冠状面

图 4－3－6　中耳、内耳正常 CT 表现

（三）内耳

内耳位于岩骨内，分为骨迷路和膜迷路，两者之间充满外淋巴液。骨迷路由致密骨组成，包括前庭、前庭窗、耳蜗、半规管等结构。高分辨 CT 对内耳的骨性解剖结构可进行细致入微的观察。MRI 可显示前庭神经和耳蜗神经的形态，T_2WI 可见膜迷路及内耳的淋巴液呈高信号，MR 水成像经三维重建后能观察耳蜗及半规管的全貌。

三、化脓性中耳乳突炎

（一）病理与临床

化脓性中耳乳突炎有急、慢性之分，急性者多继发于鼻腔或鼻咽炎症经咽鼓管感染，可合并乳突炎，为常见病，儿童好发，临床表现为耳后疼痛、耳道流脓、体温升高等。慢性者则继发于急性中耳乳突炎未治愈，也常与慢性乳突炎并存；临床表现为长期间断性耳流脓，可出现传导性耳聋。慢性中耳乳突炎根据病变的性质和程度可分为单纯型、肉芽肿型和胆脂瘤型。

（二）影像学表现

1. CT表现（如图4－3－7所示）

（1）急性期。表现为中耳乳突腔内积液积脓，密度增高，乳突气房间隔骨质吸收，有时鼓室、乳突窦内可形成小气—液平面。

（2）慢性期。单纯中耳乳突炎表现为鼓室、乳突内黏膜增厚，可伴听小骨吸收、破坏，乳突气房骨间隔及周围骨质增生，密度增高。严重时鼓室内软组织密度充填，含气消失，肉芽肿形成，即肉芽肿型，此时可导致听骨链侵蚀，严重者破碎及消失，上鼓室、乳突窦等处可见骨壁模糊、破坏，或密度增高，其间的肉芽组织多表现为等、低密度，增强扫描可见强化。胆脂瘤本身多呈低密度，有时候可测得负值脂肪密度，增强瘤体无强化，其边缘由于肉芽组织包裹、可见线样环形强化，瘤周多伴骨质及听小骨吸收、破坏。

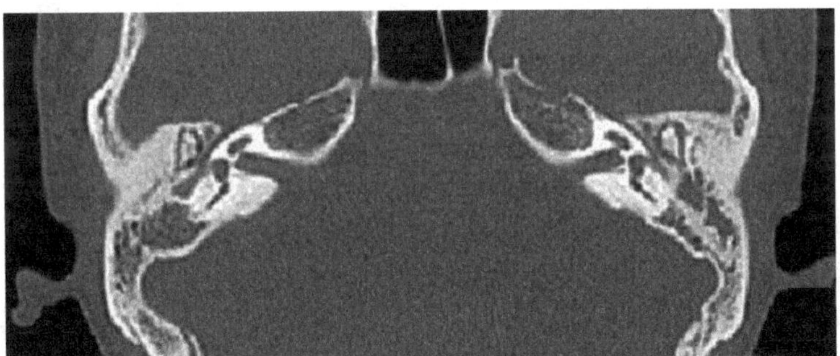

（a）

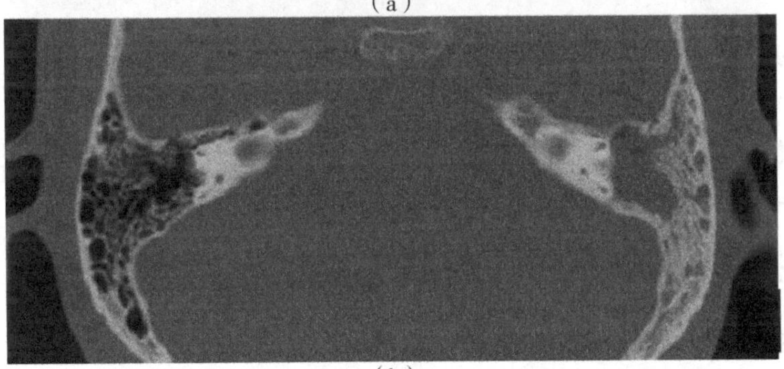

（b）

图4－3－7　慢性中耳乳突炎CT表现

2. MRI表现

（1）信号。中耳乳突腔黏膜增厚、信号异常，T_1WI呈等低信号，T_2WI均表现为高信号，可见气—液平面；肉芽组织及胆脂瘤T_1WI呈等或稍高信号、T_2WI呈稍高或高信号。

（2）增强扫描。炎性增厚的黏膜明显强化，炎性肉芽组织可见强化，胆脂瘤一般不强化。

（3）周围改变。MRI 对于鼓室、乳突等骨质破坏和听小骨吸收显示不如 CT 敏感，但可较好地显示病变向颅内侵犯的情况，如临近颅底脑膜增厚、强化，乙状窦流空信号消失伴强化，颅内脓肿形成，等等。

（三）鉴别诊断

胆脂瘤需与中耳癌相鉴别。中耳癌少见，临床多耳痛难忍，有血性分泌物，骨质破坏较严重、范围较广且不规则，增强较明显强化；胆脂瘤骨质破坏腔边缘光滑锐利，是沿着上鼓室、鼓窦入口和鼓窦方向发展，且无强化。

第三节 鼻和鼻窦

一、检查方法

（一）X 线平片检查

鼻窦平片可显示鼻腔、鼻窦及其邻近结构，既往一般将瓦氏位和柯氏位作为常规检查，现已基本被 CT 检查所取代。鼻骨侧位片仍可用于了解鼻骨骨折情况。

（二）CT 检查

CT 平扫常规采用横断面螺旋扫描，进行矢状、冠状面重建。对于占位性病变，需要增强检查。

（三）MRI 检查

MRI 对液体成分及软组织的分辨能力优于 CT，对鼻腔和鼻窦肿瘤、含液体病变的诊断有明显优势。常规检查包括横断面、冠状面及矢状面扫描，从而能更全面地了解鼻与鼻窦的结构及毗邻关系。对于肿瘤病变，加做 T_1WI 增强检查。

二、正常影像解剖

临床上按其解剖部位及窦口所在位置，将鼻窦分为前、后两组。前组鼻窦包括上颌窦、前组筛窦和额窦，其窦口均在中鼻道；后组鼻窦包括后组筛窦和蝶窦，前者窦口在上鼻道，后者窦口在蝶筛隐窝。

（一）X 线表现

正常各鼻窦因含有气体，与周围结构形成鲜明对比，X 线表现为与其解剖发育形态一致的透明空腔，由于窦腔发育大小不同，窦壁厚薄不一，透明度也因之略有不同。窦内黏膜厚 1 ~ 2 mm，X 线一般不易显示。

（二）CT 表现

CT 常用软组织窗及骨窗进行观察，骨窗可显示鼻窦各壁和鼻中隔、鼻骨和鼻甲，骨质清晰、连续（如图 4－3－8 所示）。鼻窦腔、鼻道和鼻窦开口内为低密度空气。软组织窗可观察鼻窦黏膜菲薄，但正常平扫一般不能显示，鼻甲呈中等密度。冠状面能更好地显示鼻中隔、鼻甲、鼻道的情况。

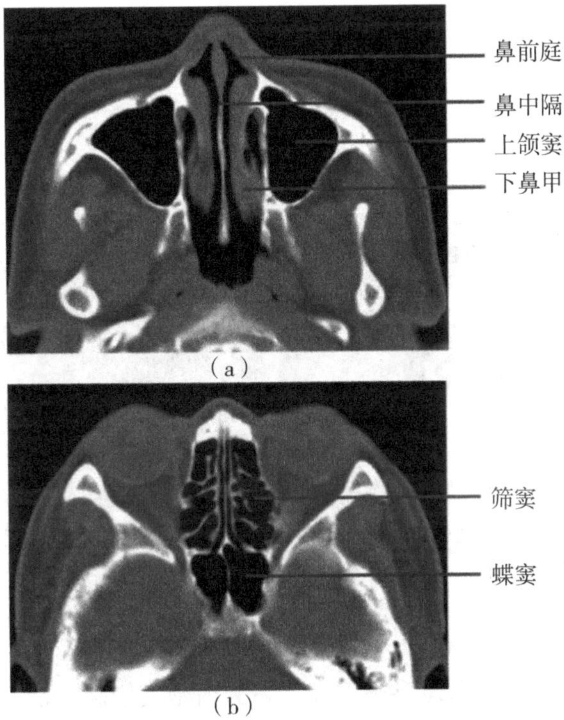

图 4－3－8　鼻、鼻窦正常 CT 表现

（三）MRI 表现

MRI 上鼻窦骨皮质和含气腔均为明显低信号，菲薄的鼻窦黏膜在 T_2WI 上呈细线样高信号，T_1WI 呈等或低信号，增强扫描呈高信号，与无信号的骨壁对比鲜明。

三、鼻窦炎

（一）病理与临床

化脓性鼻窦炎是鼻窦黏膜的化脓性炎症，多继发于急性鼻炎或上呼吸道感染。上颌因窦腔较大，窦底较低，而窦口较高，易于积液、积脓，且居于各鼻窦之下方，易被他处炎症所感染，故上颌窦炎的发病率最高，也可多个鼻窦腔受累及。临床表现为脓涕、鼻塞及暂时性嗅觉障碍和头痛等。

（二）影像学表现

1. X 线平片表现

（1）急性期。表现为感染窦腔密度均匀增高、混浊；若窦口未被堵塞，腔内含有气体，坐位水平投照可显示窦腔积液，形成液平面像，尤以上颌窦炎多见；借助腔内气体可显示黏膜增厚；因骨壁尚未受累及，间隔和皮质白线仍清晰可见。鼻腔黏膜和鼻甲可见肿胀。

（2）慢性期。黏膜肥厚更加明显，沿窦壁呈环形增生，也可呈凸凹不平的息肉状；黏膜下皮质白线消失，邻近骨壁增白、硬化；也可为骨壁吸收，白线模糊不清，也可见液平面。

2. CT 表现

鼻窦炎横断面和冠状面 CT 表现如图 4-3-9 所示。

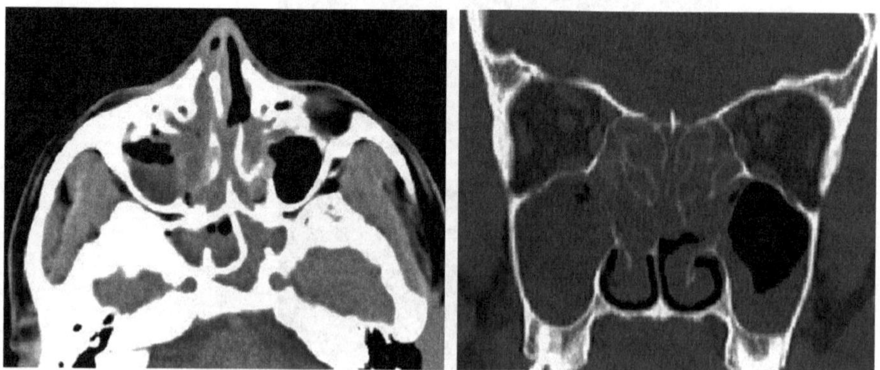

（a）　　（b）

图 4-3-9　鼻窦炎横断面、冠状面 CT 表现

（1）急性鼻窦炎表现为鼻窦黏膜增厚，窦腔内密度增高，常见液平面；可伴有鼻甲肥厚。

（2）慢性鼻窦炎窦腔黏膜不同程度增厚，表现为窦壁下密度增高影，甚至整个窦腔为软组织样低密度影充填，可伴有息肉样肿物形成；易于伴发黏膜下囊肿，表现为半卵圆形低密度影、基底部与一侧窦壁黏膜相连。窦壁骨质可增厚硬化或吸收改变，窦腔变小。若为真菌感染，窦腔内可见斑点斑片高密度钙化。

（3）增强扫描显示炎症黏膜强化明显。

3. MRI 表现

（1）鼻窦黏膜增厚，T_1WI 呈等稍低信号，T_2WI 呈高信号；急性期窦腔内渗出液为浆液，故积液含蛋白等成分较少，T_1WI 呈低信号，T_2WI 呈高信号，高于正常黏膜；若积液蛋白含量较高，则 T_1WI 为等或高信号，T_2WI 为高信号；黏膜下囊肿根据其内液体成分，T_1WI 可表现为低或高信号，T_2WI 一般表现为较明显高信号。

（2）增强扫描窦壁增厚的黏膜可呈中度或明显强化，窦腔分泌物无强化，炎性息肉可呈轻、中度强化。

（三）鉴别诊断

鼻窦炎一般易于诊断，有时需注意与肿瘤病变、充满窦腔的息肉、囊肿或手术后改变相鉴别。

四、副鼻窦癌

副鼻窦癌以上颌窦癌最为常见，占 2/3 以上，筛窦癌少见，额窦和蝶窦原发癌更少见；并以鳞癌多见，占 80%，腺癌次之。下面以上颌窦癌为代表进行介绍。

（一）病理与临床

上颌窦癌是耳鼻咽喉科常见的恶性肿瘤之一，多发生于中老年人，男性多见。早期肿瘤位于窦腔内，症状常不明显，部分可表现为鼻衄或血性鼻涕，疼痛与麻木；晚期破坏窦腔骨壁，侵入邻近器官，出现颜面外形改变后，才引起注意，可有疼痛加重，面部肿胀隆起，眼球突出，牙齿松动等邻近器官受累及的表现。

（二）影像学表现

1. CT 表现

（1）上颌窦内不规则软组织肿块，多密度均匀，为等、低密度，部分可见更低密度坏死区，增强轻至中等度强化。

（2）窦壁可呈溶骨性骨质破坏，一侧或多侧壁受累及。

（3）可显示肿瘤周围侵犯的情况：向下破坏上齿槽，并可在口腔内形成肿块；向上累及眼眶和筛窦；向后向外累及颞下窝及翼腭窝。

（4）受累及邻近的鼻窦内可有黏膜增厚、积液等继发炎症表现。

2. MRI 表现（如图 4－3－10 所示）

（1）平扫表现为上颌窦内不规则软组织肿块或黏膜不规则增厚，T_1WI 呈等、低信号，T_2WI 呈高信号中等或稍高信号；MRI 可更清晰显示肿瘤周围软组织侵犯的范围。

（2）多数有不同程度骨质破坏。

（3）增强后肿瘤呈轻到中度强化。

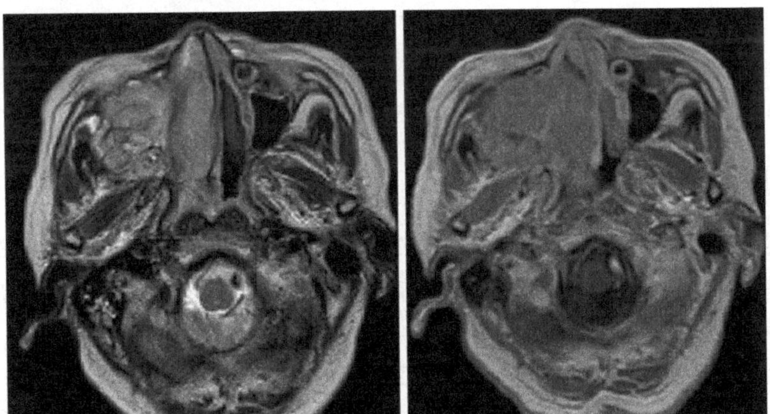

（a）　　（b）

图 4－3－10　上颌窦癌 MRI 表现

（三）鉴别诊断

（1）与鼻窦良性肿瘤鉴别。少见，窦腔膨胀性扩大，多无骨质破坏。

（2）与横纹肌肉瘤、淋巴瘤、转移瘤等其他恶性肿瘤鉴别。

第四节　鼻咽与喉

一、检查方法

（一）X线平片检查

X线正侧位片可观察气管异物。耳鼻喉科诊断阻塞性睡眠呼吸暂停综合征（OSAS）时，可用鼻咽侧位片观察腺样体增生、扁桃体肥大及了解鼻咽、口咽腔狭窄情况。其余鼻咽与喉部疾病，一般不采用平片检查。

（二）CT检查

鼻咽部扫描层面与硬腭平行，从鞍底扫描至硬腭上缘；层厚2～3 mm，间隔约3 mm；显示图像选择软组织，当观察鼻咽部还需骨窗观察颅底有无骨质破坏。

喉部CT用于检查喉部肿瘤和喉部损伤，多用横断面平扫，增强扫描用于鉴别病灶的性质，确定病变累及范围和有无淋巴结转移。

鼻咽及喉部平扫常规采用横断面螺旋扫描，进行矢状面、冠状面重建。对于占位性病变，需要增强检查。

（三）MRI检查

MRI检查用头颅线圈可观察鼻咽部，头颈联合线圈可同时包括鼻咽、喉部范围，常规矢状面、横断面、冠状面T_1WI、T_2WI扫描，横断面扫描平面平行于硬腭或声带。对于血管性病变、肿瘤，需进行增强扫描，以确定其形态范围及对邻近组织的浸润情况，明确有无淋巴结转移。

二、正常影像解剖

鼻咽部位于口咽部之上，两者之间以硬腭和软腭作为分界。鼻咽腔的前界是后鼻孔，上界是颅底，后面是咽缩肌。侧壁为咽缩肌和咽鼓管圆枕，有咽鼓管开口（如图4－3－11所示）。

喉部上起会厌，下界环状软骨与气管交界。分声门上区、声门和声门下区3部分。组成喉的软骨有舌骨、甲状软骨、杓状软骨和环状软骨。CT和MRI可清晰显示声带、假声带和喉室，以及喉旁组织结构。

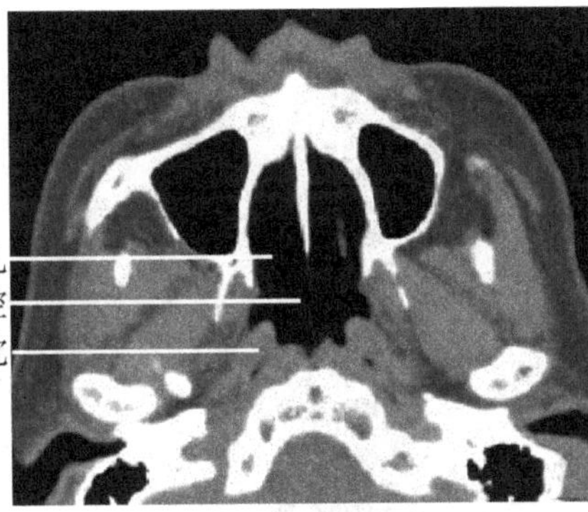

(a) 横断面

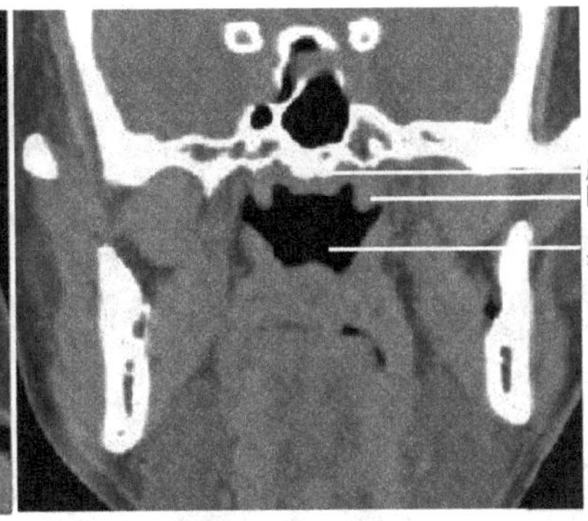

(b) 冠状面

图 4-3-11　正常鼻咽部 CT 表现

三、鼻咽癌

(一) 病理与临床

鼻咽癌是发生于鼻咽部上皮的恶性肿瘤，是头颈部最常见的恶性肿瘤，鳞癌多见。好发于中国南方地区，因广东发病率最高，故有“广东癌”之称，40～60 岁男性多见。早期黏膜肿瘤多发生于咽隐窝，咽隐窝变浅或消失，以后压迫一侧咽旁间隙移位或消失；晚期可见鼻咽腔变形，咽内软组织肿块。肿瘤可累及颅底，引起骨破坏。鼻咽癌易向邻近淋巴结转移，最早发生于同侧颈深上组淋巴结。

鼻咽癌早期症状不明显，临床表现主要是鼻塞及涕血、耳鸣及听力减退，更多者是以颈部淋巴结肿大或颅神经损害为首发症状。

(二) 影像学表现

1. X 线平片表现

侧位片可见鼻咽顶后壁软组织影增厚及局部肿块，并不规则突向鼻咽腔，鼻咽气道变形狭窄；晚期可见蝶窦底壁、斜坡等颅底骨质破坏。

2. CT 表现

CT 可显示肿瘤侵犯的范围，特别是颅底骨质破坏情况。CT 征象如图 4-3-12 所示。

(1) 鼻咽壁增厚或软组织肿物。肿瘤好发于鼻咽顶部，其次是外侧壁和咽隐窝区。早期见鼻咽顶后壁、侧壁增厚，一侧或双侧咽隐窝变浅、消失，鼻咽腔变形，两侧不对称。肿瘤向深部浸润，鼻咽及咽旁区形成软组织密度肿块，CT 平扫呈等、稍低密度，增强较明显强化；咽旁间隙变形移位。

(2) 侵犯周围结构。可累及翼内肌、翼外肌、头长肌、翼腭窝等，并向颅中窝及眶后部蔓延。颅底骨质结构破坏，颅内侵犯，远处转移。

(3) 颈部淋巴结转移。最早发生于同侧颈深上组淋巴结，后期双侧颈部各区均可见淋巴结肿大，平扫等密度，增强多轻度强化。

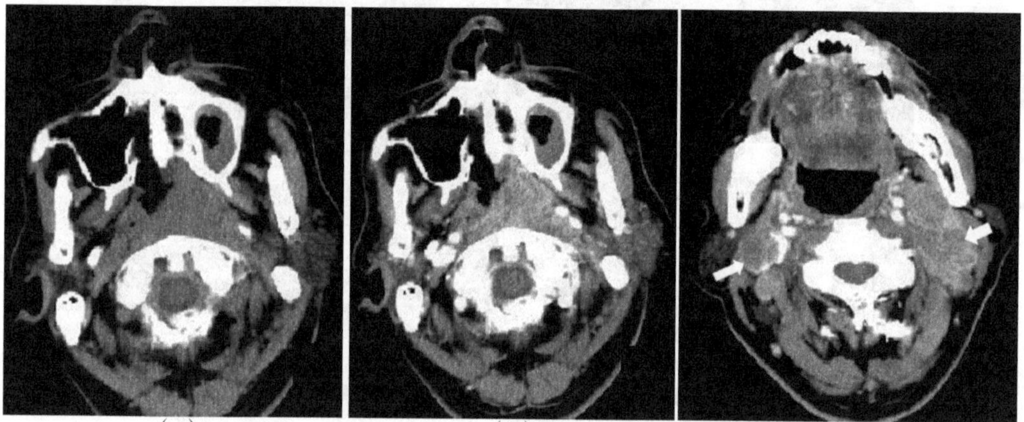

（a）　　（b）　　（c）

图 4－3－12　鼻咽癌的 CT 表现

3．MRI 表现（如图 4－3－13 所示）

（1）鼻咽黏膜增厚或局部软组织肿块，肿瘤在 T_1WI 多呈与肌肉类似的等信号或略低信号；T_2WI 呈高信号，介于肌肉与脂肪组织之间；增强扫描后病灶呈轻度或中度强化。

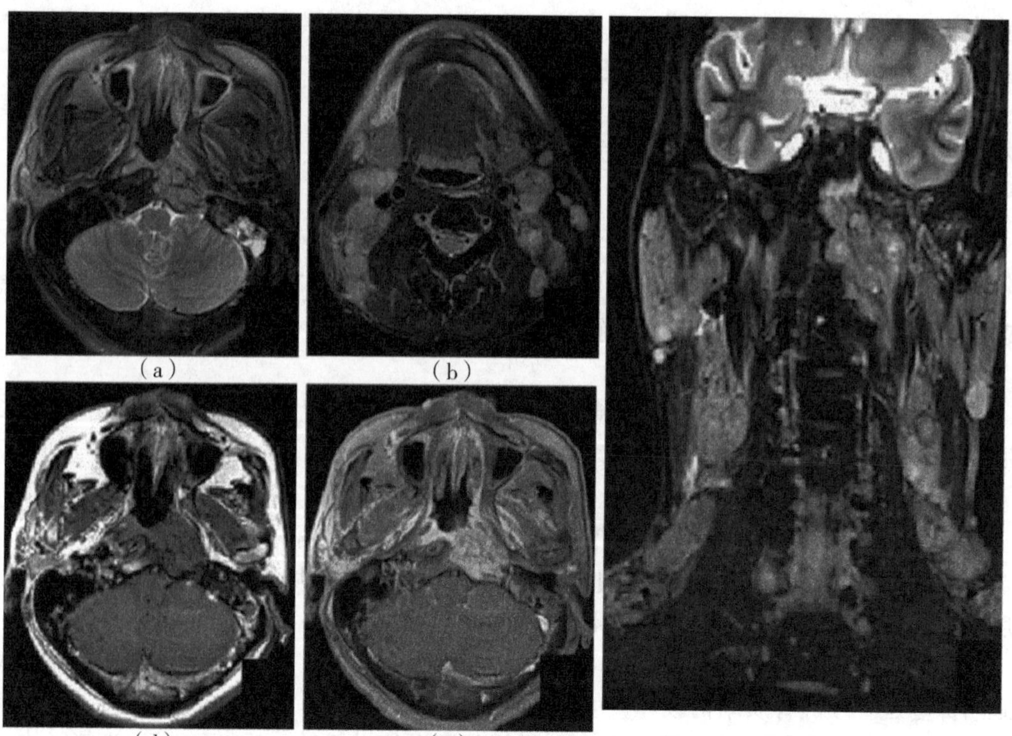

（a）　　（b）　　（c）　　（d）　　（e）

图 4－3－13　鼻咽癌的 MRI 表现

（2）MRI 显示肿瘤侵犯周围结构更具优势。冠状、矢状面最易显示肿瘤自鼻咽部向颅内侵犯情况，增强扫描后颅内病灶明显强化，更易显示颅内侵犯范围。颅底骨质破坏，表现为低信号的骨皮质不完整或高信号的髓质脂肪消失，MRI 对于显示斜坡、岩骨等松质骨破坏改变优于 CT，但对于显示翼板、蝶窦底部等小的骨质破坏不如 CT 敏感。

（3）MRI 发现颈部淋巴结转移优于 CT，T_1WI 为等或稍低信号，T_2WI 为高信号，部分伴中心坏死呈更高信号，增强扫描轻、中度强化或不均匀强化，冠状面可更直观显示淋巴结与颈部血管的关系。

（4）继发性鼻窦、乳突炎，T_2WI 表现为明显高信号，与肿瘤信号不同。

（三）鉴别诊断

鼻咽癌有时候难与引起鼻咽顶后壁较弥漫性增厚的鼻咽炎、腺样体肥大、淋巴瘤等病变鉴别，同时也需要与鼻咽纤维血管瘤或脊索瘤、鼻窦肿瘤及咽旁间隙肿瘤侵犯鼻咽部鉴别，确诊需要穿刺活检。

四、喉癌

（一）病理与临床

喉癌（laryngeal cancer）是较常见的头颈部恶性肿瘤，好发于 50～60 岁成人，男女比例约 4∶1，90% 以上是鳞癌，腺癌、未分化癌、肉瘤等非常少见。根据肿瘤发生的解剖部位，可分为声门上型、声门型、声门下型、跨声门型 4 类。

早期多无明显临床症状，常表现为喉部不适、异物感等，后期可伴声嘶、咽喉部疼痛、痰中带血、呼吸困难等症状，颈部可触及肿大淋巴结。

（二）影像学表现

喉癌的影像学检查价值在于明确肿瘤的范围、与周围重要结构的关系、观察有无颈部淋巴结转移及治疗后随访。

1．CT 表现

平扫见肿瘤部位软组织不规则增厚或形成局部肿块，局部喉腔变窄，平扫密度多与周围软组织相仿，边界不清，难与正常组织区分。增强扫描后肿块不同程度强化，液化坏死区无强化。中晚期病例伴有多发淋巴结转移。

（1）声门上型癌。声门上型癌表现为会厌游离缘或杓会皱襞软组织增厚、结节样肿块；喉旁间隙及会厌前间隙受累及则局部低密度脂肪消失，被等、稍高密度肿瘤替代。

（2）声门型癌。早期仅见两侧声带不对称，一侧见局限性增厚、毛糙或结节，但局限于声带内；肿瘤可侵犯前联合，累及对侧声带；向前可破坏甲状软骨。

（3）声门下型癌。该型极少见，位于声带下方、环状软骨之间，表现为不规则软组织肿块、突入喉腔，可破坏周围软骨结构。

（4）跨声门型癌。多为喉癌的晚期表现，肿瘤累及真、假声带及声带上区，声带、喉室同时侵犯，伴周围较广泛软组织侵犯，伴多发颈部淋巴结肿大。

2. MRI 表现（如图 4－3－14 所示）

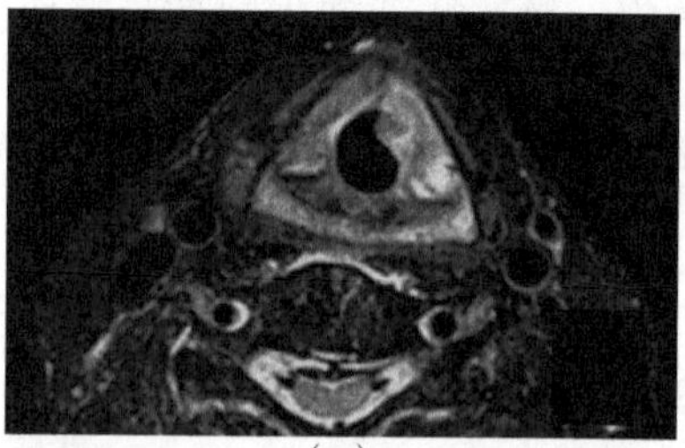

（a）

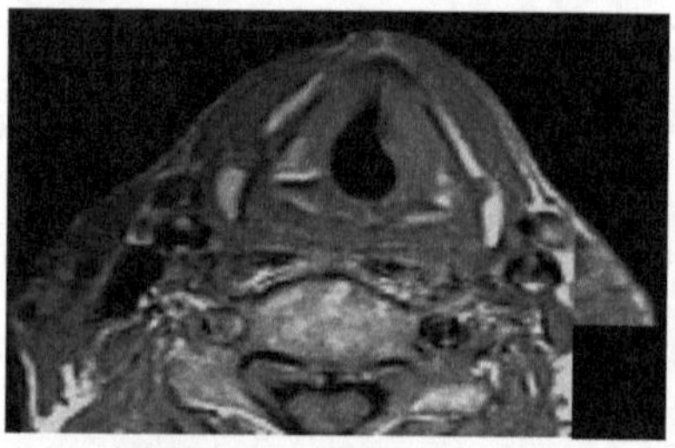

（b）

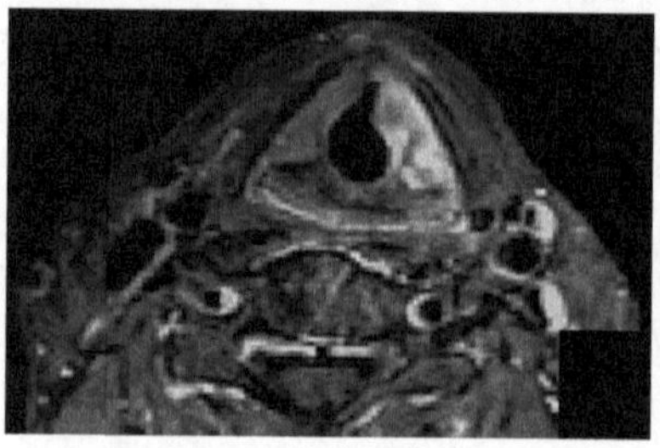

（c）

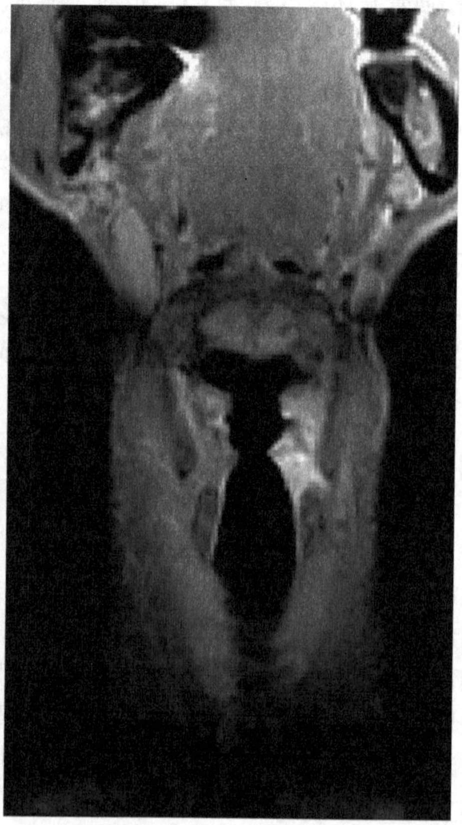

（d）

图 4－3－14　喉癌的 MRI 表现

（1）信号。喉部软组织肿块，T_1WI 多表现为与肌肉相似的等、稍低信号，T_2WI 表现为稍高或高信号，液化坏死区信号更高。

（2）增强扫描。肿瘤呈不同程度强化。

（3）MRI 多平面成像、压脂及增强扫描对于显示喉癌周围侵犯较有优势，对于颈部淋巴结的转移能明确显示；故 MR 常作为喉癌治疗后的随访方法。

（三）鉴别诊断

本病需与喉部乳头状瘤、声带息肉及结节鉴别。喉乳头状瘤，儿童好发，病程较长，主要表现为声嘶；声带息肉及结节表现为声带表面小隆起，边缘光滑，基底部无侵犯改变，可多发，治疗后可缩小或消失。鉴别困难时，需要喉镜活检确诊。

第四章　呼吸系统

呼吸系统疾病种类繁多，影像检查对呼吸系统疾病的诊断具有重要价值。胸部 X 线摄影一直是胸部疾病早期发现、诊断、分期、随访和筛查的重要检查方法，随着 CT、MRI 等影像技术应用于胸部疾病诊断领域，CT 已经成为继 X 线摄影之后临床常用的检查方法。

第一节　检查技术

一、X 线检查

胸部后前位及侧位是胸部 X 线摄影的基本投照体位，检查简单方便，能较清晰地显示病变。胸部 X 线摄影主要应用价值是健康普查、疾病的初步诊断及病例随访。

二、CT 检查

CT 是检查肺部疾病重要的方法。可以用来观察肺、纵隔、气管、支气管和大血管的情况，对普通胸片不易显示的区域，如胸膜下、近膈面区和纵隔旁的病变效果最好。它不仅可进一步确定平片上发现的病变部位和性质，还可以用于寻找平片上未能发现的病灶。

1．平扫

CT 平扫是常规扫描方法。以胸锁切迹为定位标志，扫描范围包括肺尖至双侧肋膈角。在观察胸部 CT 时，至少采取两种不同的窗宽窗位分别观察肺野和纵隔，一种是肺窗，另一种是纵隔窗，如怀疑骨质病变时，还应采用骨窗进一步观察。

2．增强扫描

增强扫描可增加病变部位与正常组织的密度差，了解病变的血供，纵隔内病变和血管的关系。

三、MRI 检查

MRI 软组织分辨率高，有血管流空效应，适合胸廓入口、肺门、纵隔、心脏、大血管及胸壁等部位病变的诊断。MRI 发现肺内微小病灶的能力不如 CT 检查。

第二节 正常影像表现

一、正常X线表现

胸部X线摄影是胸部各种组织和器官重叠的影像，掌握胸部后前位（如图4－4－1所示）及侧位（如图4－4－2所示）上各组织的正常X线表现，是胸部疾病X线诊断的基础。

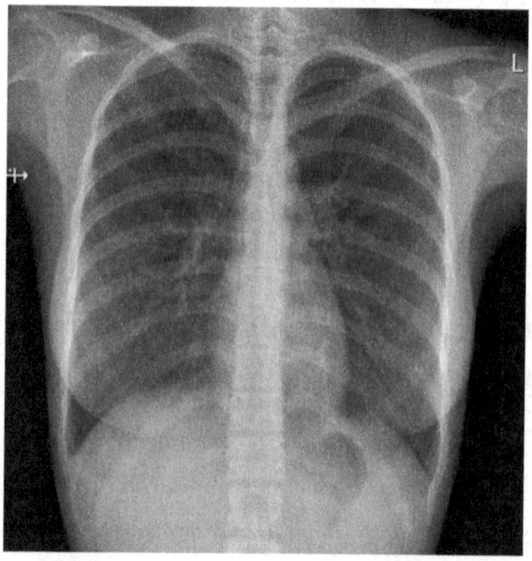

图4－4－1 正常后前位胸片

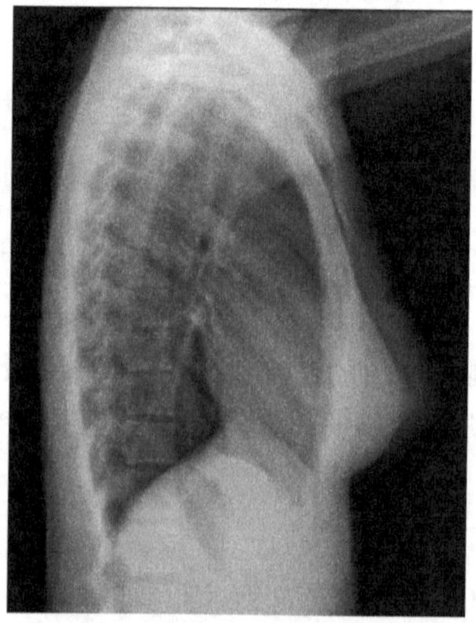

图4－4－2 正常侧位胸片

（一）胸廓

胸廓包括骨性胸廓及软组织，正常胸廓两侧对称，形态随体型的不同而异。

1. 骨骼

（1）肋骨。肋骨位于胸椎两侧，后段呈水平向外走行，第1～10肋骨前端有肋软骨与胸骨相连，肋软骨未钙化时不显影，20～30岁第一对肋软骨首先钙化。

（2）锁骨。胸部正位片锁骨水平跨过肺尖，两侧胸锁关节与中线距离相等。

（3）肩胛骨。标准的后前位胸片上肩胛骨应当投影于肺野外，肩胛骨内缘如与肺野外带重叠，可影响观察肺内病变，亦容易误认为局部胸膜增厚。

（4）胸骨。在胸部正位片上，胸骨大部分与纵隔重叠，仅有胸骨柄两侧缘突出纵隔影之外。胸部侧位片可显示胸骨，并可分辨出胸骨柄与胸骨体。

（5）胸椎。标准后前位胸片上第1～4胸椎清晰可见，在心脏大血管后方的胸椎仅隐约可见。

2. 软组织

（1）胸锁乳突肌与锁骨上皮肤皱褶。胸锁乳突肌是从两侧颈部向下方斜行，附着于胸骨柄和锁骨内端，遮盖肺尖内侧形成外缘清楚的均匀密度影。锁骨上皮肤皱褶表现为与锁骨平行的 3 ~5 mm 宽的薄层软组织影，内侧与胸锁乳突肌阴影相连。

（2）胸大肌。肌肉发达的男性，其两胸中部外带显示扇形密度增高影，右侧常较明显。

（3）女性乳房和乳头。女性乳房在两肺下野形成对称的、密度逐渐变淡的、半圆形密度增高影，下缘清楚，一般左右对称。

（二）气管

气管起于喉部环状软骨下缘，相当于第 6 ~7 颈椎平面，向下走行位于上纵隔中部，在第 5 ~6 胸椎水平分成左、右主支气管，气管宽度 1.5 ~2.0 cm。

（三）肺

1. 肺野

胸片上两侧肺组织透明的区域称为肺野，肺野在胸片上呈黑色。两侧肺野依第 2、第 4 肋骨前端下缘水平线分为上、中、下肺野，并纵行平均分为内、中、外带（如图 4 -4 -3 所示）。第 1 前肋外缘以内的部分称为肺尖区，锁骨以下至第 2 肋骨外缘以内的部分称为锁骨下区。

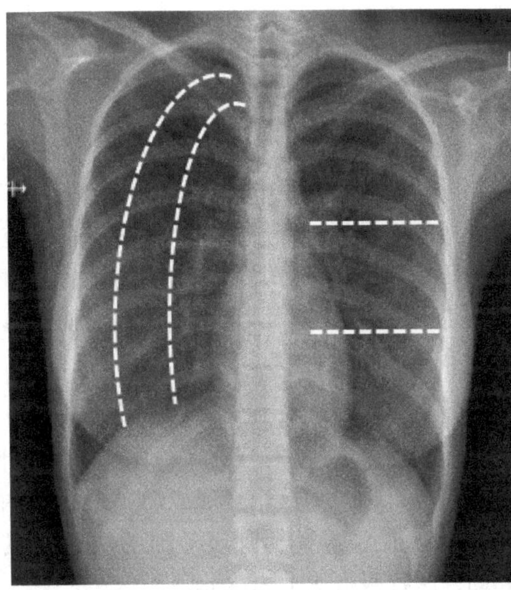

图 4 -4 -3　肺野分区示意图

2. 肺叶

肺叶由叶间胸膜分隔而成，右肺有斜裂和水平裂，将其分为上、中、下 3 个肺叶，左肺有斜裂，分为上、下叶。

3. 肺段

肺叶由 2 ~5 个肺段组成，各有其单独的肺段支气管，肺段通常呈圆锥形，尖端指向肺门，底部朝向肺外围，肺段之间没有明确边界。肺段名称与其相应的支气管一致。

4. 肺门

肺门是由肺动脉、肺静脉、支气管、淋巴组织等构成的共同投影，肺动脉和肺静脉的大分支构成肺门阴影的主要部分。在胸部正位片上，肺门位于两肺中野、内带，通常左侧肺门比右侧的高 1 ~2 cm，侧位胸片两侧肺门大部分重叠。

5. 肺纹理

肺纹理为自肺门向外呈放射分布的树枝状影，肺纹理主要由肺动脉、肺静脉组成，支气管、淋巴管及少量间质组织也参与形成。

（四）纵隔

纵隔位于两肺之间，上界胸廓入口，下界横膈，前界胸骨，后界胸椎。它包含心脏、大血管、气管、主支气管、食管、胸腺、淋巴组织、神经及脂肪等组织。

纵隔的分区在判断纵隔肿块的来源和性质上有重要意义。目前多采用三分区法，即在侧位胸片上，将纵隔纵向划分为前、中、后3部分（如图4－4－4所示）。①前纵隔：系胸骨后缘与气管、升主动脉和心脏前缘的间隙，为较透光的倒置狭长的三角形，其中主要有胸腺和前纵隔淋巴结；②中纵隔：相当于心脏、主动脉弓、气管和肺门所占据的范围；③后纵隔：食管前缘以后区域，内含食管，降主动脉，胸导管、静脉、交感神经及淋巴结等。

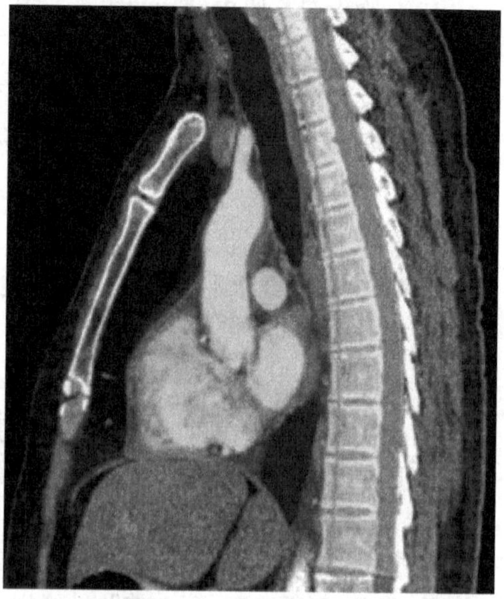

注：气管前壁、升主动脉和心脏前缘为前、中纵隔分界；气管后壁和食管前壁为中、后纵隔分界。

图4－4－4　纵隔分区示意图

（五）胸膜

胸膜分为两层，紧贴胸壁内面、纵隔和横膈的一层为壁层；包绕于肺表面并在叶间裂反褶的为脏层；两层之间为潜在的胸膜腔，为负压，以保持肺膨胀状态。正常时胸膜腔内有少量液体，起润滑作用。正常胸膜极薄，一般不显影。

（六）横膈

横膈由薄层肌腱组织构成，分左右两叶，位于胸腹腔之间，呈圆顶状。膈肌在外侧及前、后方与胸壁相交形成肋膈角，在内侧与心脏之间形成心膈角。右膈较左膈高1～2 cm。膈肌运动为呼吸动作的重要组成部分，平静呼吸时横膈的运动范围为1～3 cm，深呼吸可达1～6 cm。

二、正常CT表现

（一）胸壁

胸壁的软组织需在纵隔窗显示，使用骨窗可观察骨骼结构及病变。

1. 软组织

软组织即可显示胸壁的各组肌肉，肌间可见薄层脂肪影。腋窝内充满脂肪，其内可见血管影，有时也可见小淋巴结影。女性胸壁最前方有乳房影。

2. 骨骼

通常一个CT横断面同时可见多根肋骨的部分断面，位于前面的肋骨段高于后面的肋骨段。第1肋软骨钙化往往突向肺野内，勿误认为病变。胸骨与锁骨形成胸锁关节。肩胛骨位于胸廓背侧，呈长形斜条状结构。螺旋CT三维重建可立体显示骨性胸廓。

（二）气管与支气管

胸段支气管在CT上位于中线位置，多呈圆形或椭圆形，在纵隔窗上气管与周围大血管结构分界一般较清楚。右主支气管较左侧短而粗，常规CT检查的厚层即能清楚显示肺叶支气管和肺段支气管，薄层扫描可显示亚段支气管（如图4－4－5所示）。

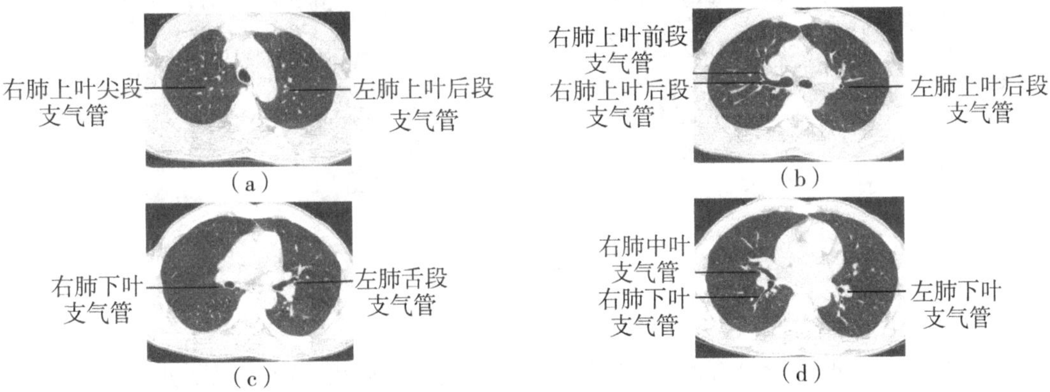

图4－4－5　正常胸部CT所见（肺窗）

（三）肺叶和肺段

肺叶和肺段依据相应支气管及伴随血管的分布及一般解剖位置来进行判断。支气管及其伴随的肺段动脉位于肺叶及肺段中心，而叶间裂和肺段静脉主支构成肺叶、肺段的边缘。支气管血管束由支气管、血管及周围结缔组织组成，相当于X线上的肺纹理。肺段动脉分支常伴行于同名支气管，多位于支气管的前、外或上方。而肺段静脉主干位于同名支气管的后、内或下方，多不与支气管并行，从外围引流汇合成肺静脉主干而导入左心房后上部。

（四）肺门

1. 右肺门

在右肺门的上部，右上肺动脉的分支分别与右上叶的尖、后段支气管伴行。右肺门下部有叶间动脉、右中叶动脉、右下叶背段动脉及2～4支基底动脉。

2. 左肺门

左上肺动脉通常分为尖后动脉和前动脉。左肺动脉跨过左主支气管后即延续为左下肺动脉，左下肺动脉先分出左下叶背段动脉和舌段动脉，然后分出多支基底动脉。

（五）纵隔

纵隔结构主要通过纵隔窗观察，包括心脏、大血管、食管、气管、支气管等结构

（如图4-4-6所示）。

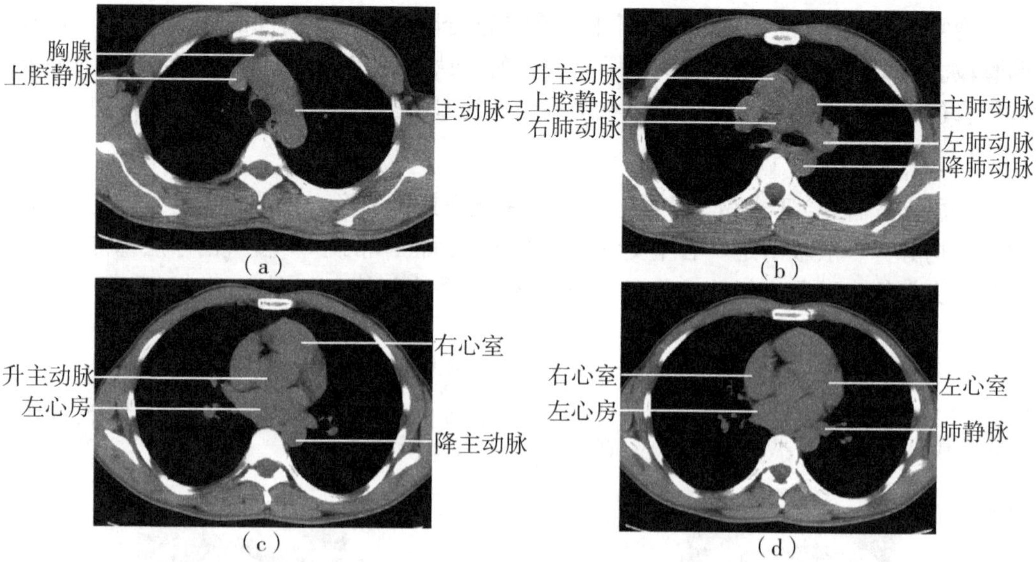

图4-4-6 正常胸部CT所见（纵隔）

正常的纵隔淋巴结直径多小于10 mm。

胸腺位于上纵隔血管前间隙，胸腺边缘光滑或呈波浪状。10岁以下儿童胸膜外缘常隆起，10岁以上外缘常凹陷。20～30岁成人胸腺密度略低于肌肉，外缘平直或凹陷；30～40岁成人胸腺密度明显下降，60岁以上者胸腺几乎全部为脂肪组织所取代。

（六）胸膜

叶间裂平面与CT扫描层面平行和（或）用较厚层面（10 mm）显示时，表现为无肺纹理的区域；而其与扫描层面近于垂直或用较薄层面（1～2 mm）检查时，特别是高分辨CT（HRCT）冠状面、矢状面重建时，则显示为高密度线状影。

（七）横膈

CT上大部分横膈与相邻脏器如心脏、肝、脾等重叠而不能清楚显示。横膈后下部形成两侧膈肌脚，为膈肌与脊柱前纵韧带相连续而形成，简称膈脚，多表现为椎体前方两侧弧型软组织影，有的右侧略厚，有的呈局部增厚。

第三节 基本病变的影像学表现

一、气管、主支气管病变

X线显示气管、主支气管的异常主要是管腔的狭窄和阻塞，常见的疾病包括气管和主支气管内肿瘤、异物、炎性病变和血块等，腔外肿瘤和肿大淋巴结的压迫也可引起气管、支气管狭窄及阻塞。

（一）阻塞性肺气肿

肺气肿是指肺组织被气体过度膨胀的一种状态，阻塞性肺气肿系支气管不完全阻塞时，空气可通过狭窄支气管进入肺泡，而呼气时管腔略有缩窄，肺泡内气体通过狭窄支气管排出困难，因而吸入量多于排出量，导致狭窄支气管所属肺体积增大。由于肺泡过度膨胀使肺泡壁易破裂而融合成肺大泡。

1. X线表现

（1）胸廓呈桶状，肋骨走行变平，肋间隙变宽；横膈低平并可呈波浪状，活动度明显减弱。

（2）两肺野透亮度增加，可见肺大泡影；肺纹理分布稀疏变细，肺野中外带肺纹理可消失。

（3）心影狭长呈垂位心型。

2. CT表现

CT检查能分辨出不同病理类型的肺气肿。肺气肿在病理上可分为小叶中心型、全小叶型、间隔旁型和瘢痕旁型。

（1）小叶中心型肺气肿表现为小圆形低密度区，位于小叶中央。

（2）全小叶型肺气肿为广泛密度减低区，肺血管影变细、稀疏。

（3）间隔旁型肺气肿为胸膜下局限性低密度区，一般为1 cm以下。

（二）阻塞性肺不张

阻塞性肺不张系指支气管完全阻塞导致所属肺完全无气、不能膨胀而体积缩小，肺不张主要表现为病变部位组织密度增高、肺体积缩小，或肺门移位和相邻肺组织代偿性肺气肿。

二、肺部病变

1. 渗出性病变

渗出性病变肺泡腔内的气体被炎症、水肿、出血等病理组织取代可产生片状阴影。X线及CT表现如下：

（1）实变病灶密度较高而均匀。

（2）病变形态多不规则，大片状的肺泡实变病灶常可见含气的支气管影，称为支气管气像。

（3）边界模糊不清，并有多种形态，大小不等。小范围的病变可融合呈大片状，当病变邻近肺叶肺段边界时，可显示清楚的边缘。

2. 增殖性病变

增殖性病变，即肺的慢性炎症在肺组织内形成的肉芽组织。X线及CT表现如下：

（1）肉芽肿性病变多呈结节状、球状。

（2）慢性肺炎多为片状影，病变密度较高，边缘较清楚。

（3）动态变化缓慢，几个月甚至几年病变无明显吸收。

3. 纤维性病变

肺部的慢性炎症或增殖性病变在修复愈合过程中，纤维成分可逐渐代替细胞成分而形成瘢痕，称为纤维性病变。X 线及 CT 表现如下：

（1）局限性纤维化多表现为索条状僵直的高密度影，边缘清楚。

（2）弥漫性肺纤维化主要表现为弥漫分布的网状、线状及蜂窝状影，自肺门区向外伸展至肺野的外带。

4. 结节与肿块

一般认为肿瘤与肿瘤样病灶直径不大于 3 cm 者可称为结节，直径在 3 cm 以上者称为肿块。良性者形态多规则，恶性者多呈分叶状。单发良性结节多见于结核球、错构瘤和炎性病变，恶性者多见于周围型肺癌。多发结节多见于转移瘤等。CT 对于肺结节和肿块的显示明显优于 X 线检查。

（1）密度。根据密度不同可分为实性结节（密度高于血管）、磨玻璃结节（密度低于血管）和混合性结节。病灶内有时可见直径 1 ~ 3 mm 的气体密度影，称为“空泡征”，多见于肺癌。CT 可敏感显示小空洞或钙化。病灶内脂肪 CT 值为 －90 ~ －40 Hu，有助于错构瘤的诊断。病灶呈水样密度有助于肺含液囊肿的诊断。

（2）边缘。良性病变边缘光滑，周围型肺癌的结节或肿块边缘可见毛刺，轮廓可呈多个弧形凸起，称“分叶征”。

（3）邻近。结核性病变周围常有小结节和条状病灶，称为卫星灶。邻近胸膜的结节牵拉胸膜形成“胸膜凹陷征”，多见于周围型肺癌，但结核球及炎性结节也可有类似表现。

5. 空洞与空腔

空洞为肺内病变组织发生坏死后经引流支气管排出并吸入气体后形成。

（1）无壁（虫蚀样）空洞。在肺部大片致密影内可见边缘不规则虫蚀状透明区，见于干酪性肺炎。

（2）薄壁空洞。洞壁≤3 mm，多见于肺结核。

（3）厚壁空洞。洞壁≥3 mm，内壁光滑或凹凸不平，可见于肺脓肿、周围型肺癌。

空腔是肺内生理性腔隙的病理性扩大，如肺大泡、肺囊肿及肺气囊等。构成空腔的壁菲薄而均匀，多在 1 mm 以内。

6. 钙化

钙化是受到破坏的组织局部脂肪酸分解而引起酸碱度发生变化时，钙离子以磷酸钙或碳酸钙的形式沉积。X 线表现为：病变密度很高，边缘清楚锐利，大小形态不同，可分为斑点状、块状或球状致密影。CT 值多在 100 Hu 以上，边界清楚。在纵隔窗上钙化的密度类似骨骼密度。

三、胸膜病变

1. 胸腔积液

胸腔积液分游离性积液和局限性积液。游离性积液表现为下部肺野致密，上缘呈外高内低的斜形弧线（如图 4－4－7 所示），液体最先聚于位置最低的后肋膈角，少量胸腔积液表现为后肋膈角变钝。当积液积聚于胸腔某一个局部时称局限性胸腔积液，包括包裹性积液、叶间积液和肺下积液。

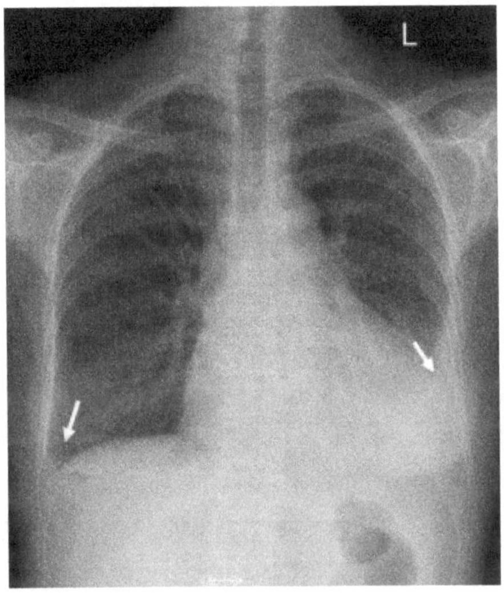

图 4－4－7　左侧中量胸腔积液，右侧少量胸腔积液

胸腔积液在 CT 上的表现如下：

（1）游离性积液。游离性积液在 CT 纵隔窗上，表现为后胸壁内缘与胸壁平行一致的弧形窄带样密度影。积液较多，局部肺组织轻度受压。大量积液时，则整个胸腔为液体影占据，肺被压缩于肺门呈软组织影，有时类似肿块，但其内有时可见支气管影。纵隔向对侧移位（如图 4－4－8 所示）。

（2）包裹性积液。包裹性积液在 CT 纵隔窗上表现自胸壁向肺野突出的凸形液体密度影，基底宽而紧贴胸壁，与胸壁的夹角多呈钝角，边缘光滑。

（3）叶间积液。叶间积液表现为叶间裂处少量血管区内可见片状或带状的高密度影，多为液体密度，有时呈梭状或球状高密度影厚。

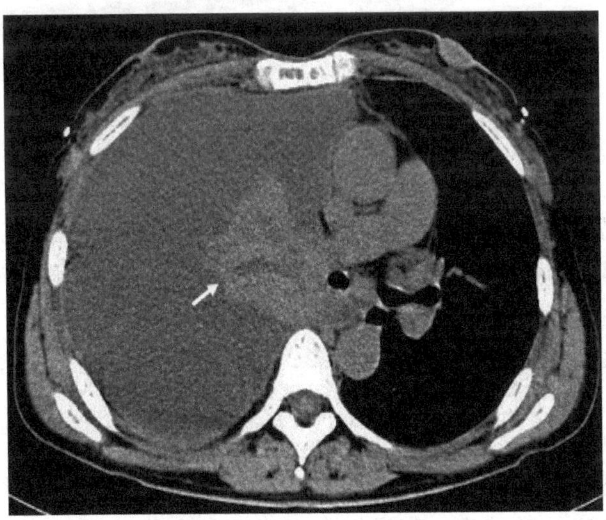

图 4－4－8　右侧大量胸腔积液

2. 气胸与液气胸

（1）气胸。空气进入胸膜腔内称为气胸，其原因可能是脏层胸膜或壁层胸膜的破裂。气胸区无肺纹理，气胸区的宽窄取决于胸腔内气体量的多少。气胸时肺组织自外围向肺门方向压缩（如图 4－4－9 所示）。气胸在 CT 肺窗上表现为肺外侧带状无肺纹理的高密度透亮区，其内侧可见弧形的脏胸膜呈细线样软组织密度影，与胸壁平行。依胸腔气体量多少，肺组织有不同程度的受压萎缩，严重时整个肺被压缩至肺门呈球状。

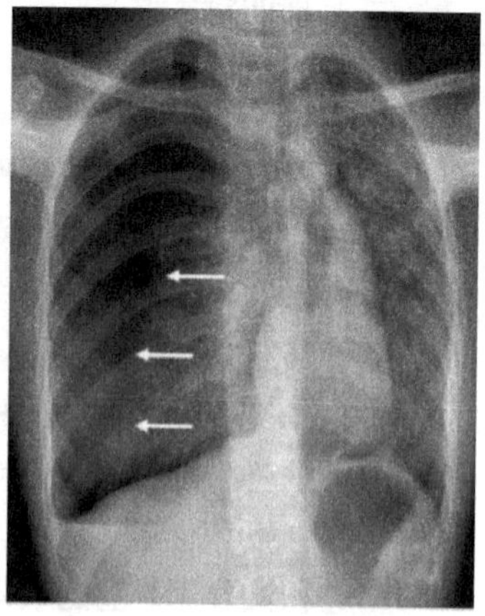

图 4－4－9　右侧气胸

（2）液气胸。胸膜腔内气体与液体同时存在，在立位见胸腔内气液共存，可见气—液平面（如图 4－4－10 所示）。液气胸在 CT 上可见明确的气—液平面及萎缩的肺边缘（如图 4－4－11 所示）。

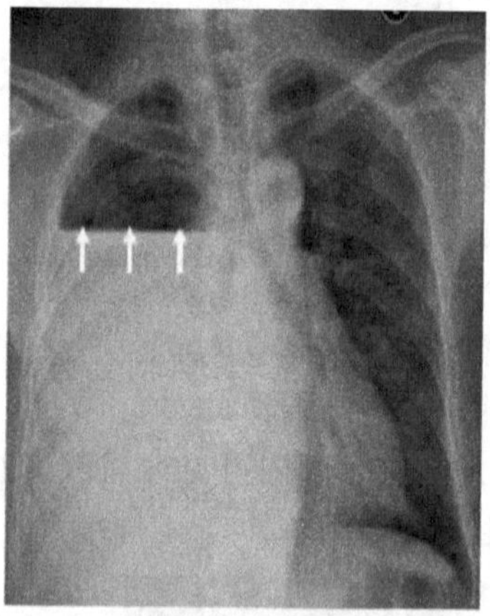

图 4－4－10　液气胸

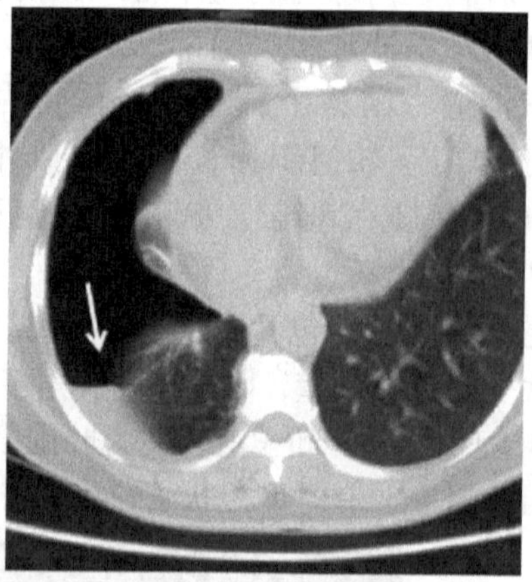

图 4－4－11　液气胸肺边缘萎缩

3. 胸膜增厚、黏连与钙化

胸膜增厚表现为沿胸壁的带状软组织影，厚薄不均匀，表面不光滑，与肺的交界面可多见小黏连影。胸膜增厚达 2 cm 及纵隔胸膜增厚常提示恶性病变。胸膜黏连常与胸膜增厚同时发生，广泛的黏连导致胸廓塌陷或肺组织受牵拉，最终影响呼吸功能。胸膜钙化常呈点状、带状或块状的高密度影，其 CT 值接近骨骼。钙化多见于结核性胸膜炎。

4. 胸膜肿瘤

胸膜肿瘤表现为半球形、扁丘状或不规则肿块，密度均匀，边缘清楚。常见的有纤维性肿瘤、间皮瘤及转移瘤。弥漫性间皮瘤可伴有胸腔积液，转移瘤可伴有肋骨破坏。

第四节 肺部疾病的影像表现

一、慢性支气管炎和肺气肿

慢性支气管炎是指支气管黏膜及其周围组织的慢性非特异性炎症，为一种多病因的呼吸道常见病，多见于老年人。

（一）病理与临床

慢性支气管炎的基本病理改变主要为：黏膜炎性改变，较小支气管的不完全阻塞，支气管周围间质纤维化改变。当细支气管腔狭窄或其中的分泌物增多而引起不完全阻塞，可使肺泡内气体呼出困难，引发肺气肿。由于肺泡缺氧导致肺小动脉收缩，血管细窄、扭曲，引起肺动脉高压及肺源性心脏病。

临床表现主要是咳嗽、咳痰，晚期因弥漫性肺气肿和（或）肺源性心脏病可出现气促、呼吸困难、心悸。临床诊断标准为慢性咳嗽、咳痰或伴有喘息，每年发病至少持续3个月，连续2年或以上。

（二）影像学表现

1. X线表现

X线表现主要在两个方面：

（1）支气管炎症的表现。主要表现为两下肺野纹理增多、增粗、紊乱，支气管壁增厚。

（2）继发改变。合并感染者可见斑片状阴影；合并肺气肿者肺纹理稀少纤细，肺透亮度增高，肋间隙增宽，膈肌低平等（如图4－4－12所示）；合并肺间质纤维化者可见到网状阴影；合并肺动脉高压及肺心病者可见肺动脉增宽，右心室增大。

2. CT表现

（1）支气管炎症的表现。肺支气管—血管束增多、增粗、紊乱，支气管壁增厚，管腔不同程度狭窄或扩张。

（2）继发改变。合并感染者可见斑片状阴影；出现肺气肿者双肺见圆形、无壁的低密度区等，小血管稀疏细小，胸膜下常可见肺大泡影；合并肺动脉高压及肺心病者可见肺动脉增宽，右心室增大。

（三）鉴别诊断

慢性支气管炎影像学表现虽然无特征性，但结合病史、症状，一般不难做出提示性诊断。出现肺气肿者表现比较典型，容易诊断。

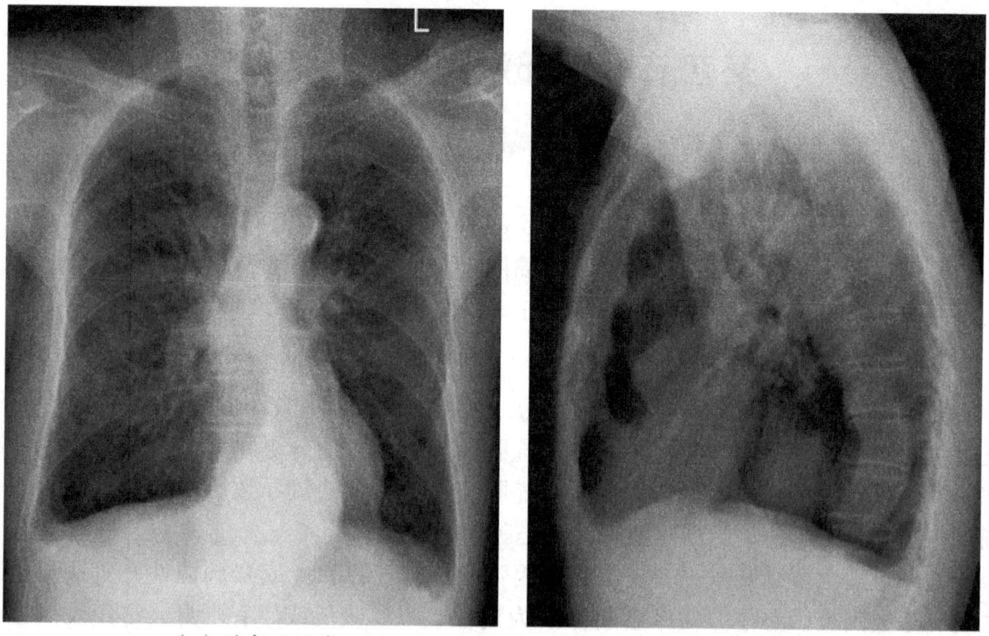

（a）胸部正位片　　（b）胸部侧位片

图 4－4－12　慢性支气管炎、肺气肿可见两肺容积增大，肋膈角变钝；侧位可见胸廓前后径明显增大，心前间隙增宽

二、支气管扩张

支气管扩张是指支气管内径的异常增宽。少数病人为先天性，多数病人为后天性。

（一）病理与临床

先天性支气管扩张的病理为管壁平滑肌、腺体和软骨减少或缺如等改变；后天性支气管扩张主要为慢性感染引起支气管壁的组织破坏及支气管内压增高等所致。根据形态可分为：①柱状扩张：支气管腔呈柱状或杵状扩张，主要累及肺亚段支气管及其分支。②囊状扩张：多侵犯末梢支气管，呈大小不等的囊状改变。③静脉曲张型：扩张程度稍大于柱状，管壁有局限性收缩致支气管形态不规则，形似静脉曲张。三种类型可同时混合存在或者以一种为主。

临床上主要表现为咳嗽、咳痰、咯血。

（二）影像学表现

1．X 线表现

病情轻者 X 线检查可以无阳性发现，病情较重者可见肺纹理增多、粗乱，典型者可见管状透亮影，囊状扩张呈囊状或蜂窝状影，表现为多个圆形或椭圆形薄壁透亮区，囊内见小气—液平面者提示合并感染。

2. CT 表现

高分辨率 CT 检查是目前诊断支气管扩张最有效的方法。具体表现为：

（1）柱状支气管扩张：支气管管壁增厚、管腔增宽，呈柱状或杵状扩张，呈“轨道征”。

（2）囊状支气管扩张：呈大小不等的囊状，壁内外光滑，呈水平走向时表现为串珠样，多个相邻扩张支气管构成蜂窝状改变，合并感染时囊内出现气—液平面，囊壁增厚（如图 4－4－13 所示）。

（3）静脉曲张支气管扩张：支气管管径呈粗细不均的囊状改变，管壁不规则，可呈串珠状。

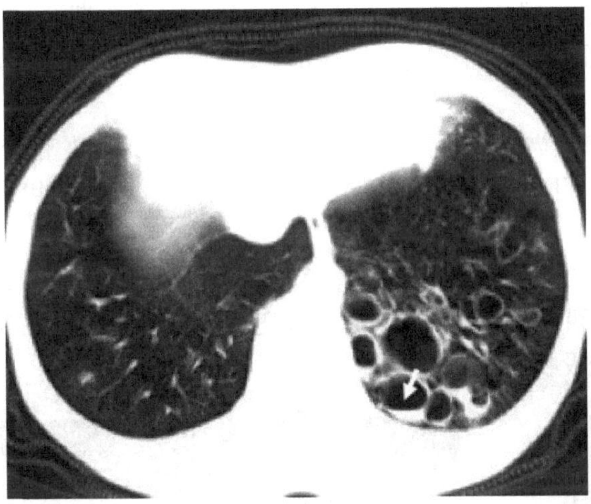

（a）

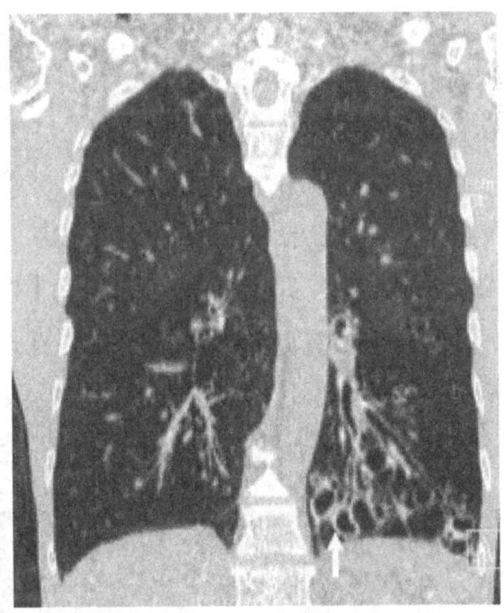

（b）

图 4－4－13　支气管扩张

（三）鉴别诊断

囊状支气管扩张需与肺气囊、多发性肺囊肿鉴别。

三、大叶性肺炎

大叶性肺炎是由细菌引起的急性肺部炎症，主要致病菌为肺炎链球菌。

（一）病理与临床

大叶性肺炎的炎性渗出主要在肺泡，而支气管及间质很少有改变。大叶性肺炎的病理改变可分为 4 期。

（1）充血期。发病后 12～24 小时为充血期，此时肺部毛细血管扩张、充血，肺泡内有浆液性渗出液，肺泡内仍可含气体，炎性渗液及细菌可经细支气管及肺泡壁上的肺泡孔扩展到邻近肺泡而使炎症区扩大。

（2）红色肝样变期。2～3 天后肺泡内充满大量纤维蛋白及许多红细胞等渗出物，使肺组织变硬，切面呈红色肝样。

（3）灰色肝样变期。再经过 2 ~ 3 天，肺泡内红细胞减少而代之以大量的白细胞，肺组织切面呈灰色肝样。

（4）消散期。在发病 1 周后肺泡内的纤维性渗出物开始溶解进而被吸收、消失，肺泡重新充气。

临床多见于青壮年，临床上起病急，以突然高热、恶寒、胸痛、咳嗽、咳铁锈色痰为临床特征。实验室检查白细胞总数及中性粒细胞总数明显升高。

（二）影像学表现

1. X 线表现

X 线平片表现大叶性肺炎多累及单一肺叶或肺段，其 X 线表现可分为 3 期：

（1）充血期。病变初时，X 线可无明显变化或仅见局部肺纹理增粗或病变区肺密度稍增高，呈磨玻璃状。

（2）实变期。肺泡内充满炎性渗出物，胸片上表现为均匀性密度增高的致密阴影，炎症累及肺叶时表现为大片状，以叶间裂为界，或仅累及单一肺段，表现为片状或三角状致密阴影（如图 4 - 4 - 14 所示）。

（3）消散期。实变区的密度先从边缘开始逐渐吸收。X 线阴影吸收晚于临床症状消失 3 ~ 10 小时，少数病人延迟吸收可达 1 ~ 2 个月。由于病变消散不均匀，表现为散在、大小不等的斑片状阴影，可完全吸收。

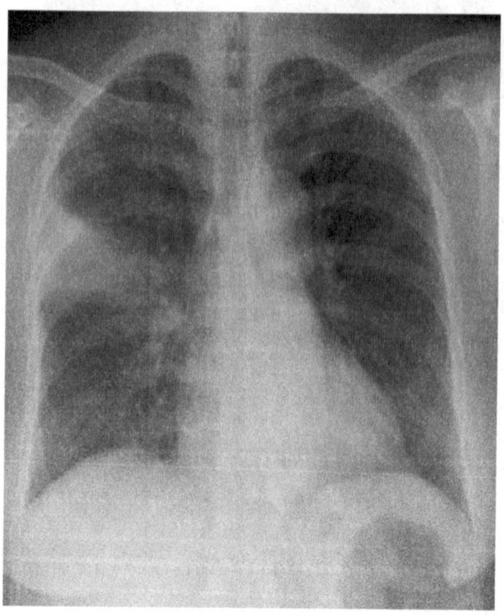

（a）右肺上叶大叶性肺炎，病灶下缘以水平裂为界

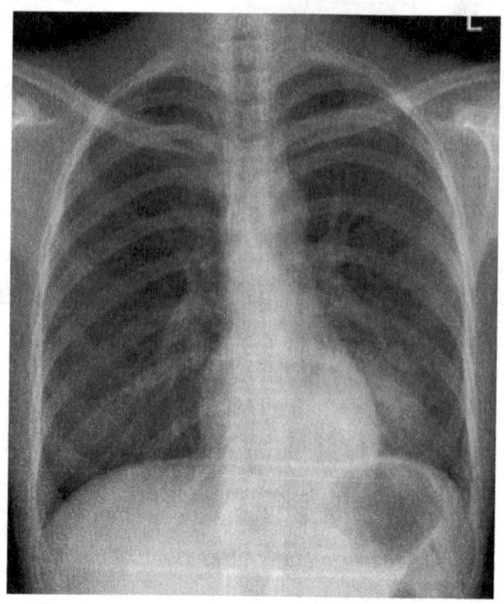

（b）左肺下叶大叶性肺炎，左肺下叶见大片密度增高阴影，边界模糊

图 4 - 4 - 14　大叶性肺炎

2. CT 表现

CT 表现如图 4－4－15 所示，具体如下：

（1）早期。早期可无明显变化或仅见局部肺纹理增粗，病变区肺密度稍增高，呈磨砂玻璃状。

（2）肺叶、肺段实变期。该时期 CT 表现为均匀性密度增高致密阴影，炎症累及肺叶时表现为大片状，以叶间裂为界，表现为片状或三角状致密阴影。

（3）支气管气像。支气管气像为实变的肺组织与含气的支气管相衬托，在实变区中可见透亮的含气支气管影。

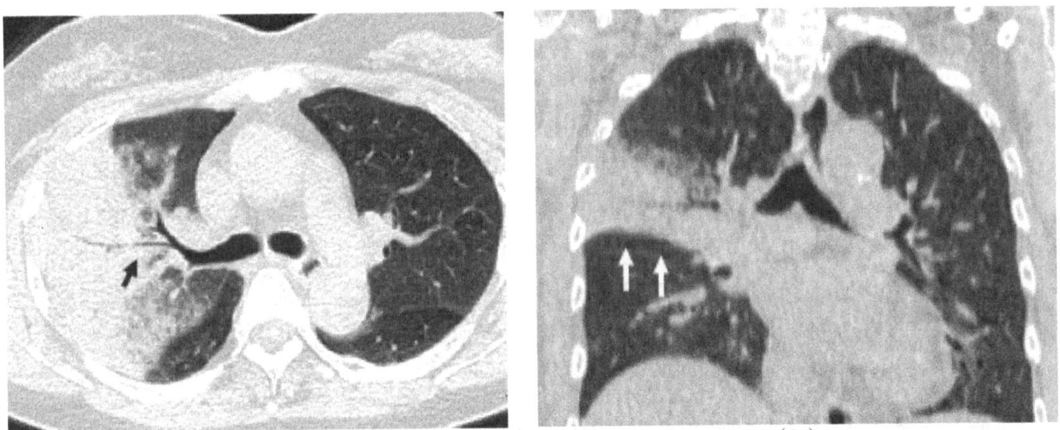

（a）　　（b）

图 4－4－15　右肺上叶大叶性肺炎

（三）鉴别诊断

X 线胸片上，上叶大叶性肺炎需与干酪性肺炎鉴别。干酪性肺炎可类似大叶性肺炎的实变期，但其内见多发虫噬样空洞。

四、支气管肺炎

支气管肺炎又称小叶性肺炎，病原体主要为细菌，亦可为病毒。

（一）病理与临床

多见于婴幼儿、老年人和极度衰弱的病人，好发部位为两肺下野内、中带、心膈角区。支气管肺炎多由支气管炎和细支气管炎发展而来，肺泡病变以小叶支气管为中心，经过终末细支气管延及肺泡，在支气管和肺泡内产生炎性渗出物。病变范围为小叶性，呈散在性两侧分布，也可融合成片状，形成小叶实变。

临床表现较重，多有高热、咳嗽并伴有呼吸困难、发绀及胸痛等；发生在极度衰竭的老年人时，因机体反应性低，体温可不升高，血白细胞计数也可不增多。

（二）影像学表现

X 线及 CT 表现可分为两大方面：

（1）支气管炎。表现为肺纹理增多、增粗、模糊。

（2）气管周围炎症。即小叶性实变表现为沿肺纹理分布之斑片状阴影，边缘模糊，密度不均，也可以融合成大片状。

（三）鉴别诊断

需与肺结核鉴别。肺结核不沿肺纹理分布，渗出期影像表现与小叶性肺炎很难鉴别，但抗炎治疗无效，起病缓慢，常有低热，实验室检查与小叶性肺炎差别较大。

五、肺结核

肺结核是由结核分枝杆菌在肺内所引起的一种常见的慢性传染性疾病，其诊断主要以临床症状、痰检、胸部 X 线或 CT 检查为依据。

结核杆菌侵入肺组织后所引起的基本病变是渗出与增殖。在机体抵抗力低下或未适当治疗时，结核病变可以恶化，具体表现为干酪样坏死、液化和播散。机体抵抗力强和经适当治疗时，结核病变可表现为如下几种愈合方式：完全吸收、纤维化、钙化或净化空洞。呼吸道症状表现为咳嗽、咳痰、咯血，并伴有低热、盗汗。

（一）原发型肺结核

原发型肺结核为初次结核感染所致的临床病症，包括原发综合征和胸内淋巴结结核。

1．病理与临床

常见于儿童，原发病灶好发于中叶、下叶或上叶前段，原因是从气道感染，病灶主要分布在肺最大通气部位。

2．影像学表现

（1）原发综合征。由肺内原发病灶、局部淋巴管炎及所属淋巴结炎三者合称为原发综合征，原发病灶多呈小斑片状阴影，可单发或多发，密度均匀，边缘模糊。

（2）胸内淋巴结核。肺门和（或）纵隔淋巴结肿大为重要表现，由于淋巴结内干酪样坏死较严重，CT 增强多为环形强化。

3．鉴别诊断

原发性肺结核中的肺门、纵隔淋巴结肿大，需与恶性淋巴瘤、淋巴结转移瘤、结节病鉴别。恶性淋巴瘤肿大淋巴结多互相融合，包绕或侵犯血管，增强后均匀强化。结节病多发双肺门淋巴结肿大，呈对称性，增强后均匀强化。肿瘤淋巴结转移多有原发灶。

（二）血行播散型肺结核

1．病理与临床

结核杆菌进入血液循环则可引起血行播散型肺结核，可分为急性粟粒型肺结核和亚急性或慢性血行播散型肺结核。

2. 影像学表现

(1) 急性粟粒型肺结核。

急性粟粒型肺结核为大量结核杆菌一次或者短时间数次侵入血液循环所引起，早期肺纹理增多增粗或呈细网影，3 ~4 周后出现大小、密度、分布三均匀的弥漫性粟粒结节，直径 1 ~2 mm，边缘清楚（如图 4 -4 -16 所示）。

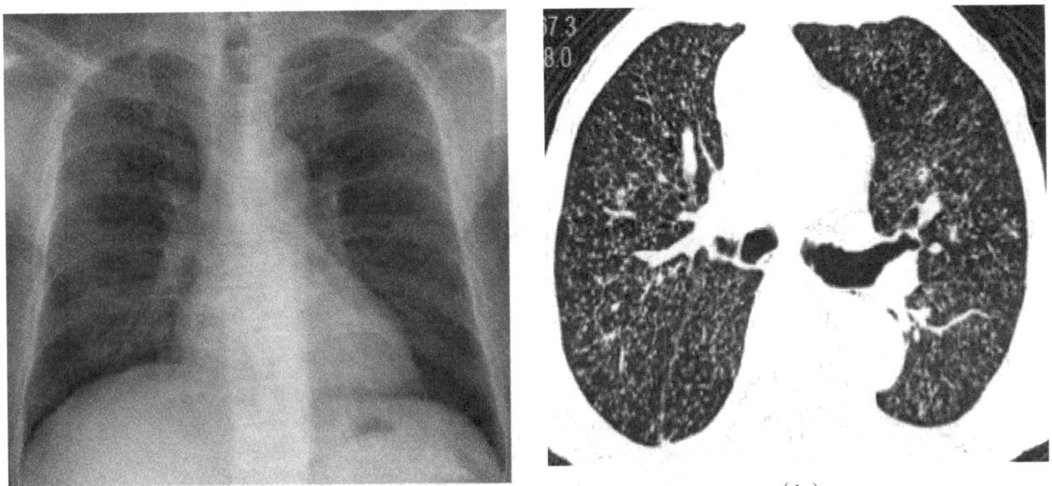

(a)　　(b)

图 4 -4 -16　急性粟粒型肺结核

(2) 亚急性或慢性血行播散型肺结核。

亚急性或慢性血行播散型肺结核是较少量的结核分枝杆菌在较长时间内多次侵入血液循环所致。病灶分布以上肺为主，密度及大小不均匀，表现为多发结节影，大小不一，从粟粒状到 1 cm 的结节，新旧不齐，有渗出灶，也有硬结钙化灶等。

3. 鉴别诊断

(1) 矽肺。

肺内呈多发或弥漫性小结节，大多直径小于 10 mm，主要见于肺上叶，但小结节病灶较血行播散型肺结核的密度高，有粉尘吸入病史，可以区分。

(2) 转移瘤。

肿瘤肺转移有原发肿瘤病史，病变分布以两肺下叶为主，其边缘清楚，结合临床病史及随访观察，可以进一步明确诊断。

(三) 继发型肺结核

1. 病理与临床

继发型肺结核是肺结核中最常见的类型，大多见于成人，多为已静止的原发病灶重新活动，即内源性，偶为外源性再度感染，即结核分枝杆菌再次从外界吸入肺部，因为机体已产生特异性免疫力，病变多在肺尖、锁骨下区及下叶背段。

2. 影像学表现

（1）X 线表现（如图 4－4－17 所示）。

①渗出浸润为主。典型部位在上叶尖后段及下叶背段，X 线表现多种多样，病灶大多呈斑片或云絮状。

②干酪为主型。包括结核球和干酪性肺炎。干酪性肺炎表现为肺段或肺叶大片浸润，以上叶多见，密度较大叶性肺炎高，其内见虫蚀状无壁空洞。结核球指病变被纤维组织包绕或空洞被干酪物质填充所致，呈圆形或椭圆形，边缘光滑，2～3 cm 居多，中心可有钙化或小空洞。结核球周围有散在的多种形态的纤维增殖病灶，称卫星灶。

③空洞为主型。以纤维厚壁空洞、广泛的纤维病变及支气管播散病灶组成病灶的主体。

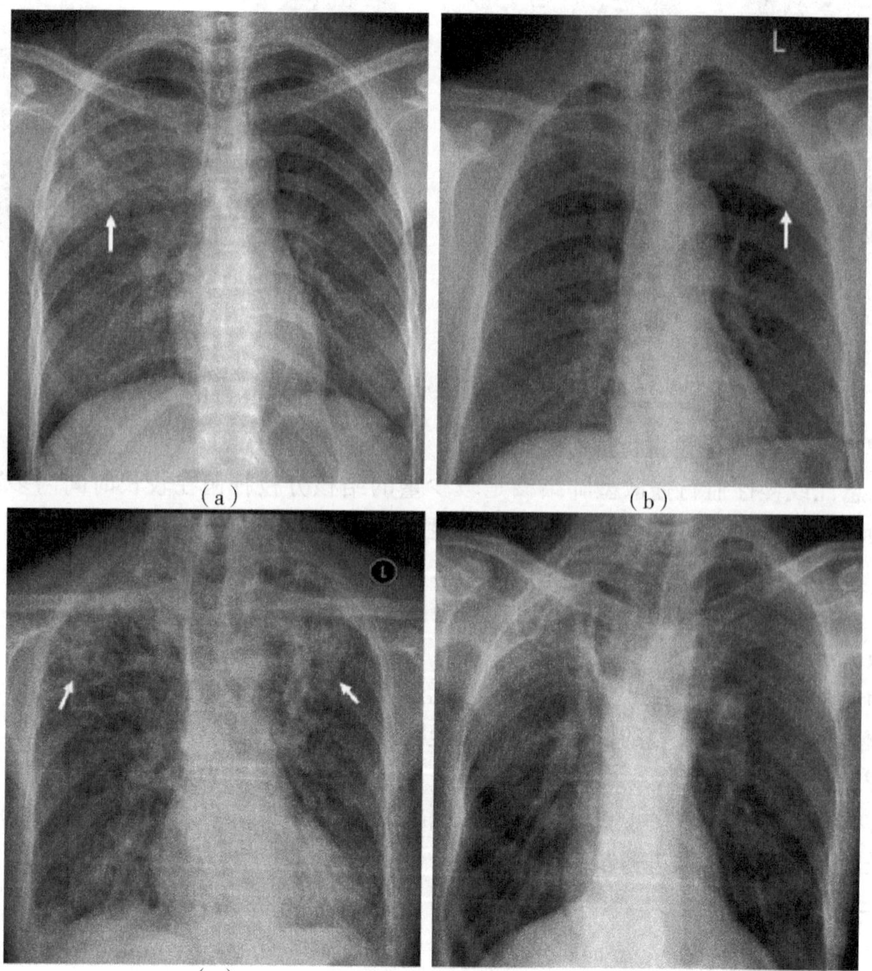

（a）（b）（c）（d）

图 4－4－17　继发型肺结核 X 线表现

（2）CT 表现（如图 4 –4 –18 所示）。

①渗出浸润为主型。CT 显示上肺多发小斑片状致密影，边缘模糊，部分较清楚，多呈散在的分布，阴影内出现小空洞并不少见。

②干酪为主型。以干酪病变为主，包括结核球和干酪型肺炎。结核球：干酪性病灶被纤维包绕所致，直径多为 2 ~4 cm，少数大于 4 cm。CT 表现为圆形、类圆形阴影，边缘清楚，大多数阴影密度不均并可见钙化，增强时病灶不强化或仅出现边缘轻度强化，卫星灶较多见。

③空洞为主型。CT 可清楚显示空洞的形态、大小、空洞壁厚度、内壁情况、空洞内是否含有液体及空洞周围情况。

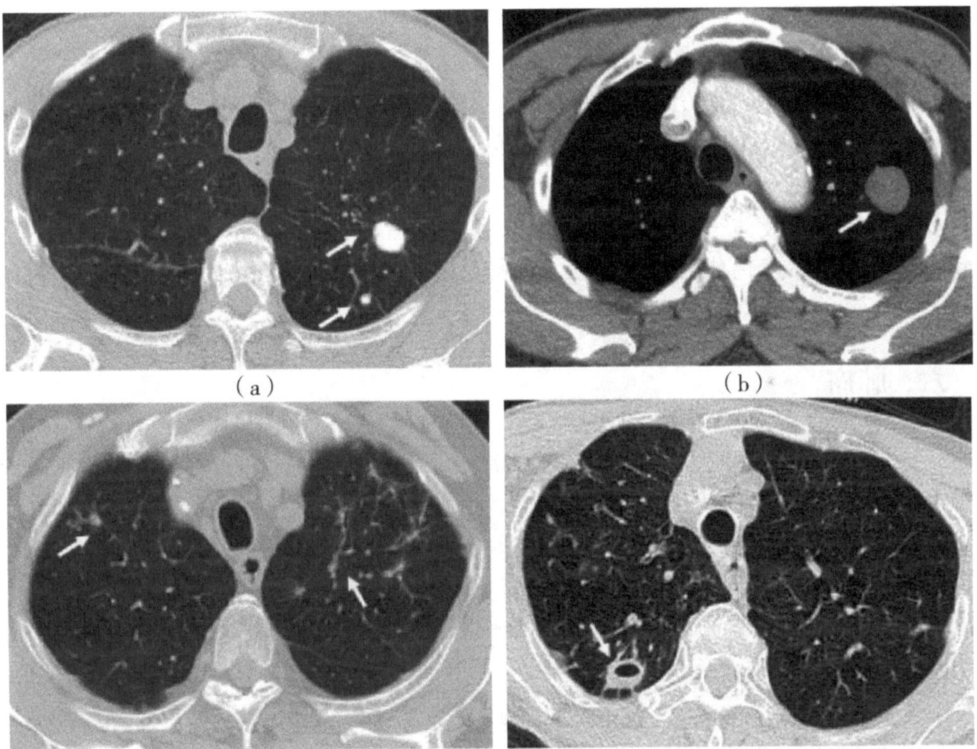

（a）　（b）　（c）　（d）

图 4 –4 –18　继发型肺结核 CT 表现

3. 鉴别诊断

（1）结核球需与周围性肺癌鉴别。

结核球密度较高，边缘光滑，可见胸膜增厚与黏连，其内见钙化与空洞，周围见卫星灶，增强多无强化。肺癌有分叶、毛刺、胸膜凹陷征，增强扫描明显不均匀强化。

（2）渗出浸润为主型肺结核与肺部炎症鉴别。

肺部炎症多发生于两肺下叶后基底段，肺结核多发生上肺尖后段及下肺背段结核病灶内可有空洞，周围有卫星病灶或播散性病灶，而大叶性肺炎可见支气管气像；临床上肺结核白细胞无明显增高，抗感染治疗无效。

（3）空洞型肺结核与癌性空洞及肺脓肿鉴别。

癌性空洞洞壁较厚，多为偏心空洞，壁内缘不光滑，有壁内结节形成，洞内液平少见；肺脓肿起病急，空洞壁较厚，壁内缘光滑，可见液平面，边缘模糊。

（四）结核性胸膜炎

1．病理与临床

结核性胸膜炎多发生于儿童与青少年。胸膜炎可与肺结核同时出现，也可单独发生。前者多系邻近胸膜的肺内结核灶直接蔓延所致，后者也可以是弥散至胸膜的结核菌体蛋白引起的过敏反应。临床上分为干性及渗出性结核性胸膜炎两种。

2．影像学表现

（1）结核性干性胸膜炎。

多数可自然愈合或遗留膈角胸膜黏连。X 线及 CT 检查可无异常表现或膈肌运动受限，胸膜轻度增厚或肋膈角变钝，胸膜黏连。

（2）渗出性结核胸膜炎。

多为一侧性，液体一般为浆液性，也可为血性。病程较长，有大量纤维素沉着，引起胸膜肥厚或黏连钙化等。X 线及 CT 所见随积液量、部位以及胸膜黏连增厚情况而异。

六、肺癌

肺癌是肺内最常见的原发性恶性肿瘤，起源于支气管上皮、腺上皮或肺泡上皮，近年来发病率呈逐渐增高的趋势。

（一）病理与临床

肺癌的组织学分型为鳞癌、小细胞癌、腺癌、大细胞癌和其他类型（如腺鳞癌、类癌等）。根据其发生部位可分为中央型肺癌和周围型肺癌两种。

1．中央型肺癌

中央型肺癌是指肿瘤发生于肺段或肺段以上支气管的肺癌，在肺门区形成肿块或（和）不同程度的支气管阻塞，最常见于鳞癌，其次是小细胞癌。

2．周围型肺癌

周围型肺癌指原发于肺段以下的支气管，肺腺癌多见，依其生长方式可分为实体性生长和浸润性生长两种。

主要临床表现为咯血、刺激性咳嗽和胸痛。如肿瘤侵犯喉返神经引起声音嘶哑，纵隔受侵犯可引起上腔静脉综合征，胸膜或胸壁受侵犯引起胸痛、呼吸困难。

（二）影像学表现

1．X 线表现

（1）中央型肺癌。中央型肺癌的 X 线表现如图 4－4－19 所示。①直接征象：肺门区边界较清的不规则软组织肿块影；②间接征象：包括阻塞性肺气肿、阻塞性肺不张、阻塞性肺炎。当癌灶局限于支气管内时，阻塞性肺气肿可为最早的间接征象，表现为肺叶透亮度增高，肺纹理稀疏，纵隔、横膈及叶间裂移位。阻塞性肺炎为局限性斑片状阴影或肺叶、肺段实变影。支气管完全阻塞时发生肺不张，可发生于肺段、肺叶或一侧肺组织，体积缩小，密度增高，周围结构向病侧移位。右上叶肺不张，肺叶体积缩小，水平裂上移，呈凹面向下，其与肺门肿块的下缘相连，形成反置或横置“S”状，称为“反 S 征”或“横 S 征”。“横 S 征”是右肺上叶中央型肺癌的典型表现。

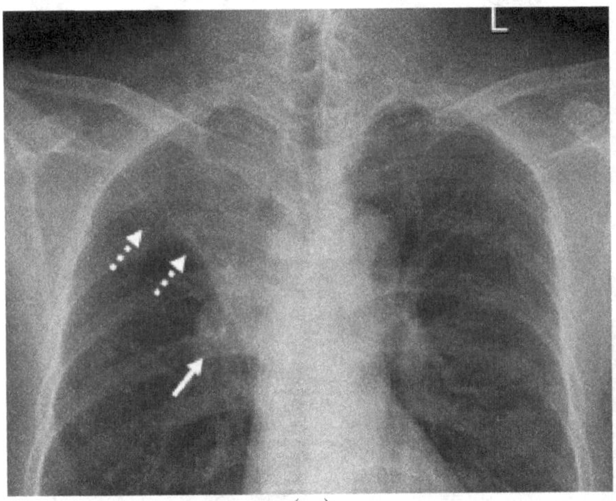

（a）

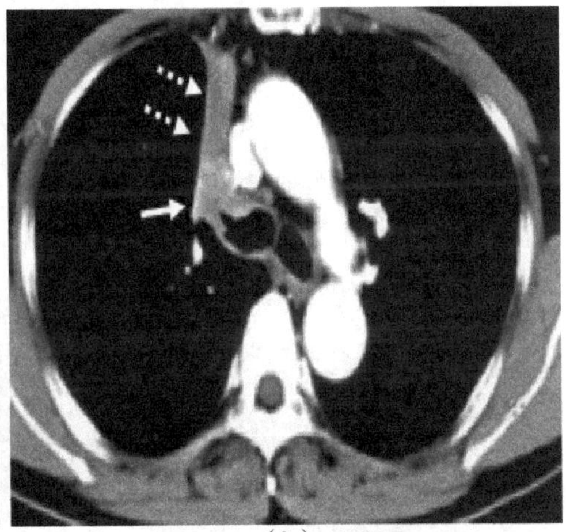

（b）

图 4－4－19　右上肺中央型肺癌，并上叶肺不张 X 线表现

（2）周围型肺癌。①形态与密度：2 cm 以下者多为结节状影，也可为小片状磨玻璃影。较大者呈分叶状，也可形成厚薄不均的空洞，内壁不规则。②边缘与邻近结构：多数癌灶边缘毛糙，常有胸膜凹陷征，表现为肿瘤与胸膜间的线形或幕状影；肿块侵犯支气管引起阻塞性肺炎，表现为肿瘤周围的斑片状阴影；侵犯邻近的胸膜时可出现局部胸膜增厚。③侵袭与转移：肺尖癌易侵犯邻近结构，常引起第 1～3 胸椎及肋骨破坏；转移者常表现肺内多发结节或弥漫粟粒结节影；癌性淋巴管炎为局部的网状及小结节状影。其他类型转移可见肺门及纵隔淋巴结肿大，胸腔积液、胸膜结节、心包积液及骨转移等。

2. CT 表现

CT 检查是诊断与鉴别诊断的首选检查方法。

（1）中央型肺癌。早期肺癌局限于气管内可无异常改变。病变进展由于其发生于主、叶及段支气管，其 CT 表现如图 4－4－20 所示。

①直接征象：肿瘤本身的征象，可见支气管不规则狭窄或截断现象以及肺门肿块；②间接征象：由于肿瘤阻塞中心支气管所致，包括阻塞性肺气肿、阻塞性肺炎以及阻塞性肺不张。

（2）周围型肺癌。周围型肺癌系发生于段支气管以下较小的支气管或肺泡的肺癌，

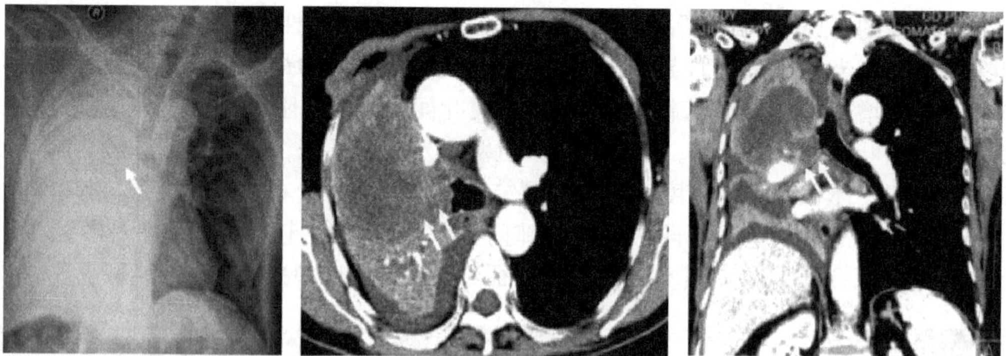

（a）　　（b）　　（c）

图 4－4－20　右肺中央型肺癌，并右肺扩张 CT 表现

主要表现为孤立的肺内结节（如图 4－4－21、图 4－4－22 所示），其具体 CT 征象如下。

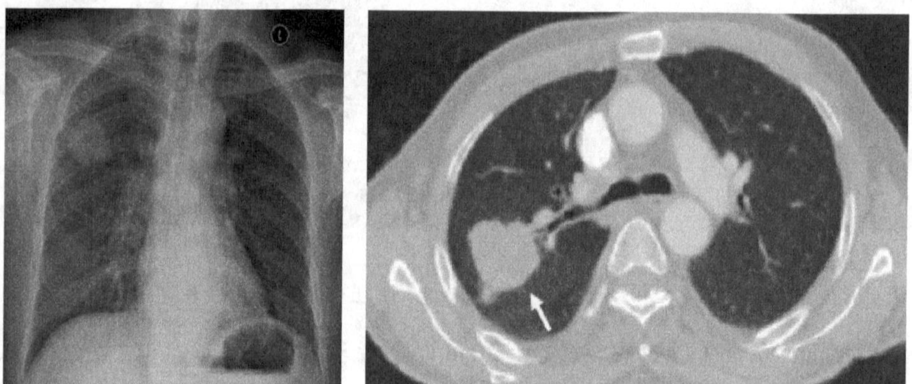

（a）　　（b）

图 4－4－21　右肺上叶周围型肺癌 CT 表现

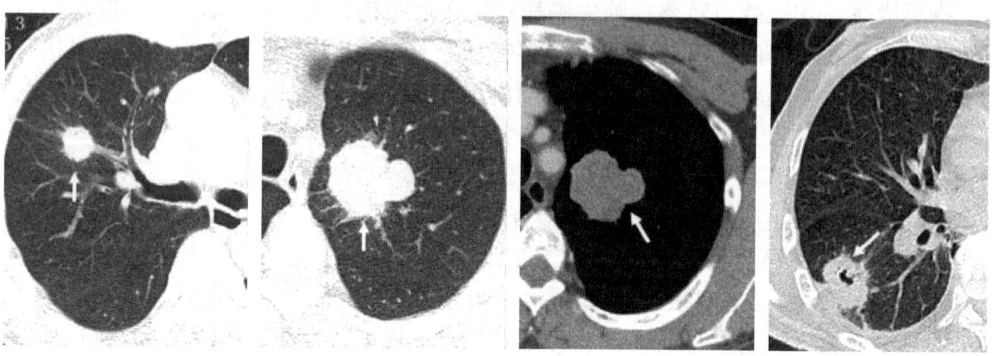

（a）　　（b）　　（c）　　（d）

图 4－4－22　周围型肺癌征象 CT 表现

直接征象：肺内结节或肿块。

提示征象为以下 5 点。①分叶征：由于肿瘤细胞生长速度不均衡及邻近支气管或血管局限性地阻碍瘤细胞发展形成的肿瘤边缘浅弧状凹凸不平及切迹，形似分叶。②毛刺征：癌组织的浸润生长方式所致的肿瘤边缘形成的放射状影，肿瘤癌性浸润的毛刺表现为短细。③空泡征及空气支气管征：由于肿瘤沿肺泡壁及末梢气道壁生长，早期有部分正常肺泡及肺的框架结构尚未受到侵犯，CT 图像上可见到 1 ~ 3 mm 的小圆形低密度含气区。④胸膜凹陷征：由于癌灶内瘢痕收缩牵拉邻近胸膜形成 CT 上可显示癌灶与胸膜间的带状或天幕状连接。⑤癌性空洞：肺癌的供血动脉来自支气管动脉，血管受压或受侵破坏发生闭塞时癌组织坏死、液化，坏死组织排出即形成空洞，以鳞癌多见，癌性空洞的特点是壁较厚且厚薄不均匀，壁结节形成及空洞偏心生长。

（三）鉴别诊断

高分辨率 CT 对于早期周围型肺癌的诊断有重要意义，有助于肺癌与其他肺内不大于 2 cm 的孤立结节的鉴别。肺癌的特点是有空泡征、边缘毛糙、分叶征、周围血管集中和胸膜凹陷等。结核球的特点为边缘光滑清楚，无分叶或分叶较浅，可有点状或斑片状钙化及卫星灶。肺内良性肿瘤的边缘光滑，无毛刺、分叶，或有钙化。

七、肺转移瘤

（一）病理与临床

身体其他部位的原发性肿瘤可转移至肺、纵隔、胸膜和胸壁，其中以肺内转移最多见。发生肺转移的常见肿瘤有肝癌、乳腺癌、胃癌、结肠癌、肾癌、甲状腺癌、绒癌、骨肉瘤等。

（二）影像学表现

1. X 线表现

血行转移是最常见的肺转移途径，肿瘤细胞经静脉回流至右心而发生肺转移，表现为多发结节状或球形病灶，密度均匀、大小不等、轮廓清楚，以下肺野多见，少数可单发，部分表现为多发空洞影（如图 4 - 4 - 23 所示）。成骨肉瘤的肺转移可有钙化。

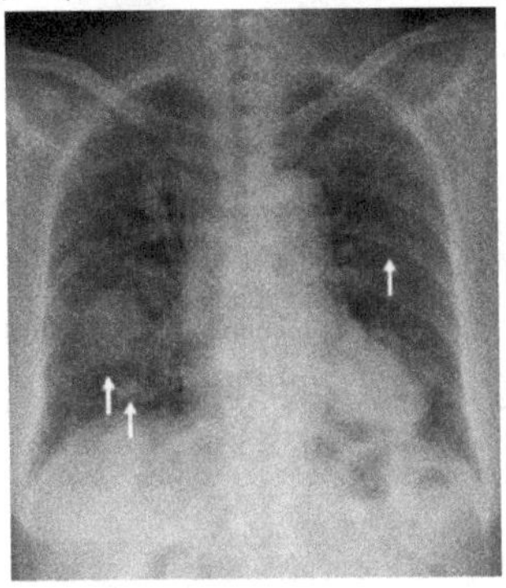

图 4 - 4 - 23 双肺多发转移瘤 X 线表现

2. CT表现

CT检查较胸片更为敏感，可以发现胸片上难以发现的肺、纵隔及胸膜转移灶，对2～3 mm微小病灶以及心影后、纵隔旁、膈角等隐蔽部位病灶的显示，CT更具有优势。因此，对于恶性肿瘤术前X线胸片阴性的病例，CT检查是必要的。血行转移者，表现为多发结节状或球形病灶，密度均匀、大小不等、轮廓清楚或模糊，以下肺及外带多见，少数可单发（如图4－4－24所示）。

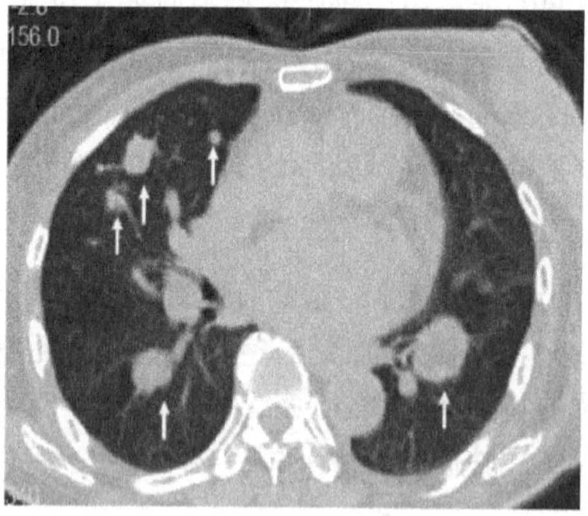

图4－4－24　双肺多发转移瘤CT线表现

第五节　纵隔疾病

一、胸内甲状腺肿

（一）病理与临床

胸内甲状腺肿为颈部甲状腺肿的胸骨后延伸进入上纵隔，大多位于气管旁及其前方。病理上可为甲状腺肿、甲状腺囊肿、腺瘤或癌。临床上表现为颈部扪及肿大的甲状腺，如肿块较大压迫气管可引起干咳和气促，胸骨后有不适和隐痛，吞咽困难，等等。

（二）影像学表现

1. X线表现

胸内甲状腺肿位于前纵隔上部，可向两侧凸出，气管受压移位（如图4－4－25所示）。透视下观察，肿块可随病人吞咽运动轻微上下移动。

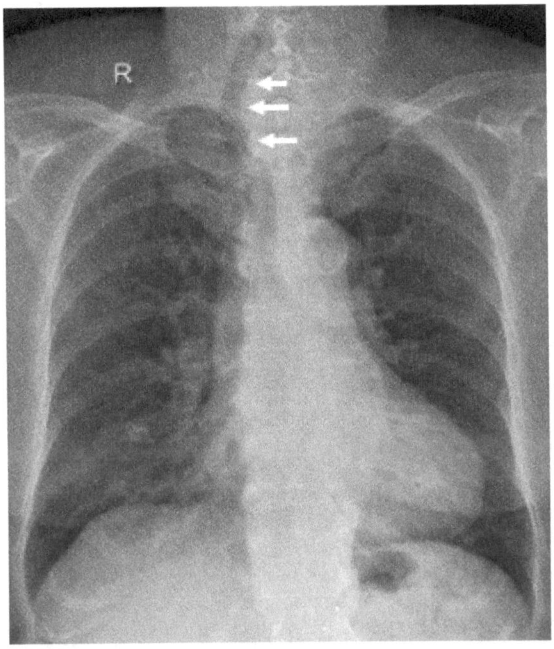

图 4－4－25　胸内甲状腺肿正位胸片

2．CT 表现

胸骨后甲状腺肿的 CT 表现如图 4－4－26 所示。

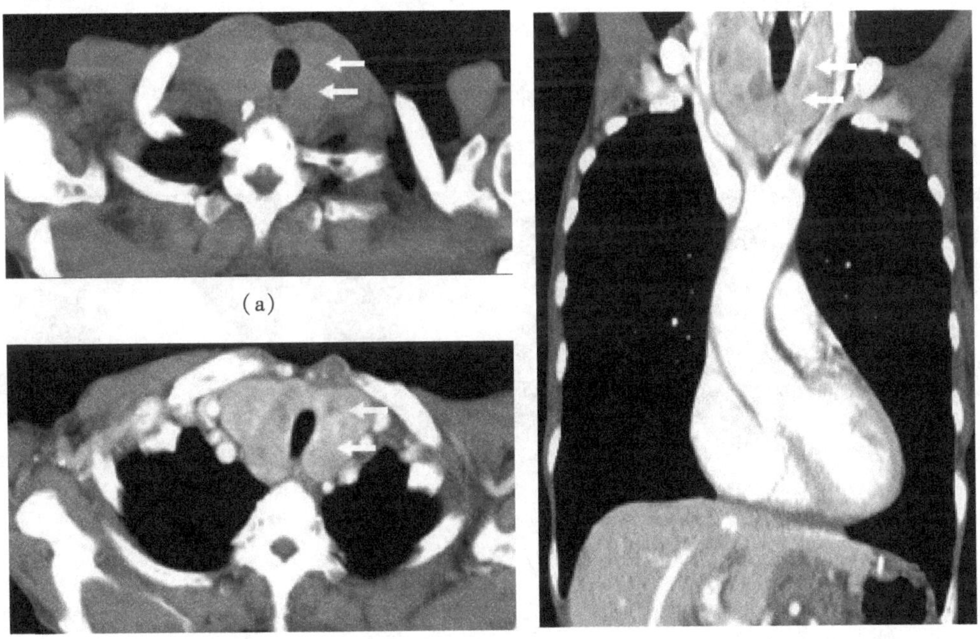

（a）　（b）　（c）

图 4－4－26　胸骨后甲状腺肿 CT 表现

（1）CT 平扫显示右侧前上纵隔内类圆形肿块，边缘光滑，内部可见低密度坏死，冠状面重建显示病灶与右侧甲状腺相连。

（2）肿块边界清楚，内可有点状或不规则钙化或局限性低密度囊变区。相邻血管常受压，向外侧移位。

（3）增强检查，因多血管性而有明显的长时间强化。当进行连续层面观察时，显示纵隔内肿块与颈部甲状腺肿相连，且密度及强化方式一致。

（三）鉴别诊断

需与其他前纵隔肿瘤如胸腺瘤、畸胎类肿瘤鉴别。胸骨后甲状腺肿与颈部甲状腺肿相连，CT 和 MRI 检查显示两者密度与信号一致，可有钙化且有明显强化是确诊胸内甲状腺肿的依据。

二、胸腺瘤

（一）病理与临床

胸腺瘤是前纵隔最常见的肿瘤之一。多见于 40 ~ 50 岁成人，病理上可分为上皮样细胞型、淋巴上皮样型、淋巴细胞型和梭形细胞型。临床上多无症状，15% ~ 50% 的胸腺瘤患者伴有重症肌无力症状。有的胸腺瘤具有恶性变倾向，确定胸腺瘤的良恶性主要依据是肿瘤的侵犯范围。

（二）影像学表现

1. X 线表现

胸腺瘤最常见于前上纵隔，较大的肿瘤可向两侧突出。

2. CT 表现（如图 4 - 4 - 27 所示）

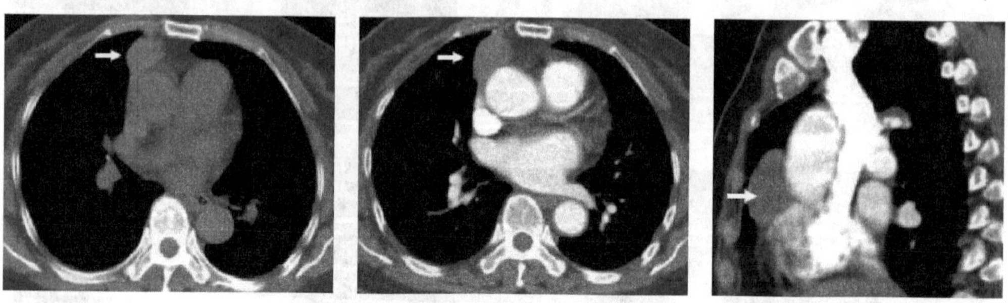

(a) (b) (c)

图 4 - 4 - 27 胸腺瘤 CT 表现

（1）良性胸腺瘤表现为前上纵隔升主动脉前方软组织密度肿块，呈圆形或分叶状，直径为 1 ~ 10 cm，与周围纵隔脂肪分界清楚，边缘光滑。

（2）胸腺瘤内可含钙化，部分胸腺瘤可发生囊变，囊变坏死区无强化。

（3）增强检查，胸腺瘤发生轻至中度强化。

（4）下列征象提示恶性胸腺瘤：肿块边界不清、纵隔淋巴结增大、心包积液和心包增厚、邻近肺实质受侵出现肿块和胸膜下转移结节。

三、畸胎瘤

（一）病理与临床

畸胎类肿瘤包括畸胎瘤、皮样囊肿和上皮样囊肿。属先天性发育异常，青、中年发病多见。畸胎类肿瘤可为囊性或实性，前者多为良性，后者常是恶性。临床多无症状或周围脏器压迫症状。如肿瘤与支气管相通，痰液中可咯出豆腐渣皮脂物质或毛发。

（二）影像学表现

1. X 线表现

肿瘤多呈圆形或椭圆形，边缘较光滑清楚。由于还有不同的组织成分，可显示密度不均的现象。含脂肪者密度较低；含软骨、骨组织者可出现斑点状不规则钙化；囊壁也可出现弧形钙化。如能见到骨影或牙齿则为畸胎瘤的特征性表现。

2. CT 表现（如图 4－4－28 所示）

（1）皮样囊肿与囊性畸胎瘤表现为前纵隔内混杂密度肿块，囊性畸胎瘤表现为薄壁囊性肿块，既有低密度脂肪和液体成分，也含软组织密度和（或）钙化。肿块边缘光滑、边界清楚。增强扫描可见软组织部分强化。

（2）实性畸胎瘤通常为较均一的软组织密度肿块，常呈分叶状，与周围结构多分界不清。恶性畸胎瘤边缘常不规则，明显浸润邻近结构，含有实性成分较多。

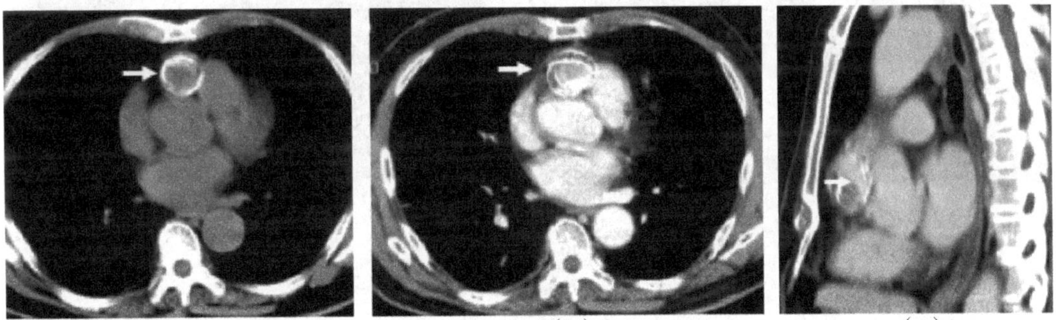

（a）　（b）　（c）

图 4－4－28　畸胎瘤 CT 表现

四、淋巴瘤

（一）病理与临床

淋巴瘤是发生于淋巴结的全身性恶性病变，分为霍奇金淋巴瘤（HL）和非霍奇金淋巴瘤（NHL）。纵隔内的病变大都与外周淋巴结病变同时发现，也可先发生于纵隔。男性多见，好发于青壮年。临床症状主要为发热和浅表淋巴结肿大，也可见纵隔脏器受压症状如呼吸困难等。临床上表现有病程短、发展快和症状重的特点。

（二）影像学表现

1．X 线表现

表现为前纵隔圆形肿块，或显示双侧肺门对称性分叶状阴影，生长快，常有远处转移，此种情况淋巴肉瘤或何杰金氏病可能性较大。

2．CT 表现

（1）表现为气管前、血管前、主肺动脉窗、隆突下、心包周围等多组淋巴结增大。相邻增大的淋巴结可融合成较大肿块，边缘分叶，增强扫描均匀强化（如图 4－4－29 所示）。

（2）何杰金氏淋巴瘤易经淋巴延伸而倾向累及多组淋巴结，内乳淋巴结常受累及。仅有心包和后纵隔淋巴结增大，多见于非何杰金氏淋巴瘤。

（3）纵隔淋巴瘤可自前、后纵隔侵犯胸膜外和胸壁而形成软组织肿块。病变也可经淋巴沿支气管周围侵犯肺实质，常伴有肺门淋巴结受累而增大。

（4）心包受累出现心包积液和增厚，胸膜受累表现为胸膜下转移和胸腔积液。

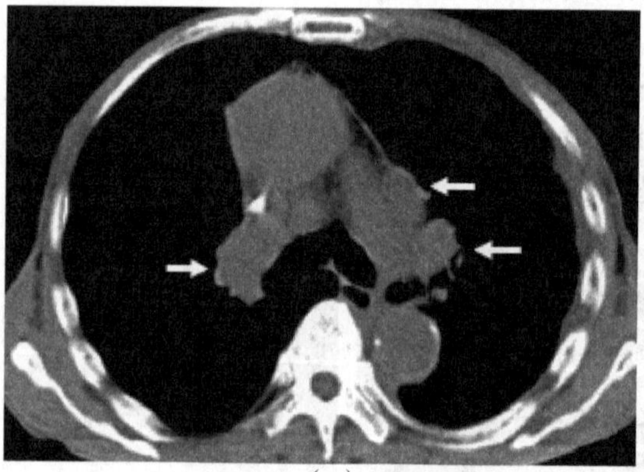
（a）

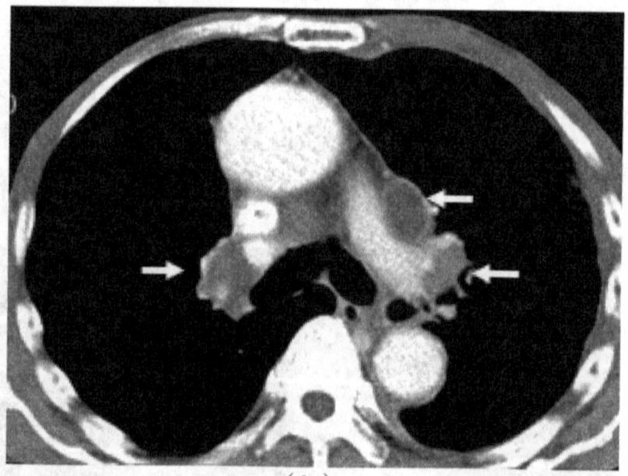
（b）

图 4－4－29　淋巴瘤 CT 表现

五、神经源性肿瘤

（一）病理与临床

神经源性肿瘤为最常见的原发性后纵隔肿瘤，主要起源于肋间神经近脊椎段或椎旁的交感神经链，绝大多数发生于后纵隔脊柱旁沟处，少数肿瘤可部分发生在椎间孔内，使肿瘤呈哑铃状生长。病理上良性占多数，包括神经鞘瘤、神经纤维瘤和节细胞神经瘤，恶性的有恶性神经鞘瘤、节神经母细胞瘤和交感神经母细胞瘤。

（二）影像学表现

1. X 线表现

最多见于后纵隔脊柱旁，侧位上肿瘤阴影与椎间孔相重叠，多数边缘光滑，少数内部可见斑点状钙化。肿瘤压迫邻近椎体或肋骨引起骨质缺损，哑铃状的肿瘤可使椎间孔扩大。有时伴有胸腔积液。

2. CT 表现（如图 4－4－30 所示）

（1）CT 平扫。显示后纵隔内类圆形等密度肿块，病灶边缘光滑。

（2）增强扫描。病灶呈不均匀强化；肿瘤内钙化少见，肿块内可发生囊变或脂类较丰富而密度减低。相邻椎间孔扩大是神经源性肿瘤可靠征象，肿瘤也可造成相邻骨质如肋骨、椎体压迫性改变。邻近骨质不规则破坏则提示为恶性肿瘤。

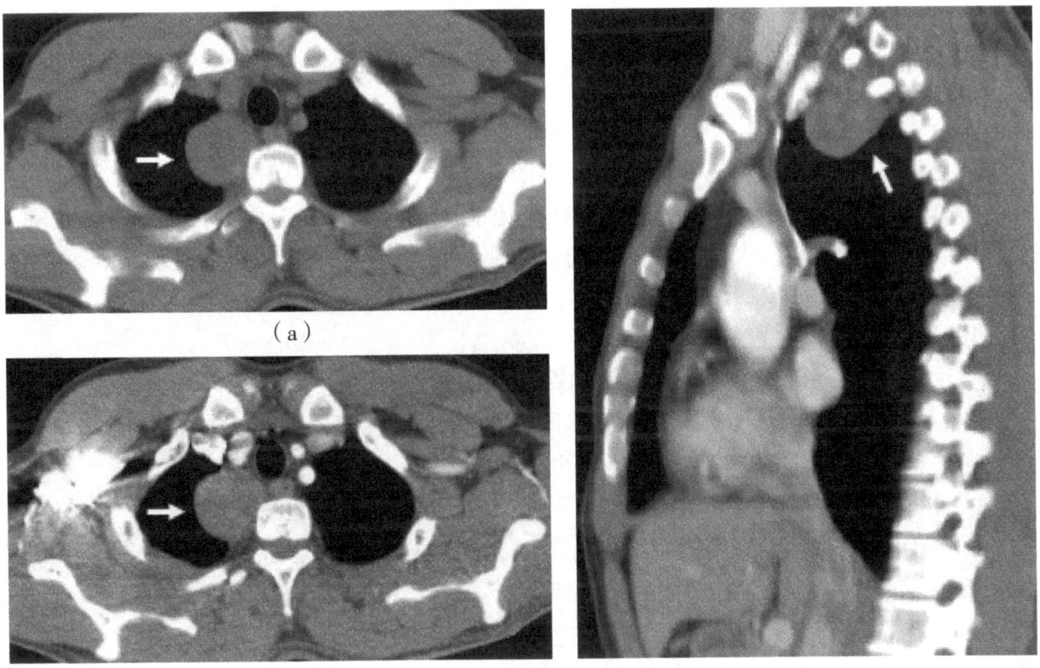

（a）　（b）　（c）

图 4－4－30　神经源性肿瘤 CT 表现

第五章 循环系统

第一节 检查方法

一、常规X线检查

X线检查经济、实用，在循环系统疾病的诊断方面具有重要的价值，它不但能够全面完整地观察心脏、大血管的位置、形态、大小，还能发现由心脏、大血管疾病导致的肺部、胸廓骨质等病理改变，透视检查还能观察心脏、大血管的搏动情况。但是，循环系统疾病单凭X线表现，很难正确、全面地诊断，必须结合临床表现与病理、生理改变去分析X线征象，综合临床资料，全面考虑才能做出正确诊断。

1．透视

方法简便，能了解心脏与大血管的搏动、心脏收缩—舒张期形态变化、心脏内瓣膜钙化，还可随时变动患者体位，从不同方位和角度观察心脏、大血管及肺部情况，但由于放射、辐射剂量较大，目前已很少应用。

2．X线数字摄片

胸部DR片是心脏X线检查的首选方法，除能初步观察心脏形态、房室大小和肺门血管外，还能观察因心脏病变引起的肺部改变。常用的投照体位如下：

（1）后前位：观察心脏的最基本体位，可获得心、肺情况的主要信息。一般采用焦点—胶片距离为2.0 m，X线束从被检者背侧射入。主要用于判断心影形态、测量大小和了解主动脉、肺动脉情况。

（2）左侧位：主要用于观察心脏和胸廓前后径、心影前后间隙情况；判断有无如漏斗胸、鸡胸、桶状胸、直背综合征等胸廓畸形，也能鉴别主动脉瘤或纵隔肿物。投照时一般需食道吞钡，但在显示左心房、左右心室和肺动脉方面不如右前斜位和左前斜位确切。

（3）右前斜位：后前位时身体右侧向前旋转45°即为右前斜位，是观察左心房增大和肺动脉圆锥的重要投照位置，投照时常需吞钡充盈食道。

（4）左前斜位：后前位时身体左侧向前旋转60°～65°即为左前斜位，能够观察主动脉全貌，是判断左、右心室和右心房增大的投照位置。

由于心脏超声的普及，左前斜位、右前斜位片现基本不再使用，同时投照侧位片时亦基本不再食道吞钡。

二、CT 检查

随着多层螺旋 CT 机和电子束 CT 机的使用，特别是 64 层以上螺旋 CT 的应用，CT 检查已成为心脏、大血管和冠状动脉检查的有效方法。

多层螺旋 CT 不但能对心脏、大血管的形态方面进行更加精细的观测，还能对大血管壁、心肌、心脏瓣膜的运动进行观察，并能对心脏功能进行分析、量化，如计算心室容量、射血分数、心肌灌注等参数。

多层螺旋 CT 血管造影可广泛应用于心脏大血管及冠状动脉疾病的检查。如多层螺旋 CT 冠状动脉造影结合后处理重组图像，可观测心脏房室结构、房室瓣形态及心肌形态、厚度及密度，同时能评估冠状动脉粥样硬化斑块的形态、大小、密度、性质以及冠状动脉管腔狭窄程度。还可用于冠状动脉变异、冠心病治疗后随访（包括冠状动脉支架置入术后以及冠状动脉搭桥术后随访）、先天性心脏病、心肌病、心脏肿瘤性病变及大血管病变等疾病的检查。

三、MRI 检查

MRI 无电离辐射，具有优良的软组织分辨力，可从冠状面、矢状面、横断面以及斜面来显示心脏、大血管的形态结构。心脏磁共振采用黑血和亮血等序列，能清楚地显示心室、心房、大血管甚至瓣膜结构，心脏造影能实时显示心脏舒张、收缩运动和心脏瓣膜及大血管的运动，磁共振心肌灌注是评估心肌活性的重要检查手段，同时心脏 MRI 是评估心功能的主要标准。

第二节　正常影像学表现

一、心脏大血管 X 线表现

1. 后前位（如图 4 －5 －1 所示）

心脏和大血管右缘可分为上下两段，两段由一浅凹陷相连。上段是上腔静脉与升主动脉的重叠投影，青壮年其外缘多为上腔静脉，近似于垂直上行至锁骨处；老年人其外缘主要为弧形凸出的升主动脉，密度也较前者略高。下段由右心耳部及右心房体部构成，外缘呈一向右隆凸的弓，一般位于胸椎右缘的外侧，密度均匀。右心缘下段与横膈交界构成右心膈角，此处可显示一垂直或略向右下斜行的阴影，是下腔静脉的投影。左心缘分上、中、下三段。上段呈球面状凸出，由主动脉弓部与降主动脉起始部构成，称主动脉弓或主动脉结，老年人常更显著。中段常略凹陷或平直，偶亦有稍膨隆者，称肺动脉段，由主肺动脉干左缘或部分肺动脉构成。下段呈弓形明显向左隆凸，主要由左心室构成，其上端部分可有左心耳的成分，一般难与左心室缘分开，偶可显示，其下端称为心尖部，与左横膈相接，构成左侧心膈角，年龄较大特别是肥胖者在左心膈角处常有密度略低的心包脂肪垫，边缘可模糊或清楚，多为三角形，也可略呈方形，有的特别大，常被误认为肺内病变。左缘中段与下段交界处在透视下可见两段搏动方向相反，因此称为相反搏动点。右心室在心脏下部前面，下缘与膈面接触，不在两心缘处显示。

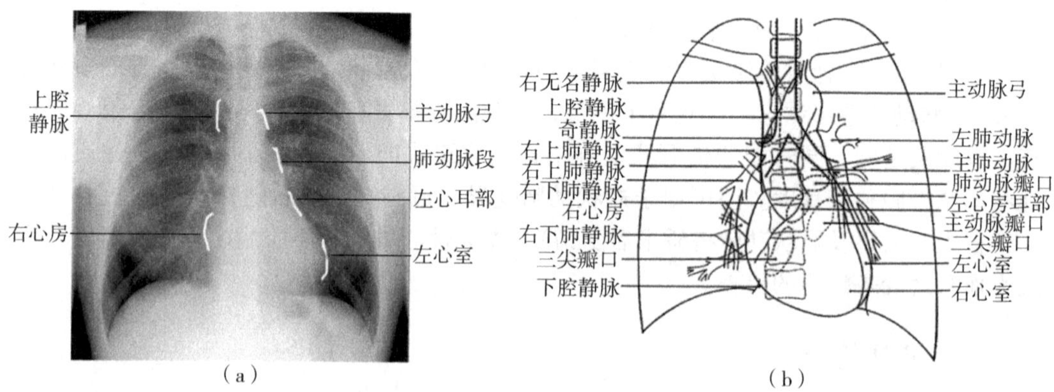

图 4－5－1　心脏正位（后前位片）

2. 左侧位（如图 4－5－2 所示）

侧位片心脏和大血管居于前侧大部区域，前下缘与横膈相接，前缘与胸骨后缘构成心前间隙（或称胸骨后间隙）。心前缘上段为升主动脉与上腔静脉的重叠影像，下段为右心房、右心室。心后缘上段为左心房，与食道相邻，下段为向后凸的左心室段。后心膈角处斜行阴影为下腔静脉。心膈面前部是右心室，后部是左心室。胸主动脉显示亦较清楚，但比左前斜位小，主动脉窗亦较小。在气管分叉的前方是左右肺动脉的横断面重叠影，密度相对较高，其前缘主要是右肺动脉，后缘部分主要为左肺动脉。通常情况下，如果有了后前位、左前斜位和右前斜位片（即心脏三位像），可以省略左侧位。

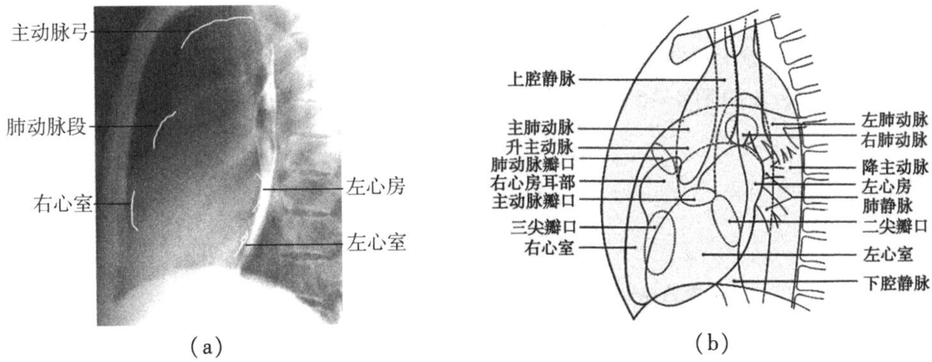

图4－5－2 心脏左侧位

3. 右前斜位（如图4－5－3所示）

右前斜位的心后缘亦分上下两段，上段主要为重叠影像，由主动脉升部后缘、弓部、气管及上腔静脉组成。下段主要由左心房构成，轻微后凸，仅膈上一小段为右心房投影。吸气较足或横膈位置低者在后心膈角处可见一斜行三角样阴影，为下腔静脉。右前斜位多同时食道内服钡剂，可显示食道的造影影像，食道前缘与心血管等紧贴，从上到下可见三个浅压迹，依次为主动脉弓压迹，左主支气管压迹和左心房压迹。左心房压迹的改变是判断左心房增大及其程度的重要标志。心前缘分三段，上段为主动脉升部，其下的中段是主肺动脉前左缘和右心室漏斗部，最下段是右心室。

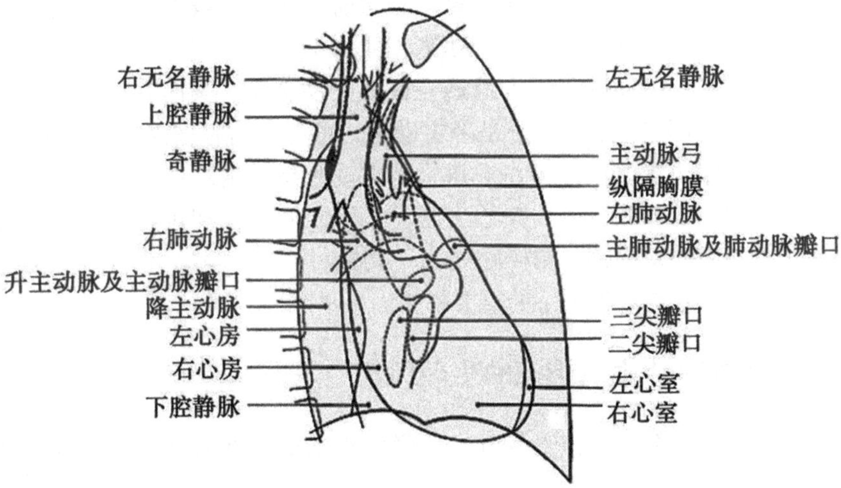

图4－5－3 心脏右前斜位

右前斜位主要用于观察左心房，亦可观察主肺动脉干、右室漏斗和右心室，对右心房体部增大的观察有时能提供帮助。

4．左前斜位（如图 4－5－4 所示）

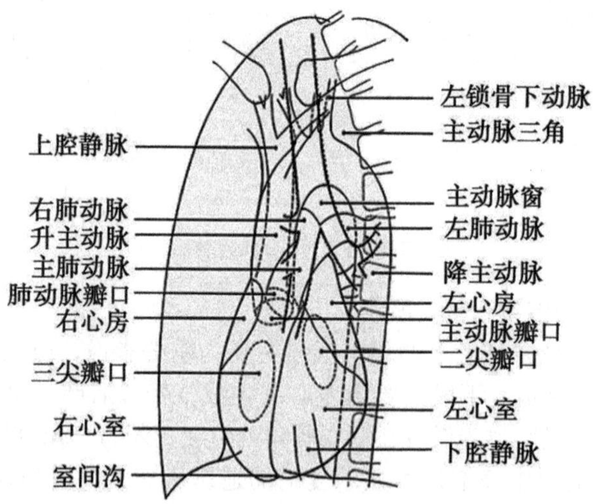

图 4－5－4　心脏左前斜位

左前斜位室间隔基本与 X 线呈切线位，因此非常适宜观察左心室和右心室。前缘上段由升主动脉构成，上腔静脉与其重叠，略向前隆凸。下段由右心室构成，轻度向前隆起或近乎垂直，右心房耳部在上下两段之间，略斜行。后缘上段主要为血管结构，主动脉弓展开呈弧形，主动脉弓下方的透亮区为主动脉窗，其内有气管分叉，左主支气管及左肺动脉。弓部向下延伸部分是降主动脉，可部分与脊柱重叠，位于心后间隙。心后缘中下段是房室边缘，上部为左心房，是主动脉窗的前缘，下部一大段为向后膨凸的左心室，一般能与脊柱分开。左心房与左心室之间的浅切迹是房室沟，常难以显示。左心室下端与右心室相接，相接触处为一切迹，是室间沟。室间沟多位于横膈面或与其重叠，是判断左右心室大小的重要标志。

二、影响心脏和大血管形态的生理因素

正常变异心脏形态除有个体差异外，还受各种生理因素的影响，但这些改变多仍属正常范围。

1．年龄

婴幼儿的心脏相对比成人大，接近球形，多居中，左右两侧大致相等，各弓分界不清。

2．体位

正常人因体型不同其心脏可分 3 种类型。

(1) 斜位心（如图 4－5－5 所示）。体格适中或健壮型者，胸廓形态介于其他两型之间，心脏呈斜位，心长轴与水平面夹角约 45°，心胸比率约 0.50，心腰略凹，近于平直。此型最常见，多为青壮年。

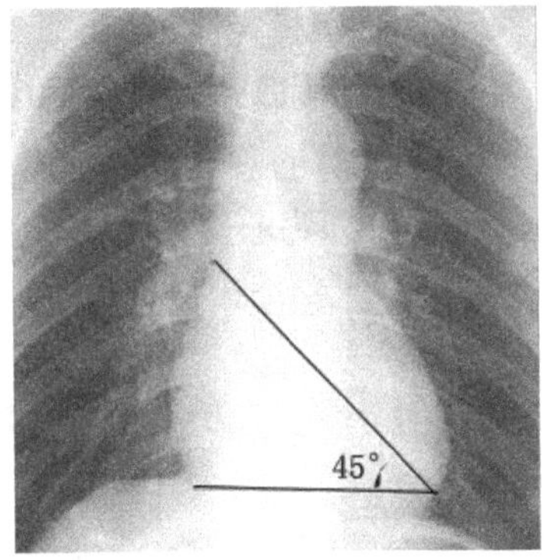

图 4－5－5　斜位心

(2) 横位心（如图 4－5－6 所示）。肥胖或超力型者，胸廓短宽，横膈高位，心脏呈横位，心长轴与水平面夹角小于 45°，心胸比率常大于 0.50，心腰多凹陷。此型常见于老年或矮胖体形者，近年来常见于过于肥胖的青年人。

(3) 垂位心（如图 4－5－7 所示）。瘦高或无力型者，胸廓狭长，横膈低位，心影狭长而悬垂，长轴与水平面夹角大于 45°，心膈接触面可极小，心胸比率小于 0.50。垂位型心应注意与因肺气肿而形成的心脏外形改变区别。

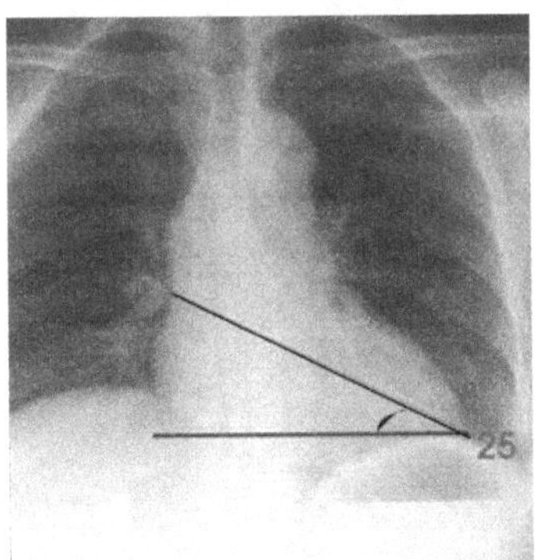

图 4－5－6　横位心

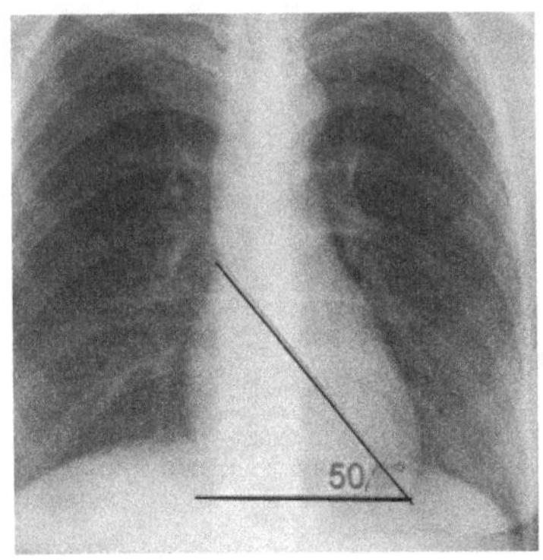

图 4－5－7　垂位心

3. 呼吸相位

平静呼吸时心脏大小、形态、位置变化不显著。深吸气导致横膈下移，心脏横径变小，心胸比率亦变小；深呼气导致横膈上升，心脏横径增大，心胸比率亦变大，应注意与病理性变化区别。

三、心脏径线测量

心胸比率：心胸比率测定简单方便，使用比较普遍，但因受体型、横膈位置和心脏前后径的影响较大，有时不能反映真实情况，使用时需要注意。测定方法如图 4－5－8 所示。

1. 心脏横径测量

在正位胸片上画一条纵行的体轴中心直线，然后再从心脏的右缘和左缘最凸点画至体轴中心直线的垂直线 T_1 和 T_2，$T_1 + T_2 = T$（心脏横径）。

2．胸廓横径测量

经右横膈顶平行于 T 画出胸廓内径的直线 T_h（胸廓横径）。

3．计算心胸比率

T/T_h 即为心胸比率，成年人正常心胸比率上限为 0.50。可根据比率值判定心脏增大的程度，轻度增大为 0.51 ~0.55，中度增大为 0.56 ~0.60，重度增大为 0.60 以上。

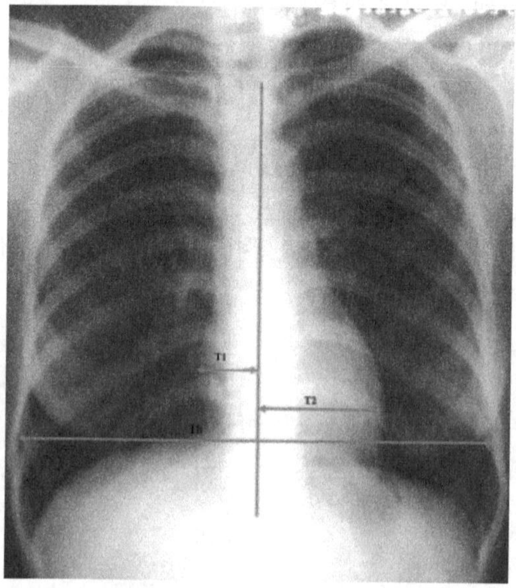

图 4－5－8　心胸比率测量

第三节　心脏大血管病变的影像学表现

心脏和大血管疾病的直接征象常很难在 X 线上反映，但可根据心脏大小、形态及肺循环的改变推断出心血管的病理变化，从而确立诊断。

一、位置异常

心脏大血管位置异常包括心脏移位和异位。由于胸肺疾患或畸形导致心脏偏离其正常位置为移位，如纵隔肿瘤推移或张力性气胸导致心脏移位。心脏异位一般指心脏先天性位置异常，如右位心、中位心等。

二、大小异常

普通 X 线从不同投照位置观察心脏外形轮廓的变化，可以推测出心脏各房室有无增大，增大主要是指心腔扩大（或）和心室壁的增厚。

（一）左心房增大

1. 后前位

左心缘出现由左心耳构成的第三弓，使左心缘变成四个弓；右心缘表现为右心房与左心房形成的双弧影或双边影；气管分叉角度增大；左主支气管受压抬高及变细；气管分叉下区（左心房区）密度增高。

2. 右前斜

食道吞钡食道左心房压迹加大，根据食道受压程度可把左心房增大分为三度。

（1）食道有明显压迹，但无移位为Ⅰ°，提示左心房轻度增大。

（2）食道有明显压迹伴轻度移位为Ⅱ°，提示左心房中度增大。

（3）食道有明显压迹伴明显移位（超过胸椎前缘）为Ⅲ°，提示左心重度增大。

3. 左前斜

心后缘上段膨凸，与左主支气管间的透亮带消失，甚至可推压左主支气管向后上方移位，使左主支气管抬高、变窄，致正常的主动脉窗变小或消失。

（二）右心房增大

1. 后前位

右心缘，特别是上部向右向上膨凸、心右缘相反搏动点上移，常伴有上腔静脉增宽。但其他心腔，特别是右心室增大时，可以压迫右心房亦使其向右移位。

2. 右前斜位

右心房增大不易显示，增大明显时可见心后缘下段向后膨凸。

3. 左前斜位

心前缘上段（主要是右心耳）膨隆延长，有时可能与其下方的右心室之间形成浅角。

（三）左心室增大

1. 后前位

左心室段延长圆隆，心尖向左下移，甚至显示在胃泡内，左心缘相反搏动点上移，心腰下陷，使心外形呈主动脉型。

2. 右前斜位

心后缘向后下膨凸延长，与脊柱重叠。室间沟向前下移位。

3. 左侧位

心后缘下段向后下膨凸，心后间隙变窄甚至消失。如果食道服钡，可见超过左心房范围的普遍压迹，心后下缘的食道前间隙消失。

（四）右心室增大

1. 后前位

心尖圆隆上翘，一般均有肺动脉段膨凸延长，使心腰部隆起，心外形呈现二尖瓣型。左心缘相反搏动点下移，心横径增大，以向左为主。

2. 右前斜位

心前缘中段的肺动脉圆锥部膨凸，是右心室流出道漏斗部增大的反映，是右心室增大的一敏感早期征象。心前间隙变窄或消失。

3. 左前斜位

心前缘下段向前膨凸，相反搏动点上移，心室膈接触面延长，室间沟向后上移位，心后缘上段向后膨凸。心前间隙变窄。

（五）全心增大

后前位：心影向两侧增大，心脏横径显著增加，心前后间隙变窄，食道普遍受压后移。

（六）主动脉扩张

后前位：主动脉弓上升至或超过胸锁关节水平，并向左肺野突入，主动脉升段向右侧膨隆，降主动脉向左肺野弧形突入。

（七）肺动脉主干扩张与缩小

后前位：肺动脉主干扩张表现为肺动脉段突隆，左右肺动脉扩张、增粗。

肺动脉干缩小表现为肺动脉段凹陷，以致主动脉结和心室的弧形段相对凸出。

（八）上腔静脉与奇静脉扩张

上腔静脉扩张主要表现为右上纵隔升主动脉旁增宽的带状或弧形影，老年人表现明显。奇静脉扩张表现为气管与右肺上叶支气管夹角处半圆形增大。

三、心脏外形改变

不同心脏疾病所导致的心脏各个房室的变化，多不是孤立的，常以不同数目、不同程度相互结合，彼此间推移使心脏旋转等多种因素致心脏构成多种影像学类型（如图4-5-9所示）。

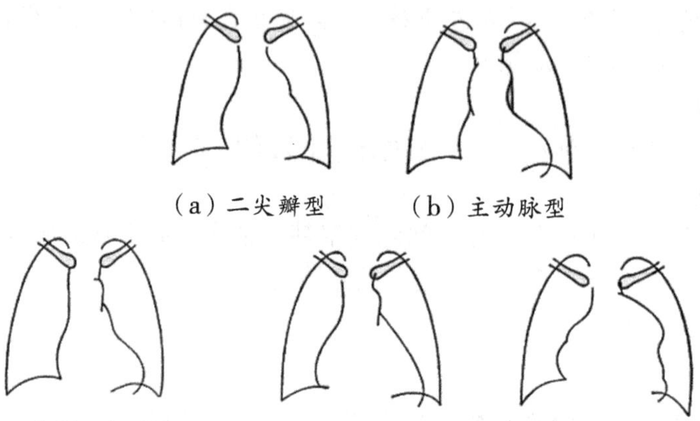

（a）二尖瓣型　（b）主动脉型

（c）二尖瓣—主动脉型　（d）普大型　（e）其他（快异型）

图4-5-9　心脏外形示意图

（一）二尖瓣型心脏

主要特征是肺动脉段膨凸，心腰部隆起。两心缘常向外膨隆，心尖上翘，总体心外形似立卵状或梨状，常称梨形心。此类型心影多为右心负荷加重为主，可见于二尖瓣病变，但更常见于房、室间隔缺损，动脉导管未闭，肺动脉瓣狭窄、肺动脉高压和肺心病等。

（二）主动脉型心脏

以左心室增大为主的一组心脏类型，主动脉弓膨凸，肺动脉段凹陷，心影近似横卵。多反映左心负荷加重或以其为主变化的心脏疾患，如高血压病、冠心病、心肌病、主动脉瓣膜病等。

（三）普大型心脏

房室普遍增大的一组心脏类型。主动脉弓无明显膨凸，但也无显著缩小，肺动脉段多平直，心影向两侧增大，心外形似球形或类似烧瓶形，本类型常为双侧负荷增加的心腔变化或心包病变所致，如联合瓣膜病、心脏病变及心包病变等。

（四）移行型心脏

有些心脏病并不具有上述典型心影外形，而是以某类型为主，兼有其他类型，如二尖瓣—主动脉型、二尖瓣—普大型、主动脉—普大型等，甚至构成怪异型的心影外形。

四、肺循环异常的X线表现

肺血流主要受右心室搏出量、肺血管阻力、肺泡内压及肺静脉压等因素影响。肺血的增多与减少主要依赖X线表现，CT和MRI目前尚无明确诊断标准。

（一）肺充血

肺充血是因肺动脉血流量增加所致，主要见于左向右分流的先天性心脏病。X线表现主要为心影肺动脉段膨凸，肺门影增大，肺野内肺动脉分支成比例的增粗，边缘清楚、锐利。长期肺充血可使肺小动脉痉挛，从而使血管内膜增生、管腔狭窄，最后引起肺动脉高压，右下肺动脉干宽径可大于1.5 cm。

（二）肺淤血

左心房、左心室及肺静脉的压力及阻力超过正常范围，使肺静脉回流受阻，血液淤滞于肺静脉系统即为肺淤血。

肺淤血的X线主要表现有：

（1）肺野透过度下降；肺门阴影增大、模糊，肺纹理增粗、紊乱，边缘模糊。

（2）上肺静脉扩张，下肺静脉正常或收缩变细，呈“梅花鹿角”状。

（3）胸膜，特别是叶间胸膜常增厚。

（三）肺水肿

当肺静脉压超过25 mmHg时，可引起肺毛细血管的血浆外渗，并积聚在肺间质或肺泡内，造成肺水肿，分间质性肺水肿和肺泡性肺水肿。

1. 间质性肺水肿

间质性肺水肿多见于慢性左心衰竭和其他肺静脉回流受阻引起的肺静脉压和毛细血管压慢性增高，是肺淤血进一步发展的结果。多为慢性，可无明显症状。X线主要表现为：

（1）肺门阴影增大、模糊，肺野透过度降低，肺纹理增粗、边缘模糊。

（2）间隔线的出现。①Kerley A线：较为少见，表现为细长的线条阴影，常在中肺野，自外围斜行引向肺门，长可达5～6 cm。②Kerley B线：最为常见，在下肺野肋膈角区长2～3 cm、宽约0.1 cm的横线条阴影，常垂直于侧胸壁，为小叶间隔线水肿导致。③Kerley C线：可见于中下肺野，呈网格状，边缘模糊。④胸膜和叶间胸膜增厚或胸膜腔积液。

2. 肺泡性肺水肿

肺泡性肺水肿多为急性左心衰竭引起，也可见于引起肺毛细血管通透性障碍的其他疾病（如毒气吸入等）。常与间质性肺水肿并存。

X线主要表现有：

（1）片状模糊阴影，常以双侧肺门为中心分布，呈“蝶翼状”，也可发生于单侧，肺泡性肺水肿的分布与患者的体位有关，如右侧卧位则发生于右侧。

（2）两肺广泛分布的多发片状模糊阴影，有融合趋势，肺尖及外围较少受累。

（3）肺内阴影变化迅速，随着心衰的控制，肺内阴影可于数日甚至数小时内吸收。

（四）肺血减少

肺血减少主要是肺动脉血流量减少所致，多由于右心排血受阻引起。常见于肺动脉狭窄、三尖瓣狭窄和其他右心排血受阻的先天性心脏病。肺血减少的X线表现为：

（1）肺血管（动脉）纹理变细、稀疏，肺静脉亦相应变细。

（2）肺门血管变细，肺门阴影缩小，右下肺动脉变细。

（3）肺动脉管径明显小于同级支气管管径。

（4）肺野透明度增高。

（5）严重的肺血减少可由支气管动脉建立侧支循环，形成紊乱的网状阴影。

第四节　常见心脏和大血管疾病的影像学诊断

一、风湿性心脏病

（一）病理与临床

风湿性心脏病（rheumatic heart disease，RHD）包括急性风湿性心肌炎和慢性风湿性瓣膜病两个阶段，后者为急性期后遗留下来的心脏瓣膜病变。表现为二尖瓣、三尖瓣、主动脉瓣中有一个或几个瓣膜狭窄和（或）关闭不全。本病的血流动力学改变因受累及瓣膜不同和狭窄程度不同而异。患者初期常常无明显症状，后期则表现为心慌气短、乏力、咳嗽、肢体水肿、咳粉红色泡沫痰，甚至心力衰竭而死亡。本节风湿性心脏病内容主要介绍二尖瓣狭窄的影像学表现。

（二）影像学表现

1. X 线表现

（1）上肺静脉扩张，肺淤血。

（2）心脏增大呈“二尖瓣型”（如图 4－5－8 所示），主要为左心房和右心室增大，左心房增大是二尖瓣狭窄定性诊断的重要依据。

（3）心脏左缘出现四个弓，分别为主动脉结、肺动脉段、左心耳和左心室段。

（4）主动脉结因心搏量少及心脏旋转而变小。

（5）左心室不大或缩小。

（6）二尖瓣瓣膜钙化，为直接征象。

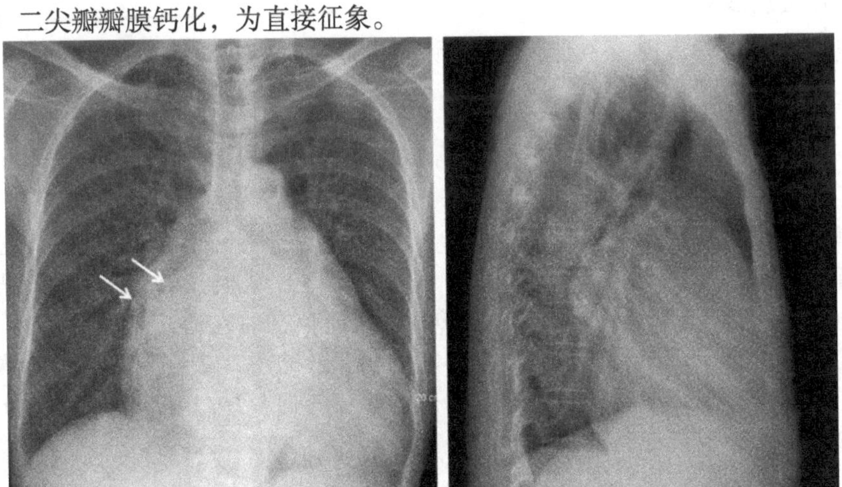

（a）　（b）

图 4－5－8　风湿性心脏病 X 线表现：双房影，主动脉结缩小，肺动脉段隆起，左心缘出现第三心弓

2. CT 表现

常规 CT 检查可以观察瓣叶的钙化及房室大小，并可显示左心房后壁及左心耳部的血栓。多层螺旋 CT（MSCT）心电门控电影成像可显示瓣膜的运动受限及瓣口的狭窄，计算、评估瓣口面积及返流量（如图 4-5-9 所示）。

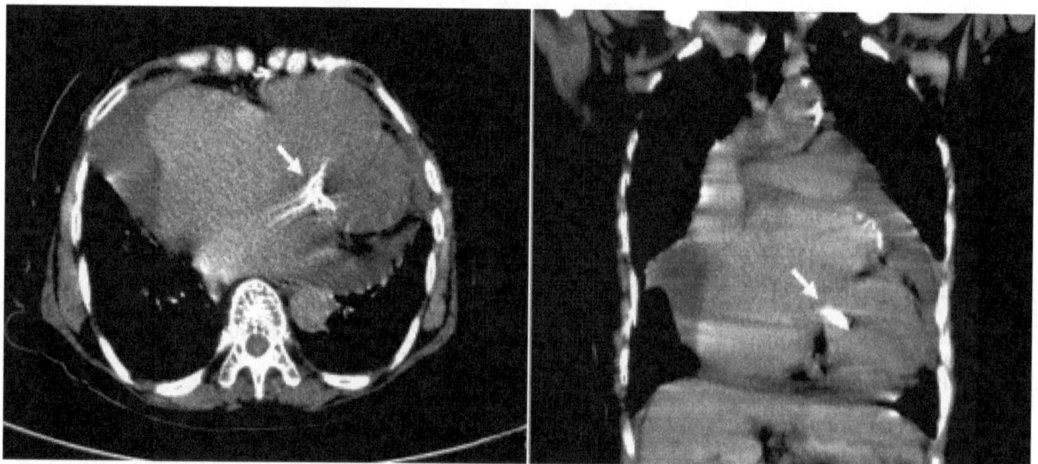

(a)　　(b)

图 4-5-9　风湿性心脏病 CT 表现：二尖瓣钙化（箭），左心房、右心房增大，心包积液

3. MRI 表现

MRI 观察瓣膜钙化不如 CT，MRI 可显示房室的大小及心腔内的血栓，梯度回波序列的 MRI 电影成像可显示血流通过狭窄及关闭不全的瓣口后形成的低信号涡流，更有利于瓣膜狭窄、关闭不全等功能性评价。

（三）鉴别诊断

根据典型影像学表现，一般不难做出诊断，特别是 CT 和 MRI。

二、房间隔缺损

（一）病理与临床

房间隔缺损（atrial septal defect，ASD）是最常见的先天性心脏病之一。按缺损部位分为第一孔型（原发孔型）和第二孔型（继发孔型）缺损。第二孔型房间隔缺损位置居房间隔中心部位，此型多见，约占 80%。缺损存在时左心房血液分流入右心房，加重右心系统的负荷，导致右心房和右心室的扩张、肥厚，最终出现肺动脉高压。早期可无症状，后期因肺动脉高压出现劳累后心悸、气促，易患呼吸道感染。听诊胸骨左缘第 2 肋间收缩期杂音。

（二）影像学表现

1. X 线表现

（1）肺充血。

（2）心影增大呈“二尖瓣型”，肺动脉段突出，主动脉结缩小。

（3）右心房及右心室增大。

（4）肺动脉高压时透视下可见“肺门舞蹈”征（如图4－5－10所示）。

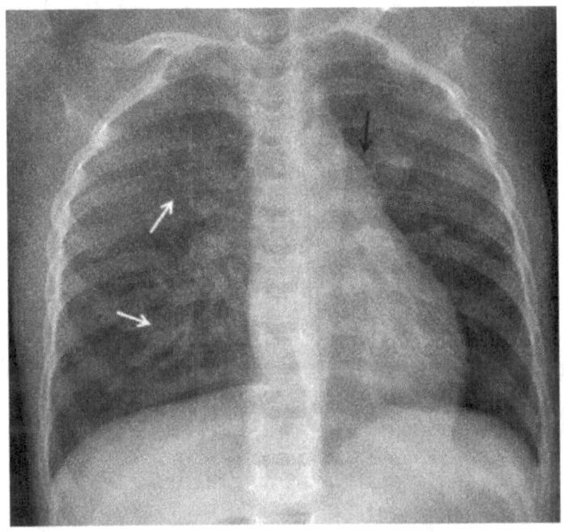

图4－5－10　房间隔缺损X线表现：肺血增多（白色箭头）；肺动脉段突出（黑色箭头），主动脉结缩小

2. CT表现

MSCT扫描能够显示房间隔缺损的部位和大小，是诊断的直接征象。主要征象为：心房层面房间隔连续性中断，右心房、右心室增大，肺动脉主干增宽（如图4－5－11所示）。

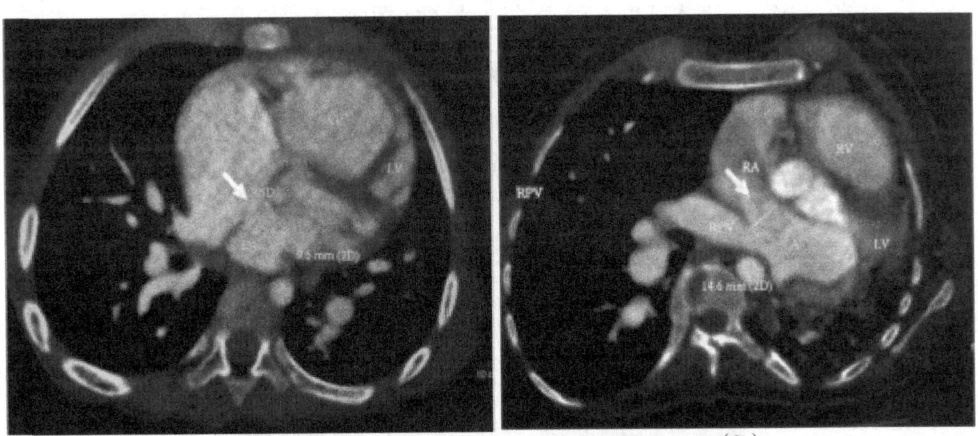

（a）　（b）

图4－5－11　房间隔缺损CT表现

3. MRI表现

MRI可以从以下方面为房间隔缺损提供直接和间接的诊断依据：

（1）在垂直于室间隔的长轴位上，用常规序列成像可显示房间隔信号的缺失。

（2）在上述层面用 MRI 电影序列可显示房间隔信号的缺失和血流的动态表现。

（3）在增强扫描序列上，通过后处理可显示左、右心房间的异常沟通。此外，MRI 对于显示肺动脉增粗、右心房室的扩大等间接征象均有很高的精确度。

（三）鉴别诊断

根据典型的 CT 和 MRI 表现，一般不难做出诊断。

三、法洛四联症

（一）病理与临床

法洛四联症（tetralogy of Fallot，F4）是最常见的紫绀型先天性心脏病。基本畸形包括：①肺动脉狭窄、肺动脉瓣或（和）瓣下狭窄；②室间隔缺损；③主动脉骑跨；④右心室肥厚。肺动脉狭窄多为中到重度，以漏斗部狭窄或合并肺动脉瓣环、瓣膜部狭窄多见。室间隔缺损主要位于膜部。主动脉根部前移，骑跨于室间隔之上，管径增粗。右心室肥厚为继发性狭窄，与肺动脉狭窄有关。临床上，患者发育迟缓，活动能力下降，常有气急表现，喜蹲踞或有晕厥史。紫绀多于生后 4 ~ 6 月出现，伴有杵状指。

（二）影像学表现

1. X 线表现

（1）肺血减少，肺纹理纤细，肺门影缩小。

（2）心影呈“靴型”，心腰凹陷，心尖上翘，右心室增大。

（3）主动脉增宽，部分可见右位主动脉弓（如图 4 – 5 – 12 所示）。

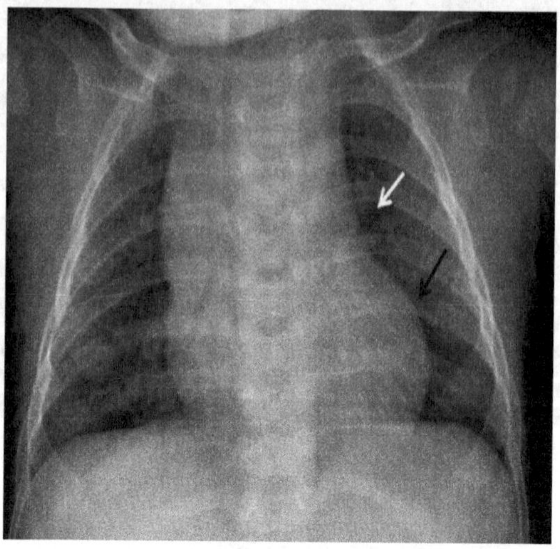

图 4 – 5 – 12　法洛四联症 X 线表现

2. CT 表现

MSCT 增强扫描结合三维重建及容积重建，可直观显示肺动脉狭窄、室间隔缺损、主动脉骑跨和右心室肥厚及并存畸形等直接征象（如图 4－5－13 所示）。

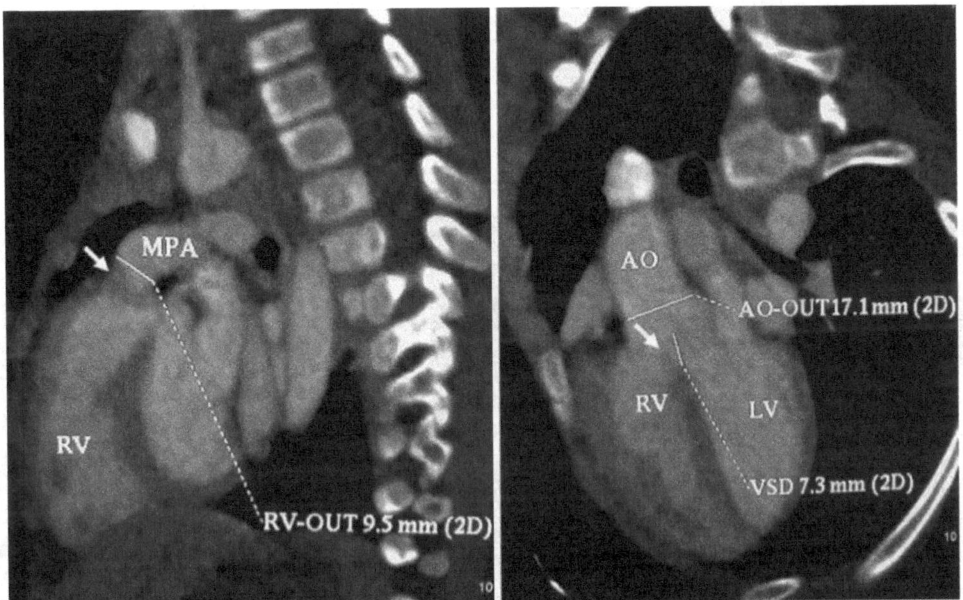

（a）　　（b）

图 4－5－13　法洛四联症 CT 表现

3. MRI 表现

SE（自旋回波）序列横轴位及斜冠状位可清晰显示右心室流出道狭窄，常在漏斗部狭窄，并和肺动脉狭窄间形成“第三心室”；MRI 可显示右心室壁的明显肥厚，甚至达到和超过左心室壁的厚度；升主动脉扩张、前移，并骑跨于室间隔之上，矢状位扫描常可显示增大前移的主动脉、狭小的肺动脉瓣环、漏斗部狭窄和室间隔缺损。

（三）鉴别诊断

需与其他一些合并肺动脉狭窄的紫绀型先天性心脏病鉴别，如右心室双出口、大动脉转位、单心室、三尖瓣闭锁、肺动脉闭锁等。CT 和 MRI 显示畸形较清楚，不难诊断。

四、主动脉瘤

（一）病理与临床

主动脉瘤（aortic aneurysm，AA）是主动脉局部病理性扩张，分为真性动脉瘤与假性动脉瘤两类。真性动脉瘤由动脉壁的三层组织结构组成；假性动脉瘤为动脉壁破裂后由血肿与周围包绕的结缔组织构成。依动脉瘤扩张形态分为囊状、梭形和混合型等。

任何动脉瘤均可有进展、增大终至破裂。常见症状与体征为：疼痛、压迫症状如气道压迫引起呼吸困难、气短、咳嗽、声音嘶哑等，体表搏动性膨凸，听诊可有杂音与震颤。

（二）影像学表现

1. CT 表现

主要表现为主动脉管径的增大，呈囊状或梭形扩张。MSCT 增强扫描结合三维重建可显示动脉瘤的大小、形态、部位及瘤体与周围结构的关系，能区分真性动脉瘤和假性动脉瘤，还能显示动脉瘤内血栓（如图 4－5－14 所示）。

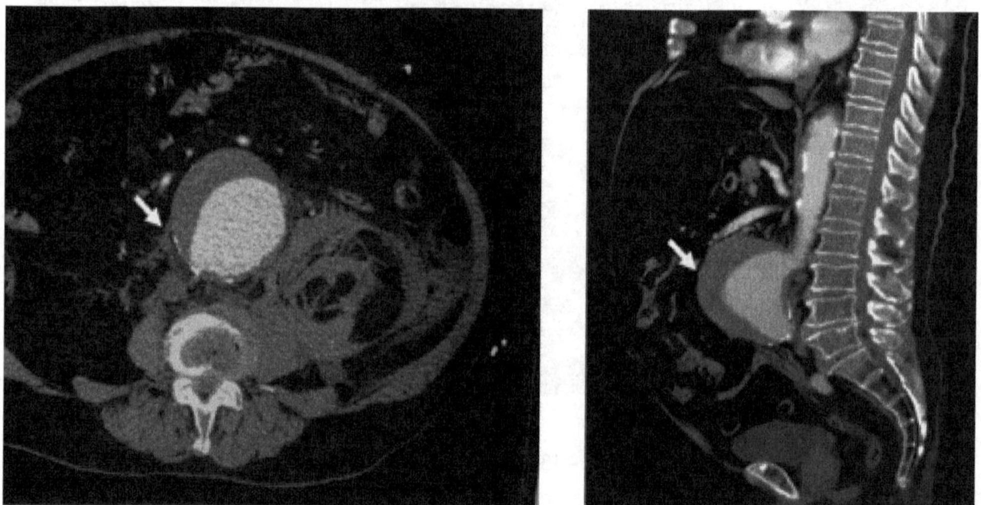

（a）　　　　　　　　　　（b）

图 4－5－14　主动脉瘤 CT 表现：腹主动脉中下段管腔明显扩张；瘤腔破裂部分血液渗出至腹膜后

2. MRI 表现

在形态上与 CT 表现相同。MRI 亮血序列无须对比增强即可显示主动脉内腔、管壁及其与周围组织结构的关系等，以及血流动态变化，通过三维成像有利于显示主动脉瘤的形态、大小、类型、病变的纵行范围、瘤壁、附壁血栓及瘤体与主动脉主支的关系。

（三）鉴别诊断

具有典型的 CT 和 MRI 表现，一般不难做出诊断。

五、主动脉夹层

（一）病理与临床

主动脉夹层（aortic dissection，AD）是由多种病因导致主动脉内膜撕裂，血流经内膜撕裂口灌入中膜，使主动脉壁中内膜分离形成血肿或所谓“双腔”主动脉，即扩张的假腔和受压变形的真腔。按 DeBaKey 分型，Ⅰ型夹层广泛，破口在升主动脉；Ⅱ型局限于升主动脉，破口也在升主动脉；Ⅲ型局限或广泛，破口均在降部上端。还有一种临床较为简单、实用的分型，根据破口位置，破口位于升主动脉的为 Stanford A 型，破口不在升主动脉的为 Stanford B 型。

急性主动脉夹层最常见的症状是突发的剧烈胸背疼痛（约占90%），严重者可发生休克，夹层血肿累及或压迫主动脉主支时肢体血压、脉搏不对称，如血肿外穿可有杂音和心包填塞征。慢性者可无临床表现。若不及时治疗，80%于发病后 6 周内死亡。

（二）影像学表现

1. CT 表现

（1）平扫：可显示钙化内膜内移，假腔内血栓，以及主动脉夹层血液外渗、纵隔血肿、心包和胸腔积血等。

（2）增强：可见主动脉双腔和内膜片；通常真腔较窄，充盈对比剂较快，而假腔较大，充盈对比剂较慢；可显示内膜破口和再破口及主要分支血管受累及情况，包括冠状动脉、头臂干和肾动脉开口等；MSCT 还可观察主动脉瓣和左心室功能（如图 4－5－15 所示）。

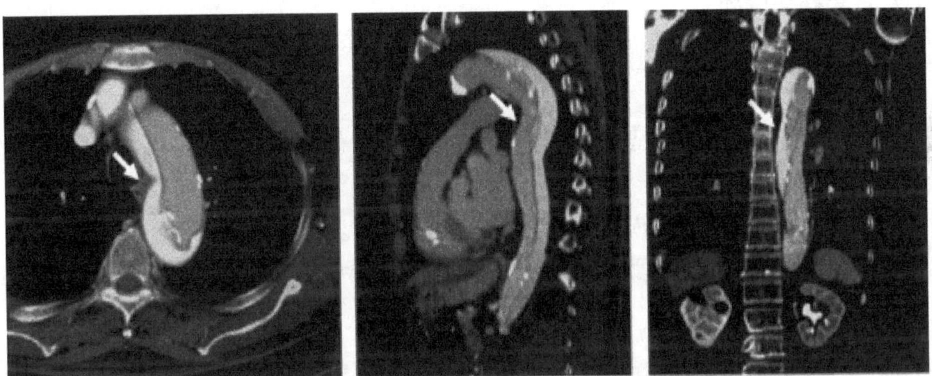

（a）　（b）　（c）

图 4－5－15　主动脉夹层 CT 表现：降主动脉内膜片及真假腔；假腔较大，密度较低

2. MRI 表现

（1）真假腔和内膜片及病变范围：真假双腔信号强度可相同或不同，二者之间可见线状结构的内膜片，通常假腔明显大于真腔。

（2）内膜破口或再破口表现为内膜片连续中断，MRI 电影成像可见破口处血流往返或假腔侧的血流信号喷射征象，再破口位于病变远端。

（3）主要分支血管受累及情况，包括血管起源于假腔、血管狭窄和内膜片累及血管及实质脏器血流灌注减低。

（4）相关并发症：包括主动脉瓣关闭不全、左心室功能不全、心包积液、胸水、假性动脉瘤等。

（三）鉴别诊断

鉴别诊断包括主动脉壁内血肿（IMH）和穿透性动脉粥样硬化性溃疡（PAU）。它们的发病诱因和临床表现与主动脉夹层有许多共同之处。IMH是主动脉中膜内滋养血管破裂出血形成的壁内血肿，影像学表现是环形或新月形主动脉壁增厚，没有内膜片、内膜破口和溃疡。PAU是在主动脉粥样硬化基础上形成溃疡，可伴有局限性主动脉壁内血肿。

六、肺动脉栓塞

（一）病理与临床

肺动脉栓塞（pulmonary embolism，PE）简称肺栓塞，是肺动脉分支被血栓堵塞后引起的相应肺组织供血障碍。大多数肺栓塞病人的栓子源自下肢的深静脉血栓，久病卧床、妊娠、外科手术后、心肌梗死、心功能不全和抗血栓因子Ⅲ缺乏发生的深静脉血栓，是发生肺栓塞的主要病因。肺栓塞的临床表现多种多样，主要决定于阻塞的肺段数。主要症状包括呼吸困难、胸痛、咯血、惊恐、咳嗽、晕厥等。常见体征有：发热、呼吸急促、心率增加、紫绀等。实验室检查可发现D－二聚体增高等。

（二）影像学表现

1．CT表现

肺动脉增强MSCT显示：

（1）肺动脉腔内偏心性或类圆形充盈缺损，充盈缺损位于管腔中央即出现“轨道征”和管腔闭塞。

（2）附壁性环形充盈缺损，致管腔不同程度狭窄。

（3）间接征象包括主肺动脉增宽、局限性支气管—血管束稀疏、肺梗死和胸腔积液（如图4－5－16所示）。

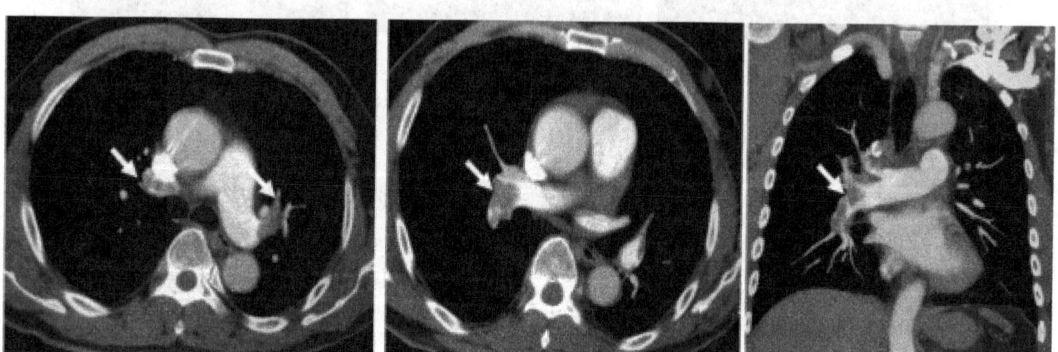

（a）（b）（c）

图4－5－16　肺动脉栓塞CT表现：左、右肺动脉主干及其叶段分支内充盈缺损

2. MRI 表现

三维增强磁共振肺动脉造影已能显示肺段和部分亚段一级的肺动脉分支，并通过肺动脉腔内充盈缺损和分支截断等征象确定肺动脉栓塞的部位和范围，对于肺段以上的大分支还可显示狭窄的程度。

（三）鉴别诊断

主要与原发肺动脉肿瘤鉴别。肿瘤主要发生于主肺动脉，一般单侧发病，多为腔内完全性充盈缺损，CT 增强扫描可有强化，可向腔外侵犯。

第六章 消 化 系 统

第一节 检 查 方 法

消化系统由消化道和消化腺两部分组成。消化道包括口腔、咽、食管、胃、小肠及大肠等。消化腺有腮腺、下颌下腺、舌下腺、肝和胰等。

一、消化道检查方法

胃肠道是一个宽窄不等的软组织管腔，平片不能良好显示，需引入对比剂直接或间接显示胃肠道的形态、腔内情况、黏膜皱襞及功能等，对胃肠道常见病，如溃疡、癌肿等，有重要诊断价值。

根据解剖与功能的差别，X 线检查方法有下列几类：

（一）普通检查

1．透视

腹部透视大多采用立位或卧位，其优点是操作简便。主要应用于诊断胃肠道穿孔与肠梗阻，还可以显示胃肠道气体的分布、形态和不透光 X 线致密影，观察膈肌及胃肠异物活动情况。

2．摄片

摄片又称腹部平片，范围应上至膈肌，下至耻骨联合上缘。摄影与透视相比可更清楚地显示胃肠道气体、腹部钙化及实质脏器的形态、位置等。最常用的是仰卧位，但怀疑胃肠道穿孔时需采用立位投照，肠梗阻患者则需同时仰卧位及立位摄片。

（二）造影检查

1．钡餐

胃肠道检查所用的对比剂是医用硫酸钡，由于钡的原子序数高，不易被 X 线穿透，在胃肠道内与周围器官形成明显对比。根据不同检查部位，使用前将硫酸钡加温开水调成不同浓度的混悬液，口服后检查胃肠道称为钡餐检查。根据病情要求可进行包括食管至结肠的检查，观察其形态和功能变化。对于临床怀疑有胃肠道穿孔、肠梗阻等患者，应改用碘制剂造影，但对碘过敏者禁用。

钡餐检查应包括黏膜相及充盈相。黏膜相，即使用少量钡剂显示黏膜皱襞轮廓、结构；充盈相，即使稀钡充满受检器官，使其轻度扩张，显示其形态、轮廓和蠕动等情况。

气钡双重造影：口服适量钡剂和产气剂，胃腔充气扩张，在黏膜面上涂布黏附均匀薄层钡剂，形成良好的气钡双重对比，可清楚地显示黏膜的微细结构，如胃黏膜的胃小区、胃小沟，有利于发现表浅的细小病灶，对胃肠道早期癌肿的发现有重要价值。

2. 钡灌肠

钡灌肠主要用于检查结肠。使用气钡双重造影可提高诊断准确率。检查时患者取头低 30°俯卧位，将硫酸钡经肛管注入直肠、乙状结肠、降结肠、脾曲，再改换体位（右侧卧位）再注入气体，使钡剂直达升结肠。撤除肛管后，让患者翻转 1 ~ 2 次，按不同体位分别摄取各段结肠，均能获得良好的双对比影像。

二、肝胆胰脾检查方法

肝胆胰脾的影像诊断方法有常规 X 线、CT、MRI、超声、血管造影等，各种检查方法都有各自的特点及限度。本节主要介绍 CT、MRI 在肝胆胰脾中的应用。

（一）肝、胆、胰、脾 CT、MRI 检查方法

1. 检查前准备

禁食 6 ~ 8 h，扫描前半小时空腹口服 500 ~ 800 mL 温白开或清水，充盈胃和小肠。MRI 检查无须口服对比剂。

2. 平扫

扫描范围自膈顶开始至胰头钩突。

3. 增强扫描

常规应行三期增强扫描。经肘静脉注入对比剂，注射后 20 ~ 25 s 行第一次扫描，即为动脉期；55 ~ 60 s 行第二次扫描，即为门脉期；2 ~ 3 min 扫描为延迟期。三期扫描，有利于观察肝、胆、胰、脾及病灶的血流动态，对肿瘤的检出、定性诊断及鉴别诊断有很大的价值。对比剂的使用中，CT 检查采用碘对比剂，MRI 检查则采用 Gd - DTPA（钆喷酸葡胺）对比剂。

（二）磁共振胰胆管造影（MR cholangiopancreaticography，MRCP）

MRCP 采用重 T_2WI 序列，消除了实质性脏器的信号影响，使静态的液体保持高信号，并可多方向重建，是诊断梗阻性胆道扩张的无创、有效的方法。

第二节　消化道正常及基本病变异常影像学表现

一、消化道正常影像学表现

（一）食管

食管始于环状软骨下缘（相当于第 6 颈椎水平），止于胃贲门（相当于第 11 胸椎水平），食管有两处生理性狭窄，即入口与咽连接处、膈食管裂孔处。右前斜位是观察食管的常规位置，在其前缘可见三个压迹，从上到下依次为主动脉弓压迹、左主支气管压迹及左心房压迹。食管充盈像：食管吞钡充盈，轮廓光滑整齐，宽度可达 2 ~ 3 cm；食管黏膜像：少量充钡，黏膜皱襞表现为数条纵行、相互平行的纤细条纹状阴影图（如图 4 –6 –1 所示）。

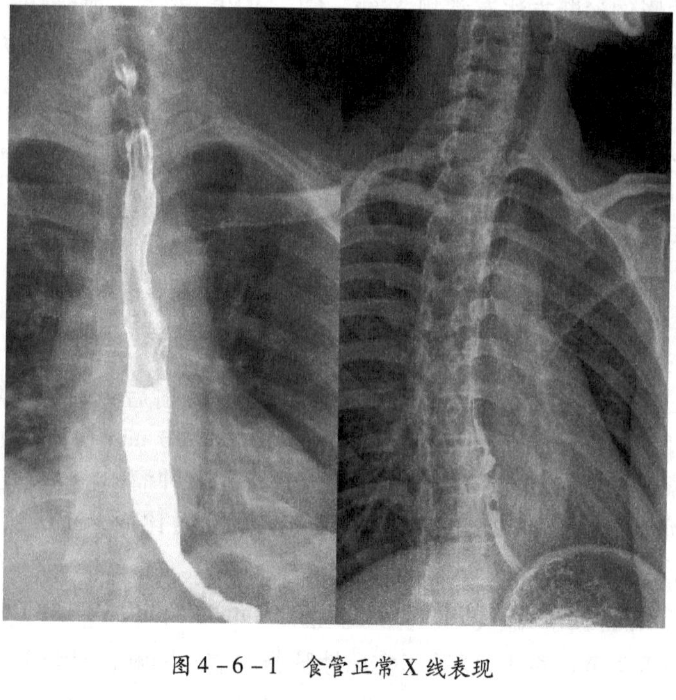

图 4 –6 –1　食管正常 X 线表现

（二）胃

1．胃的 X 线解剖分区

胃一般分为贲门、胃底、胃体及胃窦 4 部分。胃底为贲门水平线以上部分，立位时含气，称胃泡。贲门至胃角的一段称胃体。胃体与胃窦小弯拐角处，也称角切迹。胃轮廓的右缘为胃小弯，左缘为胃大弯。胃角至幽门管斜向右上方走行的一部分，称胃窦。

2. 胃型和张力

胃的形状与体型、张力及神经系统的功能状态有关，一般可分为4种类型。

(1) 牛角型：位置、张力均高，呈横位，上宽下窄，胃角不明显，形如牛角。多见体型胖者。

(2) 钩型：位置、张力中等，胃角明显，胃的下极大致位于髂嵴水平，形如鱼钩。

(3) 瀑布型：胃底大呈囊袋状向后倾，胃泡大，胃体小，张力高。充钡时，钡剂先进入后倾的胃底，充满后再溢入胃体，犹如瀑布。

(4) 长钩形：又称为无力型胃，位置、张力均低，胃腔上窄下宽如水袋状，胃下极位于髂嵴水平以下，见于瘦长体型人。

3. 胃黏膜皱襞

胃黏膜皱襞的形状及粗细，随蠕动和黏膜肌层的收缩及黏膜下层的血管充盈情况而发生变化。黏膜皱襞有纵行、斜行及横行3种。胃体黏膜皱襞常表现为与胃体平行的数条纵行皱襞，靠近胃小弯侧光滑，靠近胃大弯的皱襞渐弯曲为斜行或横行，显示胃大弯轮廓为锯齿状（如图4-6-2所示）。胃窦收缩状态时皱襞呈纵行（与长轴一致），舒张状态时多呈斜行或横行。胃底部黏膜皱襞和大弯侧相似。正常胃窦黏膜皱襞宽度一般不超过0.5 cm，胃体大弯锯齿状边缘处皱襞较粗，可宽达1 cm。

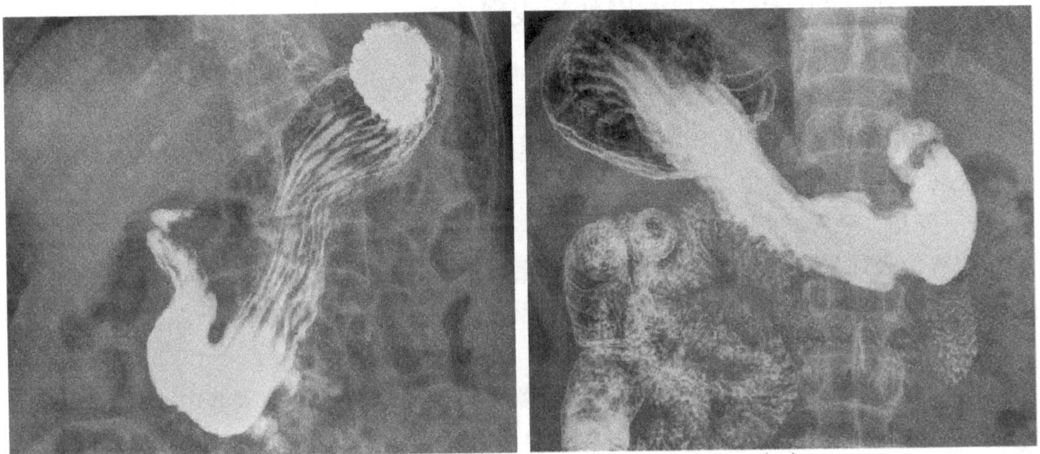

(a) (b)

图4-6-2 胃黏膜相（a）及充盈相（b）

4. 胃轮廓、柔软度及移动度

正常胃充盈后轮廓光滑，仅胃底及大弯缘可呈锯齿状。胃壁柔软，有一定的移动度，胃底及幽门部移动度较小。

5. 胃蠕动及动力

服钡后1~2 min即出现蠕动。蠕动由胃体上部开始，由浅渐深，向幽门方向推进，胃窦呈向心性收缩将钡剂排入十二指肠。

动力指胃内容物排出的快慢，它和蠕动的强弱、张力的高低及幽门状态等有密切关系。一般钡餐后 1 ~5 min 胃开始排出，1 ~2 h 可排空，如果 6 h 仍有钡剂存留胃内，即为排空延迟，系器质性或功能性病变所致。

（三）十二指肠

十二指肠可分为球部、降部、横部及升部。全程呈 C 形，上与幽门连接，C 型环包绕胰腺头部，其远端接空肠处称十二指肠空肠曲。

（四）空肠与回肠

空肠大部位于左上腹，肠腔较回肠稍宽，有深而密的环状皱襞，钡充盈时呈羽毛状，钡剂少时则表现为雪花状。回肠黏膜皱襞较细而不明显，呈细羽毛或平行纹理，至回肠末端常为纵行排列。服钡后 2 ~6 h 钡的先端可达盲肠，7 ~9 h 小肠排空。

（五）大肠

大肠包括盲肠、结肠、直肠。盲肠为回盲瓣入口下方的盲囊，阑尾多位于其内下侧。结肠分升、横、降、乙状结肠。大肠充钡后，X 线主要特征为结肠袋，表现为对称的袋状突出；结肠黏膜皱襞表现为横、纵、斜三种，三者互相交错形成规律的条纹。一般服钡后 6 h 可达升结肠，12 h 达降结肠，1 ~2 d 排空。

二、胃肠道基本病变异常影像学表现

（一）轮廓的改变

胃肠道管腔充满钡剂后，形态光滑规整。若管壁发生病变，轮廓就随之发生改变。一般表现为以下几种征象。

1．龛影

切线位表现为充钡胃肠道的局部向外突出的含钡影像，轴位表现为致密钡点与器官重叠。病理基础是胃肠道管壁的局部溃烂缺损，以胃窦和十二指肠球部多见。

2．憩室

憩室表现为胃肠道轮廓上向外膨出的囊袋状影像，黏膜可伸入其中。病理基础是消化道管壁局部发育不良、肌壁薄弱和管内压增高致使该处管壁膨出器官轮廓外。

3．充盈缺损

充盈缺损表现为充钡后，胃肠道管腔的局部因隆起性病变而不能使该处充盈。多见于胃肠道肿瘤，是肿瘤的直接征象。也可见于胃肠道炎性肉芽肿和异物。

（二）黏膜与黏膜皱襞的改变

黏膜皱襞具有可塑性，一般 X 线所见的黏膜皱襞仍然具有规则的形状，任何固定的形态发生改变都是异常表现。黏膜皱襞的检查非常重要，对早期发现病变和鉴别诊断具有很大帮助。

1．黏膜皱襞的肥厚与迂曲

黏膜皱襞的肥厚与迂曲表现为钡餐检查中透明条纹影的增宽，常伴有黏膜皱襞的

迂曲与紊乱。多见于慢性胃炎和食管胃底静脉曲张，病理基础为黏膜和黏膜下层的炎症、水肿和结缔组织增生。

2. 黏膜皱襞平坦

黏膜皱襞平坦表现为皱襞的条纹变得不明显，严重时可完全消失。主要原因有两种：一是黏膜和黏膜下层的炎症水肿所致，另一类是黏膜和黏膜下层被肿瘤细胞浸润。

3. 黏膜纠集

黏膜纠集表现为皱襞从四周向病变区集中，呈现放射状，常由慢性溃疡病变的疤痕挛缩所致。亦可见于硬癌，但皱襞僵硬而不均匀。

4. 黏膜破坏

黏膜破坏表现为黏膜皱襞消失，形成杂乱无章的钡影，黏膜皱襞的连续性中断。常见原因为恶性肿瘤的侵蚀。

5. 胃小区和胃小沟的异常

胃小区和胃小沟的异常在气钡双重造影时才能显示，对疾病的诊断具有重要的价值。

（三）管腔大小的改变

胃肠道管腔改变有狭窄和扩张两类。

（四）位置及可动性的改变

邻近病变的压迫可改变胃肠道的位置，胃肠道的移动性受限主要见于黏连性病变。先天性固定不良或腹水，肠管移动性变大。

（五）功能性改变

功能性改变包括张力、蠕动、运动力和分泌功能等发生变化，器质性病变肯定伴有功能性改变，但有功能性改变不一定伴有器质性病变。

1. 张力的改变

胃肠道有一定的张力以维持其管腔的大小。张力由神经系统调节，迷走神经兴奋使张力增高，交感神经兴奋和迷走神经麻痹使张力降低，管腔扩大，如麻痹性肠梗阻；张力高则管腔变窄。溃疡局部刺激也可使管腔痉挛、狭窄。

2. 蠕动的改变

蠕动增强表现为蠕动波增多、加深和运行加快，蠕动减弱表现为蠕动波减少、变浅和运行缓慢。

3. 运动力的改变

动力改变以钡剂到达和离开某部位的时间判断。胃的排空时间约 4 h，小肠的排空时间约 9 h，超过上述时间仍未排空则称为排空延迟。

4. 分泌功能的改变

胃肠道疾病可引起分泌功能的改变。

第三节 肝、胆、胰、脾正常影像学表现

一、肝脏

正常肝脏位于右上腹腔。肝脏内部包含丰富的脉管系统，包括肝动、静脉、门静脉、肝内胆管。肝脏主要由静脉系统供血，门静脉、肝静脉粗大，肝动脉细小。肝脏分为五叶八段，由肝中静脉将肝脏分为左右两叶，又由肝左静脉将肝左叶分为左内叶、左外叶，肝右静脉将肝右叶分为右前叶、右后叶。

不同层面上，所显示的肝脏各叶、段的大小、形状有所不同。第一肝门层面：位于肝脏下面的中心部，是门静脉、肝动脉、肝总管伴行进出肝脏的部位，可显示“H”形低密度带状影。右纵裂为胆囊窝，左纵裂为肝镰状韧带，中间为肝门，内含肝动脉、门静脉和肝管。左纵裂左侧为左叶，右纵裂右侧为右叶，两裂之间肝门前方为方叶，肝门后方为尾叶。第二肝门层面：位于肝顶部、第一肝门上方，是肝静脉出肝汇入下腔静脉的部位，肝左、中、右三条静脉在接近同一层面汇入下腔静脉。

1. CT 表现

肝脏 CT 平扫密度均匀，CT 值为 40 ~ 70 Hu，密度高于脾脏、胰腺。血管表现为条状、分支状低密度影。CT 增强双期扫描时，肝实质和血管均强化，动脉期肝动脉有对比剂呈高密度，门静脉期则门静脉呈高密度（如图 4 – 6 – 3 所示）。

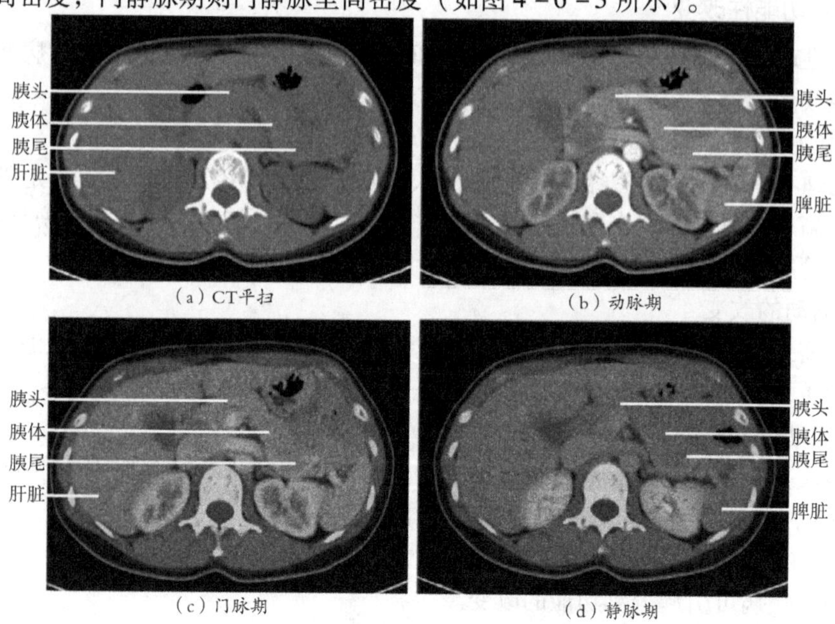

图 4 – 6 – 3 正常肝脏、胰腺、脾脏的 CT 表现

2. MRI表现

正常肝脏蛋白质含量丰富，自由水含量较小，因此 T_1 和 T_2 弛豫时间均较短。T_1WI 上，正常肝实质表现为中等信号，高于脾脏和肌肉组织的信号；T_2WI 表现为低信号，明显低于脾脏信号，信号强度均匀一致。肝内血管可表现为流空，也可因流速较慢而产生信号。增强后的表现与CT相似（如图4-6-4所示）。

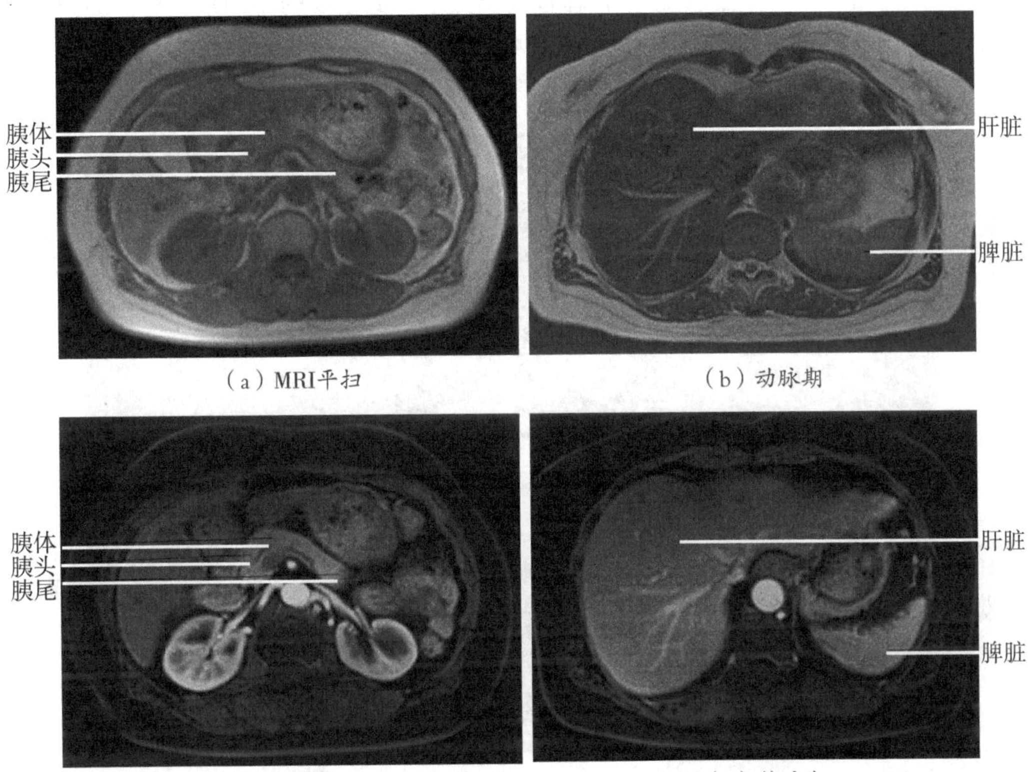

（a）MRI平扫 （b）动脉期

（c）门脉期 （d）静脉期

图4-6-4 正常肝脏、胰腺、脾脏的MRI表现

二、胆道

肝内、外胆管的划分是以肝左、右管开口为界，开口以上为肝内胆管系统。肝外胆管系统包括肝总管、胆囊和胆总管。

肝内胆管的分支与门静脉、肝动脉的分支基本一致，肝左、右管汇合成肝总管。

肝总管的长度，因胆囊管与其汇合部位的不同而有所差异，成人最长的为7.5 cm，最短的为1.0 cm，范围多在2.1～4.0 cm。肝总管下端与胆囊管汇合成胆总管。

胆囊正常位于肝左内侧段的下外侧胆囊窝内，形状呈卵圆形、圆形，边界清晰，分胆囊底、胆囊体、胆囊颈三部分，胆囊壁菲薄，厚度1～2 mm。胆囊管为颈部直接延续，直径2～3 mm，长3～4 cm。

胆总管的长度取决于胆囊管与肝总管汇合处的高低，成人长 7 ~ 9 cm，直径 0.6 ~ 0.8 cm。根据胆总管的行径与毗邻，将胆总管分为四段：胰腺上段、胰腺段、胰腺下段及十二指肠壁内段。胆胰管汇合成肝胰壶腹，并开口于十二指肠大乳头。

1. CT 表现

CT 扫描正常肝内、外胆管不显影，当扩张时才显示。扩张的肝内胆管表现为以肝门向肝内延伸的树枝状低密度影。胆总管表现为水样低密度的小圆形阴影。胆囊内含胆汁，密度近似于水，为 5 ~ 30 Hu。注射对比剂后，胰头部实质和血管增强，胆总管可以显示得更清晰（如图 4 - 6 - 5 所示）。

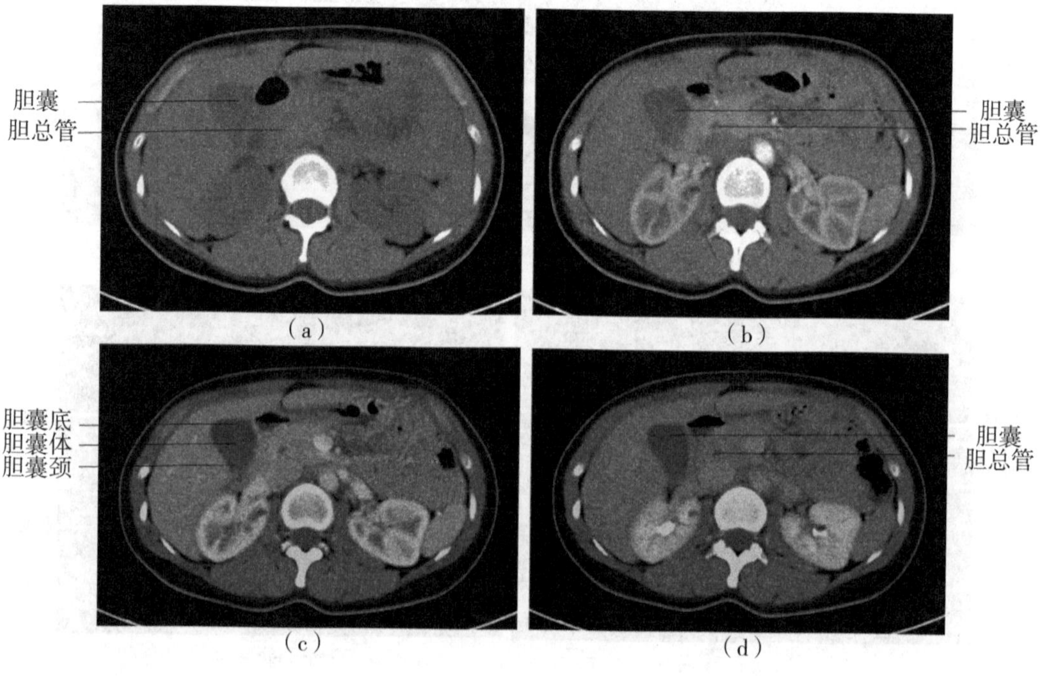

图 4 - 6 - 5　正常胆道的 CT 表现

2. MRI 表现

MRI 横断面图像显示胆囊形状与 CT 相同，冠状面表现为长圆形位于肝门部。胆囊及胆管内含有胆汁，T_2WI 上呈高信号，T_1WI 则因其内容物性质不同而变化。如水分较多，T_1WI 为低信号，胆汁浓缩后，胆固醇等成分相对升高，T_1WI 表现为高信号。胆管若显示，T_1WI 多为低信号，T_2WI 为高信号（如图 4 - 6 - 6 所示）。MRCP 能无创立体显示肝内外胆管，显示率达 90% ~ 100%，优于 PTC、ERCP、CT 和超声检查（如图 4 - 6 - 7 所示）。

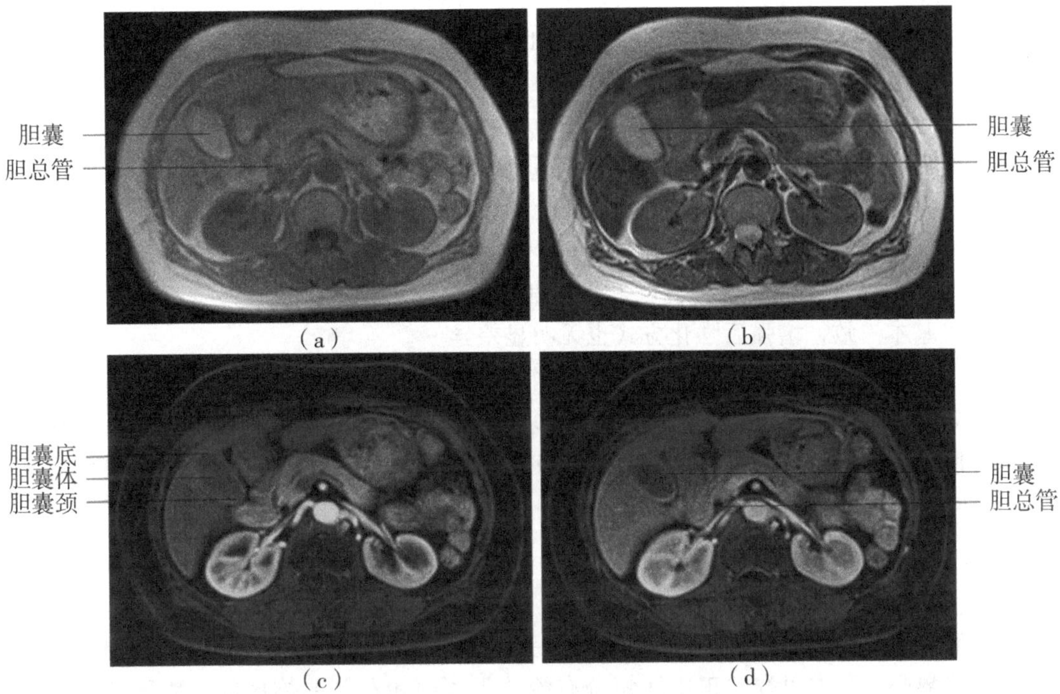

图 4-6-6　正常胆道的 MRI 表现

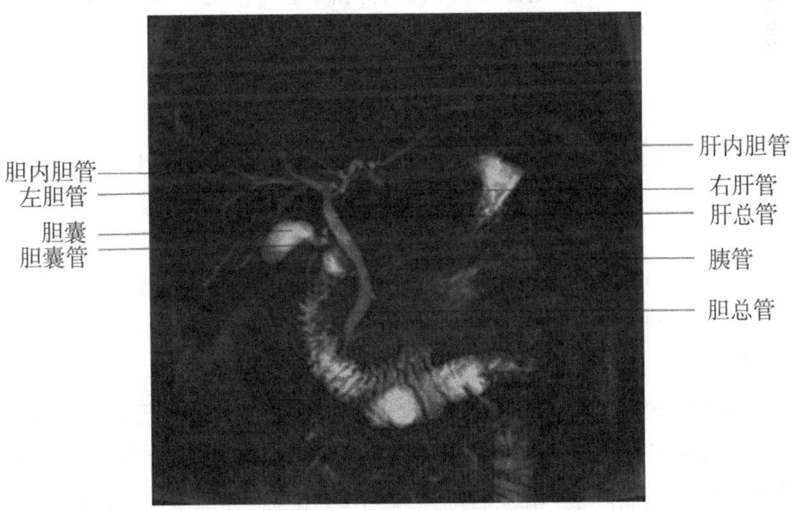

图 4-6-7　正常胆道的 MRCP 表现

三、脾脏

脾脏是最大的外周淋巴器官，位于左上腹，呈新月状，其长轴与第 10 肋骨基本一致，大小个体间差异较大。一般成人约12 cm，宽约7 cm，厚3~4 cm，其最长径跨越3~5个肋单元（一根肋骨或一个肋间隙为1个肋单元），其下缘一般不超过肝脏下缘。

1．CT表现

脾脏平扫密度均匀，正常CT值50 Hu左右，略低于肝脏密度，与胰腺近似。脾脏外侧缘光滑，但其内侧面形态不规则，可呈波浪状或分叶状。最长径不超过5个肋单元。增强扫描脾脏强化明显，动脉期因对比剂在脾血窦内分布不均而强化明显不均匀，静脉期密度均匀，趋于一致。在脾脏附近，特别是脾胃韧带和大网膜中，常常可见副脾，大小不等，通常为一个，也可多个。副脾可与脾脏相连，也可独立存在，平扫与正常脾脏基本一致，增强后强化方式也无明显差异。

2．MRI表现

MRI横断面图像显示脾脏的大小形态与CT相似。由于脾脏富含血窦，T_1、T_2弛豫时间比肝脏、胰腺都长，T_1WI呈低信号、T_2WI呈高或稍高信号。脾脏血管呈黑色流空信号。增强后的表现与CT相似。

四、胰腺

胰腺为人体第二大消化腺。胰腺分为头、颈、体、尾四部分，四部分逐渐变细，但无明显界限，基本以脊柱正中线划分右侧的头颈部和左侧的体尾部。胰尾各面均有腹膜遮盖，其余胰腺各部均为腹膜后器官。主胰管位于胰腺实质偏后方，沿胰腺长轴分布，并贯穿胰腺头尾部，管径自尾部向头部逐渐增大，尾段为1~2 mm，头段为2~4 mm。在主胰管上方还存在副胰管，开口于十二指肠小乳头，其同主胰管之间多存在交通。

1．CT表现

胰腺CT平扫密度均匀，正常CT值为30~50 Hu，略低于肝脏，与血管和脾脏接近。肥胖者由于脂肪浸润，胰腺可显示为羽毛状结构。胰腺形似一卧蚕状，外形厚薄的改变是逐渐、光滑、连续的，前后径厚度：头部3 cm、体部2.5 cm、尾部2 cm。增强后正常胰腺属富血供脏器，强化明显，且各部分强化均匀一致，其同周边动静脉间的解剖关系可以清晰显示。

2．MRI表现

胰腺腺体内含有较多水样蛋白成分，T_1WI信号较高，与肝脏信号接近，胰腺周围脂肪呈高信号，胰腺轮廓显示比较清晰，如运用脂肪抑制能使胰腺轮廓显示尤为满意。T_2WI上胰腺信号稍高于肝脏。增强后的表现与CT相似。MRCP显示主胰管呈线条状高信号。

第四节 食管疾病

一、食管癌

（一）病理与临床

食管癌（esophageal carcinoma）为常见的恶性肿瘤之一。肿瘤多位于食管中、下段，以鳞癌最多见，而贲门端则多为腺癌。根据病理及影像表现将食管癌分为 4 型：浸润型、增生型、溃疡型和混合型。按病变的发展阶段可分为早期癌和进展癌 2 种，临床多表现为持续性和进行性吞咽困难。

（二）影像学表现

1. X 线表现

（1）早期食管癌。

范围较局限，病变区黏膜皱襞迂曲、紊乱、中断或扭曲：有时可见微小的凹陷性或隆起性病灶，直径小于 0.5 cm，表现为单发或多发小龛影或局限性充盈缺损；病变区食管壁轻度僵硬。

（2）进展期食管癌

管腔狭窄，钡剂通过受阻，管壁僵硬。黏膜皱襞破坏、中断，腔内见充盈缺损等（如图 4 -6 -8 所示）。不同病理分型的食管癌表现各不相同。

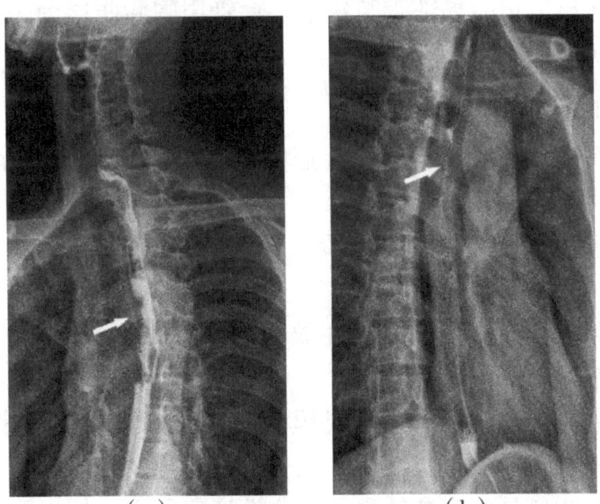
（a）　（b）

图 4 -6 -8　食道癌的 X 线表现

2. CT表现

早期食管癌CT难以显示。中晚期食管癌表现为：

（1）食管壁环状增厚或不规则增厚（如图4－6－9所示）。

（2）食管腔内肿块，食管周围脂肪层模糊消失。

（3）周围组织器官受累及，常形成食管—气管瘘，可合并淋巴结转移。

（4）增强扫描肿瘤强化明显。

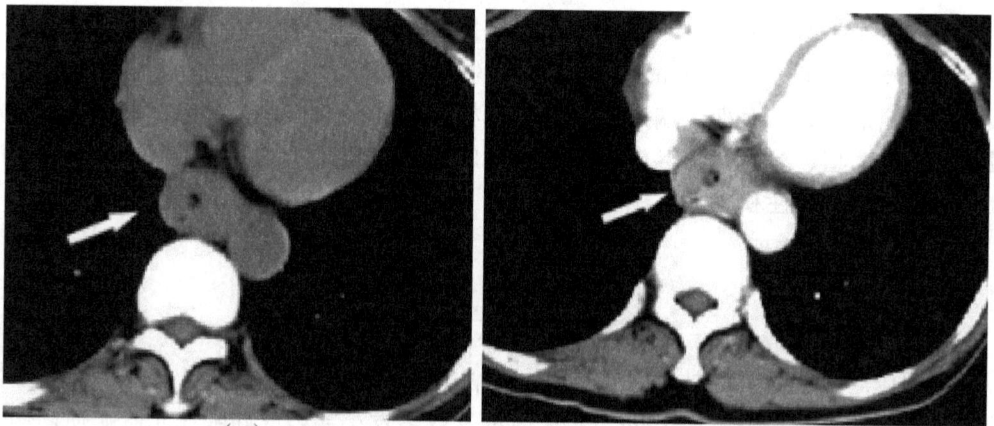

（a）　（b）

图4－6－9　食道癌的CT表现

3. MRI表现

MRI能进行多方位显像，对软组织分辨率高。中晚期食管癌显示瘤体呈等T_1长T_2信号，突入管腔或环形生长，局部管腔狭窄。食管周围脂肪层消失提示肿瘤向外侵犯；增强扫描肿瘤强化明显。

（三）鉴别诊断

食管癌需与反流性食管炎、食管平滑肌瘤、食管静脉曲张、食管外压性改变等疾病相鉴别：

（1）反流性食管炎常发生于食管下段，管腔持续性狭窄，有轻度扩张和收缩，黏膜皱襞无破坏。

（2）食管平滑肌瘤为腔内呈分叶状充盈缺损，肿瘤上下端与正常食管呈弧状压迹并呈锐角，肿瘤区黏膜皱襞平坦消失。

（3）食管静脉曲张表现为食管下段黏膜皱襞迂曲如蚯蚓状，管壁轮廓凸凹不平呈串珠状。

（4）食管外压性改变是由于食管周围占位性病变所致，如纵隔肿瘤、甲状腺肿大、纵隔淋巴结肿大或血管异常等。

二、食管静脉曲张

（一）病理与临床

食管静脉曲张（esophageal varices）是门脉高压的重要并发症。肝硬化门脉高压患者，高压下的门静脉回流部分经胃冠状静脉、食管静脉丛，经奇静脉而引入上腔静脉，因此食管黏膜下静脉瘀血、扩张迂曲，形成食管静脉曲张。

临床表现：食管静脉曲张破裂出血，少量时表现为呕血，严重时可表现为突然发作，大量呕血或便血。

（二）影像学表现

（1）早期。X 线表现为食管下段黏膜皱襞增粗或稍迂曲，管腔边缘略呈锯齿状，管壁软，钡剂通过良好。

（2）进展期。典型者为串珠状或蚯蚓状之充盈缺损，管壁边缘不规则，食管腔扩张（如图 4－6－10 所示）。

（3）晚期。曲张静脉范围扩大，甚至累及食管全长，曲张静脉形成充盈缺损。食管静脉曲张与胃底静脉曲张常同时出现，亦可单独存在。

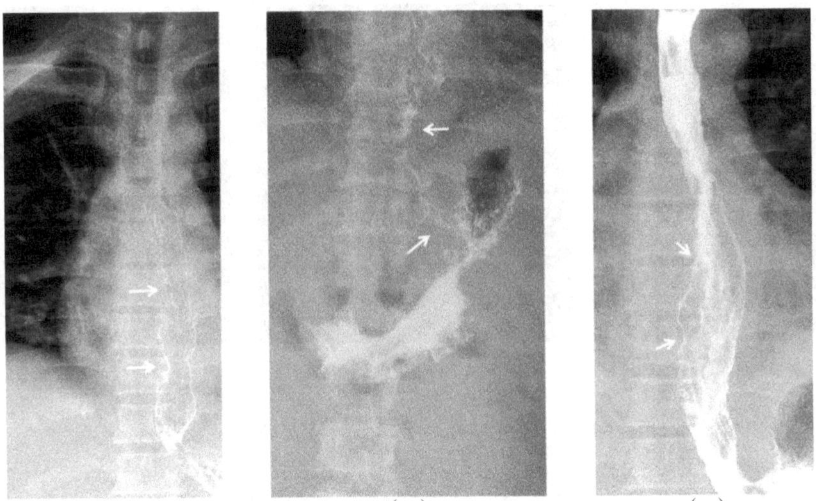
（a）　（b）　（c）

图 4－6－10　食管静脉曲张的 X 线表现，食管中下段管腔呈锯齿状（箭头指向）

（三）鉴别诊断

食管静脉曲张应与中下段增生型食管癌相鉴别。食管增生型食管癌呈息肉状或分叶状充盈缺损，管壁僵硬，病变范围局限并与正常食管分界清楚；食道吞钡检查钡剂通过狭窄段受阻，其上端食管扩张；而食管静脉曲张钡剂通过食管延缓，无梗阻征象。

第五节 胃肠疾病

一、胃、十二指肠溃疡

（一）病理与临床

胃肠道黏膜在某种情况下被胃酸或胃蛋白酶的消化而造成局部糜烂叫消化性溃疡（peptic ulcer），以胃、十二指肠最常见。病理改变主要是黏膜溃烂，可侵及黏膜下层，亦可深达肌层。深层溃疡愈合后，多留有疤痕，使胃、十二指肠变形。溃疡多为单发，少数多发，胃溃疡好发于小弯，十二指肠溃疡常发生于球部。临床表现主要是上腹部疼痛。

（二）影像学表现

1. 直接征象

胃、十二指肠溃疡的 X 线表现如图 4－6－11 所示。

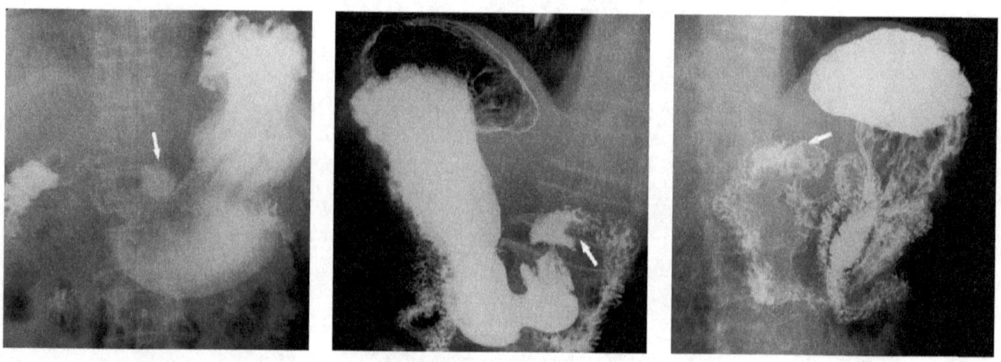

(a) (b) (c)

图 4－6－11 胃窦部、十二指肠溃疡的 X 线表现

（1）龛影。

正位或轴位加压呈类圆形钡斑，切线位突出，胃轮廓外呈锥状或乳头状，底部平整，边缘光滑。

（2）龛影口部水肿带。

依据水肿的程度可出现 3 种 X 线征：线征为环绕龛影口部宽 1～2 mm 密度减低影；如宽度在 5～10 mm 呈项圈征；狭颈征则表现为龛影口明显狭小，似龛影有一颈部。线征、项圈征、狭颈征均为良性溃疡的直接征象。

（3）黏膜纠集。

溃疡口部的纤维收缩常使周围黏膜向龛影纠集，排列均匀呈放射状，直达龛影。

(4) 球部变形。

球部呈“山”字形、“三叶征”、“花瓣”状。

2. 间接征象

间接征象主要指功能性改变：①胃痉挛性改变；②胃内大量分泌液；③胃动力及张力异常；④胃变形；⑤幽门狭窄、梗阻；⑥激惹征；⑦幽门痉挛。

（三）鉴别诊断

胃溃疡主要与胃溃疡恶性变、溃疡型胃癌相鉴别。

1. 胃溃疡恶性变

胃溃疡恶性变表现为龛影不规则，四周透明带增宽，宽度不一；龛影周围出现小结节状充盈缺损，如指压状；龛影口部周围的黏膜皱襞呈杵状中断。

2. 溃疡型胃癌

溃疡型胃癌表现为高起增厚的盘状病变，中央有形态不规则的溃疡，边缘隆起，基底凸凹不平。切线位，X 线表现为半月征，即在充盈缺损的基础上形成的龛影，或者表现为边缘不规则的环堤征。

二、胃癌

（一）病理与临床

胃癌（gastric carcinoma）是消化道最常见的肿瘤，好发年龄为 40～60 岁，可以发生在胃的任何部位，但以胃窦、小弯和贲门区常见。临床主要表现为上腹部持续性疼痛，食欲明显减退及上消化道出血等症状，有时上腹部可触到包块。根据病变程度胃癌可分为早期胃癌和中晚期胃癌。

（二）影像学表现

1. X 线表现

(1) 早期胃癌。

低张双对比造影可显示胃小区黏膜结构紊乱消失；切线位上可见棘突样小龛影；呈颗粒状、小圆形充盈缺损，表面毛糙不平。

(2) 中晚期胃癌。

①增生型胃癌。表现为胃腔内充盈缺损，轮廓不规则，高低不平，胃黏膜皱襞局限性破坏、中断，周围黏膜粗大、僵直（如图 4－6－12 所示）。

②溃疡型胃癌。又称恶性溃疡，表现为腔内龛影，龛影大而浅，多位于胃轮廓之内或胃轮廓内外，形态不规则，多呈半月形，外缘平直，内缘不整齐而有多个尖角，龛影外围绕宽窄不等的透明带即环堤，环堤内常见结节状、指压迹状充盈缺损，上述征象称为“半月综合征”。

③浸润型胃癌。表现为胃轮廓改变，胃腔变形，边缘不整齐，胃壁僵硬，病变部位蠕动减弱或消失，胃容积小且固定。

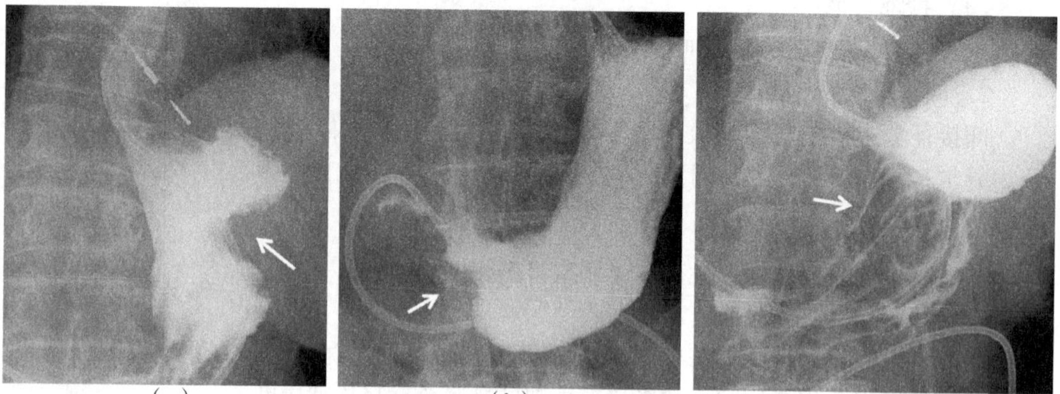

（a）　（b）　（c）

图 4-6-12　胃癌的 X 线表现

2. CT、MRI 表现

平扫显示不规则软组织肿块影凸向胃腔内，胃壁局限性或弥漫性增厚，增强扫描显示病灶不均匀强化（如图 4-6-13 所示）。肿瘤向外生长，突破浆膜层，局部脂肪间隙模糊不清，消失，累及邻近组织。局部、腹腔内及/或腹膜后淋巴结肿大、转移。

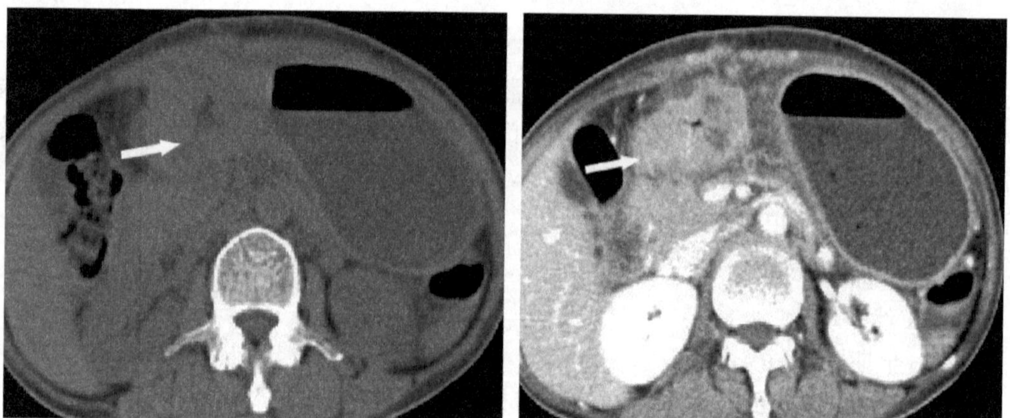

（a）　（b）

图 4-6-13　胃癌的 CT 表现

（三）鉴别诊断

不同类型胃癌由于生长不同，影像表现各异，需与胃平滑肌瘤、局限性胃炎、愈合性溃疡、片状糜烂、较浅的溃疡相鉴别。

良性溃疡与恶性溃疡鉴别：良性溃疡龛影多位于胃轮廓外，龛影周围见项圈征、狭颈征，龛影周围见排列均匀呈放射状的黏膜纠集征。

增生型胃癌与胃平滑肌瘤鉴别：胃平滑肌瘤为类圆形充盈缺损，表面光滑，黏膜皱襞撑平消失而非破坏，邻近黏膜正常，病灶局部胃壁柔软。而增生型胃癌病灶的中央常有龛影，邻近黏膜破坏、中断，局部胃壁僵硬。

三、结肠癌

（一）病理与临床

结肠癌（colorectal carcinoma）是常见的消化道肿瘤，好发于直肠和乙状结肠，占70%左右。其次是在盲肠、升结肠等处。

病理改变分三型：

1. 增生型

肿瘤向腔内生长，如菜花状，表面可有浅溃疡，肿瘤基底宽，肠壁增厚。

2. 浸润型

癌肿主要沿肠壁浸润致肠壁增厚，病变常绕肠壁呈环形生长，致肠腔形成环形狭窄。

3. 溃疡型

癌肿由黏膜向肠腔生长且浸润肠壁各层，中央部分坏死形成巨大溃疡，形态不一。

（二）影像学表现

1. X 线表现

（1）肠腔内不规则充盈缺损，轮廓不规整。

（2）局部肠壁僵硬平直。

（3）肠腔狭窄。

（4）黏膜破坏，龛影形成（如图 4－6－14 所示）。

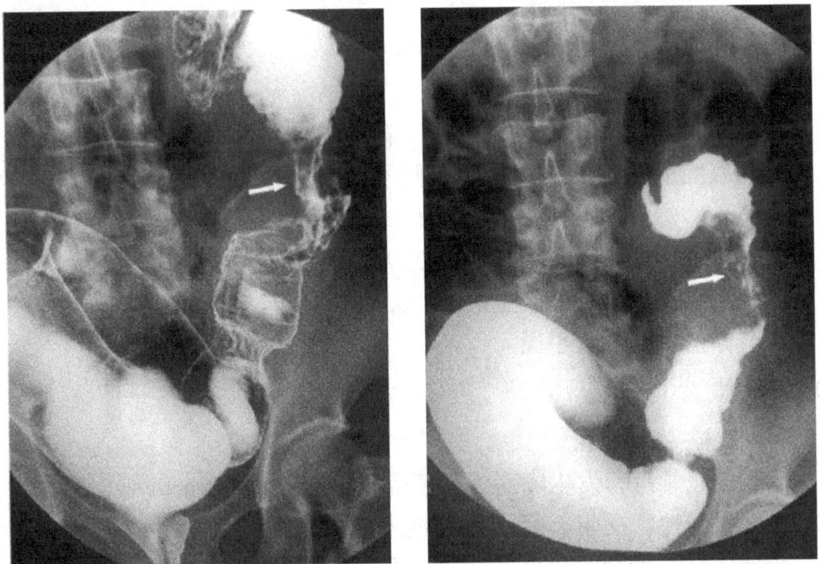

（a）　（b）

图 4－6－14　降结肠癌的 X 线表现

2. CT、MRI 表现

结肠肠壁不规则增厚或软组织肿块，增强扫描后病灶明显强化（如图 4－6－15 所示），CT、MRI 不仅能发现病灶，还可明确结肠癌的生长范围、有无周边转移及向其他器官的转移，对结肠癌进行准确分期。

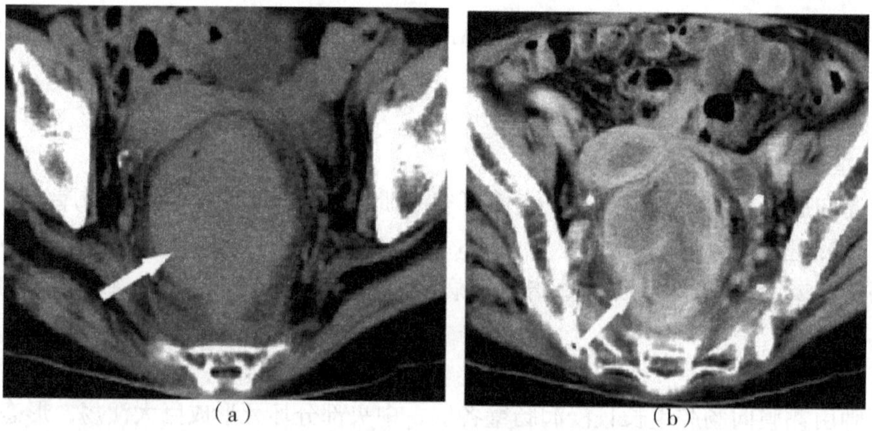

图 4－6－15　乙状结肠癌的 CT 表现

（三）鉴别诊断

良性肿瘤及息肉形成的充盈缺损光滑整齐，黏膜规则，蠕动正常，而增生型结肠癌充盈缺损不规则，黏膜皱襞破坏中断，且管壁僵硬。

结肠癌还需要与回盲部肠结核鉴别，结肠癌发生在盲肠，不侵犯回肠末端，而增生型肠结核始于盲肠再蔓延到回肠末端。

四、急腹症

急腹症（acute abdomen）是腹部急性疾病的总称，为临床常见病。消化道引起的急腹症主要分为腹腔空腔脏器急性梗阻，脏器破裂、穿孔、出血及腹部急性感染 3 大类。由于发病急、病情危重，应在短期内做出正确诊断及处理。影像检查在急腹症诊断中具有至关重要的作用，影像学检查首选 X 线检查，一般采用透视及立位或仰卧位腹部平片，随着 CT 在临床中的普遍使用，以及 CT 快速成像和强大后处理功能，使其已成为急腹症诊断的主要检查手段。

（一）肠梗阻

1. 病理与临床

肠管内容物的正常运行发生障碍为肠梗阻（intestinal obstruction），根据肠梗阻的发生原因，可分为机械性肠梗阻、麻痹性肠梗阻及血运性肠梗阻 3 类，其中前 2 种较常见。机械性肠梗阻是由肠道的狭窄或肠外的黏连、压迫等所引起。麻痹性肠梗阻或肠麻痹，是因腹部炎症、外伤或手术等引起的胃肠道功能障碍，以致肠内容物不能正常运行，所以又称动力性肠梗阻。血运性肠梗阻是因肠系膜血管栓塞而致肠管血运不良，导致肠壁坏死。

2. 影像学表现

肠梗阻时，一般在发病后 4 ~6 h 出现梗阻上方的肠管胀气扩张，肠腔内容物郁积，消化液大量积聚，蠕动增强，此时肠黏膜的吸收功能减弱，致使梗阻近侧肠管胀气积液明显扩张。梗阻时间越长，积液胀气越多，肠管扩张越明显，并越向近侧延伸。在梗阻下方的远侧肠管因蠕动收缩，结肠内的正常积气反而减少或消失。

梗阻部位：依据胀气肠管的黏膜皱襞形态，可判断肠梗阻部位是在空肠、回肠还是大肠。临床上常分为 3 种：

①高位小肠梗阻。梗阻部位在空肠或十二指肠，X 线表现为胀气肠管内有多数环形皱襞影。其分布多在左中上腹部。十二指肠梗阻时，仅见其梗阻上方及胃内胀气，小肠及大肠内无气体。

②低位小肠梗阻。梗阻在回肠中下段，可见上中段回肠胀气，肠内无皱襞影，还可见环形皱襞的空肠胀气。

③结肠梗阻。梗阻部位以上的结肠胀气扩大，有半月状皱襞特征，同时可见部分回肠胀气，但程度不如结肠。结肠梗阻与小肠梗阻不易鉴别时，可做钡灌肠检查。

（1）X 线表现。

①单纯性小肠梗阻。大多为黏连索带、蛔虫团、肠狭窄等引起。典型的 X 线表现为梗阻以上肠腔扩张积气积液，立位片见气液平面（如图 4 －6 －16 所示）。梗阻以下肠腔萎陷，无气体或有少许气体。肠梗阻的诊断确立后，就要依据积气肠管黏膜形态及其位置分布，从而判断梗阻的部位（高位与低位）、梗阻的程度（完全性或不完全性）。分析诊断时，常以结肠和小肠积气的不同程度来衡量，如结肠内无气体，且小肠积气明显，是为完全性梗阻；如结肠内有少许气体，而小肠胀气不剧，则为不全性小肠梗阻。但须注意下列因素可影响积气肠管的扩张程度，如梗阻时间短、频繁的呕吐以及减压的治疗措施等。

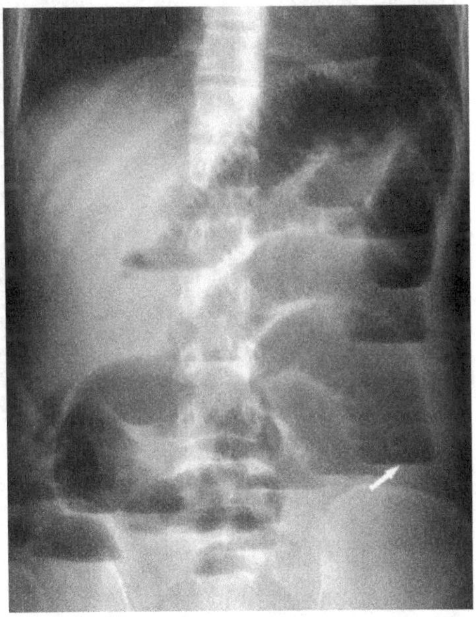

图 4 －6 －16　不完全性小肠梗阻的 X 线表现：小肠积气扩张，并见多发气液平面（白色箭头）

②绞窄性小肠梗阻。绞窄性小肠梗阻又名闭袢性小肠梗阻，是指一段小肠肠曲的两端及其系膜血管同时阻塞，以致肠梗阻同时还伴有梗阻肠管（即闭袢）的血供障碍。常见病因为黏连带压迫、小肠扭转、内疝等。X 线表现虽有多种征象，但都与闭袢的形态有关。

a. 假肿瘤征，即在周围胀气扩大的肠曲衬托下有一软组织肿块影，位置固定，此系闭袢内充满大量血液所致。b. 小肠显著扩大征，又称咖啡豆征，指一段小肠显著扩大，横径可达6 cm以上或超过邻近胀气扩大的小肠肠曲横径一倍以上，有如一个马蹄形，相邻的边缘靠紧，形似咖啡豆。这是因为多量气体和液体通过近端梗阻点进入闭袢而不能排出所致。c. 小肠多液量征，又称长液面征，即小肠内出现长液面，其上方气柱低扁，这是由于肠管内液体多张力低的因素形成。d. 空回肠换位征，见于肠扭转，其环状皱襞的空肠位于右下腹，而无皱襞的回肠位于右上腹。e. 小跨度蜷曲肠袢，数目不定的小肠袢胀气扩大且蜷曲显著呈“C”形，相互挤在一起的形象。每段胀气肠曲不超过腹腔横径一半。这种小跨度蜷曲肠袢可排列成多种特殊形态，如“8”字形、同心圆状、香蕉等。

（2）CT表现。

肠梗阻的CT表现为梗阻近端肠腔积气、扩张，而远端肠腔萎陷，扩张的肠腔内可见多发气液平面，呈阶梯状排列（如图4－6－17所示）。CT可实现腹部平片不能显示的肠壁增厚和肠壁血供异常、肠系膜和腹腔间隙是否存在病理改变，在明确梗阻病因、梗阻部位和判断绞窄等方面有诸多优势，对于病情变化和指导治疗有重要意义。

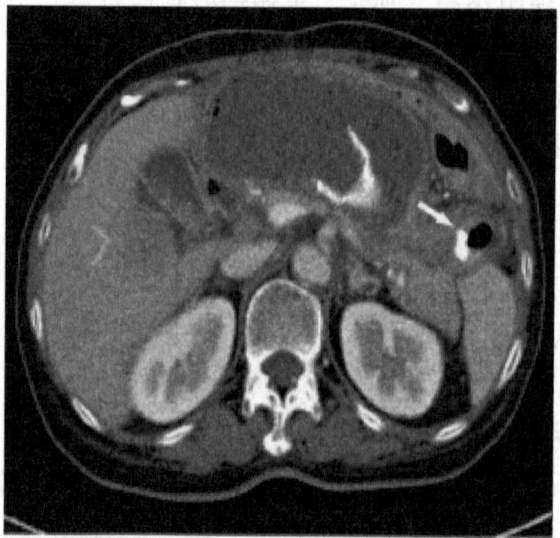

（a）

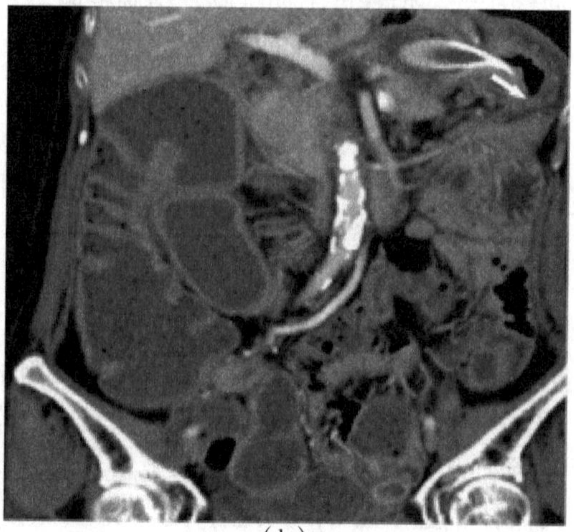

（b）

图4－6－17　不完全性结肠梗阻的CT线表现

（二）胃肠道穿孔

1. 病理与临床

胃肠道穿孔（perforation of gastro－intestinal tract）常继发于溃疡、创伤破裂、炎症及肿瘤。胃及十二指肠溃疡为穿孔最常见的原因。

临床上有突发剧烈上腹部绞痛，并很快蔓延到全腹。可出现明显压痛、反跳痛、肌紧张及“板状腹”等腹膜炎体征，肠鸣音减弱或消失。

2. 影像学表现

(1) X线表现。

①气腹；②腹腔积液；③腹脂线异常；④麻痹性肠胀气等征象。X线检查能确定有无穿孔，但不能明确穿孔的部位和原因。X线腹部平片检查发现气腹是诊断本症的重要征象，以膈下游离气体为典型征象（如图4-6-18所示）。观察气腹，一般用立位，使腹腔的游离气体上升至膈下，形成一侧或双侧膈下积气。

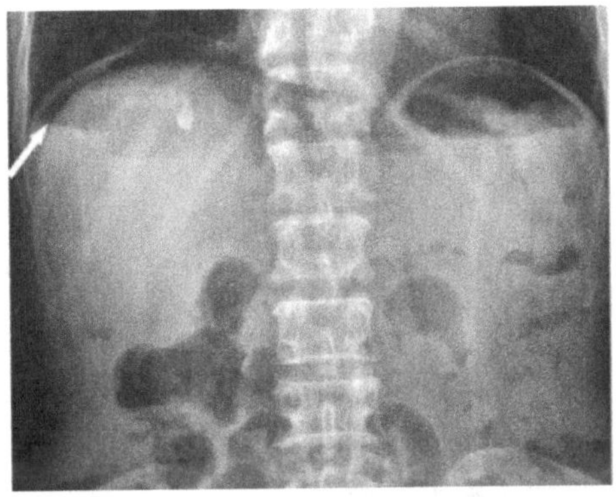

图4-6-18　消化道穿孔的X线表现

需要注意的是：气腹并非都是肠穿孔所致，如输卵管通气术、人工气腹及剖腹产术后一周内的患者，同样也有气腹。又如少数患者的穿孔小、气体少或周围有黏连等原因，也可能见不到气腹。故X线检查未见气腹，也不能排除穿孔。

(2) CT表现。

CT检查对腹腔游离气体的检出率明显提高，游离气体在腹腔内表现为前腹壁与肝脏之间带状极低密度区（如图4-6-19所示），少量游离气体呈小圆形低密度区，腹腔有积液时可见液性密度区，胃后壁溃疡穿孔可引起小网膜囊内积气，CT较平片显示更具优势。

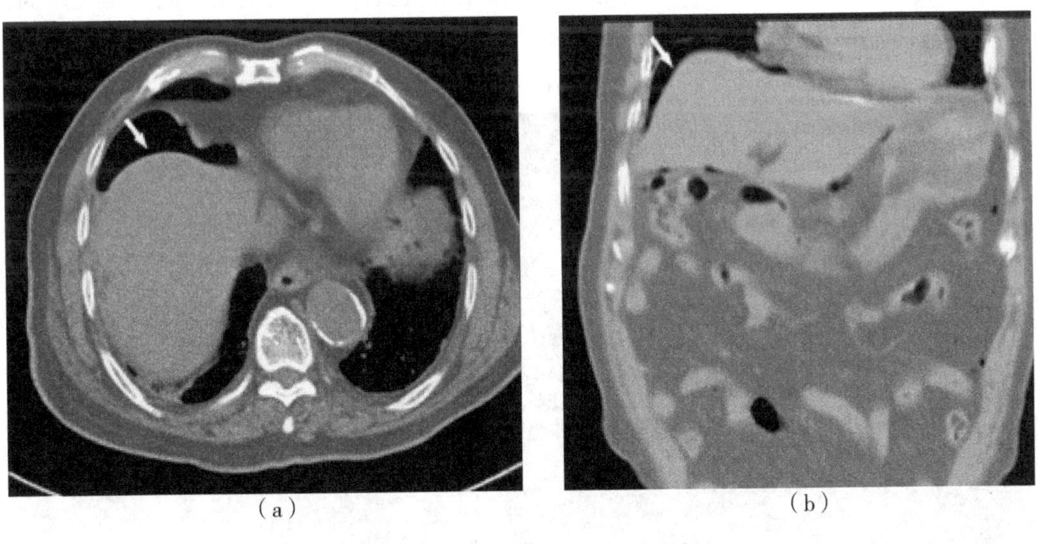

(a)　(b)

图4-6-19　消化道穿孔的CT线表现

3. 鉴别诊断

腹部手术后病人短期内膈下可见游离气体，不要误诊为胃肠道穿孔。结肠通常在肝脏下缘，结肠过长者可移至膈肌与肝脏之间，称为间位结肠，有时不易与膈下游离气体鉴别。另外左侧胃泡有时不易与膈下游离气体区分，以上两种情况可通过变化体位，采取侧卧位水平投照观察气体是位于胃肠道内还是胃肠道外。

（三）急性阑尾炎

1．病理与临床

急性阑尾炎（acute appendicitis）为最常见急腹症，约占全部急腹症的50%。本病主要由阑尾梗阻并感染而引起，病因可为阑尾内粪石、寄生虫、异物等。

急性阑尾炎不同阶段临床表现不同，典型症状为发热、急性腹痛，起病时疼痛部位不固定，逐渐局限于右下腹部。触诊右下腹部有局限性压痛、反跳痛及肌紧张，末梢血象白细胞增高。

2．影像学表现

（1）X线表现。

急性阑尾炎在不同阶段X线表现不同。

①早期多无阳性所见。

②当炎症发展引起浆膜反应时，则可产生腹壁脂肪线模糊。

③合并局限性腹膜炎时，则右下腹部肠淤张明显，局部小肠明显扩张。

④阑尾结石，如在右下腹区发现钙化，则对诊断有重要参考价值。

（2）CT表现。

正常阑尾偶可显示为一小的管状结构，壁薄。急性阑尾炎时，壁增厚，可见高密度粪石（如图4-6-20所示）。阑尾周围疏松结缔组织炎时，周围脂肪间隙密度增高，邻近盲肠壁可增厚、受压。阑尾周围显示边界不清呈水样密度肿块时，则应考虑为阑尾脓肿。

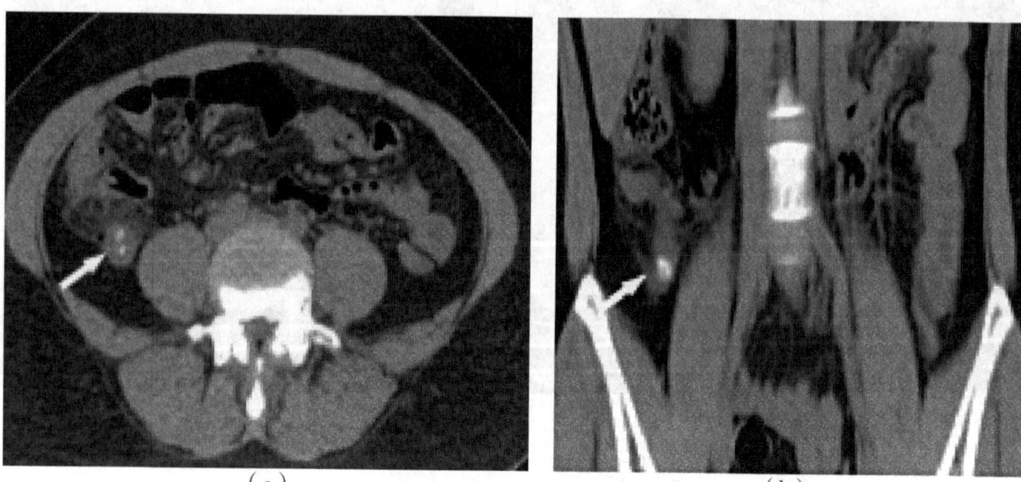

（a）　　（b）

图4-6-20　急性阑尾炎的CT表现

3．鉴别诊断

主要与异位妊娠破裂、右侧输尿管结石相鉴别。异位妊娠破裂多表现为突发下腹痛，有停经史及阴道不规则阴道出血史，CT 表现为盆腔积血及附件区包块；右侧输尿管下段结石多表现为右下腹阵发性剧烈绞痛，疼痛向会阴部放射，CT 表现为右侧输尿管下段致密影，其上输尿管扩张。

第六节　肝脏疾病

一、肝脓肿

（一）病理与临床

肝脓肿是化脓菌在肝组织内形成的局限性化脓性炎症，包括细菌性、阿米巴性和霉菌性 3 种，多见于年老体弱者。细菌性肝脓肿的主要感染途径为胆道、胃肠及其他部位的血行感染，主要感染菌为金黄色葡萄球菌、大肠杆菌、链球菌等，而阿米巴性肝脓肿常继发于肠道阿米巴病。

临床上起病急，进展快，常合并有炎性中毒症状，如高热、寒战、肝区痛等。化验白细胞及中性粒细胞计数明显增高。

（二）影像学表现

1．CT 表现（如图 4－6－21 所示）

（1）形态：单发或多发，圆形或卵圆形。

（2）密度：平扫呈低密度，有时内可见气体影及出现气液平面，急性期与正常肝组织分界不清楚，脓肿壁外周可出现环状水肿带，慢性期与周围分界清楚。

（3）增强扫描：呈多房花环状或蜂窝状不均匀强化，病灶周围可见典型“双环征”改变，内环为环状强化的脓肿壁，外环为周围无强化的低密度水肿带。环征和脓肿内小气泡为肝脓肿的特征性表现。

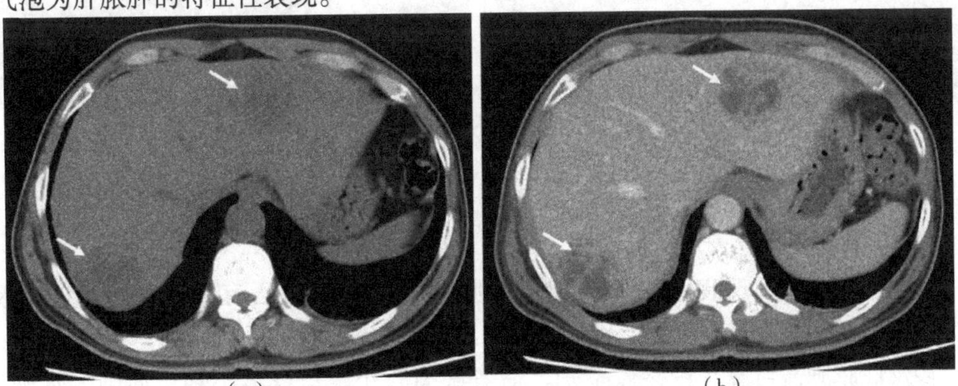

（a）　（b）

图 4－6－21　肝脓肿的 CT 表现

2. MRI 表现

（1）信号：病灶平扫表现 T_1WI 呈低信号，T_2WI 呈高信号，周围常有一信号强度介于脓腔与周围肝实质之间的晕环，多房时可见低信号的间隔，周围的晕环呈较高信号。脓腔内气体各序列均表现为低信号。

（2）增强扫描：脓肿壁明显花环样强化，多房性脓腔的间隔也可强化。病灶中心无强化区为脓液。

（3）DWI 序列呈高信号，为特征性改变，可与肿瘤液化坏死不强化鉴别（如图 4－6－22 所示）。

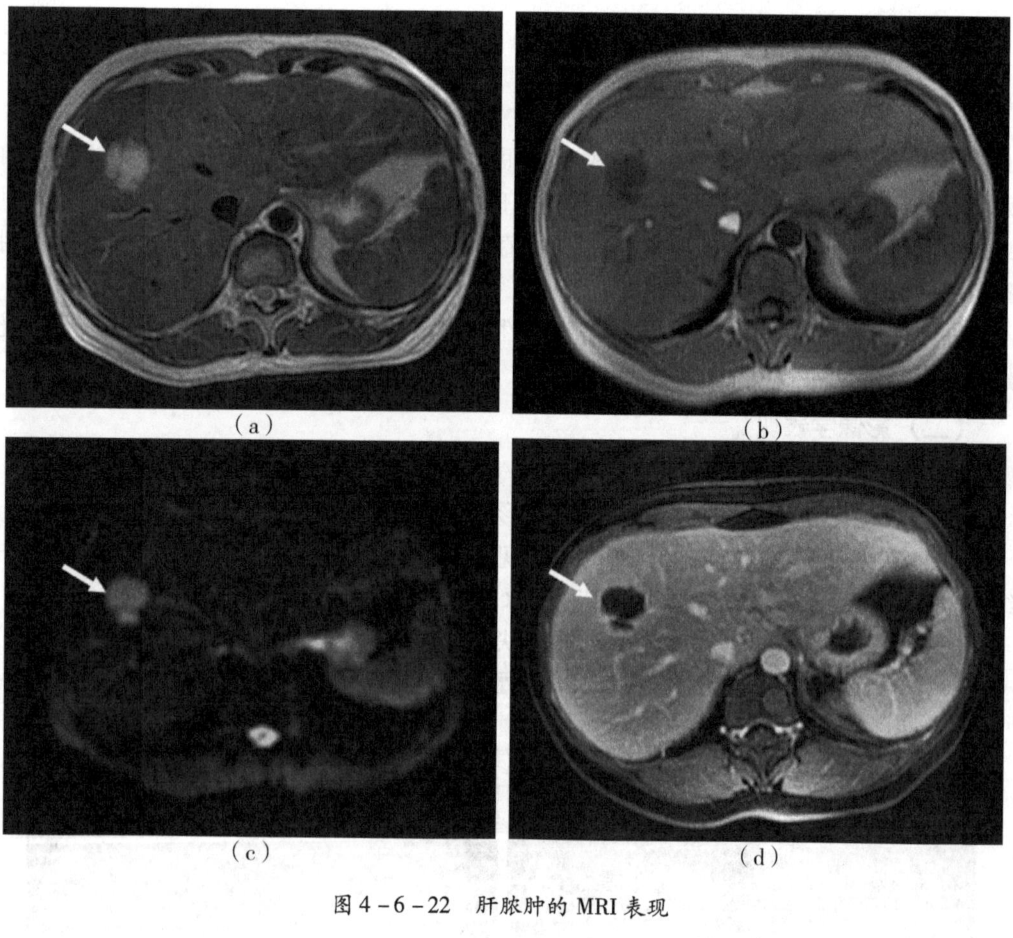

（a）　（b）　（c）　（d）

图 4－6－22　肝脓肿的 MRI 表现

（三）鉴别诊断

早期肝脓肿未出现液化时需与肝癌鉴别，应结合临床是否有炎症表现，或抗感染治疗后复查脓肿是否吸收可以鉴别，必要时穿刺活检确诊。

多发性脓肿需与囊性转移瘤鉴别，后者肿瘤较小，壁厚薄不均，周围无水肿带，同时还应结合临床有无原发肿瘤病史。

二、肝囊肿

（一）病理与临床

肝囊肿是常见的肝脏病变，通常指先天性肝囊肿，病因不明。临床上分单纯性肝囊肿和多囊肝，后者常并发多囊肾、多囊脾或多囊胰。小囊肿多无症状，囊肿体积较大时可有右上腹胀痛感。囊肿壁薄，内衬分泌液体的上皮细胞。

（二）影像学表现

1. CT 表现（如图 4－6－23 所示）

（1）形态：单个或多发圆形、椭圆形，边缘光滑清晰。

（2）密度：平扫表现为均匀低密度，密度与水相近；当囊肿合并感染或出血时，内部密度可不均匀。

（3）增强扫描：囊肿无强化。

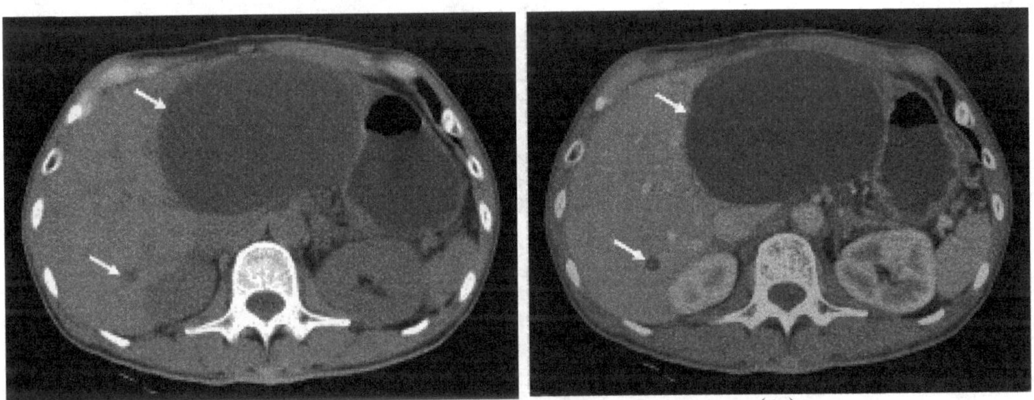

（a）（b）

图 4－6－23 肝囊肿的 CT 表现

2. MRI 表现（如图 4－6－24 所示）

（1）信号：T_1WI 呈低信号，T_2WI 呈高信号，信号均匀；有时由于囊肿内蛋白含量较高，在 T_1WI 上可表现为高于脑脊液的信号强度；肝囊肿继发感染时，MRI 表现与肝脓肿相似。

（2）增强扫描：囊肿无强化。

（三）鉴别诊断

CT 或 MRI 一般诊断明确。有时需要与囊性转移瘤、肝包虫病鉴别。与囊性转移瘤鉴别，有赖于原发肿瘤病史。肝包虫病有流行病史，囊壁多有钙化，囊内有子囊和头节。

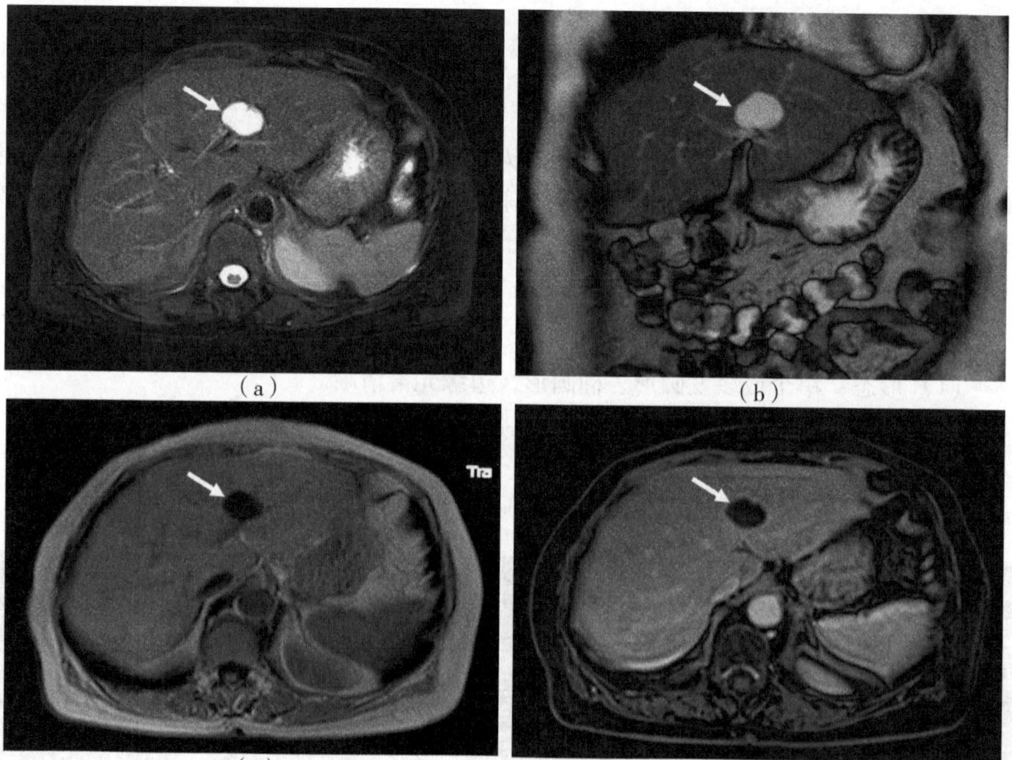

（a）（b）（c）（d）

图4-6-24 肝囊肿的MRI表现

三、肝海绵状血管瘤

（一）病理与临床

肝血管瘤是肝脏最常见的良性肿瘤，大多为海绵状血管瘤，极少为毛细血管瘤及血管内皮瘤。多发生于女性，30~60岁多见。一般无临床症状，病灶较大时可导致压迫症状，出现腹部肿块、肝区胀疼等不适，部分可破裂引起出血。

（二）影像学表现

1. CT表现（如图4-6-25所示）

（1）形态：大多呈圆形、卵圆形，少数呈分叶状，边缘清楚。

（2）密度：平扫表现为低密度，密度多均匀。

（3）增强扫描：动脉期病灶边缘呈斑片状或结节状强化，强化程度高于正常肝脏，门脉期强化向病灶中心扩展，延迟扫描对比剂大部分或完全充填病灶，高于或等于周围正常肝实质密度，整个增强过程表现出“快进慢出”的特点。

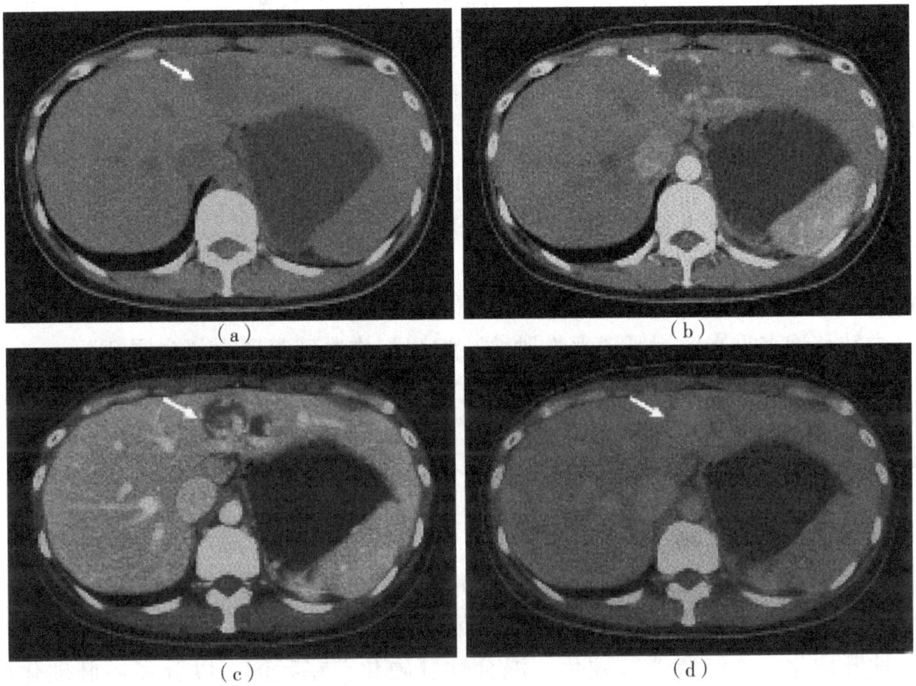

图 4－6－25　肝海绵状血管瘤的 CT 表现

2. MRI 表现（如图 4－6－26 所示）

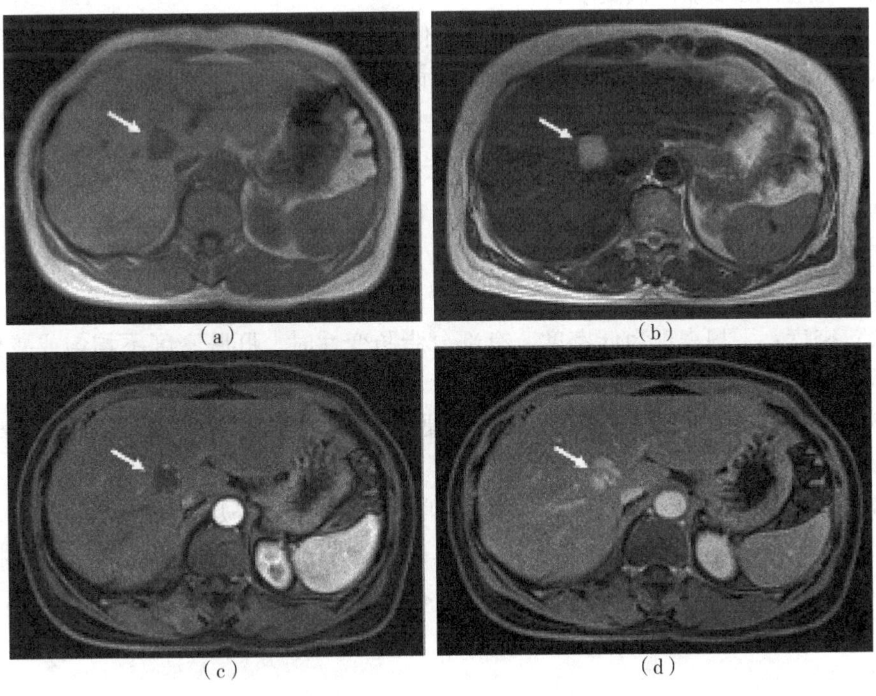

图 4－6－26　肝海绵状血管瘤的 MRI 表现

（1）信号：T_1WI 呈低信号，T_2WI 呈高信号，在重 T_2WI 上表现为“灯泡征”。巨大的肝脏血管瘤内常出现纤维间隔，T_1WI 和 T_2WI 上均表现为低信号。

（2）增强扫描：“快进慢出”的强化特点同 CT。

（三）鉴别诊断

较大的海绵状血管瘤需与多血供的肝细胞癌鉴别。肝癌动态增强扫描动脉期明显强化，但持续时间短，多数在门脉期明显消退，延迟扫描为低密度，表现为“快进快出”的强化特点。

海绵状血管瘤还需与肝转移瘤鉴别。肝转移瘤一般有原发恶性肿瘤病史，病灶多发，肝内转移瘤多见来源胃肠道恶性肿瘤，增强扫描典型表现为“牛眼征”。

难以鉴别时穿刺活检，但存在出血的危险，定期随访复查是鉴别诊断的主要方法。

四、肝硬化

（一）病理与临床

肝硬化是各种原因所致的肝纤维化后期或终末期改变。按病因可分为酒精性肝硬化、肝炎后肝硬化、坏死后肝硬化、胆源性肝硬化、心源性肝硬化等。按形态学分为小结节性肝硬化、大结节性肝硬化、混合性肝硬化。在我国，以肝炎后肝硬化多见，多为大结节性肝硬化。病理学特征以肝内广泛纤维结缔组织增生为特征，弥漫性小叶结构破坏，大量肝细胞坏死，残存的肝细胞再生形成假小叶，同时伴有肝脏的弥漫性纤维化，晚期肝脏萎缩体积变小。

晚期肝硬化易导致肝功能不良、黄疸、低烧、腹水、肝昏迷、脾功能亢进等症状。门静脉高压，侧支循环形成，出现食道和胃底静脉曲张，破裂可导致上消化道出血等。

（二）影像学表现

1. CT 表现（如图 4－6－27 所示）

（1）形态：早期肝脏体积增大或正常，中晚期则体积缩小；肝表面凹凸不平，肝裂增宽；肝叶比例失调，常表现为右叶萎缩、左叶和尾状叶增大，严重者肝脏体积可明显缩小。

（2）密度：平扫表现为低密度，有部分脂肪变性时，肝脏密度不均匀或减低。肝硬化再生结节平扫时显示为相对高密度。

（3）增强扫描：肝脏强化不均匀，肝硬化再生结节表现为与肝实质相似程度的强化。

（4）继发性改变：脾脏增大（＞5 个肋单元）；门静脉高压、侧支循环形成，门静脉主干增宽，食道下段—胃底、脾门区静脉曲张，平扫时呈现扭曲的条状、球状软组织影，增强可证实为血管影；可伴有腹水，表现为脏器与脏器间、脏器与腹壁之间的带状水样密度影。

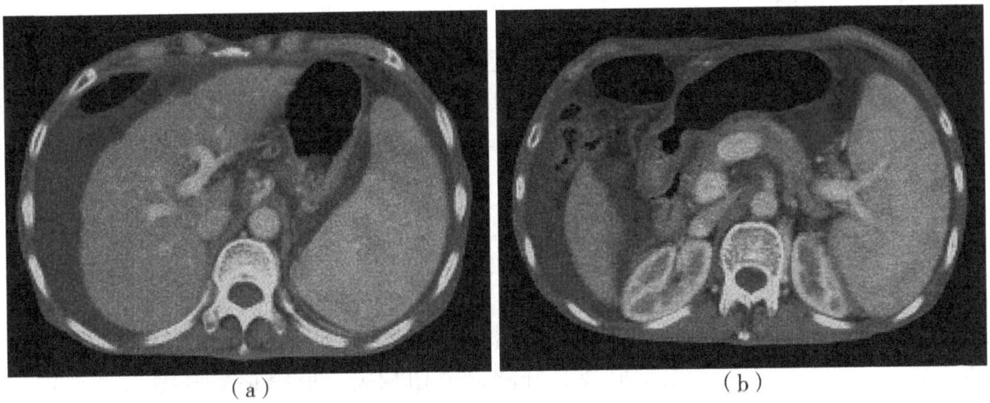

图 4－6－27 肝硬化的 CT 表现

2. MRI 表现（如图 4－6－28 所示）

与 CT 表现相似。

（1）信号：肝脏的信号可均匀或不均匀。肝硬化再生结节在 T_1WI 信号强度轻度高于周围肝实质或略低于肝实质（分化差者），T_2WI 上，再生结节呈等信号或略低信号，与铁质的沉积有关。

（2）增强扫描：再生结节在早期可有轻度的强化，延迟扫描强化相对明显。

（3）继发性改变：如脾大、门静脉高压、腹水等。

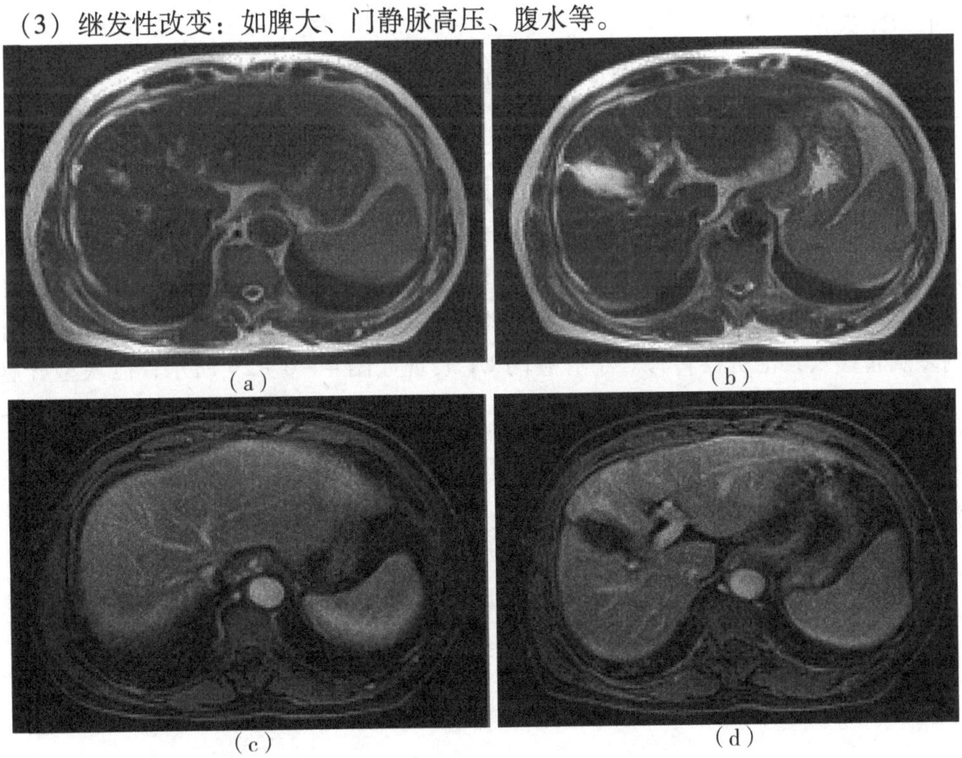

图 4－6－28 肝硬化的 MRI 表现

（三）鉴别诊断

肝硬化再生结节需与早期肝癌鉴别，前者为门静脉供血，CT 或 MRI 增强表现为与肝实质相似程度的强化，早期可有轻度的强化，延迟扫描强化较明显，而后者为肝动脉供血，表现为“快进快出”的征象。

五、肝细胞癌

（一）病理与临床

原发性肝细胞癌（简称肝癌）是肝脏最常见的恶性肿瘤。40～49 岁发病率最高，男性明显多于女性。与慢性乙型肝炎、肝硬化密切相关。肝癌根据肿瘤大小不同，可分为结节型肝癌、巨块型肝癌、弥漫型肝癌 3 种类型。小肝癌是指单个癌结节最大直径≤3 cm，多个癌结节最多不超过 2 个，其最大径总和≤3 cm。巨块型肝癌直径 > 5 cm。结节型可为单结节、融合结节及多结节，肿块直径 < 5 cm。弥漫型肝癌病灶体积小，弥漫分布于肝实质内，边界不清。巨块型肝癌和结节型肝癌有包膜、边界较清楚。组织学类型包括肝细胞肝癌、胆管细胞性肝癌及肝细胞胆管细胞混合型肝癌。

临床症状多样性，早期可无明显症状，一般症状有消瘦、乏力、食欲减退、肝区疼痛等。黄疸为晚期症状。60%～90% 肝细胞癌甲胎蛋白（AFP）增高。

（二）影像学表现

1. CT 表现

（1）形态：单发或多发；圆形、类圆形或不规则形结节或肿块。

（2）密度：平扫多呈低密度，密度往往不均匀。

（3）增强扫描：动脉期病灶明显强化，门静脉期及平衡期强化程度减低，病灶边界变清楚。延迟扫描呈低密度，表现出“快进快出”的特点。

（4）继发性改变：肿瘤向门静脉、肝静脉或下腔静脉浸润生长时，可形成癌栓，增强扫描表现为血管腔内充盈缺损。肿瘤可压迫并侵犯肝门附近胆管引起梗阻。肝门区、腹膜后腹主动脉旁及腔静脉旁淋巴结增大，提示淋巴结转移。晚期患者，可合并肝内多发转移及其他脏器转移。小肝癌的 CT 表现如图 4－6－29 所示，巨块型肝癌的 CT 表现如图 4－6－30 所示。

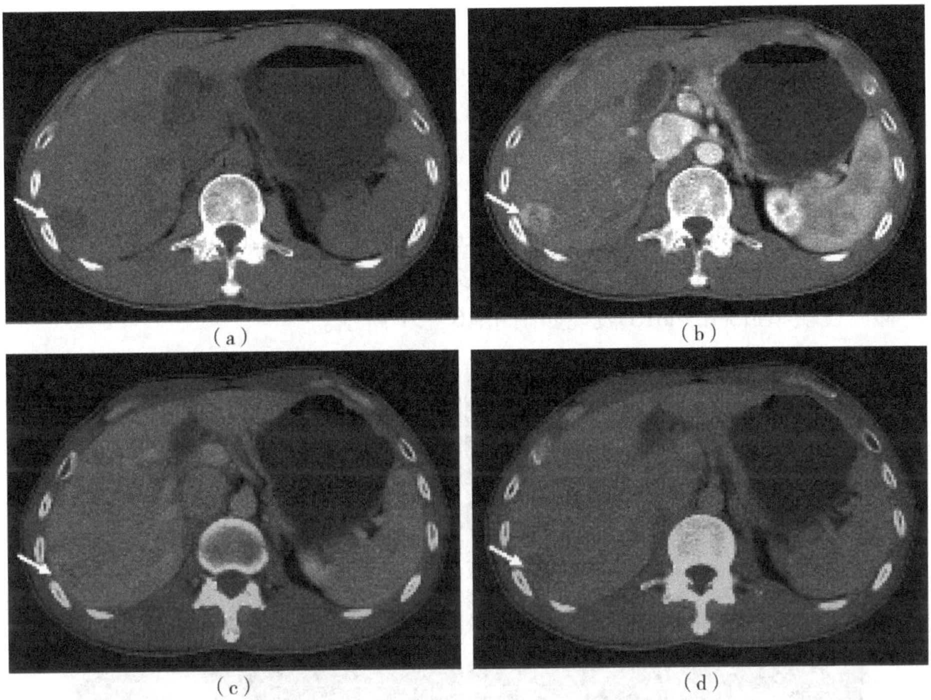

图 4 - 6 - 29　小肝癌的 CT 表现

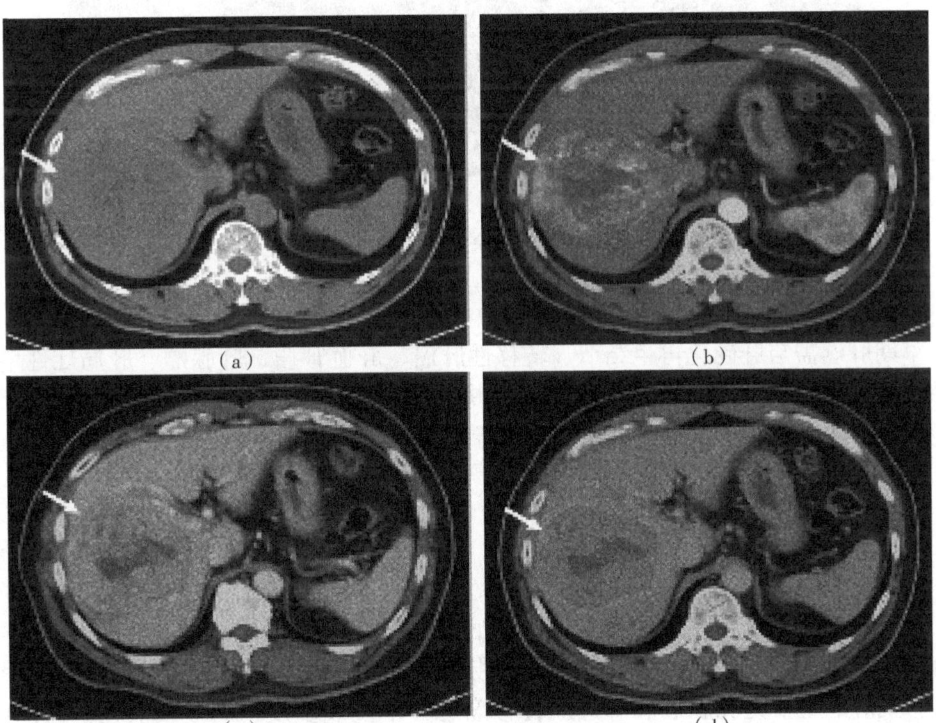

图 4 - 6 - 30　巨块型肝癌的 CT 表现

2. MRI 表现

①信号：T_1WI 呈低信号，T_2WI 呈等、高混杂信号，信号不均匀。②增强扫描：动脉期病灶明显强化，门静脉期及平衡期强化程度减低，病灶边界变清楚。延迟扫描呈低密度，表现出“快进快出”的特点。③继发性改变：肿瘤向门静脉、肝静脉或下腔静脉浸润生长时，可形成癌栓，表现为血管正常流空信号消失，管腔内出现长 T_1 稍长 T_2 异常信号影。肿瘤可压迫并侵犯肝门附近胆管引起梗阻。肝门区、腹膜后腹主动脉旁及腔静脉旁淋巴结增大，提示淋巴结转移。晚期患者，可合并肝内多发转移及其他脏器转移。巨块型肝癌的 MRI 表现如图 4－6－31 所示。

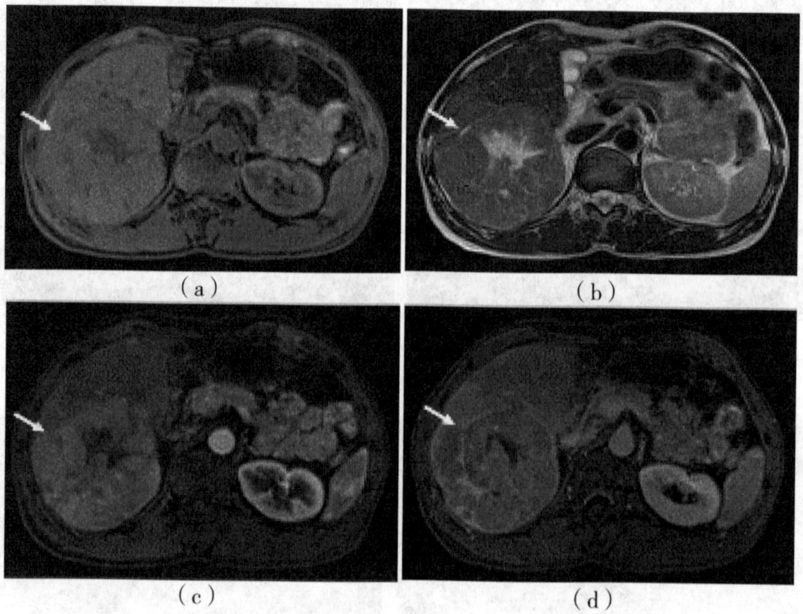

(a)　(b)　(c)　(d)

图 4－6－31　巨块型肝癌的 MRI 表现

（三）鉴别诊断

早期肝癌需与肝硬化再生结节、转移性肝癌、肝血管瘤、肝腺瘤、肝局灶性增生、肝脓肿等鉴别。小肝癌增强扫描表现为“快进快出”的征象，发现肿瘤包膜、血管受侵犯和静脉内癌栓等是肝癌诊断的可靠征象。

六、肝转移瘤

（一）病理与临床

肝脏是恶性肿瘤转移最易受累及的器官之一，可通过门静脉、肝动脉、淋巴回流或直接蔓延等途径发生转移，其中经门静脉转移至肝的主要为胃癌、胰腺癌；经肝动脉转移至肝的主要为乳腺癌和肺癌。转移癌可为单发或多发，局限或散在，往往伴有瘤内的出血、坏死。大小不等的多发结节为主要的病理形态，转移灶的组织学特征与原发肿瘤保持一致。

转移性肝癌早期多无症状，病人常无肝炎、肝硬化病史，甲胎蛋白（AFP）正常而癌胚抗原（CEA）可升高。

（二）影像学表现

1. CT 表现

（1）形态：单发或多发，类圆形，大小不等，边界欠清楚。

（2）密度：平扫多呈低密度，密度不均匀，可继发囊变、出血、钙化等。

（3）增强扫描：典型表现为“牛眼”征，即病灶中心坏死为低密度，边缘呈环状强化，最外缘又表现为低密度。少数血供丰富病灶强化明显，类似原发性肝癌。直肠癌病史，肝转移瘤的 CT 表现如图 4－6－32 所示。

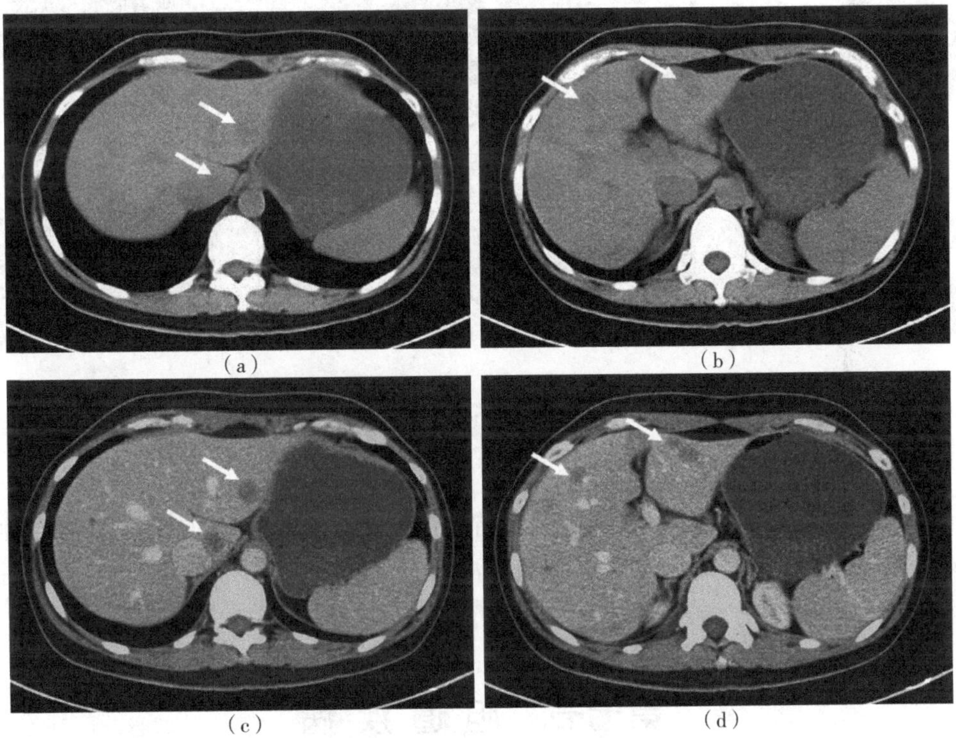

（a）（b）（c）（d）

图 4－6－32　直肠癌病史，肝转移瘤的 CT 表现

2. MRI 表现

①信号：T_1WI 呈低信号，T_2WI 为高信号，有时表现为“靶征”，即在 T_1WI 呈低信号，病灶中心呈更低信号；T_2WI 上呈中心高信号，为中心发生坏死或液体含量增多。②增强扫描：环状强化，为其特点。卵巢癌病史，肝转移瘤的 MRI 表现如图 4－6－33 所示。

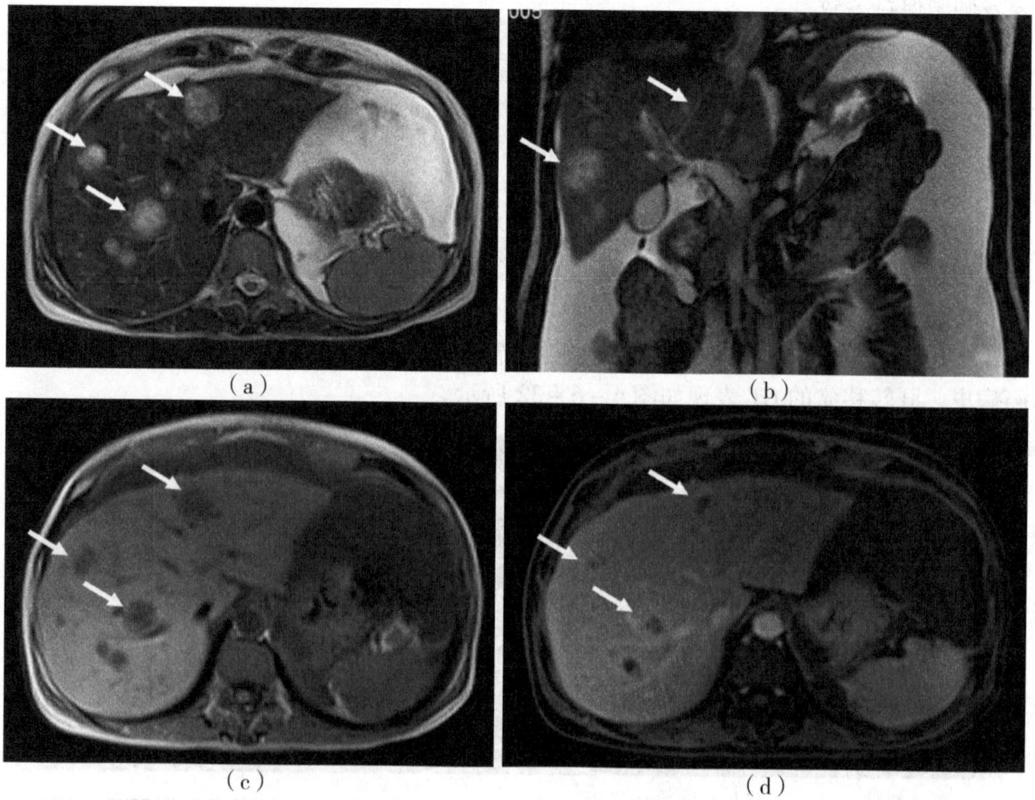

图 4-6-33　卵巢癌病史，肝转移瘤的 MRI 表现

（三）鉴别诊断

根据原发病史、多发病灶及典型强化特点，多可做出转移瘤的诊断。少数乏血供的病灶需与肝囊肿、肝脓肿鉴别，血供丰富的病灶需与原发性肝癌、肝血管瘤进行鉴别。

第七节　胆 道 疾 病

一、胆石症、胆囊炎

（一）病理与临床

胆石症（cholelithiasis）包括胆管结石及胆囊结石，前者发生在胆管内，后者发生在胆囊内。一般与胆道感染、胆汁淤积及胆固醇代谢失调等因素有关。根据化学成分不同，胆结石分为胆固醇性、胆红素性及混合性胆结石。

胆石症伴发急性胆囊炎时，表现为右上腹疼痛，往往放射至右肩胛区，右上腹胆囊区有压痛。可继发为慢性胆囊炎。结石引起胆道系统阻塞时，则会引起梗阻性黄疸。

（二）影像学表现

1. CT 表现

（1）形态：胆结石形态多样，可表现为类圆形、颗粒状、泥沙样。肝内胆管结石（如图 4－6－34 所示）常伴有周围胆道扩张。胆总管结石（如图 4－6－35 所示）可引起上部胆管扩张。胆囊结石（如图 4－6－36 所示）伴发急性胆囊炎时，胆囊增大，胆囊壁弥漫性增厚、水肿。慢性胆囊炎多表现为胆囊缩小，胆囊壁均匀或不均匀增厚，长期慢性炎症可导致胆囊壁钙化。

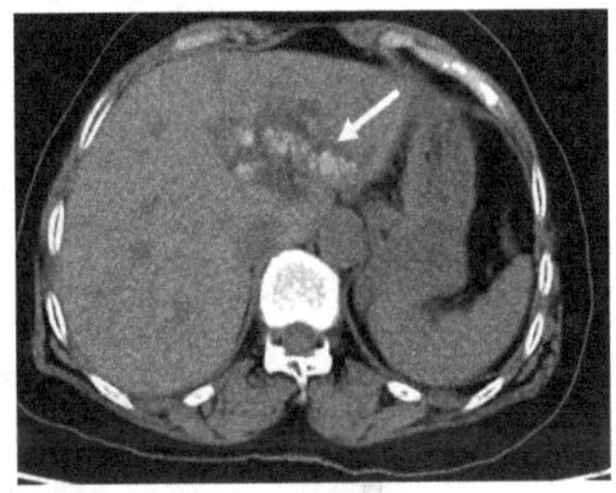

图 4－6－34　肝左叶肝内胆管结石表现

（2）密度：根据化学成分不同，结石分为高密度（CT 值 >25 Hu）、等密度（CT 值 0≤25 Hu）、低密度（CT 值 <0 Hu），等密度结石 CT 诊断困难。

（3）增强扫描：结石无强化。胆囊炎表现胆囊壁增厚，毛糙，明显均匀强化，胆囊周围可有炎性渗出。（图 4－6－36 所示）

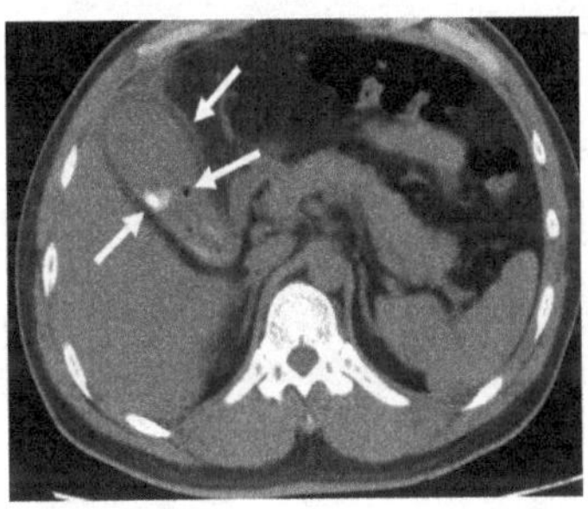

图 4－6－35　胆囊结石 CT 表现

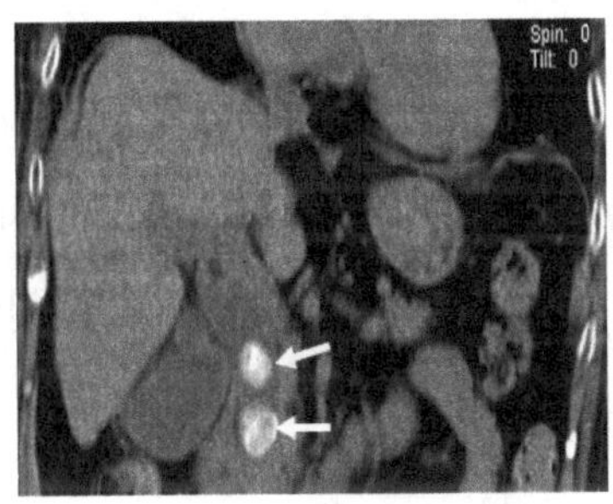

图 4－6－36　胆总管内多发结石 CT 表现

2. MRI 表现

（1）信号：T_1WI、T_2WI 均多表现为低信号。磁共振胰胆管成像（MRCP）可较好显示结石，既可观察到低信号结石大小、数目、部位等，又能显示梗阻的胆管扩张程度（如图 4－6－37 所示）。

（2）增强扫描：伴发胆囊炎时，可见胆囊壁增厚、明显强化。

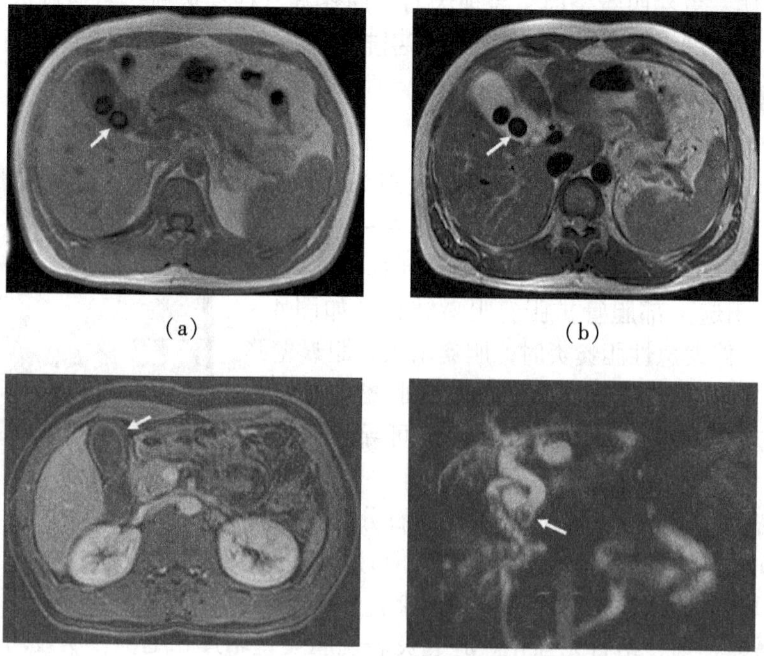

(a) (b) (c) (d)

图 4－6－37 胆结石 MRI 表现

（三）鉴别诊断

胆结石影像诊断一般不难，伴发慢性胆囊炎时，需与胆囊癌鉴别。患胆囊癌时胆囊壁明显不均匀增厚，多呈软组织肿块状，向外生长可侵犯周围组织结构。

二、胆囊癌

（一）病理与临床

胆囊癌（carcinoma of gallbladder）是胆道最常见的恶性肿瘤，多发于 50 岁以上女性。一般认为和结石与慢性胆囊炎的长期刺激有关。胆囊癌多发生在胆囊底部及颈部。病理上以腺癌多见，少数为鳞状上皮癌等。

临床表现一般有长期慢性胆囊炎病史，发展较快，极易侵犯邻近肝脏和肝门血管及胆管结构，一旦侵及肝门结构，提示预后较差。

（二）影像学表现

1. CT 表现（如图 4－6－38 所示）

（1）形态：分 3 种类型，即肿块型、胆囊壁增厚型和腔内型。肿块型胆囊癌软组织肿块可占据整个胆囊腔，向外生长可累及邻近肝组织；胆囊壁增厚型胆囊癌表现为胆囊壁局限性或弥漫性不规则增厚；腔内型胆囊癌表现为胆囊腔单发或多发乳头状、菜花状肿块，肿块基底部胆囊壁增厚。

（2）密度：平扫呈软组织等密度，侵及肝脏组织时，表现为胆囊周围肝组织呈稍低密度，侵及胆道系统时可表现为胆道扩张。

（3）增强扫描：肿块及局部胆囊壁明显强化，周围可见肿大淋巴结。

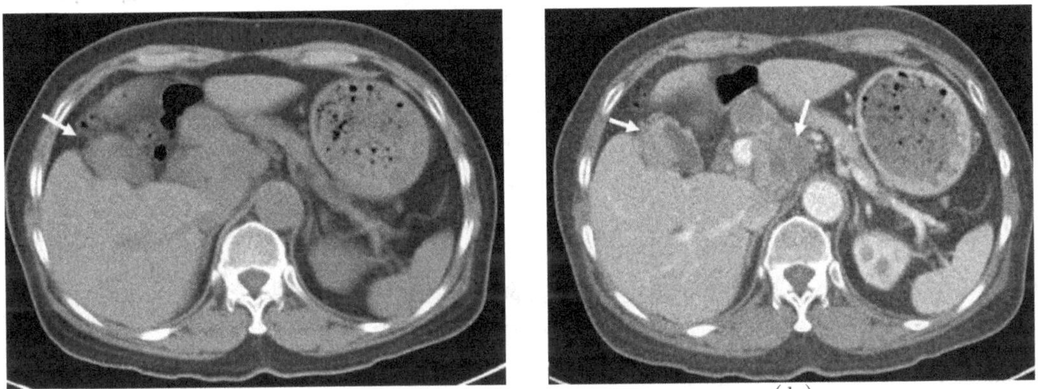

（a）　　（b）

图 4－6－38　胆囊癌 CT 表现

2. MRI 表现（如图 4－6－39 所示）

（1）信号：胆囊正常形态消失，胆囊壁不均匀增厚，局部可见软组织肿块形成，T_1WI 等低信号、T_2WI 等高信号，信号不均匀。

（2）增强扫描：肿块及胆囊壁明显强化。

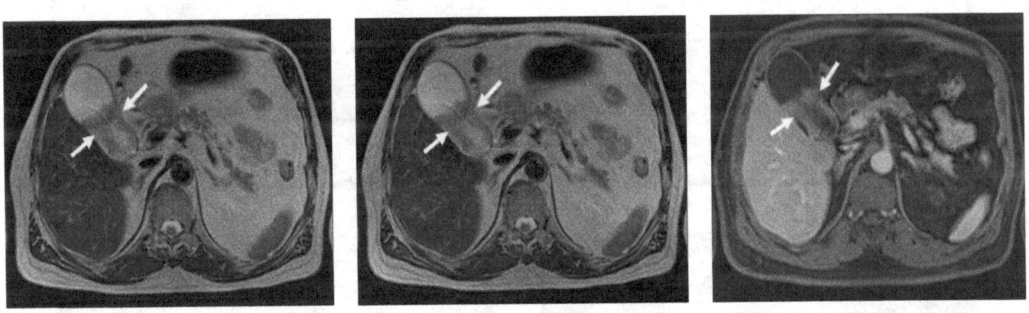

（a）　　（b）　　（c）

图 4－6－39　胆囊癌 MRI 表现

（三）鉴别诊断

侵犯肝脏的肿块型胆囊癌易与肝癌混淆，胆囊癌引起胆道侵犯，扩张比较明显，而肝癌发生胆道扩张较轻，出现门静脉侵犯、瘤栓较多。胆囊壁增厚型胆囊癌需与慢性胆囊炎鉴别，慢性胆囊炎增强扫描内壁光整，无明显胆道扩张。

三、胆管癌

（一）病理与临床

胆管癌（cholangiocarcinoma）包括肝内胆管癌及肝外胆管癌。肝外胆管癌按其发生部位分为上段胆管癌，包括左、右肝管及汇合部、肝总管癌，也称肝门部癌；中段胆管癌，指肝总管与胆囊管汇合部以下至胆总管中段癌；下段胆管癌，为胆总管下段、胰腺段和十二指肠壁内段癌。上段胆管癌占肝外胆管癌的50%。早期表现为右上腹隐痛或胀痛，继而出现进行性黄疸，晚期出现脂肪泻、陶土样大便等胆道梗阻表现。

（二）影像学表现

1. CT表现（如图4－6－40所示）

（1）形态：上段胆管癌可表现为肝门部软组织肿块，肝内胆管扩张；中段及下段胆管癌表现为局部胆管壁增厚或形成软组织肿块，肝内及近段胆管扩张，扩张的胆管突然变小或中断处即为肿瘤所在部位。

（2）密度：平扫表现等密度软组织肿块。

（3）增强扫描：肿块明显强化，肝门部淋巴结肿大提示淋巴结转移。

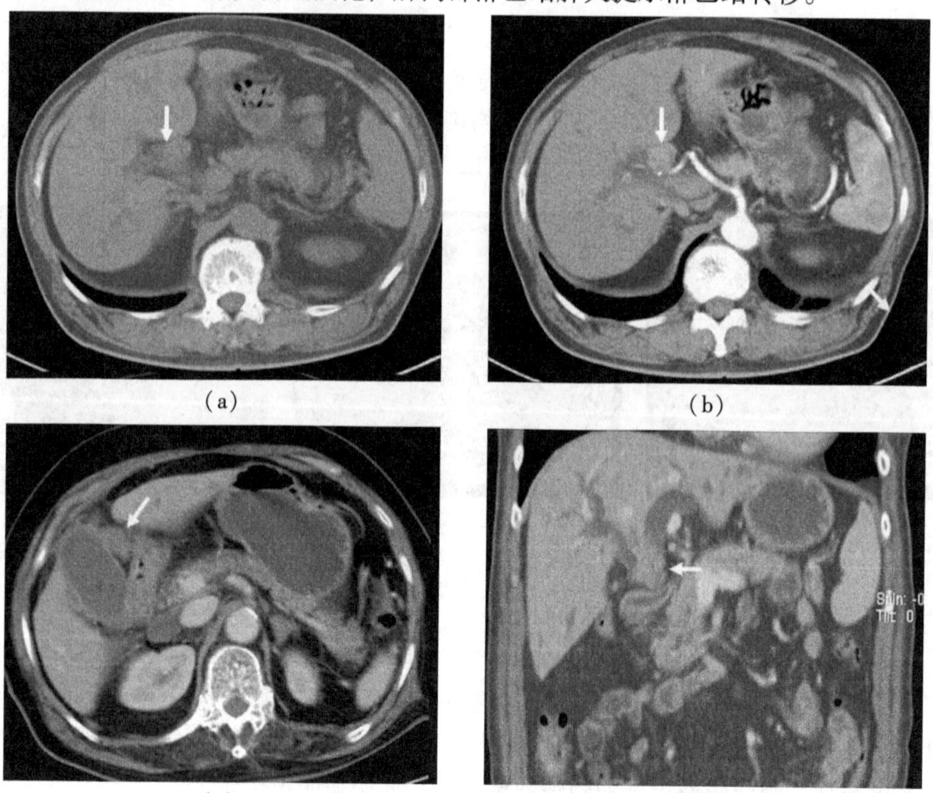

(a) (b) (c) (d)

图4－6－40 胆管癌CT表现

2. MRI表现（如图4－6－41所示）

（1）信号：肿瘤病灶多为T_1WI低信号、T_2WI不均匀高信号。MRCP可显示病灶局部胆管狭窄、中断，并以上胆管扩张。

（2）增强扫描：肿瘤病灶明显不均匀强化。

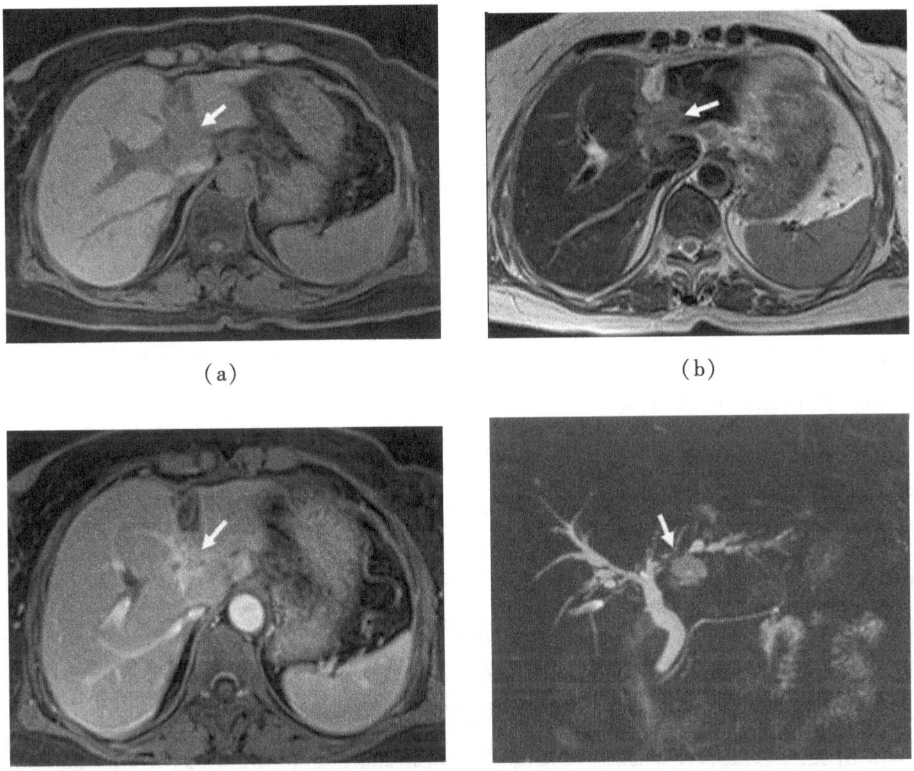

(a)　(b)　(c)　(d)

图4－6－41　胆管癌MRI表现

（三）鉴别诊断

胆管癌导致的胆管扩张，需排除胆管结石、胆管炎所致。胆管炎导致的胆管狭窄一般为鼠尾状渐进性狭窄，而胆管癌则表现为胆管截断，局部软组织肿块形成及淋巴结肿大时，较易鉴别。

第八节 胰腺疾病

一、胰腺炎

（一）病理与临床

胰腺炎可分为急、慢性两种。

急性胰腺炎（acute pancreatitis）大多由于过量饮酒或胆石症所致，是胰酶在胰腺内被激活后引起胰腺组织自身消化的化学性炎症，可分为急性水肿性胰腺炎和出血坏死性胰腺炎。

急性胰腺炎临床表现为上腹部持续疼痛，常向腰背部放射，伴有不同程度腹膜炎体征，常伴有发热、恶心、呕吐、腹胀，严重时可出现休克。实验室检查：血白细胞计数升高，血和尿淀粉酶升高。

慢性胰腺炎（chronic pancreatitis）最主要的症状是上中腹疼痛，伴有体重减轻及胰腺功能不全等表现。

（二）影像学表现

1. CT 表现（如图 4-6-42 所示）

（1）形态。急性胰腺炎表现为胰腺弥漫性肿大，亦可为局限性肿大；出血坏死型胰腺炎较水肿型胰腺炎体积增大更为明显；慢性胰腺炎患者的胰腺形态可正常、萎缩或增大，边缘不规则，常合并胰内或胰周假性囊肿。

（2）密度。急性水肿型胰腺炎胰腺密度正常或轻度下降，出血坏死型胰腺炎的胰腺密度不均匀，可见稍高密度出血区及低密度囊样坏死区；胰腺边缘模糊，可见胰周渗出或积液；慢性胰腺炎特征性改变为胰管内结石或沿胰管分布的胰腺实质内钙化灶，胰管扩张。

（3）增强扫描。急性水肿型胰腺炎强化均匀；出血坏死型胰腺炎强化不均匀，坏死区无强化；慢性胰腺炎合并假性囊肿时，囊肿无强化。

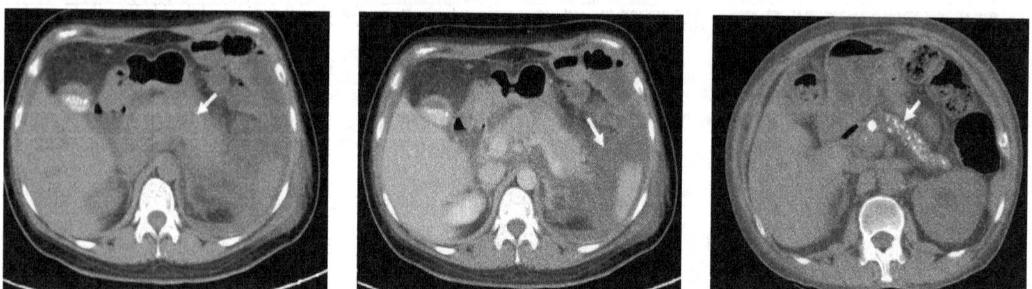

（a）（b）（c）

图 4-6-42 胰腺炎 CT 表现

2. MRI 表现（如图 4-6-43 所示）

（1）信号。急性水肿型胰腺炎 T_1WI 表现为均匀低信号，T_2WI 表现为均匀高信号，边缘模糊；出血坏死型胰腺炎信号较混杂，并随着出血时间不同，信号表现也不同；慢性胰腺炎 T_1WI 表现混杂低信号，T_2WI 混杂高信号，钙化灶表现低信号或无信号。慢性胰腺炎可导致胰管扩张，表现为主胰管及分支胰管呈串珠状扩张或扭曲；假性囊肿则表现为边界清晰、囊壁光滑的 T_1WI 低信号、T_2WI 高信号。

（2）增强扫描。急性水肿型胰腺炎强化均匀；出血坏死型胰腺炎强化不均匀，坏死区无强化；慢性胰腺炎合并假性囊肿时，囊肿无强化。

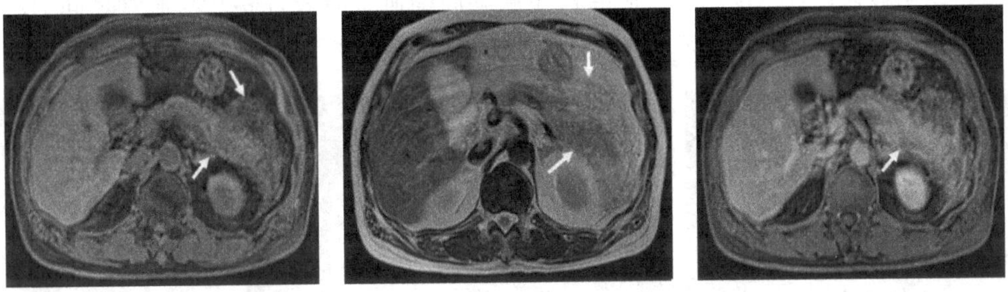

（a）　　（b）　　（c）

图 4-6-43　胰腺炎 MRI 表现

（三）鉴别诊断

急性胰腺炎根据影像所见及临床表现，诊断不难。慢性胰腺炎如果胰腺萎缩仅局限于胰腺体、尾部，同时胰头增大，则需要与胰腺癌相鉴别。肿块或胰腺内见到钙化，一般支持炎症。周围淋巴结转移或邻近血管受侵则提示胰腺癌。

二、胰腺癌

（一）病理与临床

胰腺癌（pancreatic carcinoma）是胰腺最常见的恶性肿瘤。多见于中老年人，男性多于女性。病因或诱因有吸烟、饮酒、某些疾病（如糖尿病、慢性胰腺炎、胆道疾病等）、内分泌改变、与化学致癌物长期接触等。

胰腺癌绝大多数起源于胰管上皮细胞，极少部分起源于腺泡上皮，常与周围正常胰腺组织分界不清，肿块中心易发生坏死。胰腺癌为少血管肿瘤。肿块阻塞胰腺导管，可导致远端胰管的局限性扩张和相应部位胰腺组织的继发性萎缩改变。胰腺癌好发胰头部，占 69% ~79%，胰体部次之，胰尾最少。

胰头癌因常侵犯胆总管下端引起梗阻性黄疸而较早发现；胰体、尾部癌则出现症状较晚，肿块相对较大，发现时常已是晚期。常见症状包括腹部胀痛、消瘦、纳差、乏力，侵犯胆总管下段及十二指肠后出现梗阻性黄疸、恶心、呕吐。

（二）影像学表现

1. CT 表现（如图 4－6－44 所示）

（1）形态。胰腺局部增大、肿块形成，远端胰管扩张。胰头癌常见胰头部增大而胰体尾部萎缩，侵犯胆总管下端时引起胆总管阻塞，胆总管、胆囊及肝胆管均见扩张，胰管、胆总管都受累及的所谓“双管征”是诊断胰头癌较可靠征象。

（2）密度。平扫时与正常胰腺相比呈等密度或稍低密度，如果肿瘤内发生液化坏死时在肿瘤内可见不规则更低密度区。

（3）增强扫描。肿块呈轻度强化，肿块内液化坏死区无强化呈更低密度，而正常胰腺组织明显强化且密度均匀。肿瘤侵犯胰腺周围血管时表现胰腺与血管之间的脂肪间隙消失，肿块包绕血管，血管形态不规则、变细，血管内有癌栓形成。

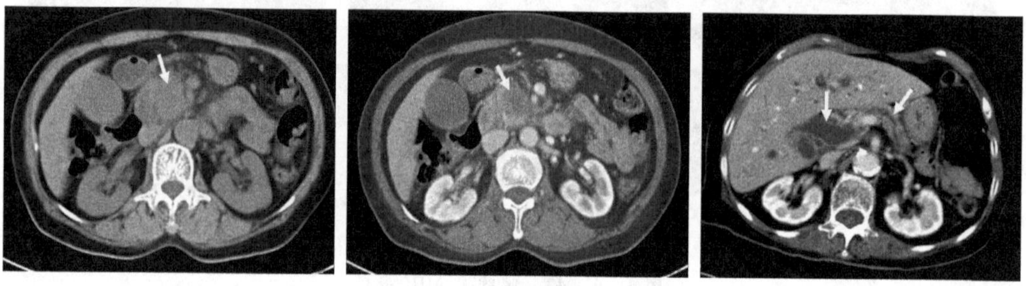

(a)　　(b)　　(c)

图 4－6－44　胰腺癌 CT 表现

2. MRI 表现（如图 4－6－45 所示）

（1）信号。肿块形态不规则，表现 T_1WI 稍低或等信号，T_2WI 稍高信号，肿瘤内出现液化坏死时，表现 T_1WI 低信号、T_2WI 高信号。当胰腺癌浸润周围脂肪层时，使高信号的脂肪信号消失或变模糊不清。

（2）增强扫描。胰腺癌为乏血供肿瘤，增强扫描呈轻度强化，其内液化坏死区无强化。肿块侵犯胆总管下端时，MRCP 可以清楚显示肝胆管、胆囊、胆总管、胰管的扩张。

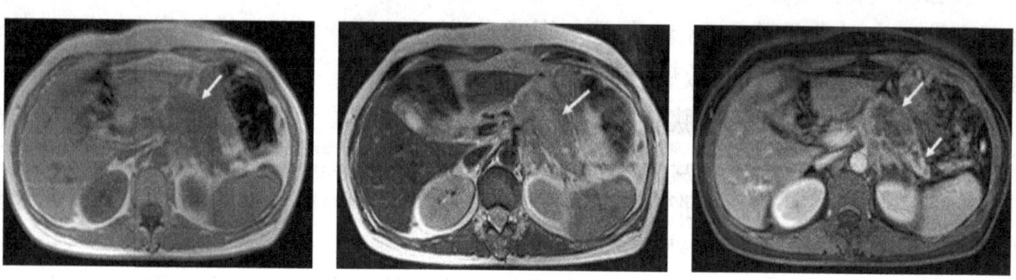

(a)　　(b)　　(c)

图 4－6－45　胰腺癌 MRI 表现

（三）鉴别诊断

主要与慢性胰腺炎相鉴别。慢性胰腺炎有反复发作上腹部疼痛，血、尿淀粉酶升高的病史，胰腺大小正常或萎缩，胰腺可见钙化，胰管不规则扩张但不伴有胆总管梗阻。

第九节　脾 脏 病 变

一、脾脏外伤

（一）病理与临床

脾脏是腹腔内最易受外伤而发生破裂的器官。脾破裂分可为中央型破裂（破在脾实质深部）、被膜下破裂（破在脾实质周边部分）和真性破裂（破损累及被膜）3 种。前两种因被膜完整，出血量受到限制，临床上常因无明显出血征象而不易被发现。如未被发现，可形成血肿而最终被吸收。

临床上有外伤史、左上腹疼痛、失血性休克等表现。

（二）影像学表现

1. CT 表现（如图 4－6－46 所示）

（1）形态：脾脏包膜下血肿表现为脾脏外围半月形或双凸形出血灶。脾脏挫裂伤表现为脾脏实质内线条状或不规则低密度影内见高密度出血灶。脾脏撕裂伤显示脾轮廓不规则，脾实质分离。

（2）密度：脾脏新鲜出血呈高密度，随时间延长密度逐渐减低，最后呈低密度。

（3）增强扫描：一般无须做增强检查。增强可清楚显示脾脏裂口形态、大小及累及范围等。

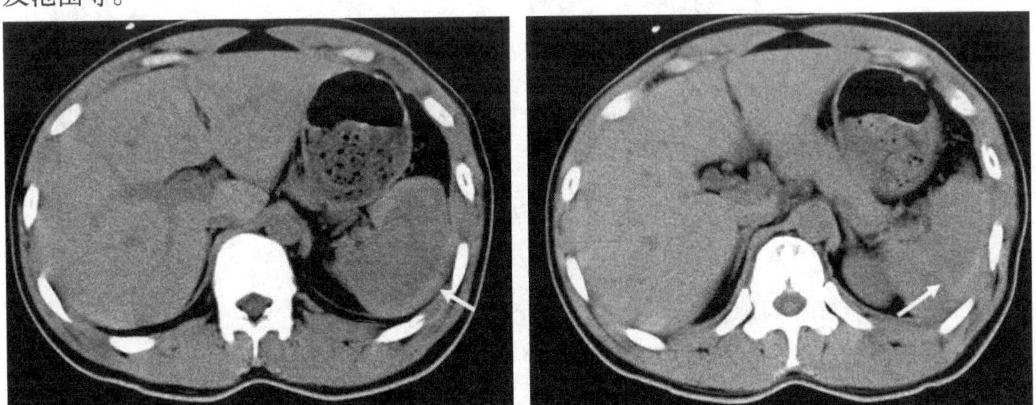

(a)　　(b)

图 4－6－46　脾外伤 CT 表现

2. MRI 表现

脾脏血肿信号随时间的不同，信号表现亦不同，到后期血肿液化呈 T_1WI 低信号、T_2WI 高信号。

（三）鉴别诊断

根据外伤史和典型的临床症状，多可做出正确诊断。

二、脾梗死

（一）病理与临床

脾梗死是指脾内动脉的分支阻塞，造成局部组织的缺血坏死。梗死原因有很多，如医源性、血栓形成、动脉粥样硬化、血液系统疾病等。梗死形态多数呈锥形，底部位于背膜面，尖端指向脾门。陈旧性梗死坏死脾组织被纤维组织所取代，因纤维瘢痕收缩，可使脾边缘局部凹陷。大多数脾梗死无症状，有时可有左上腹痛、左膈抬高及左侧胸腔积液。

（二）影像学表现

1. CT 表现（如图 4－6－47 所示）

（1）形态：梗死灶一般呈三角形，基底位于脾外缘，尖端指向脾门；陈旧梗死灶可呈不规则，脾可略缩小，轮廓呈分叶状。

（2）密度：早期表现为低密度，后期可伴有囊性变。当病灶合并出血时可见到高密度不规则影。

（3）增强扫描：病灶无强化。

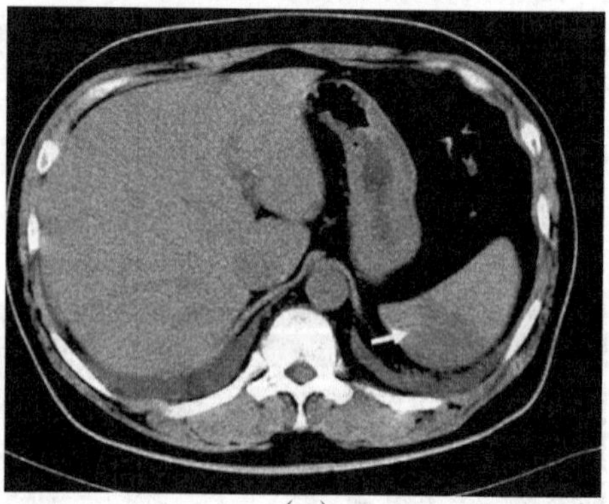

（a）

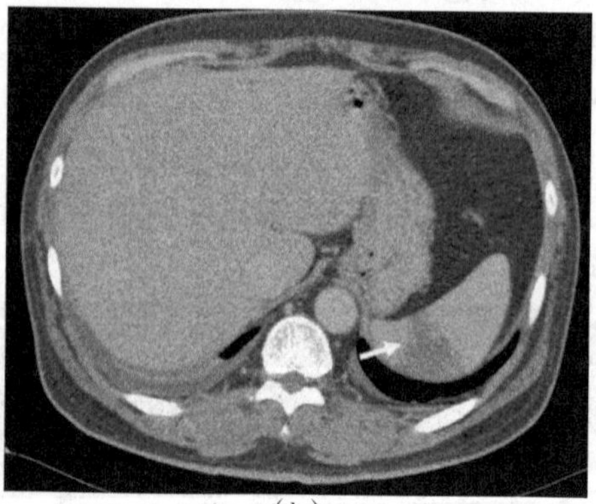

（b）

图 4－6－47　脾梗死 CT 表现

2. MRI 表现

（1）信号：MRI 对脾梗死较敏感，梗死灶表现为 T_1WI 低信号、T_2WI 高信号。

（2）增强扫描：梗死灶无强化。

（三）鉴别诊断

主要与脾破裂出血相鉴别。脾破裂多有外伤史，CT 表现脾脏轮廓不规则并可见裂隙，同时常合并包膜下出血。

第七章　泌尿系统与肾上腺

第一节　检 查 方 法

一、X 线检查

（一）腹部平片

腹部平片是泌尿系统的常规检查方法，常规摄取仰卧前后位片，称为 KUB 片（Kidney－ureter－bladder），可观察肾脏的位置、轮廓、大小，对泌尿系统阳性结石及腹腔钙化的显示及诊断有重要意义。这也是泌尿系统造影前的常规检查。为避免肠道的气体及粪便干扰，应在检查前清洁肠道。

（二）尿路造影

按造影剂的引入路径可分为排泄性尿路造影、逆行性尿路造影及顺行性尿路造影等。常用对比剂为含碘的有机化合物溶液，对碘过敏、严重肝肾功能损害与心血管疾病者为绝对禁忌证，甲亢、多发性骨髓瘤、妊娠、糖尿病等为相对禁忌证。

1. 排泄性尿路造影

排泄性尿路造影又称静脉肾盂造影（intravenous pyelography，IVP），是将对比剂注入静脉后，大部分经肾小球滤过，肾小管浓缩排出，使泌尿径路显影。可显示肾盏肾盂、输尿管及膀胱内腔的解剖形态，并可间接了解两肾的排泄功能，是泌尿系统的常用影像检查方法。

2. 逆行性尿路造影

逆行性尿路造影包括逆行肾盂造影和逆行膀胱造影。

逆行肾盂造影，经尿道插入导管至输尿管内，透视下缓慢注入对比剂，从而使肾盂、肾盏显影的方法。本方法用于排泄性尿路造影不显影或显影不良及不适合做排泄性尿路造影者。

逆行膀胱及尿道造影：用于诊断膀胱肿瘤、憩室及前列腺肥大等外压性疾病，已较少使用，多由 CT、MRI 或膀胱镜检查取代。

3. 顺行性尿路造影

顺行性尿路造影又称经皮肾盂造影，用于输尿管梗阻、肾盂输尿管积水、逆行肾盂造影失败的病人。此法为创伤性检查，目前较少使用，已多由 MRI 水成像取代。

二、CT 检查

CT 是目前诊断泌尿系统疾病的主要影像学方法，可观察肾脏的分泌、排泄功能，肾盂、肾盏的形态表现，以及阳性结石等。

（一）平扫

肾脏与输尿管 CT 检查无须特殊准备。膀胱检查需在检查前 1 ~ 2 h 前口服温开水约 1 000 mL，以充盈膀胱。检查前禁小便，以保证膀胱充盈。薄层平扫对肾脏、输尿管、膀胱及尿道结石显示有明显优势。经 CT 多平面重组，对显示泌尿系结石，特别是输尿管结石更佳。

（二）增强扫描

肾与输尿管应常规行增强检查。方法经静脉注入碘对比剂 60 ~ 100 mL 后行双肾区扫描，显示肾实质强化。注入碘对比剂 1 min 内及 2 min 内扫描可观察肾脏皮质、髓质强化程度随时间所发生的变化。5 ~ 10 min 后，再行双侧肾区及输尿管区扫描，以观察双肾盂、肾盏及输尿管的充盈情况。

膀胱增强检查方法是在静脉注入造影剂后立即行扫描，并于注射后 30 ~ 60 min 再次扫描。

（三）肾动脉 CTA 扫描

肾动脉 CTA 扫描有助于观察肾动脉有无狭窄和闭塞等病变。经静脉团注对比剂，行肾动脉区薄层扫描，所得图像经 MIP、SSD、VRT 重建可清楚显示肾动脉。

三、MRI 检查

MRI 软组织分辨率高，在显示病变内部结构、大血管受累及与转移性淋巴结肿大等方面优于 CT，但在显示泌尿系小结石方面，MRI 不如 CT。

第二节　正常影像表现

一、腹平片

前后位可见到双肾轮廓，密度均匀，呈蚕豆状，长 11 ~ 13 cm、宽 5 ~ 6 cm，位于胸 12 至腰 3 椎体两旁，双肾长轴与脊柱长轴形成 15° ~ 30°角，呈“八”字形（如图 4 - 7 - 1 所示）。左肾上缘约于第 12 胸椎体上缘水平，一般右肾低于左肾，右肾下缘约在第 3 腰椎下缘水平。双肾可随呼吸运动而上下移动，但移动幅度至多不超过一个椎体水平。

侧位平片双肾影与脊柱重叠。输尿管、膀胱在腹平片上不能显示。

二、排泄尿路造影

排泄尿路造影主要观察肾盂肾盏、输尿管及膀胱形态（如图 4－7－2 所示）。

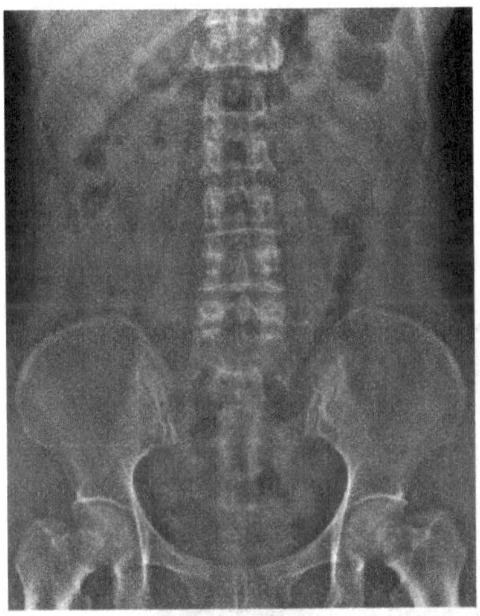

图 4－7－1　正常腹部平片

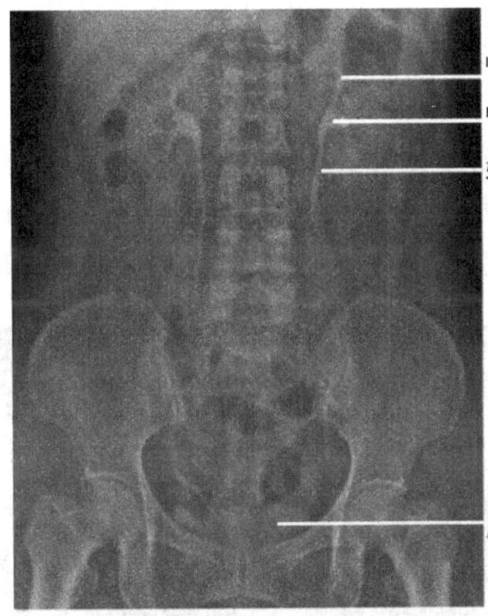

图 4－7－2　静脉肾盂造影

（一）肾盂肾盏

注射对比剂后 1～2 min 肾实质显影，密度均匀。注射对比剂 2～3 min 时肾盂肾盏开始显影，15～20 min 时肾盂肾盏内对比剂浓度最高。肾盏可分肾小盏与肾大盏，一般大盏每侧 3 个，小盏每侧 10～20 个。小盏呈杯口状凹陷，光滑锐利。肾小盏轴位投影可形成致密的环形或结节影，不应误认为结石。数个肾小盏汇入一个大盏，肾大盏汇入肾盂，肾盂常位于第 2 腰椎水平，呈略朝外上的漏斗形，上缘圆隆，下缘略凹，边缘光滑、整齐，其内造影剂填充，密度均匀一致。

（二）输尿管

输尿管长约 25 cm，上端与肾相接，在腹膜后沿脊椎旁向前下行，入盆腔后，多在骶髂关节内侧走行，过骶骨后，先弯向外下，再斜行进入膀胱。输尿管有 3 个生理狭窄区，即与肾盂连接处、越过骨盆边缘处、进入膀胱处。输尿管宽度常因蠕动而有较大变化，边缘光滑整齐有柔和感，也可有折曲。输尿管下端入膀胱处几乎横向，并与膀胱影像重叠。

（三）膀胱

膀胱的正常容量为 200～350 mL，形状、大小取决于充盈程度。充盈较满的膀胱呈卵圆形，横置于耻骨联合之上，其下缘多与耻骨上缘相平。边缘光滑整齐、密度均匀。

膀胱顶部可以略凹，系乙状结肠或子宫压迫所致。

三、CT 表现

1．CT 平扫

CT 平扫，肾脏呈圆形或椭圆形软组织密度影，密度均匀，不能分辨皮质、髓质，边缘光整，CT 值为 30 ~ 50 Hu。肾门区位于肾脏内侧、中部，向内凹陷，指向前内。肾门内低密度脂肪间隙，称为肾窦。

2．增强扫描

增强扫描可分为皮质期、实质期及肾盂充盈期。注入碘对比剂 1 min 内为皮质期，肾血管及皮质明显强化；注入碘对比剂 2 min 为实质期髓质强化略高于皮质，5 ~ 10 min 后肾实质强化减低，肾盂、肾盏内见对比剂充盈（如图 4－7－3 所示）。

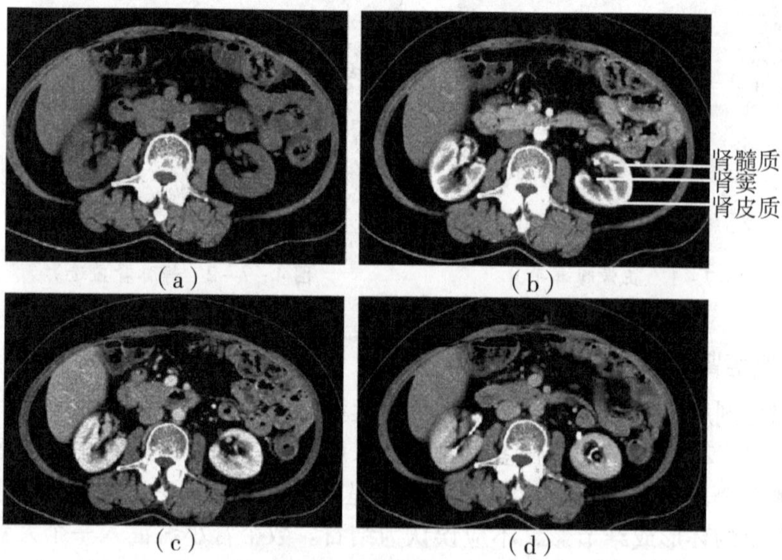

图 4－7－3　肾脏 CT 平扫及增强扫描

输尿管在增强扫描横断位显示为小结节状软组织密度，强化不明显，延迟期对比剂填充时显示为致密小结节影。

膀胱位于骨盆前部的空腔，其大小与充盈程度相关。CT 平扫膀胱呈均一的液性密度影，膀胱壁厚薄均匀，CT 增强时膀胱壁呈轻度均一的线状强化。延迟期可见高密度对比剂进入膀胱，与尿液混合不均，可呈分层状，延迟 1 h 左右，膀胱内呈均匀高密度（如图 4－7－4 所示）。

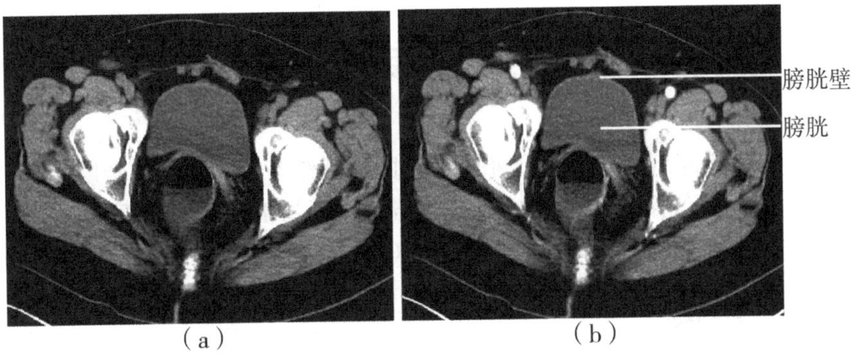

图4-7-4　膀胱CT平扫及增强扫描

四、MRI表现

T_1WI上，由于含水量不同，肾皮质信号稍高于肾髓质，为中等信号强度，在肾周脂肪的高信号衬托下显示非常清楚。T_2WI肾脏呈较高信号，不能分辨皮质、髓质，肾盂内的尿液呈水的高信号。正常输尿管MRI不易显示（如图4-7-5所示）。

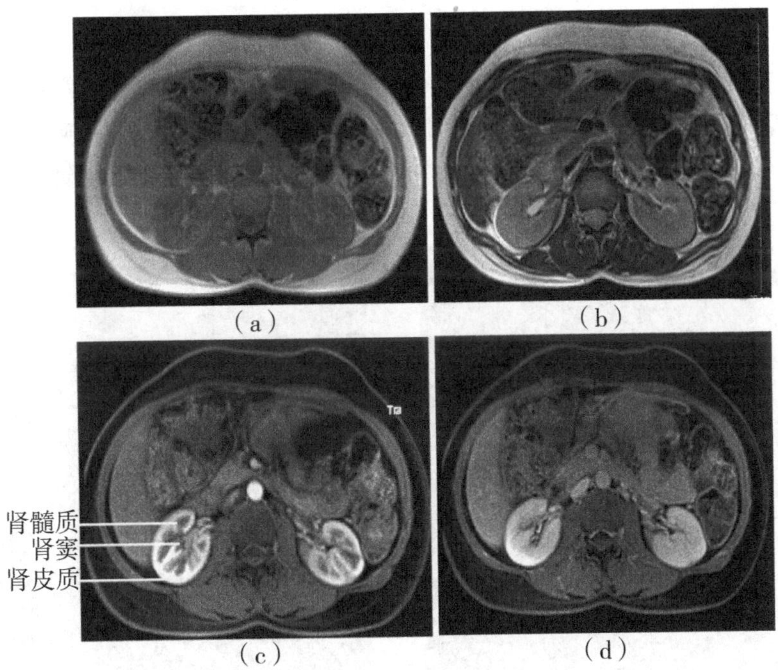

图4-7-5　肾脏MRI平扫及增强扫描

MRI可很好地显示膀胱及其与毗邻结构关系。膀胱壁信号与肌肉组织信号相似，其内尿液T_1WI呈低信号，T_2WI呈高信号。

第三节 泌尿系结石

尿路结石多发生于肾盂输尿管。90%以上的尿路结石含钙，X线密度较高，可在X线影像显像，称为X线阳性结石。尿酸盐类结石含钙量低，X线密度低，不能在X线影像上显影，称为X线阴性结石。B超及CT对结石显影敏感，MRI对小结石不敏感。

一、病理与临床

泌尿系结石主要有草酸钙结石、磷灰石结石、尿酸结石、碳酸钙结石、胱氨酸结石等，其中以草酸钙、磷酸钙或其混合物为主的结石最常见。结石多发生于肾盂肾盏内，可单侧也可双侧，可单发亦可多发。结石梗阻可造成肾盏、肾盂、输尿管的扩张。临床上表现为肾绞痛或钝痛，常向会阴部放射，并有镜下或肉眼血尿，也可发生泌尿系感染症状。

二、影像学表现

（一）X线表现

肾结石（renal calculus）：表现为肾影内的致密影，按其形态可有圆形、类圆形、铸形、不规则形等大小不一。其中桑葚状、珊瑚状为肾结石的特征表现（如图4－7－6所示）。侧位肾结石与脊柱重叠，借此可与胆囊结石、腹腔淋巴结钙化及肠内容物鉴别。

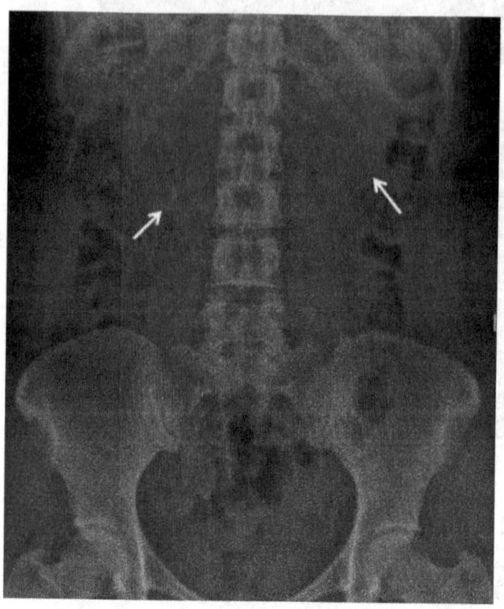

图4－7－6　左肾多发小结石

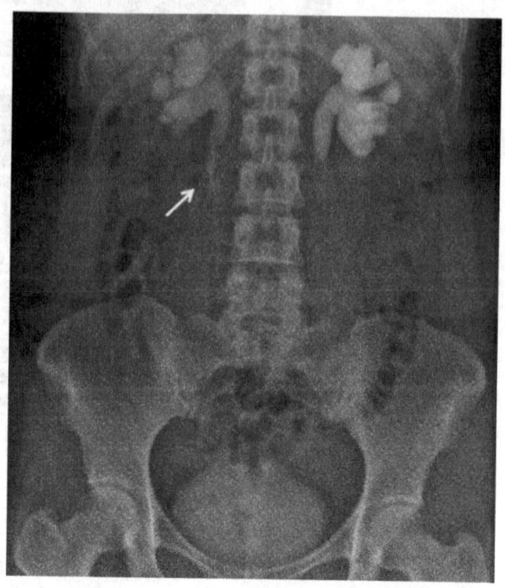

图4－7－7　右输尿管上段结石

输尿管结石（ureteral calculus）：表现为黄豆或米粒样致密影，位于输尿管走行部，其长轴与输尿管走行方向一致（如图 4－7－7 所示）。

膀胱结石（bladder calculus）：表现为位于小骨盆正中耻骨联合上方圆形或卵圆形致密影，密度均匀，也可分层状（如图 4－7－8 所示）。随体位改变结石位置改变，但总位于膀胱最低位置。

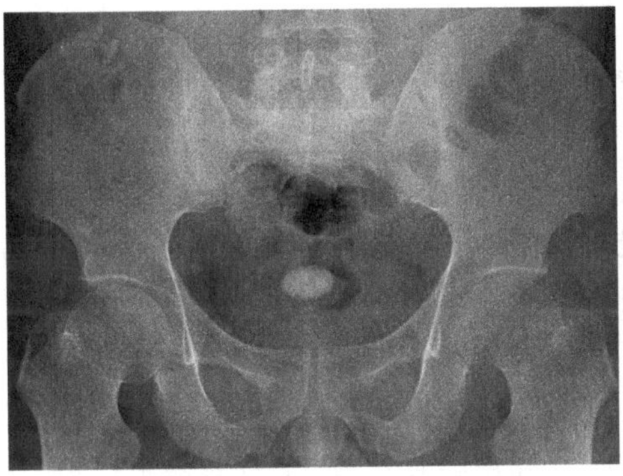

（a）

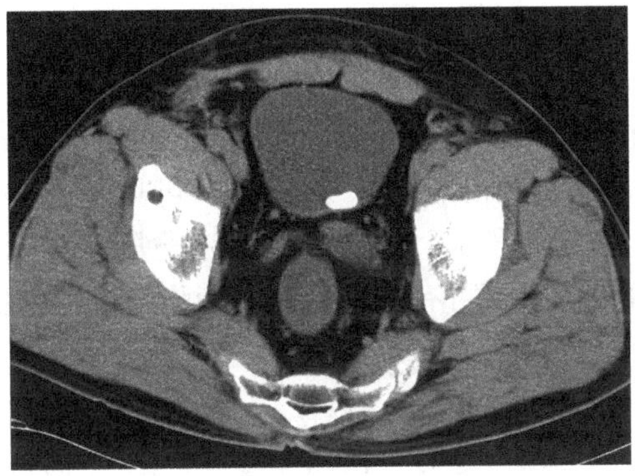

（b）

图 4－7－8　膀胱结石

（二）CT 和 MRI 表现

CT 检查较腹平片能发现更小的结石，并不受肠道气体的影响，表现为点状高密度影。CT 不但可显示结石的密度、形态、大小、分布等，还能显示继发的积水等。MRI 检查不易显示泌尿系结石，但可显示结石造成的肾盂和输尿管的扩张。

三、鉴别诊断

多数泌尿系结石表现典型，诊断不难；位于肾盏的小结石需与髓质海绵肾鉴别。输尿管结石有时需与淋巴结钙化和静脉石鉴别。阴性结石在造影时可显示为充盈缺损，需与血块、气泡、肿瘤鉴别，超声和 CT 有助于其鉴别。

第四节　泌尿系结核

一、病理与临床

泌尿系统结核多继发。结核杆菌经血或淋巴播散到泌尿、生殖系统时，常先累及肾皮质。在适宜生长的条件下形成干酪坏死灶，继而发展至肾髓质，在肾乳头部发展成干酪坏死灶，随后蔓延至肾小盏形成结核性空洞，即出现肾结核典型症状。继而随尿路可蔓延至泌尿生殖系统各部。

典型的症状是尿频、尿急、血尿或脓尿。全身症状可有体重减轻、低热、乏力或贫血，也可无任何症状而在尿常规检查时才被发现。

二、影像学表现

（一）X 线表现

（1）腹部平片。多无阳性发现，有时肾内可见絮状、斑片状或小环形钙化灶，甚至全肾钙化，肾影增大或缩小，称为自截肾。

（2）尿路造影。肾结核：可见肾小盏顶端圆钝，边缘虫蚀状不整齐，部分肾盏狭窄变形或积水。输尿管结核：输尿管狭窄与扩张相交替串珠状，严重时输尿管短缩、僵直，管壁可有线状钙化。膀胱结核：膀胱边缘不光整，晚期膀胱挛缩，体积变小。

（二）CT 表现

CT 检查可显示结核不同阶段及其相应的病理改变。主要表现有单个或多个肾盏变形，围绕肾盏肾盂排列的肾实质内囊状低密度灶（结核脓肿），肾盂肾盏扩张积水，肾皮质变薄，肾内多发性钙化。输尿管管壁不均匀增厚，累及范围较广。膀胱壁不均匀增厚，体积缩小（如图 4－7－9 所示）。

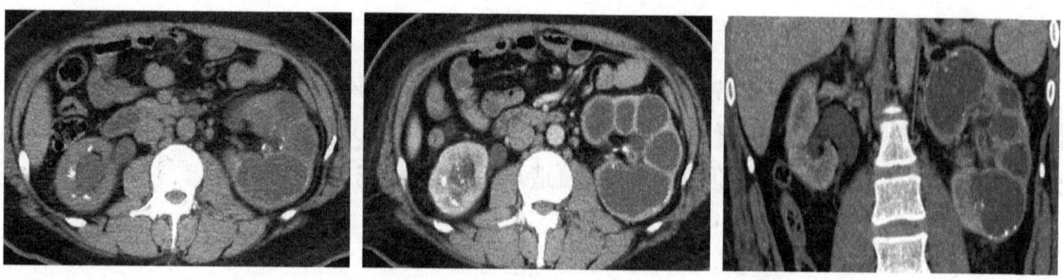

(a)　　(b)　　(c)

图 4－7－9　肾结核 CT 表现

三、鉴别诊断

1. 慢性肾盂肾炎

肾实质的结核脓肿、钙化和肾盂输尿管壁增厚为肾结核较特殊的表现。

2. 肾积水

肾盂积水密度较低，边缘光滑，而结核性脓肾密度比水稍高，伴有肾盂及输尿管壁增厚。

3. 慢性膀胱炎

膀胱结核表现为膀胱挛缩时，应与慢性膀胱炎相鉴别。后者无肾输尿管改变，临床表现也不同。

第五节 泌尿系囊肿与肿瘤

一、肾囊肿与多囊肾

（一）肾囊肿

1．病理与临床

肾囊肿多在肾实质中，以皮质多见。55岁以上者约50%有肾囊肿，而30岁以下患者较罕见，提示肾囊肿与肾脏的退行性变有关。肾内阻塞和缺血亦可能为其原因之一。

2．影像学表现

（1）X线表现。

单纯性肾囊肿多无异常。体积较大的肾囊肿和多囊肾可表现为肾影增大、局部膨隆或肾影外形无改变，肾盏受压移位变形。

（2）CT表现。

肾实质内见圆形囊性病变，囊壁菲薄，外缘光滑锐利，较大病灶可突出肾轮廓外，囊内密度低而均匀，为水样密度，CT值在－10～20 Hu，增强扫描囊肿无强化。

（3）MRI表现。

肾实质内见圆形、类圆形水样信号，T_1WI呈低信号，T_2WI呈高信号，边缘清晰光滑，增强扫描无强化（如图4－7－10所示）。

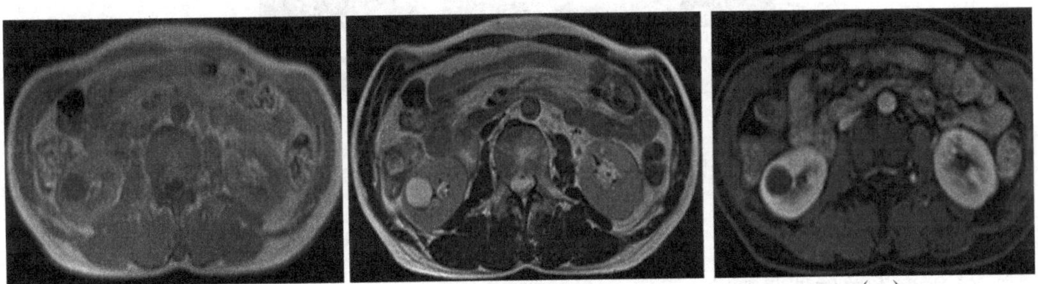

（a）（b）（c）

图4－7－10 单纯性肾囊肿

3．鉴别诊断

（1）肾脓肿。

病灶密度不均匀，边缘模糊，增强后周边环形强化，偶有气体形成。

（2）肾盏和肾盂憩室。

注射造影剂后可见囊内有造影剂积存，并与邻近肾盏相交通。

（二）多囊肾

1．病理与临床

多囊肾（polycystic kidney disease）是一种常染色体显性遗传性疾病。可分为婴儿型和成人型两种。前者来自输尿管芽的收集小管的间质部分增生，使收集小管扩张成囊状，肾发育成海绵状器官，成人型多囊肾比婴儿型者多见。双肾，多发大小不等的囊肿。临床主要表现为腹部肿块，并常因巨大的肾脏牵拉肾蒂而发生疼痛，可有血尿及脓尿。常合并多囊肝、多囊脾。

2．影像学表现

（1）CT 表现。

双侧肾脏内布满多发大小不等的圆形水样密度灶，部分囊肿出血呈等密度或高密度（如图 4－7－11 所示）。CT 值在 0～20 Hu，增强扫描无强化。多囊肾早期肾脏形态可正常，晚期由于囊肿增多增大，肾实质消失，全肾体积增大。

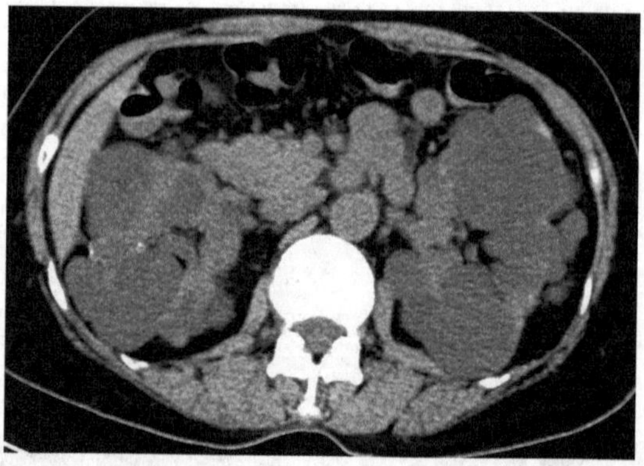

图 4－7－11　多囊肾 CT 平扫图像

（2）MRI 表现。

可见双肾布满大小不等的囊肿，T_1WI 呈低信号，部分囊肿呈出血高信号，T_2WI 呈高信号，增强无强化。

3．鉴别诊断

（1）多发单纯性肾囊肿。

轻度的多囊肾与多发单纯性肾囊肿鉴别较难，但前者大多数为双侧性，有家族遗传倾向和肾功能障碍等。

（2）囊性肾癌及肾转移瘤。

有厚而不规则的囊壁，与正常肾实质交界模糊，密度超过 20～25 Hu，增强囊壁或壁结节强化。

二、肾血管平滑肌脂肪瘤

（一）病理与临床

肾血管平滑肌脂肪瘤又称肾错构瘤，为最常见的肾良性肿瘤。约占全部肾肿瘤的1%，由不同比例的平滑肌、血管、脂肪成分构成。好发于 40～70 岁，女性多见。

（二）影像学表现

1. CT 表现

（1）平扫。肾实质内边界清楚的混杂密度肿块，内有脂肪性密度灶和软组织密度区，低密度脂肪 CT 值≤50 Hu（如图 4－7－12 所示）。

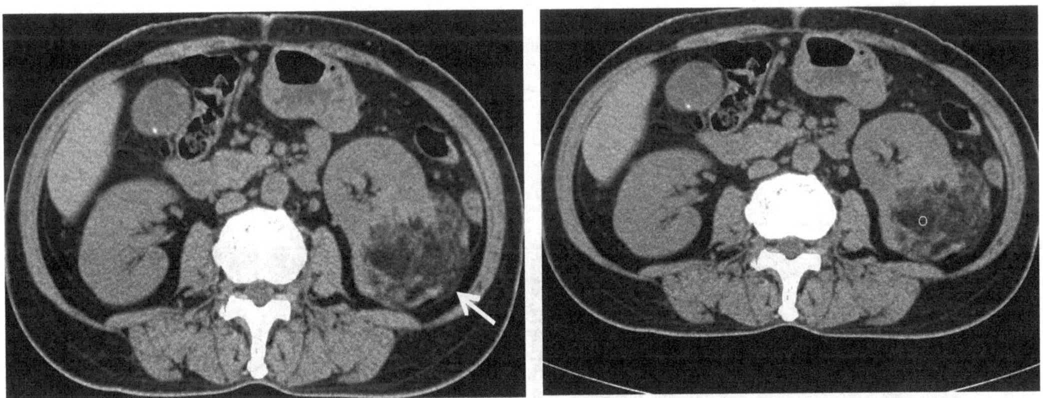

（a）　　　　（b）

图 4－7－12　肾血管平滑肌脂肪瘤 CT 图像

（2）增强。脂肪组织无强化，而血管及平滑肌显著强化。

2. MRI 表现

混杂信号灶内有明确脂肪成分，应用 T_1WI 脂肪抑制技术，高信号脂肪灶转为低信号，具有特征性。

（三）鉴别诊断

含脂肪量很少的肿瘤，不能与常见的肾癌相鉴别。同时需与脂肪瘤及脂肪肉瘤鉴别。

1. 脂肪瘤

脂肪瘤为边界清晰的脂肪密度肿块，无强化。肾错构瘤可见到多少不一的条索状强化影。

2. 脂肪肉瘤

脂肪肉瘤为不均匀软组织密度肿块，边界模糊不整。

三、肾癌

（一）病理与临床

肾实质癌（renal carcinoma）是最常见的肾脏恶性肿瘤，男性患者多于女性患者。起源于肾小管上皮细胞。肿瘤血供丰富，肿瘤周围可见假包膜。常有出血、坏死、囊变和钙化。早期肿瘤多位于肾实质内，晚期肾癌突破包膜，向肾外生长，侵犯周围组织，向淋巴结转移，形成肾静脉癌栓。

临床典型症状为无痛性血尿，偶可触及肿块。肿瘤侵及肾盂肾盏时，出现血尿。

（二）影像学表现

1. X 线表现

肾癌较大时平片显示肾影增大，静脉肾盂造影可见患肾肾盂肾盏受压或牵拉而伸长、狭窄或变形，呈“抱球”征或“蜘蛛腿”样。肿瘤侵犯肾盂可见肾盂边缘不规整、肾盂内充盈缺损等征象。

2. CT 表现

CT 表现如图 4 –7 –13 所示。

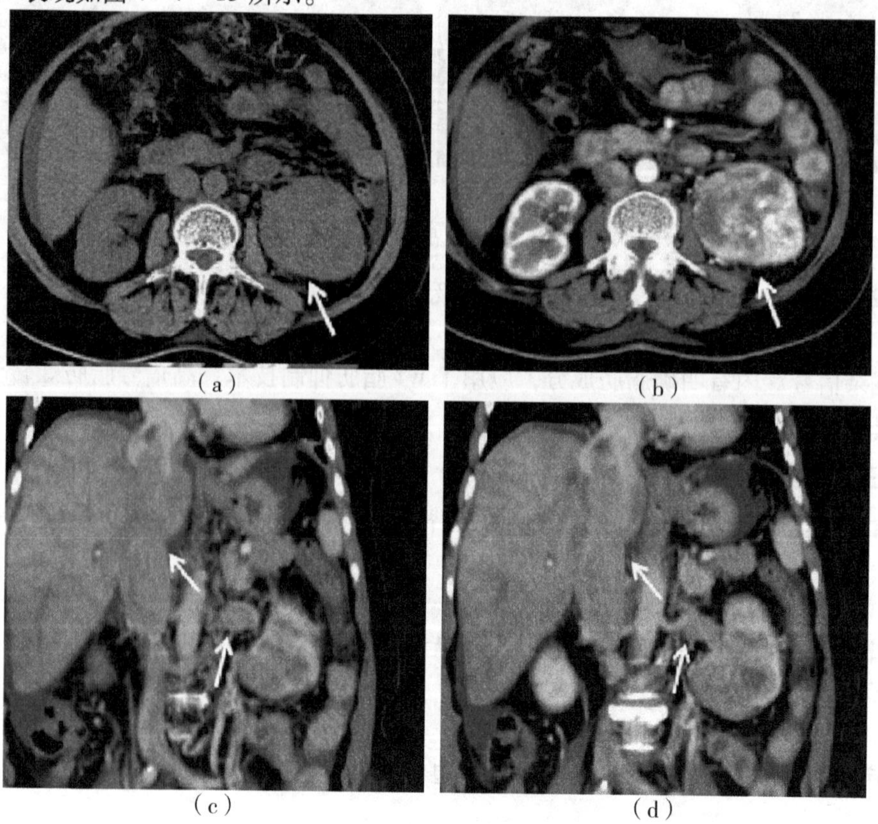

（a）（b）（c）（d）

图 4 –7 –13 肾癌 CT 表现

（1）平扫。

肾实质内可见圆形、类圆形或不规则的软组织肿块，边界清或不清，病灶内可见液化、坏死或钙化。

（2）增强扫描。

肿块均匀或不均匀强化，强化常低于正常肾实质，可见假包膜，肿瘤可向外生长，突破肾包膜，累及肾周，肾周脂肪密度增高，肾周筋膜增厚。

（3）癌栓。

肾静脉及下腔静脉内有癌栓时，血管管径增粗，增强扫描显示内部低密度充盈缺损。

3．MRI 表现

肾癌 MRI 表现如图 4－7－14 所示。

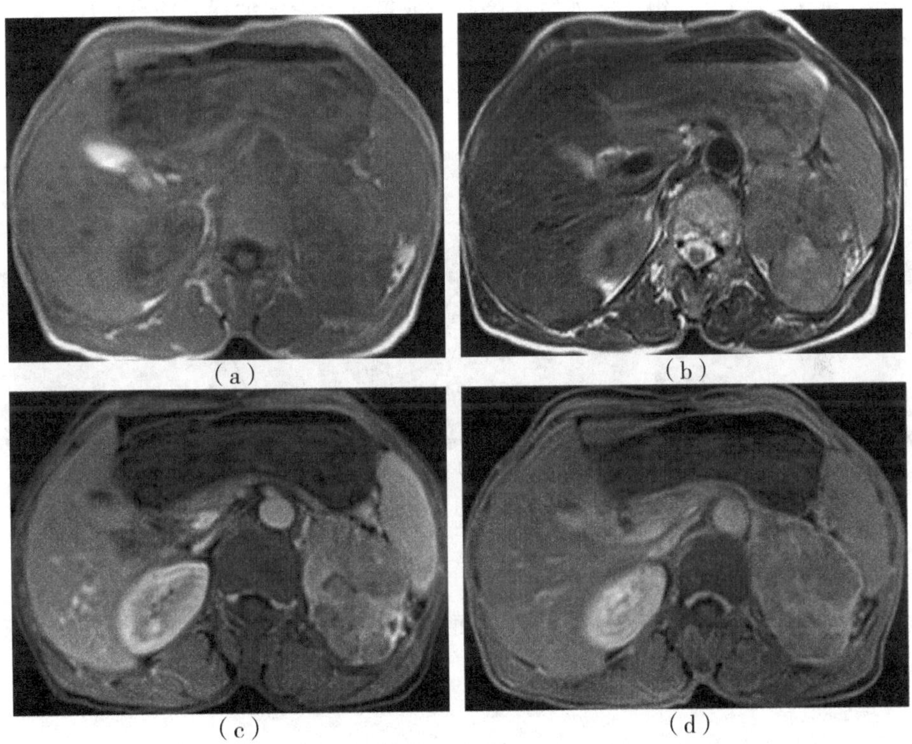

图 4－7－14　肾癌 MRI 图像

（1）平扫。

肾实质内可见圆形、类圆形或不规则异常信号，信号均匀或不均匀，T_1WI 呈等低信号，T_2WI 呈高低混杂信号。

（2）增强扫描。

病灶可呈均匀强化，或不均匀强化，大多低于正常肾实质强化，病灶内液化坏死不强化。延迟强化可见包膜强化。

肿瘤可穿破包膜进入肾周脂肪层，晚期穿破肾筋膜扩散至肾外组织。MRI 重要价值可确定肾静脉、下腔静脉及右心房内有无瘤栓。

（三）鉴别诊断

影像学表现典型结合临床症状，诊断多不困难。但少数囊性肾癌需与合并感染出血的复杂性肾囊肿鉴别；伴有肾盂受侵犯的肾癌与向实质侵犯的肾盂癌鉴别；乏脂肪血管平滑肌脂肪瘤亦难鉴别。往往需要手术、病理才能确诊。

四、肾盂癌

（一）病理与临床

肾盂癌占肾恶性肿瘤的 8% ~12%，好发于 40 岁以上男性，呈乳头状生长，又称乳头状癌。肿瘤可向下种植至输尿管及膀胱。典型临床表现全程无痛性血尿。

（二）影像学表现

左肾盂癌的 CT 表现如图 4 –7 –15 所示。

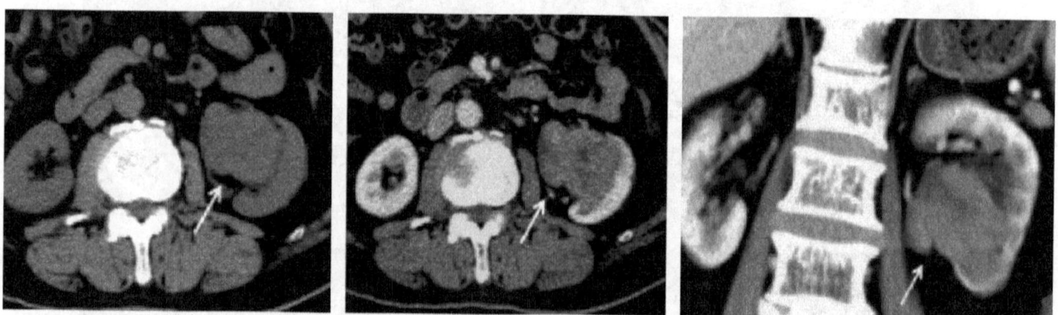

(a)　(b)　(c)

图 4 –7 –15　左肾盂癌 CT 表现

1. 平扫

表现为肾窦区肿块，其密度高于尿液而低于肾实质。肿块周围肾窦脂肪受压，肾盂或肾盏梗阻时，出现肾积水表现。

2. 增强

肾窦内肿块轻度强化，延迟扫描，肾盂、肾盏内见对比剂充盈时，肿瘤病灶可表现为高密度对比剂内见低密度充盈缺损。

（三）鉴别诊断

1. 肾盂内血块

血块形状或位置不固定，大小和密度可变化，增强扫描无强化。

2. 肾细胞癌侵犯肾盂

见肾癌。

五、膀胱肿瘤

（一）病理与临床

膀胱癌（bladder carcinoma）是泌尿系统最常见的恶性肿瘤之一，高发年龄段为50～70岁，男性患者多于女性患者，男女比例约为4∶1。病理上95%的为上皮组织来源，90%的患者为移行细胞癌；其次为鳞癌、腺癌。可发生于膀胱任何部位，以膀胱三角区及两侧壁多见。常为单发，也可多发。

临床以无痛性全程血尿为特征，合并感染者可有尿频、尿急及尿痛等膀胱刺激征。

（二）影像学表现

1. X线表现

尿路造影显示大小不一的充盈缺损，呈结节状或菜花状。肿瘤浸润膀胱壁时表现为膀胱壁僵硬，不规则。

2. CT表现

（1）平扫。

可见自膀胱壁突向腔内的软组织肿块，大小不一，呈结节状、菜花状、分叶状或不规则状，宽基底与膀胱壁相连，少许病灶内可见少许钙化灶。局部膀胱壁增厚、僵直。

（2）增强扫描。

早期病灶可均匀强化，延迟扫描表现为充盈缺损。

（3）肿瘤累及膀胱全层。

表现为膀胱壁模糊，有条状或串珠状阴影，自肿瘤向外延伸，膀胱周围出现软组织块影。

（4）转移。

膀胱癌可累及精囊腺、前列腺、阴道、盆腔壁及淋巴结转移。

3. MRI表现

（1）膀胱壁内有增厚隆起或乳头状突起的肿块，T_1WI中的信号与肌层相同，T_2WI中信号略高于肌层，但低于腔内尿液，表现为低信号充盈缺损（如图4－7－16所示）。增强早期肿瘤病灶明显强化。

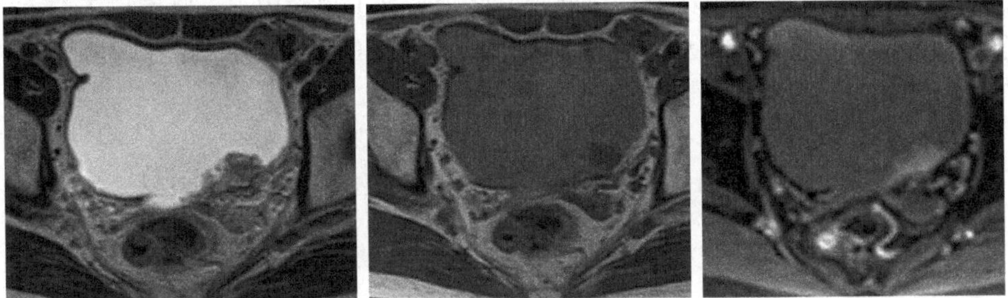

（a） （b） （c）

图4－7－16 膀胱癌MRI表现

（2）肌层受侵表现为与肿瘤相邻的膀胱壁低信号带在 T_2WI 中局灶性中断，而代之以稍高信号的肿瘤组织。

（3）膀胱周围结构的受侵表现为膀胱壁与外围脂肪间的界面模糊，T_1WI 中高信号的脂肪中出现肿瘤样稍低信号灶，与膀胱内肿瘤相连续。

（三）鉴别诊断

应与前列腺肥大或肿瘤、膀胱血块相鉴别。前列腺肥大或肿瘤位于膀胱底部，肿块可突入膀胱，但基底部宽广，并有尿道的改变。膀胱血块形态可不规则，一般位于坠积部位。

第六节　肾与输尿管先天异常

（一）病理与临床

泌尿系统的胚胎发育过程复杂，泌尿系统先天异常种类繁多，泌尿系统畸形发生率较高。以肾脏畸形发生多见，分为数目、位置及形态等畸形。其中最常见畸形为肾盂，其次为输尿管重复畸形、异位肾、孤立肾和马蹄肾等。临床表现不同。

（二）影像学表现

1. 肾缺如（孤立肾）

肾缺如系肾未发育所致，均为单侧性。排泄性尿路造影检查见缺如侧无肾显影，但不能与其他疾病所致肾不显影鉴别。USG、CT、MRI 均可明确诊断，显示缺如侧肾床为肠管等结构占据，无异位肾，健侧肾代偿性增大。

2. 异位肾

异位肾胚胎期肾上升过程发生异常所致，多位于盆腔内，少数位于膈面下，甚至后纵隔内。排泄性尿路造影、CT 和 MRI 增强扫描均能发现异常，表现类似正常肾，唯有位置有所不同。

3. 马蹄肾

马蹄肾为两肾一极且多为下极相互融合，状如马蹄（如图 4－7－17 所示）。尿路造影显示两侧肾的下极在中线融合成峡部，肾轴自外上斜向内下，肾盂位于前方，而肾盏指向后方，可并有肾积水和结石。USG、CT、MRI 检查均可清楚显示两肾下极实质相连。

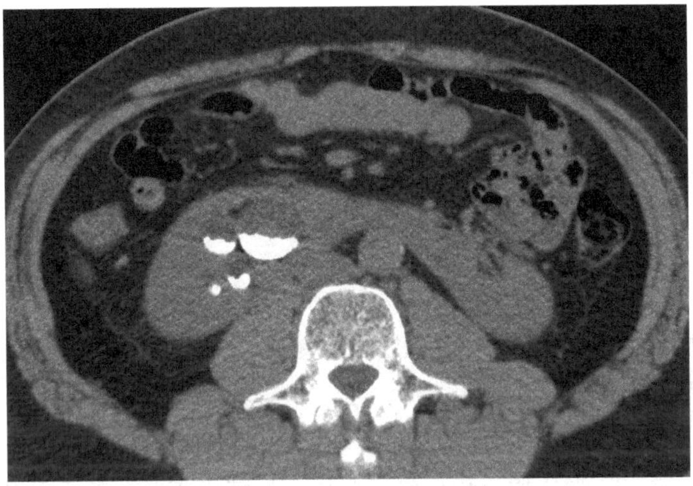

图4-7-17　马蹄肾

4．肾盂、输尿管重复畸形

即一侧或双侧肾各分为上、下两部分，分别有肾盂和输尿管。排泄性尿路造影可清楚显示这种畸形，通常上组肾盂、肾盏较小（如图4-7-18所示）。

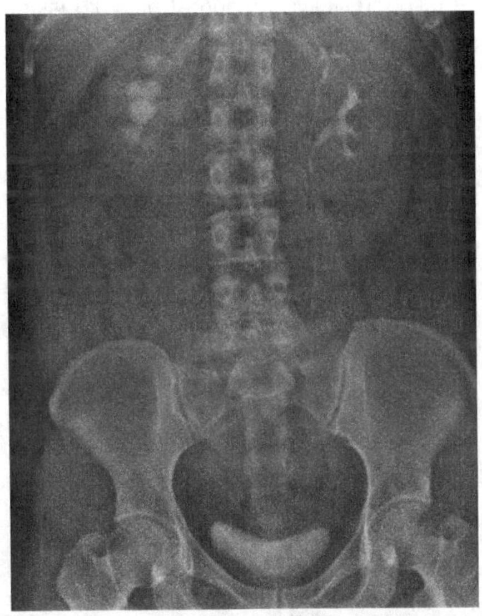

图4-7-18　双肾盂双输尿管畸形

（三）鉴别诊断

肾与输尿管先天变异的诊断多无困难。如一种检查技术确诊有困难时，可利用其他检查方法，提高诊断的可靠性。

第七节 肾上腺常见疾病

肾上腺是人体相当重要的内分泌器官，由于位于两侧肾脏的上方，故名肾上腺。肾上腺左右各一，左肾上腺呈新月形，右肾上腺为三角形。肾上腺常见疾病如下。

一、肾上腺皮质增生

肾上腺皮质增生是指肾上腺非肿瘤性皮质亢进，其有原发性和继发性两种类型。

（一）病理与临床

肾上腺皮质增生常由下丘脑垂体功能紊乱或垂体瘤分泌过多促肾上腺皮质激素（ACTH）引起。病理上肾上腺皮质增生致腺体弥漫性增大，甚至边缘出现小结节。可分为弥漫型和结节型。

（二）影像学表现

CT 横断面上正常肾上腺的内侧支和外侧支厚度均匀，不超过同侧同水平膈肌脚的厚度，呈凹陷形，有的正常肾上腺体部较大且致密，但宽度 <1 cm。肾上腺增生时肾上腺向外膨出，宽度常超过同侧膈肌脚，有的呈现局限性圆或椭圆形结节（如图 4 - 7 - 19 所示）。需与肾上腺腺瘤鉴别。

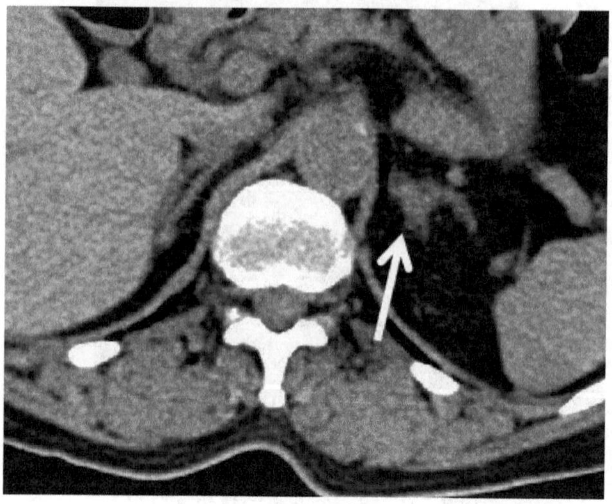

图 4 - 7 - 19 左侧肾上腺皮质增生 CT 图像

二、肾上腺腺瘤

（一）病理与临床

肾上腺皮质腺瘤占库欣综合征的 15% ~20%，一般起病缓慢，常常单发，患者多为成人，男性多见，多为圆形或椭圆形，直径多为 2 ~3 cm，质地均匀，包膜完整，很少有出血或坏死。根据病变对肾上腺功能的影响分为肾上腺库欣腺瘤、Conn 腺瘤，为肾上腺过度分泌皮质醇和醛固酮所致。

（二）影像学表现

1. CT 表现

CT 平扫显示单侧肾上腺类圆形或椭圆形肿块，大小多为 2 ~3 cm，密度类似或低于肾实质，呈轻—中度强化（如图 4 –7 –20 所示）。

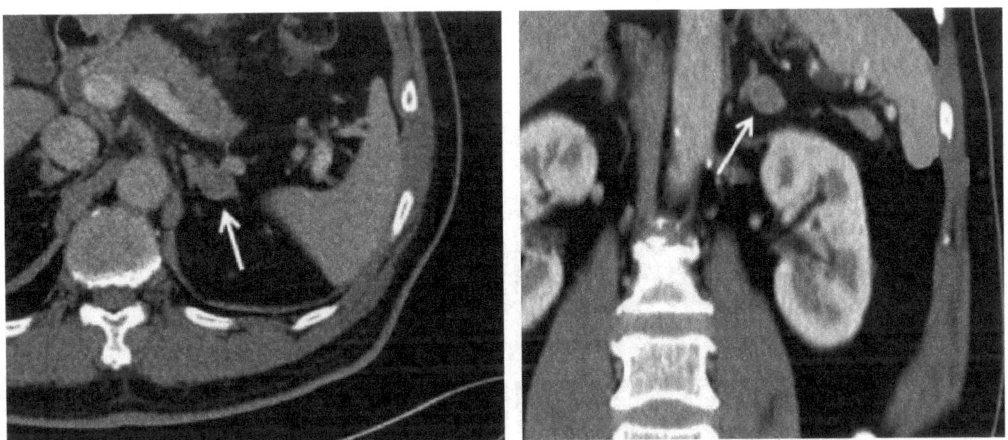

(a)　　(b)

图 4 –7 –20　肾上腺腺瘤

2. MRI 表现

MRI 表现为肾上腺类圆形肿块，T_1WI 和 T_2WI 信号强度类似或高于肝实质，肿块在反相位上由于富含脂质而信号强度明显下降。

（三）鉴别诊断

较小的肾上腺肿瘤，水样低密度时，需与肾上腺囊肿鉴别，但肾上腺囊肿常较大，增强扫描无强化。

三、嗜铬细胞瘤

（一）病理与临床

嗜铬细胞瘤又称副节细胞瘤。肾上腺是嗜铬细胞瘤的主要发病部位，占全部嗜铬细胞 90% 以上。肿瘤大小不等（1 ~ 10 cm），多为 3 ~ 5 cm，呈圆形或卵圆形，有完整包膜，内部易发生出血、坏死、囊变。高发年龄段为 20 ~ 40 岁。90% 为单侧。90% 的患者释放儿茶酚胺而继发出现典型临床症状，为阵发性高血压、头痛、心悸、多汗，发作数分钟后症状缓解。

（二）影像学表现

1．CT 表现

为类圆形肿块，肿瘤内密度不均匀，常有坏死、囊变、陈旧出血，还可见高密度钙化灶。增强扫描时肿瘤实质部分中等至持续明显强化，囊变、坏死区无或略有强化。

2．MRI 表现

T_1WI 实性部分信号与肌肉相仿，T_2WI 呈明显高信号。坏死、囊变区在 T_1 像呈低信号，在 T_2WI 为高信号。增强实性部分中等至持续显著强化，囊变、坏死区无或略有强化（如图 4－7－21 所示）。

（三）鉴别诊断

需与肾上腺腺瘤、转移瘤等鉴别。

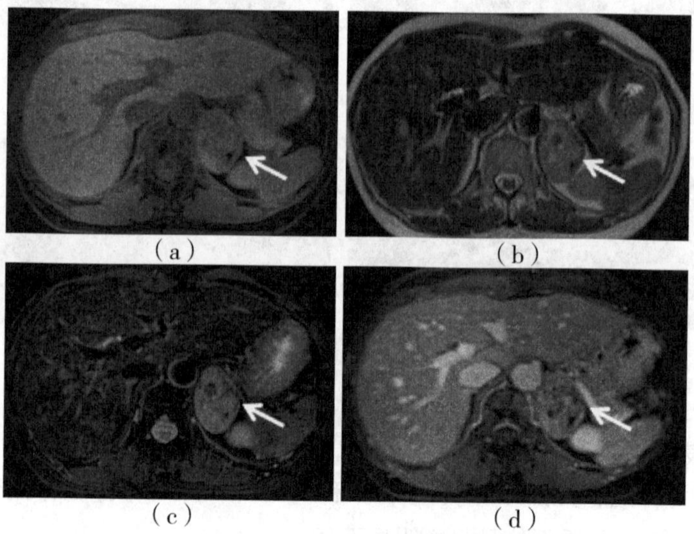

图 4－7－21　嗜铬细胞瘤 MRI 图像

四、肾上腺转移瘤

（一）病理与临床

肾上腺转移瘤较常见，仅次于肺、肝脏和骨骼转移。主要来自肺癌、乳癌、胃癌、肝癌和胰腺癌。在原发恶性肿瘤的患者中，又发现肾上腺肿块，应首先考虑肾上腺转移瘤。

（二）影像学表现

可累及双侧或单侧，呈圆形、椭圆形或分叶状，边界清楚，大小为 2 ~ 5 cm，也可较大。CT 或 MRI 增强检查为均一或不均强化。

1. CT 表现

显示直径 1 ~ 3 cm 的圆形或卵圆形肿块，边缘清楚，密度均匀，增强扫描病灶中度强化，边缘环形强化，病灶强化程度有时可反映原发肿瘤特点（如图 4 - 7 - 22 所示）。

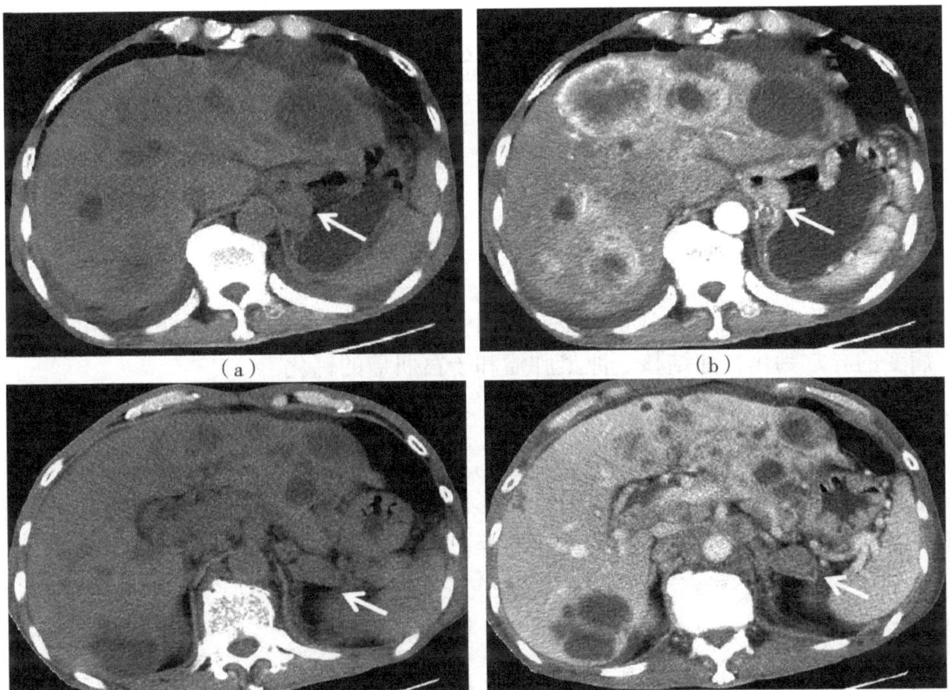

（a）（b）（c）（d）

图 4 - 7 - 22　胃癌肾上腺转移瘤 CT 图像

2. MRI 表现

转移瘤一般 T_1WI 呈低信号，T_2WI 呈高信号，中央若有囊变坏死区，其 T_1 加权像信号更低，T_2 加权像信号更高，增强扫描实质部强化。

（三）鉴别诊断

肾上腺转移瘤诊断很大程度上依赖于临床资料。双侧肾上腺肿块并有明确原发瘤时，可诊断肾上腺转移瘤。当双侧肿块，但无原发灶，需与其他双侧肾上腺肿块和肾上腺结核、嗜铬细胞瘤鉴别，依据临床表现，鉴别无困难。当表现为单侧肾上腺肿块时，MRI 反相位检查虽有助于非功能性腺瘤鉴别，但仍不能与非功能性皮质癌或神经节瘤鉴别，需随诊或细针穿刺活检以明确诊断。

第八章 生殖系统及乳腺

第一节 检 查 方 法

一、X 线检查

（一）骨盆平片

骨盆平片除了能显示骨盆的形状、大小、有无畸形及骨质病变外，还可显示生殖器官病变的异常钙化，如结核、卵巢肿瘤和子宫肌瘤的钙化。

（二）子宫输卵管造影

子宫输卵管造影（hysterosalpingography，HSG）是经宫颈管向子宫腔内注入碘对比剂，使子宫、输卵管显影，并与周围组织形成明显的人工对比的一种检查方法。主要用于观察输卵管是否通畅、子宫有无畸形等。临床上主要是寻找不孕症的原因。

二、CT 检查

CT 检查一般为横断面扫描，经三维重建后可得到矢状位、冠状位或任意方位图像，可较好显示盆腔内组织结构。CT 扫描前准备，需做好充盈膀胱、直肠内生理盐水保留灌肠、无禁忌的已婚女性患者需进行阴道填塞等准备工作。

三、MRI 检查

MRI 软组织分辨率高，多方位扫描，无辐射，并且盆腔器官受呼吸及肠蠕动的影响较少。可清晰显示盆腔内器官组织的解剖结构，发现病变，并为临床提供更多更准确的病变信息，是目前生殖系统首选影像检查方法。

第二节 正常影像表现

一、女性生殖系统

（一）子宫输卵管造影

正常造影子宫腔呈倒置三角形，底边在上，为子宫底，下端与子宫颈管相连。宫腔上部两侧为子宫角，与输卵管相通。两侧壁和宫底光滑整齐。子宫颈管呈长柱形，边缘呈羽毛状。两侧输卵管自子宫角向外并稍向下走行，呈迂曲柔软的线条状影。输卵管近子宫的一段细而直，为峡部，其远端较粗大，为壶腹部；壶腹部末端呈漏斗状扩大，为输卵管的伞端（如图4－8－1所示）。

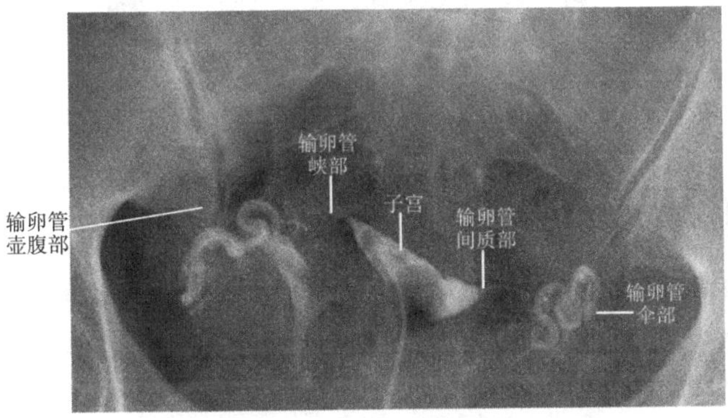

图4－8－1 正常子宫、输卵管造影解剖图像

（二）CT表现

子宫体表现为横置的密度较高的圆形或椭圆形软组织影，子宫体中央密度稍低。子宫前方为膀胱，后方为直肠。子宫颈在宫体层面下，呈梭形软组织影，长径一般不超过3 cm。正常大小的卵巢一般不能显示，当卵巢内有较大的卵泡时，可表现为附件区椭圆形囊状低密度影，边缘清楚。

（三）MRI表现

生育期妇女子宫体在矢状和横断面显示最好（如图4－8－2所示），在T_1WI显示为中等信号，在T_2WI宫体可分3种信号：肌层显示中等信号，内膜及宫腔黏液为高信号，两者之间有一薄而较低信号的中间层。卵巢内有较大卵泡时，可表现附件区圆形边缘清楚的长T_1长T_2信号。

子宫前方，膀胱内尿液在T_1WI上表现为低信号，T_2WI上尿液为高信号；膀胱壁则为均匀规则稍低信号。

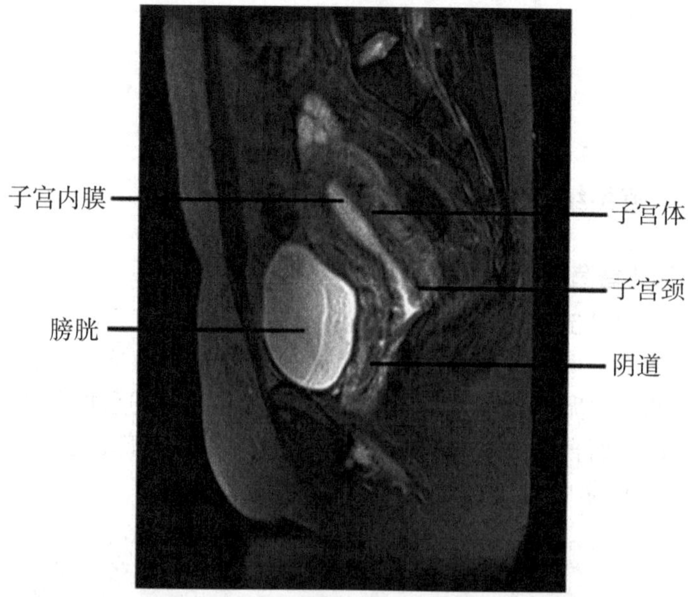

图 4-8-2　正常女性盆腔矢状面 T_2WI 图像

二、男性生殖系统

男性生殖系统包括前列腺、精囊腺、睾丸、附睾及输精管等。

前列腺在解剖上分为 5 叶，即前叶、中叶、后叶及两个侧叶［如图 4-8-3（a）所示］。目前，临床上关于前列腺结构多采用分区方法，将前列腺腺体部分分为移行带（约 5%）、中央带（约 25%）和外周带（约 70%）［如图 4-8-3（b）所示］。正常前列腺随年龄增长逐渐增大，前后径小于上下径和左右径，30 岁前多在 30 mm 以下，60 岁后多在 50 mm 以下。

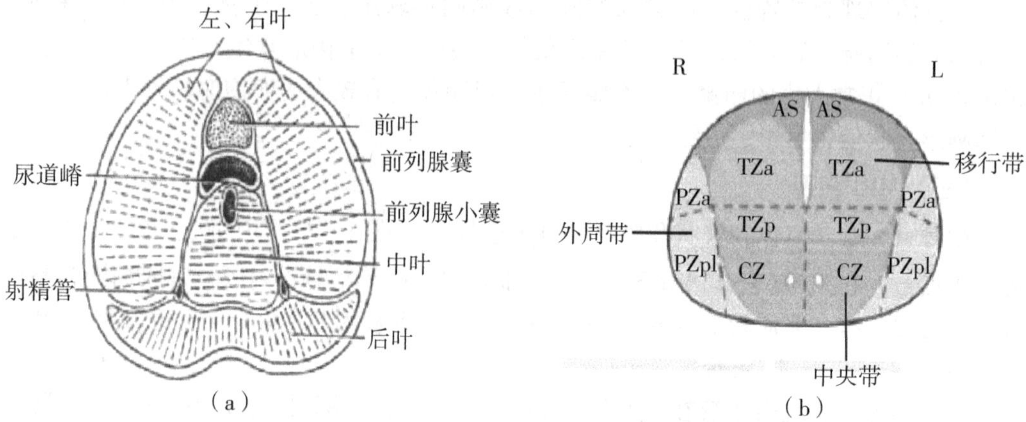

图 4-8-3　前列腺解剖示意图

（一）CT 表现

前列腺（如图 4－8－4 所示）位于膀胱颈的下方，尿生殖膈的上方，形似板栗状，为均一的软组织密度。中心小圆形低密度区为尿道。前方为耻骨联合，两者之间有静脉丛和疏松结缔组织。两侧为肛提肌。前列腺后面正中有纵行浅沟称前列腺沟。前列腺后方有肛门外括约肌。膀胱底背侧，与前列腺相连的精囊，呈两侧对称外突状。精囊与膀胱后壁的间隙为精囊角。

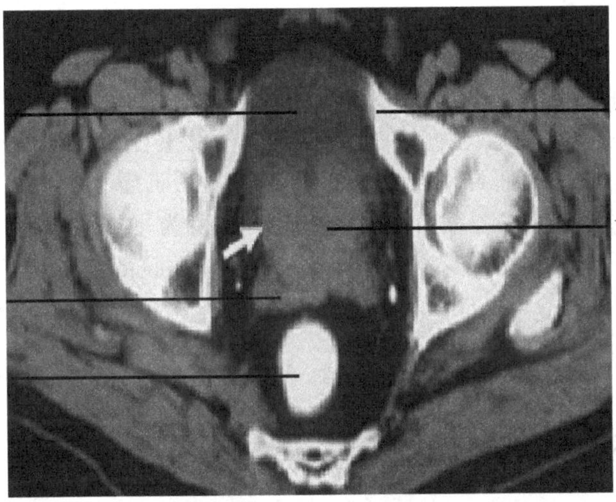

图 4－8－4　前列腺 CT 表现

（二）MRI 表现

正常前列腺在 T_1WI 上呈较低信号，比较均匀，T_2WI 上可显示中央区、移行区和周围区。中央区信号稍低，周围区因腺体含水量较大，信号较强，移行区很细窄，信号低（如图 4－8－5 所示）。

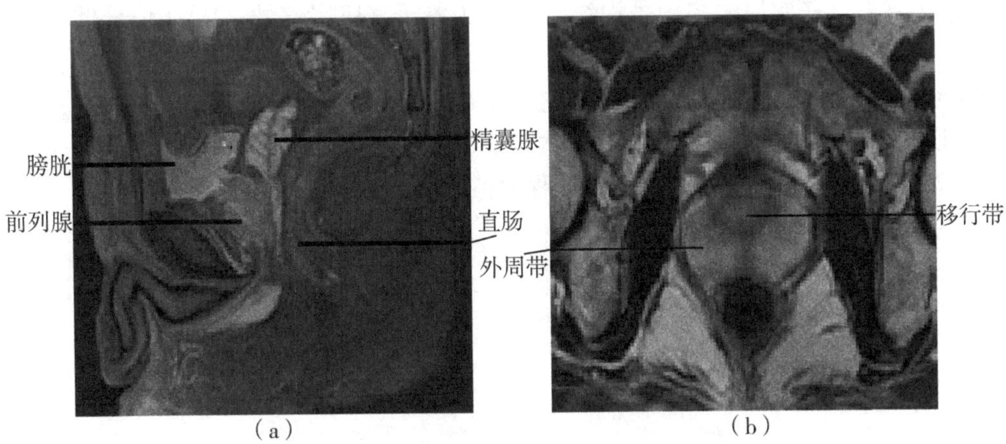

（a）　　（b）

图 4－8－5　正常男性盆腔 MRI 表现

第三节　女性生殖系统常见疾病影像诊断

一、子宫肌瘤

（一）病理与临床

子宫肌瘤（uterine myoma）又称为子宫平滑肌瘤（uterine leiomyoma），是女性生殖系统最常见的良性肿瘤，由平滑肌和结缔组织组成。好发于30～50岁女性。性激素水平升高可能是其发生的主要原因。单发或多发，可发生在子宫任何部位。按其与子宫壁各层的关系分为肌壁间肌瘤、浆膜下肌瘤和黏膜下肌瘤3型。可发生变性、坏死、钙化，绝经或放射治疗后多萎缩。极少数肌瘤可恶变为平滑肌肉瘤。临床症状与肌瘤部位、大小及有无变性有关，多表现为月经量过多、下腹部包块、膀胱直肠压迫症状、贫血、不孕等。

（二）影像学表现

1. X线表现

X线片能显示子宫肌瘤的钙化。

2. CT表现

子宫体积增大，形态不规则和密度异常。

（1）平扫。多表现为类圆形等密度结节或肿块，边界不清；当肌瘤发生变性、坏死时，多呈等低混杂密度；部分病变可见斑条状、蛋壳样钙化。

（2）增强扫描。多均匀强化，与正常子宫肌层同步强化，但强化程度略低于正常肌层，周边可见假包膜；平扫所见低密度的坏死、囊变区无强化。

3. MRI表现

（1）平扫。子宫肌瘤多信号均匀，T_1WI为等子宫肌层信号，T_2WI信号低于子宫肌层，边界清晰（如图4－8－6所示）。若发生变性，则信号表现不一：囊变区为T_1WI低信号、T_2WI高信号；红色变性区为T_1WI稍高信号、T_2WI不均匀高信号；瘤内钙化灶T_1WI、T_2WI均为低信号。肌瘤内部或边缘常见血管流空现象。

（2）增强扫描。肌瘤实性部分强化程度稍低于正常子宫肌层。

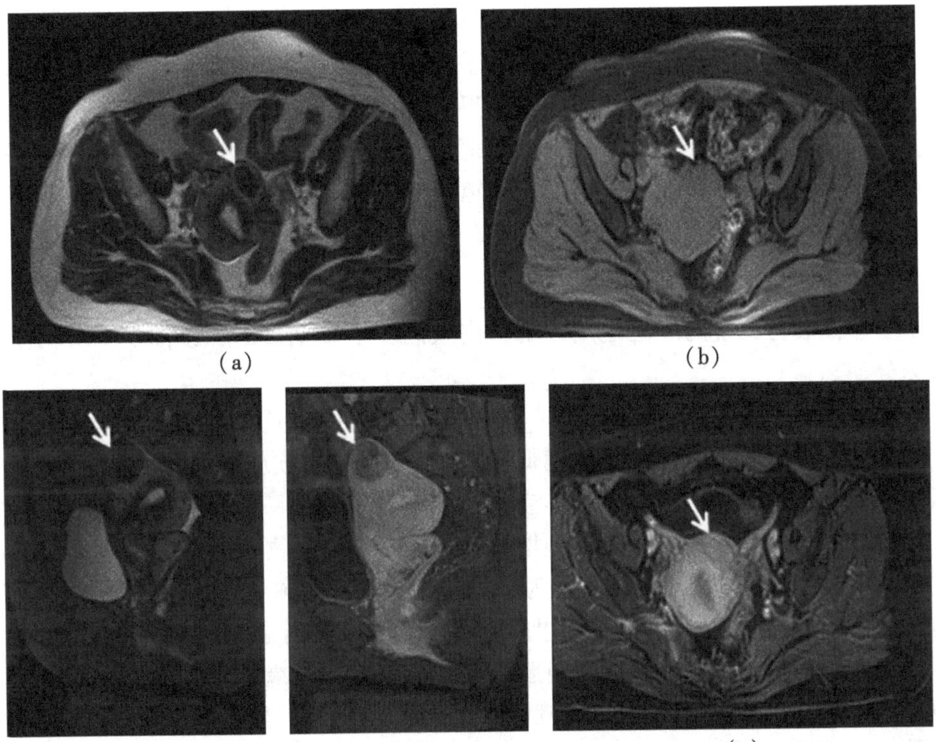

(a)　(b)　(c)　(d)　(e)

注：(a)(c) 中 T_2WI 为低信号；(b) 中 T_1WI 为等信号；(d)(e) 中增强扫描强化程度稍低于正常子宫肌层。

图4-8-6　子宫浆膜下肌瘤（箭头所示）MRI表现

（三）鉴别诊断

1. 局限性子宫腺肌症

多边界不清，信号不均，T_2WI 呈等低信号，混杂散在点片状高信号，结合带明显增宽；T_1WI 出现点片状高信号（出血灶）；临床多有痛经史。

2. 子宫平滑肌肉瘤

子宫巨大不均质肿块，生长迅速，边缘不规则，常有不规则坏死、出血，T_2WI 呈高低混杂信号，动态增强扫描早期明显异常强化，并迅速廓清。

二、子宫内膜癌

（一）病理与临床

子宫内膜癌（endometrial carcinoma）是发生于子宫内膜上皮的恶性肿瘤，在女性生殖系统中发病率仅次于宫颈癌和卵巢癌。组织学类型以内膜样腺癌最为常见，占80%。多见于绝经后女性。病因尚不明确：雌激素依赖型占大多数，病变分化较好，预后良好，常伴有不孕、绝经延迟、长期服用雌激素史；非雌激素依赖型，恶性程度高，分化差，预后不良。好发于子宫底及子宫体下部。病理大体分为弥漫型和局限型两种，弥漫型多见，病变呈多灶性，或侵犯大部或全部子宫内膜；局限型多呈息肉或菜花状凸向子宫腔内，质脆，表面可有溃疡或坏死，多生长缓慢。临床表现主要为绝经后阴道流血或经血增多、经期延长、阴道异常排液、下腹疼痛。可发生盆腹腔直接蔓延、淋巴结转移，或血型转移至肺、肝、骨等。

（二）影像学表现

由于诊刮和宫腔镜的广泛运用，子宫内膜癌多可早期诊断，影像学主要用于肿瘤的临床分期。

1．CT 表现

（1）早期。表现为宫腔内等或稍低密度结节或肿块，边界不清，增强扫描轻至中度强化，密度低于正常子宫肌层，但与正常内膜分界不清。

（2）进展期。累及宫颈时见宫颈增大、密度不均匀，宫颈管阻塞时可见宫腔内低密度积液。发生子宫外侵犯时，表现为子宫边缘模糊、轮廓不规则，宫旁间隙见条索、结节影。侵犯膀胱和直肠表现为膀胱壁、直肠壁局部增厚并强化。

（3）晚期。可播散至腹膜和盆腹腔内脏器，呈散在边缘不规则结节、不均质肿块或腹水，大网膜“饼样”增厚。盆腔髂血管周围、腹膜后、腹股沟可见淋巴结肿大。

2．MRI 表现

MRI 是子宫内膜癌临床分期最佳的影像学方法。

（1）早期。表现为子宫内膜局限性或广泛性增厚，T_1WI 等信号，T_2WI 病变信号低于内膜而高于肌层；结合带完整连续；动态增强扫描早期即出现峰值强化，延迟期轻度强化，信号低于肌层（如图 4－8－7 所示）。

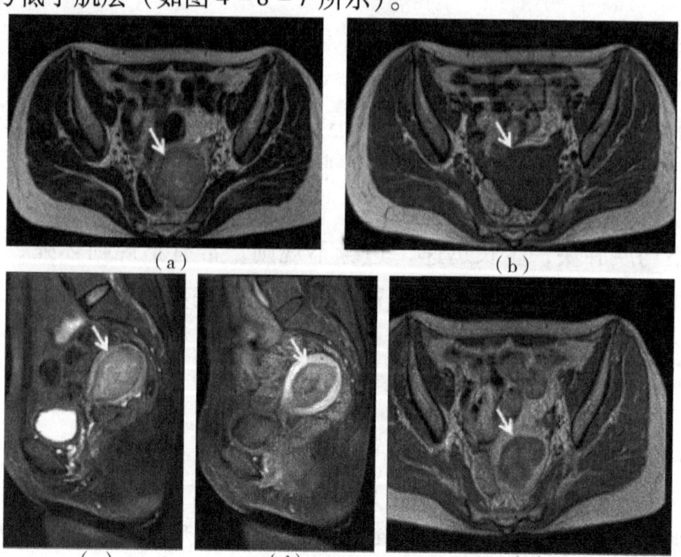

（a） （b） （c） （d） （e）

图 4－8－7　子宫内膜癌的 MRI 表现

(2) 进展期，病变可突破结合带累及肌层、浆膜，受累部位正常结构消失，信号异常，增强扫描出现异常强化。

(3) 晚期，对子宫颈及宫旁侵犯、盆腹腔播散、淋巴结转移，MRI 的显示也要优于 CT。

(三) 鉴别诊断

需与黏膜下子宫肌瘤相鉴别。后者多见于青年女性，病变位于黏膜下且轮廓清晰，T_2WI 信号较低，增强扫描强化明显；正常子宫黏膜结构仍可见。当子宫内膜癌广泛侵犯宫颈时，需与宫颈癌累及子宫体相鉴别，后者癌肿主体位于宫颈。

三、子宫内膜异位症

(一) 病理与临床

子宫内膜异位症（endometriosis）是指有生长功能的子宫内膜腺体和间质在子宫腔被覆内膜以外的部位生长，并出现周期性出血的一种疾病。子宫内膜异位症是激素依赖性疾病，多见于育龄期女性，以 25～45 岁多见。可发生于卵巢、子宫浆膜面、骶子宫韧带、直肠子宫陷凹、腹膜、腹壁，少见于消化道、呼吸道、泌尿及神经系统，以异位于卵巢最为多见，常为多发性，可同时累及双侧卵巢。异位的子宫内膜有周期性出血、纤维化及黏连，逐渐形成囊肿，囊肿可单房或多房，因有陈旧性出血积聚，故又称为“巧克力囊肿”。临床表现为痛经、月经失调，经量增多或经期延长、不孕等。

(二) 影像学表现

1. CT 表现

(1) 平扫。表现为附件区单房或多房囊性团块，单发或多发，可累及双侧卵巢，大囊周围见有小囊，称为“卫星囊”，多与周围结构黏连、分界不清，囊壁及囊内分隔较厚，囊液密度较高，CT 均值 20～35 Hu，新鲜出血时呈高密度。陈旧出血时，也可呈单纯囊肿样改变，囊壁菲薄，囊液呈水样密度。多发病灶、多房病灶间的囊液密度差异较大，提示为不同时期出血，有诊断价值。

(2) 增强扫描。囊壁及分隔呈中度至明显强化，囊液无强化。

2. MRI 表现

(1) 平扫（如图 4－8－8 所示）。一侧或两侧附件区见异常囊性团块，单发或多发，边缘不规则，与周围结构分界不清，单房或多房，囊壁及分隔较厚，囊液信号复杂多变，以 T_1WI 高信号，T_2WI 高、稍高或低信号多见，可见液—液平面。频率饱和脂肪抑制序列囊液 T_1WI 高信号未见减低。

(2) 增强扫描。囊壁及分隔中度至明显强化，囊液无强化。

(三) 鉴别诊断

陈旧性出血的巧克力囊肿需与单纯性或功能性卵巢囊肿相鉴别。较大巧克力囊肿需与卵巢浆液性或黏液性囊腺瘤相鉴别。巧克力囊肿 T_1WI 表现为特征性的高信号，需

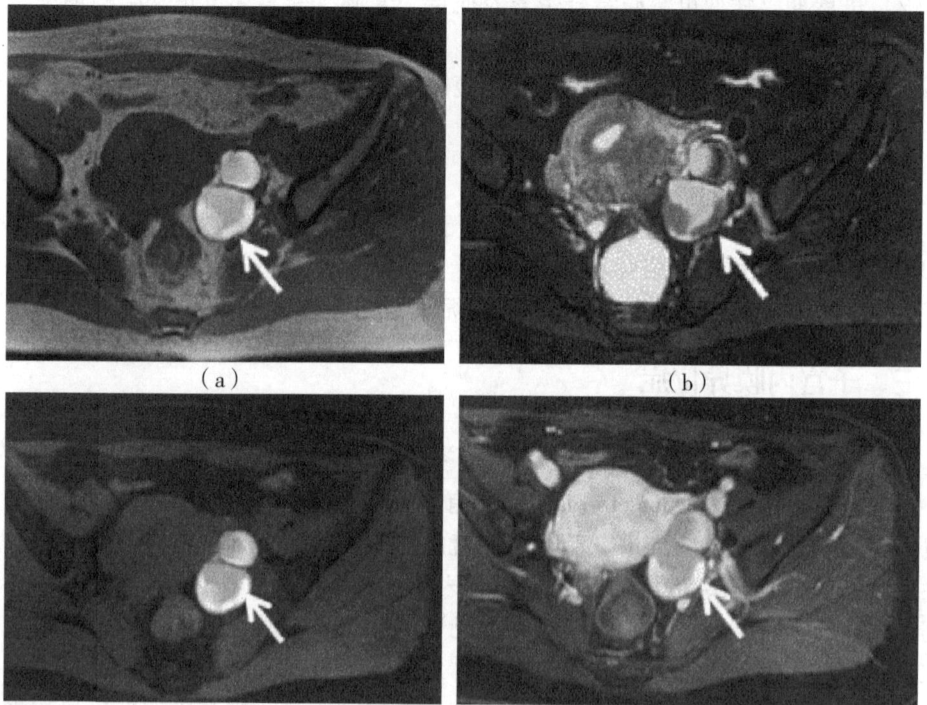

图4-8-8　左侧卵巢巧克力囊肿

与畸胎瘤相鉴别，在频率饱和脂肪抑制序列扫描时畸胎瘤内脂肪成分被抑制，表现为低信号，而巧克力囊肿内血液成分仍然表现为高信号。

四、卵巢囊性病变

（一）卵巢囊肿

卵巢囊肿（ovarian cyst）是指卵巢非肿瘤性囊性病变，包括单纯性囊肿和功能性囊肿，后者包括滤泡囊肿（follicular cyst）、黄体囊肿（corpus luteal cyst）和卵泡膜黄素囊肿（theca lutein cyst），与妇科内分泌功能相关。

1. 病理与临床

滤泡囊肿与黄体囊肿多为单侧单发，直径大于2.5 cm，很少超过8 cm。卵泡膜黄素囊肿多见于妊娠相关的疾病，是由于垂体分泌过多的促黄体生成激素，使卵巢膜细胞增大、黄素化，一般为双侧，且可多发，较大者 >4 cm。卵巢囊肿一般无自觉症状，偶有腹痛、腹胀，多可自行消退；囊肿较大发生蒂扭转和破裂时，引起急腹症。

2. 影像学表现

（1）CT 表现。

多无特异性影像学表现。表现为附件区圆形和椭圆形水样低密度影，边界清晰，囊壁光滑且菲薄，多呈单房、无分隔。黄体囊肿囊壁稍厚，为 2 ~ 5 mm，呈锯齿状，增强扫描后囊壁明显强化。当发生扭转和出血时，密度可增高，可见液—液平面；当破裂时，出现腹盆腔积液。

（2）MRI 表现。

多呈水样信号，T_1WI 为低信号，T_2WI 为高信号，增强扫描囊壁线样轻度或中度强化，囊内容物无强化。囊内有较多的蛋白成分或出血时，信号混杂，T_1WI 出现小灶高信号或弥漫高信号，T_2WI 呈低信号或等信号，可出现液—液平面。黄体囊肿囊壁增强扫描呈锯齿状明显强化。

3. 鉴别诊断

需与卵巢囊腺瘤、囊性畸胎瘤、卵巢子宫内膜异位症相鉴别。囊腺瘤瘤体体积多较大，常为多房性，分隔呈线条样，无壁结节，增强扫描囊壁及分隔轻中度强化。囊性畸胎瘤囊壁可有钙化，囊内有多种成分，见脂肪密度或信号影。卵巢子宫内膜异位囊肿，又称巧克力囊肿，可为单房或多房，大胆囊周围有小囊，边缘不规则和周围结构有黏连，囊内密度或信号混杂多变，多有痛经史。

（二）卵巢囊腺瘤

卵巢良性上皮性肿瘤以浆液性囊腺瘤（serous cystadenoma）和黏液性囊腺瘤（mucinous cystadenoma）最为多见，分别占卵巢肿瘤的 23% 和 22%。

1. 病理与临床

浆液性囊腺瘤多为圆形或卵圆形囊性肿块，可为单房或多房，囊内容物为稀薄的透明水样或淡黄色液体，可见纤维分隔，囊壁及分隔多光滑。黏液性囊腺瘤多为单侧多房，体积较大。可发生于任何年龄，以育龄期女性多见。早期多无症状，肿瘤增大时可引起压迫症状。蒂扭转或感染、出血、坏死时，可出现急腹症。

2. 影像学表现

（1）CT 表现。

盆腔内较大囊性肿块。浆液性囊腺瘤多呈单房，占 90%，囊液呈均匀水样低密度，囊壁可见点条状钙化；黏液性囊腺瘤多呈多房，囊壁及分隔薄而均匀，部分肿瘤囊壁及分隔可见微小乳头状突起，多小于 5 mm；囊腔大小不等、形态各异，囊液密度多高于水，当囊液蛋白含量增高时其密度较高，CT 值 40 ~ 70 Hu（如图 4 - 8 - 9 所示）。增强扫描囊壁及分隔线条样强化，微小乳头状突起显示更为清晰。

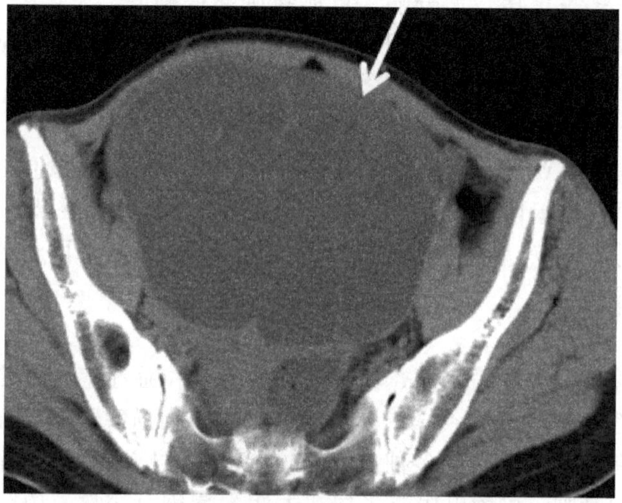

图 4－8－9　卵巢黏液性囊腺留的 CT 表现

（2）MRI 表现。

浆液性囊腺瘤囊性成分表现为 T_1WI 低信号、T_2WI 均匀高信号，囊壁及分隔在 T_2WI 表现为线、条状低信号。黏液性囊腺瘤囊液信号不一，多以 T_1WI 低信号、T_2WI 高信号为主，部分囊液可呈 T_1WI 等或高信号、T_2WI 等或低信号；增强扫描囊壁及分隔线条样强化（如图 4－8－10 所示），微小乳头状突起见强化。

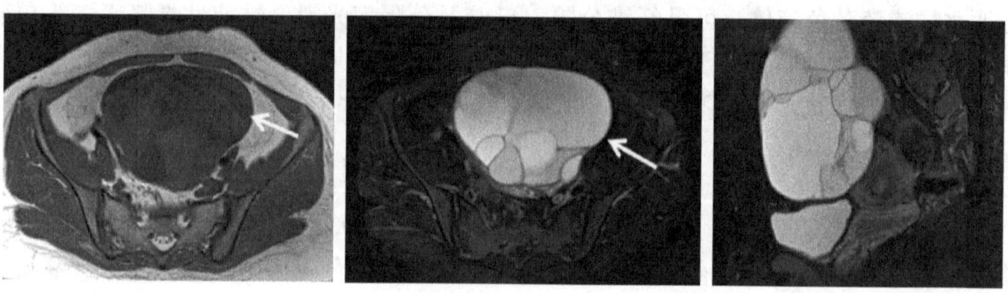

（a）　　（b）　　（c）

图 4－8－10　卵巢黏液性囊腺瘤的 MRI 表现

3．鉴别诊断

主要需与卵巢囊腺癌鉴别。后者为囊性成分为主的囊实性肿块，囊壁较厚，大于 5 mm，囊内成分较多，见较大的乳头状突起或壁结节，伴有腹盆腔积液。

五、卵巢癌

卵巢癌（ovarian carcinoma）是卵巢来源最常见的恶性肿瘤，居女性生殖系统恶性肿瘤第二位。主要来自卵巢上皮成分，也可来自生殖细胞和性索—间质组织。在上皮性癌中，以液浆性囊腺癌（serous cystadenocarcinoma）和黏液性囊腺癌（mucinous cystadenocarcinoma）最为常见。

（一）病理与临床

大体病理表现为不规则形囊实性肿块，囊壁及间隔较厚且厚薄不均，见壁结节，伴出血、坏死。浆液性囊腺癌是最常见的卵巢上皮性恶性肿瘤，占 60% ~70%，以双侧卵巢及表面受累及多见，可发生卵巢外浸润；黏液性囊腺癌表现为单侧、体积较大的多房囊性肿块，常无卵巢表面受累或卵巢外浸润。可出现盆腹腔种植转移、淋巴结转移，或血型转移至肝、肺等部位。多见于绝经后女性。早期多无症状，随着肿瘤逐渐增大，可产生腹部包块、腹胀、腹部隐痛、下腹坠胀和尿频尿急等压迫症状。

（二）影像学表现

1. CT 表现

附件区囊实性肿块，实性成分形态不规则，囊腔大小不等、形态各异，囊壁及间隔增厚且厚薄不均、见壁结节。增强扫描囊内分隔、囊壁及囊内实性成分明显强化。如有转移，则表现为腹膜、大网膜散在多发结节、肿块，或网膜呈“饼状”增厚；常有腹水；伴随淋巴结肿大、骨质破坏。

2. MRI 表现

肿块囊液信号因含黏液、浆液或出血等不同而各异，T_1WI 呈中等信号、稍高和高信号、水样低信号，T_2WI 呈程度不一的高信号或稍低信号。实性部分 T_1WI 呈等或略高信号、T_2WI 呈中等高信号；增强扫描实性部分、囊壁及壁结节出现中度或明显强化（如图 4 -8 -11 所示）。MRI 对邻近结构的直接蔓延、盆腹腔种植转移和淋巴结转移显示较 CT 更为清晰。

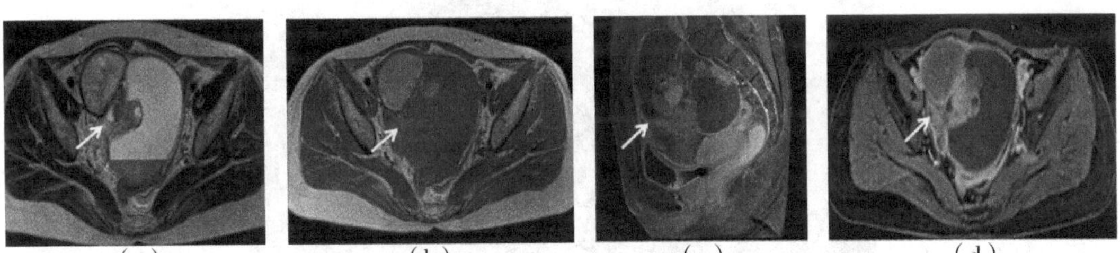

（a）　（b）　（c）　（d）

图 4 -8 -11　卵巢囊腺癌的 MRI 表现

（三）鉴别诊断

需与卵巢囊腺瘤、转移瘤鉴别。一般囊腺瘤为完全囊性，壁和分隔小于 3 mm，无腹水、腹膜病变或淋巴结转移。卵巢转移瘤多有胃肠道等原发肿瘤史。

六、畸胎瘤

（一）病理与临床

畸胎瘤（teratomas）占卵巢原发性肿瘤的15%，其中95%为良性，5%为恶性。肿瘤多由2~3个胚层结构构成，偶见单胚层构成的肿瘤。成熟性囊性畸胎瘤，又称为皮样囊肿，是最常见的生殖细胞肿瘤，发病高峰为20~40岁，多由分化良好的3个胚层结构构成：外胚层（皮肤衍生物或神经组织）、中胚层（脂肪、骨、软骨、肌肉）和内胚层（胃肠道及支气管上皮、甲状腺组织）。通常无症状，多体检时发现，有时可触及包块，肿瘤扭转可引起急腹症。

（二）影像学表现

1. CT表现

成熟性囊性畸胎瘤呈单房或多房囊性，与周围组织分界清晰，囊内可见脂样密度、毛发、钙化或牙齿、脂—液平面，脂样密度区CT均值多低于－20 Hu（如图4－8－12所示）。

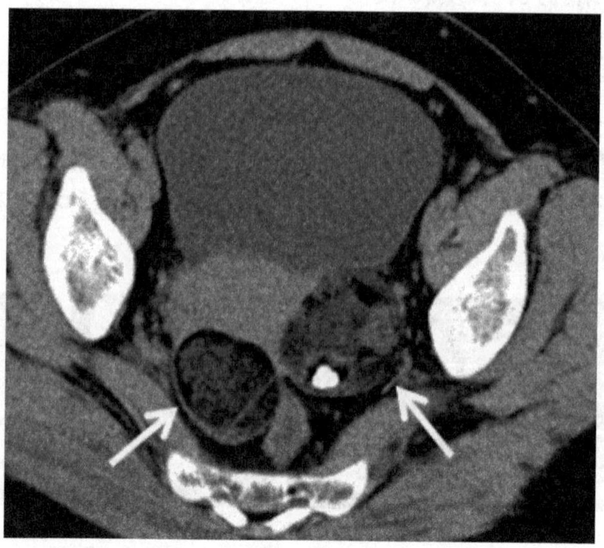

图4－8－12　卵巢畸胎瘤的CT表现

2. MRI表现

典型表现为附件区含脂质或脂肪的囊性肿块，T_1WI和T_2WI均为高信号，脂肪抑制序列脂质或脂肪信号减低，呈相对低信号。MRI对钙化或牙齿不敏感。

（三）鉴别诊断

需与恶性畸胎瘤鉴别。后者实性组织成分较多，钙化密度少，侵犯周围组织或邻近器官，早期发生转移。

第四节 男性生殖系统常见疾病影像诊断

一、前列腺增生

（一）病理与临床

良性前列腺增生症（benign prostatic hyperplasia，BPH）是老年男性的常见病，60岁以上发病率高达75%。前列腺增生开始于围绕尿道精阜部位的腺体，即移行带中央腺体组织，病理上为基质组织和腺体组织不同程度增生，可引起不同程度下尿路梗阻症状。常见临床症状有进行性排尿困难、尿频、尿急、夜尿、尿潴留、血尿等，少数患者出现泌尿系感染、膀胱结石、肾功能损害等症状。

（二）影像学表现

1. CT表现

（1）形态。前列腺体积弥漫性或结节性增大，边缘光滑锐利，增大的中央腺体可向上呈弧形或分叶状凸向膀胱内，于耻骨联合上方2 cm或更高层面仍可见前列腺组织，前列腺横径大于5 cm，边缘光滑。

（2）密度。增大的前列腺内可见斑点、斑片状高密度钙化。

（3）增强扫描。多为均匀性强化。

2. MRI表现

MRI在前列腺疾病的诊断上，具有明显优势。

（1）平扫。T_1WI显示前列腺体积增大，包膜完整，内部多为均匀一致低信号，少数内可见斑点、斑片状高信号（如图4-8-13所示），代表钙化或出血。T_2WI显示增生的中央带和移行带，主要为移行带增生为主。当以腺体增生为主时，呈结节性不均一高信号，以基质增生为主时，呈等或低信号。外周带因受压不同程度变薄，甚至薄如线状或消失，存在的外周带常两侧对称、信号均匀。弥散DWI序列上增大的前列腺信号均匀，内无异常高信号。

（2）增强扫描。多为不均一性强化。

（三）鉴别诊断

良性前列腺增生症主要与局限于包膜内的早期前列腺癌鉴别，CT对其诊断有一定限度，MRI为首选检查方法，当早期前列腺癌发生于外周带时，T_2WI显示高信号的外周带出现局限性的低信号区，当发生于中央带和移行带时，常规MRI鉴别也有一定困难，但通过DWI、动态增强检查有助于鉴别诊断，癌肿组织DWI表现为高信号，动态增强可见异常强化区，常表现为富血供改变。

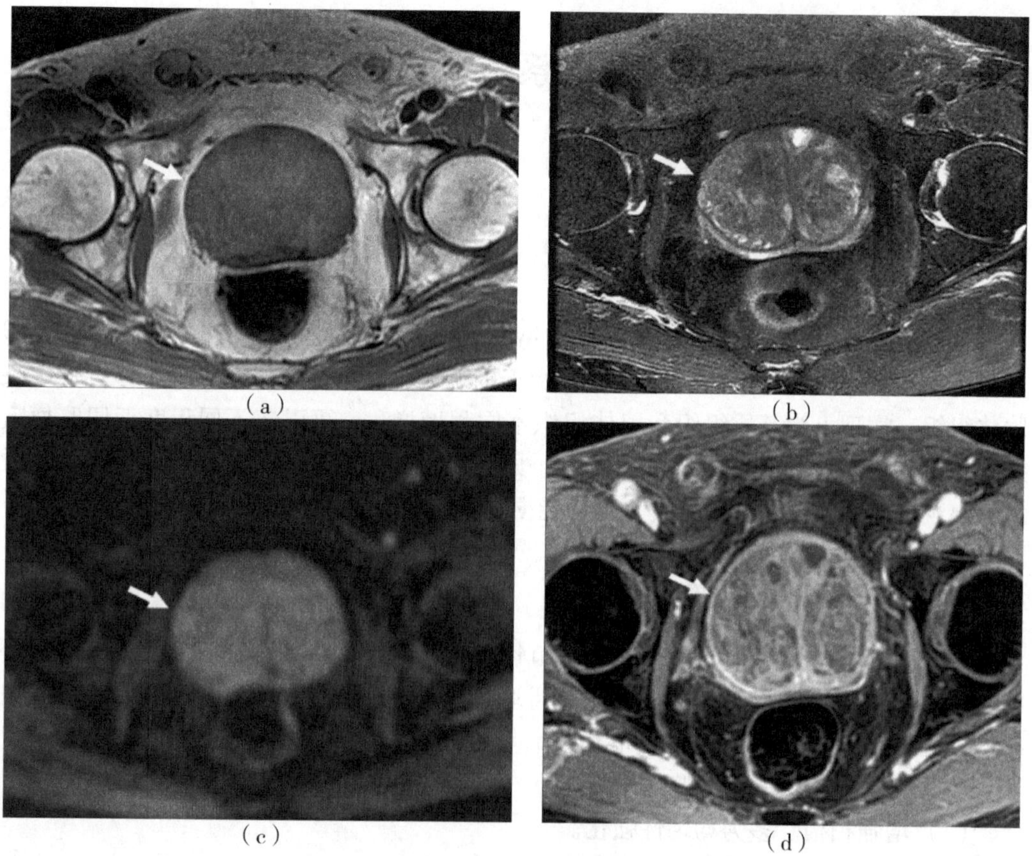

图 4-8-13　前列腺增生的 MRI 表现

二、前列腺癌

（一）病理与临床

前列腺癌（prostate cancer，PCa）是指发生在前列腺的上皮性恶性肿瘤，其中腺癌（腺泡腺癌）占95%以上。其发病率随着年龄的增长而增加，高峰年龄是70～80岁。PCa主要发生在外周带（占70%以上），早期局限于前列腺包膜内，后期可突破包膜向周围侵犯，晚期还可发生淋巴结转移和血行转移。PCa早期多数无症状，晚期可出现膀胱、输尿管梗阻症状，如尿频、排尿困难、尿流变细尿程延长、尿痛及尿潴留且进行性加重。有时仅表现为骨转移的症状。实验室检查多发现前列腺特异抗原（PSA）显著增高，直肠指检可触及前列腺表面不规则、有局部隆起的硬结。

（二）影像学表现

1. CT表现

早期前列腺癌，CT诊断较困难，前列腺体积可无明显异常，部分仅仅表现为前列腺体积增大，密度无明显改变。晚期前列腺癌表现为前列腺不规则分叶状增大，增强扫描多数有较明显强化。同时可见周围侵犯，淋巴结肿大征象，少数患者可见肝脏、肺部等远隔器官血行转移。晚期前列腺癌易并发骨转移，以成骨性转移多见（如图 4－8－14 所示）。

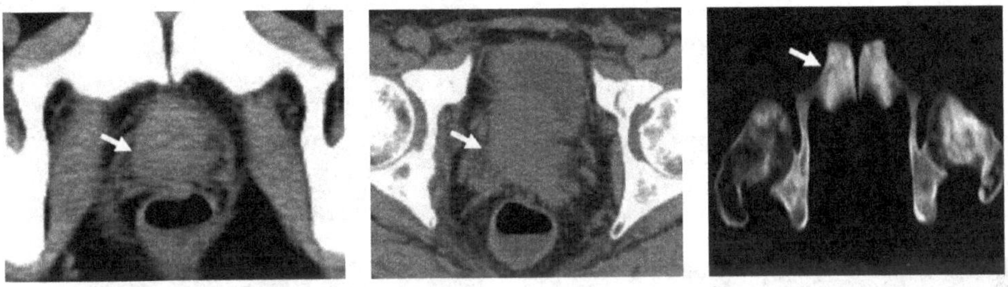

(a)　　(b)　　(c)

图 4－8－14　前列腺癌的 CT 表现

2. MRI 表现

MRI 对发现前列腺癌及确定病灶大小、范围等均有较高价值，对分期有明显优势（如图 4－8－15 所示）。

（1）信号。T_1WI 上，前列腺癌与周围腺体组织均呈较一致低信号，难以分辨病灶，T_2WI 表现为高信号的外周带内出现局灶性低信号，是前列腺癌的典型表现。约 25% 的前列腺癌发生于移行带，T_2WI 序列呈"碳笔擦样"低信号，病灶边界欠清。DWI 表现为明显高信号结节。增强扫描呈不同程度强化，动态增强曲线多数为速升速降或持续强化型。

（2）周围侵犯。前列腺癌灶突破包膜，可表现为局限性隆起或连续性中断，包膜不规则增厚、分界不清；侵及前列腺周围静脉丛、神经血管束，表现为双侧不对称，局部受累的神经血管束、静脉丛增粗，受压聚拢或稀释，中断，T_2WI 信号降低。癌灶向前生长可累及膀胱，与膀胱壁分界不清，局部膀胱壁增厚，并向膀胱内突起。累及精囊腺，表现为膀胱精囊角变窄、消失，精囊腺增大，其 T_2WI 信号降低；累及直肠，表现为直肠前脂肪间隙消失，累及直肠前壁。

（3）转移。前列腺癌骨转移首先表现为骨盆诸骨转移，常多发，成骨转移为主。T_1WI、T_2WI 信号均呈低信号，增强可见强化，部分周围软组织受累、肿胀、形成软组织包块。淋巴结转移多发生于髂血管旁、腹股沟淋巴结，可与周围组织黏连，部分有坏死囊变，少部分病例可见盆底肌受累（如图 4－8－15 所示）。

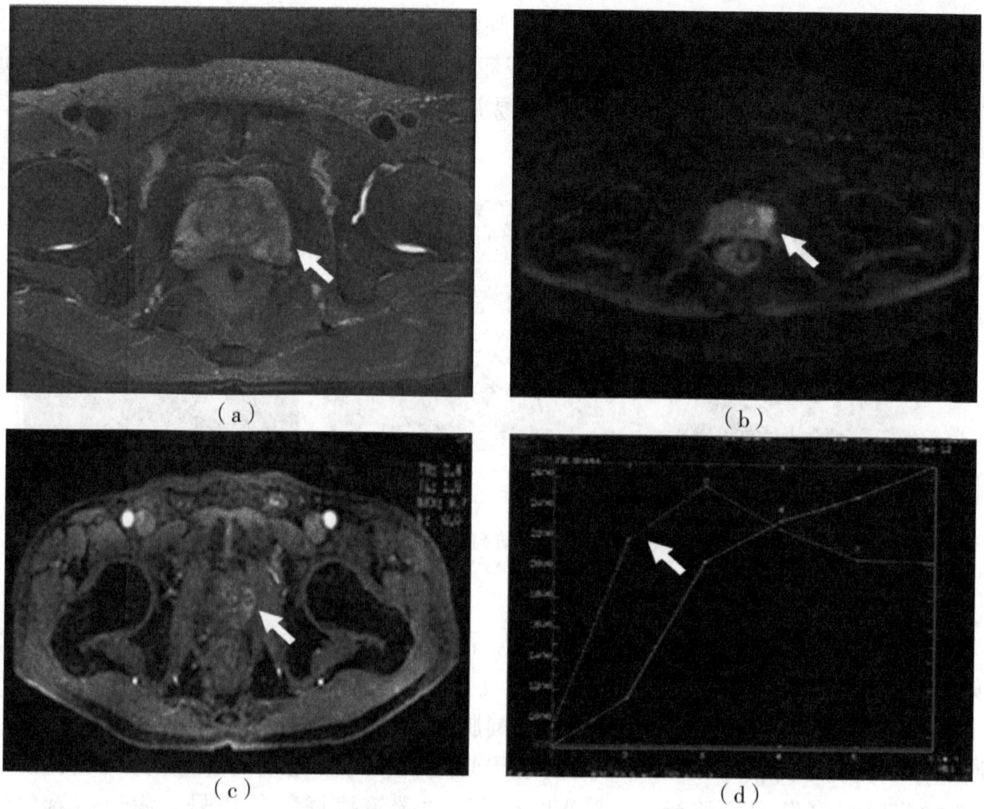

图 4-8-15 前列腺癌的 MRI 表现

(三) 鉴别诊断

早期局限于包膜内的前列腺癌，特别是中央带与移行带内的癌灶结节，需要与前列腺良性增生结节鉴别，T_2WI 显示高信号的外周带出现局限性的低信号结节，是诊断早期前列腺癌的主要依据，癌灶当发生于中央带和移行带时，常规 MRI 鉴别有困难，可通过 DWI、动态增强检查等提供更多鉴别诊断信息。此外，前列腺局灶性慢性炎症、局部纤维化或梗死等，易误诊为前列腺癌，由于其 MRI 信号较相似，诊断有困难时，需进行穿刺检查。

第五节 乳腺常见疾病影像诊断

一、乳腺纤维腺瘤

(一) 病理与临床

乳腺纤维腺瘤 (fibroadenoma) 是乳腺最常见的良性肿瘤，好发于年轻女性，以 30

岁左右为发病高峰，是因内分泌失调而引起的上皮和间质均参与的肿瘤性增生，以纤维组织为主伴有腺体增生的良性肿瘤。本病根据成分和形态可分为管内型、管周型、混合型 3 种类型。纤维腺瘤一般生长缓慢，但在妊娠或哺乳期和绝经期的性激素变化可快速增生，形成巨大肿瘤。临床表现：触及乳房内单发或多发无痛性肿块，质韧，边界清晰，活动度好，可以在数年内无明显增大。

（二）影像学表现

1. X 线表现

（1）形态。常呈圆形、卵圆形肿块。

（2）密度。一般为等密度，密度均匀，可伴粗大或爆米花样钙化。

（3）边缘。大部分边缘清晰，部分模糊或呈小分叶（如图 4 - 8 - 16 所示）。

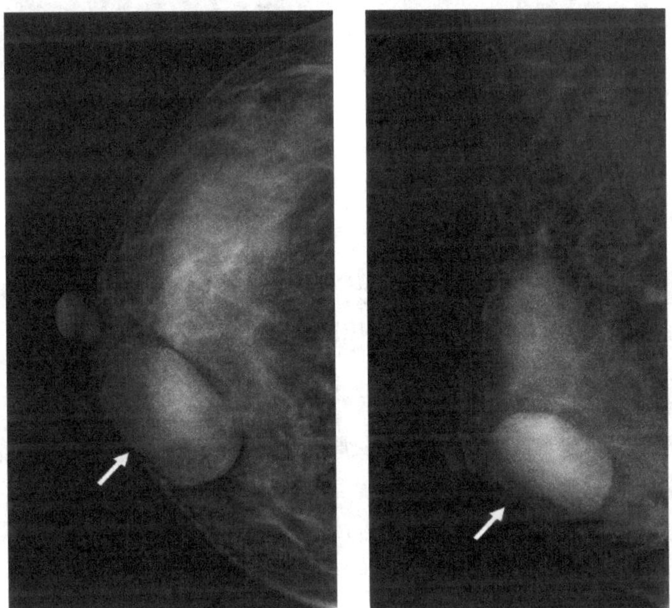

（a）　　　　（b）

图 4 - 8 - 16　乳腺纤维腺瘤的 X 线表现

2. MRI 表现（如图 4 - 8 - 17 所示）

（1）信号。T_1 压脂呈均匀稍低信号，T_2 压脂呈稍高信号或等低信号，中间可见低信号分隔，边缘可见低信号包膜。

（2）增强扫描。大部分呈轻—中度强化，部分呈明显强化，时间—信号强度曲线大部分呈流入型或平台型。

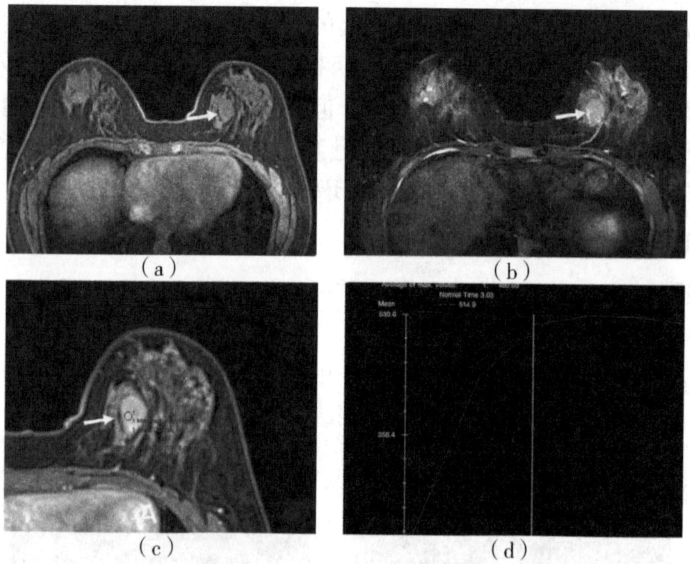

图 4－8－17　乳腺纤维腺瘤的 MRI 表现

（三）鉴别诊断

1．囊肿

X 线上该病与纤维腺瘤表现非常相似，均为等密度肿块，边界清晰光滑，但囊肿常为多发，病程较短，触及有波动感。MRI 上囊肿 T_2 压脂呈高信号，T_1 压脂呈低信号，增强扫描无强化。

2．叶状肿瘤

该病与纤维腺瘤影像和病理表现都非常相似，只是分叶较纤维腺瘤明显，而且生长较快，术后容易复发。

二、乳腺癌

（一）病理与临床

乳腺癌（breast carcinoma）是导管上皮的癌变，绝大多数发生于终末导管小叶单位，好发年龄为 40～60 岁。乳腺癌异质性强，可分为非浸润性癌（包括导管内癌、小叶原位癌、导管内乳头状癌、乳头湿疹样乳腺癌）、早期浸润性癌（包括早期浸润性导管癌、早期浸润小叶癌）、非特殊型浸润性癌、特殊型浸润性癌（包括乳头状癌、小管癌、黏液腺癌、髓样癌等），其中非特殊型乳腺癌约占 75％。临床表现：大部分可触及乳房无痛性肿块，质硬，活动性差，可伴有乳头固定、回缩，局部皮肤可见酒窝征、橘皮征。

（二）影像学表现

1．X 线表现

（1）直接征象。

①肿块。肿块是乳腺癌最常见的 X 线征象，如图 4－8－18 所示。

a. 形态：可以呈圆形、卵圆形，最多见为不规则形。

b. 密度：多数为高密度，密度常欠均匀（因肿瘤中心常出血坏死）。

c. 边缘：常为星芒状，也可以为小分叶或模糊，特殊类型乳腺癌如黏液腺癌或乳头状癌等边缘可以清晰光滑。

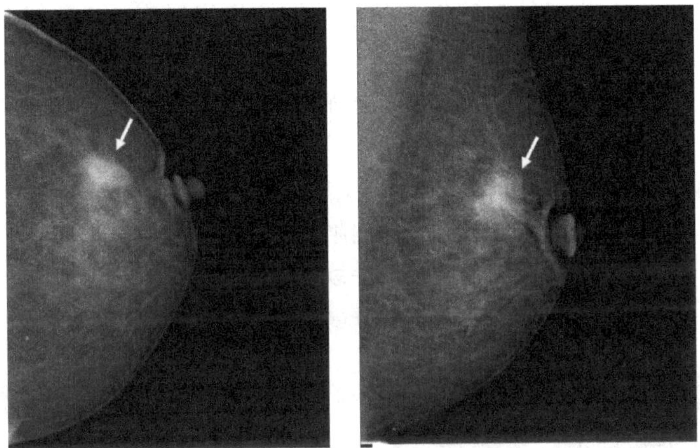

（a）　　（b）

图 4－8－18　乳腺癌的 X 线表现

②钙化。钙化是癌细胞坏死、脱屑和钙盐沉着、含铁血黄素沉积的结果，也有人认为是癌细胞引起乳腺组织的异常代谢产物。钙化在 X 线诊断中有着非常重要的地位，特别是管内癌的诊断。钙化可伴随肿块或单独出现，常见的恶性钙化有：集群/线样/段样分布的细小多形性钙化、粗糙不均匀钙化或细线样/细线分支样钙化（如图 4－8－19 所示）。

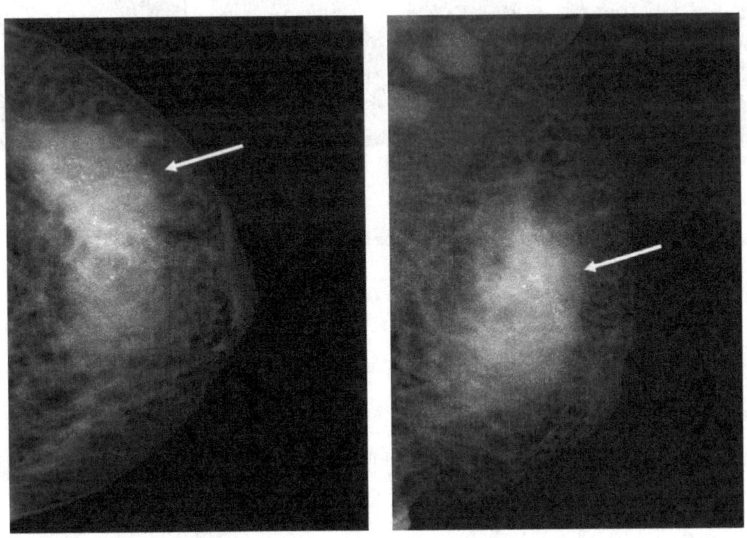

（a）　　（b）

图 4－8－19　恶性钙化 X 线表现

③结构扭曲。如果没有受伤或受伤史，结构扭曲常提示恶性病变。

（2）间接征象（如图 4 – 8 – 20 所示）。

①血供丰富。因为癌细胞生长代谢活跃，常需要较正常组织更丰富的血液供应，X 线表现为同侧血管增粗或瘤周小血管增多。

②水肿环。水肿环为机体对癌细胞的活性结缔组织反应，主要成分为：成纤维细胞、淋巴细胞、浆细胞和巨噬细胞。

③皮肤增厚、凹陷。皮肤增厚、凹陷为癌性淋巴管炎引起水肿、充血及纤维组织的收缩而致。

④乳头回缩、漏斗征。癌细胞侵犯晕后大导管，引起纤维组织增生形成三角形致密影为漏斗征，纤维组织收缩则引起乳头内陷。

⑤牛角征。牛角征癌细胞浸润悬韧带导致其增厚所致。

⑥间桥征。间桥征癌细胞沿导管向乳头蔓延所致。

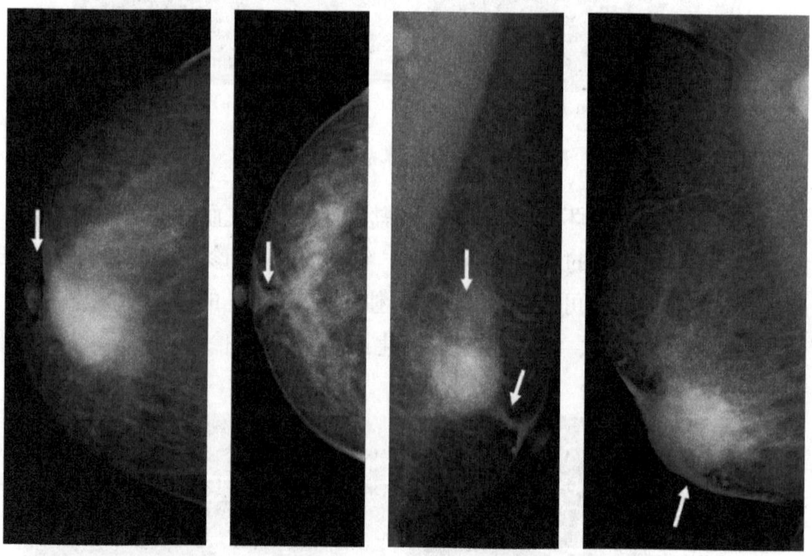

(a) (b) (c) (d)

图 4 – 8 – 20 乳腺癌间接征象的 X 线表现

2. MRI 表现

①肿块。

a. 形态。常为不规则形。

b. 边缘。多为不规则形或星芒状。

c. 增强扫描。不均匀强化或环形，时间—信号强度曲线大部分呈流出型（如图 4 – 8 – 21 所示）。

②非肿块强化。

a. 分布。常为线样、段样分布。

b. 强化特征。多为集群卵石样强化和簇环样强化，时间—信号强度曲线可以呈流入型、平台型或流出型。

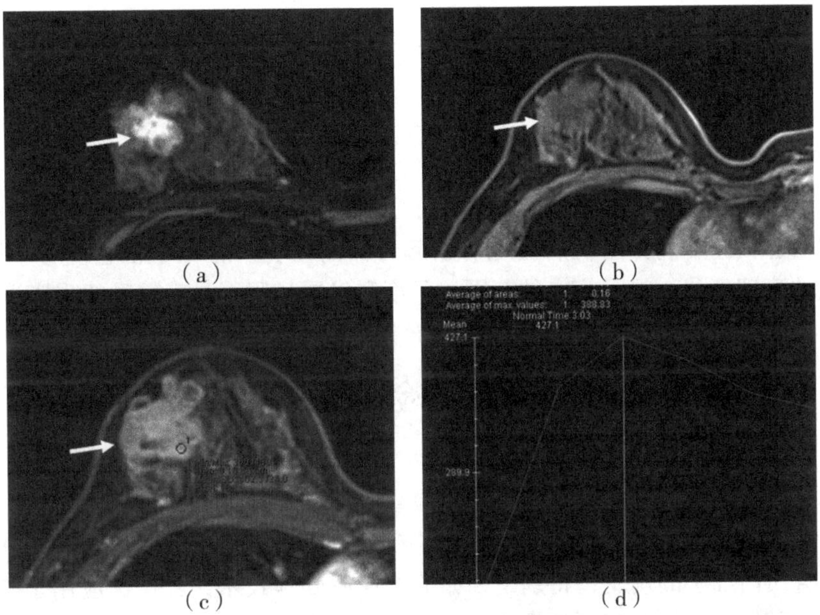

图 4-8-21　肿块型乳腺癌的 MRI 表现

第九章　骨、关节与软组织

骨、关节与软组织疾病种类多而复杂，主要有创伤、炎症、结核、肿瘤等，全身性疾病如营养代谢和内分泌疾病等也可引起骨骼的改变。影像学检查能够不同程度地反映疾病的病理变化，显示病变的范围、程度和发展过程，具有较高的临床诊断价值。

第一节　检 查 方 法

骨、关节及软组织疾病常用的影像学检查方法主要有 X 线、CT 及 MRI 成像。X 线检查是骨关节疾病最常用、最基本的检查方法；CT 检查能够清晰显示病变的内部结构，发现骨质内细小的病变，特别是强大的图像后处理技术，已广泛应用于临床诊断；MRI 显示骨髓、软组织病变更具优势。

一、X 线检查

骨骼含有大量钙盐，密度高，同其周围的软组织有鲜明的对比，因此，一般 X 线摄影即可使骨关节清楚显影。

骨关节的 X 线检查有摄片与透视。X 线透视，现已很少应用，仅在火器伤寻找异物与定位及外伤性骨折与脱位进行复位时采用。X 线摄片为临床首选检查方法，不仅能显示病变的范围和程度，而且对于一些病变可做出定性诊断；骨与关节摄片应注意以下几点：

（1）一般拍摄正侧位，某些部位还需要加拍斜位、切线位、轴位。

（2）摄片范围应包括骨关节及周围软组织，四肢长骨至少包括一个邻近关节；脊柱摄片应包括相邻部位，便于计数定位。

（3）两侧对称的骨关节，当病变一侧难以确诊或怀疑为正常解剖变异时，应拍摄对侧相应部位，对照观察，尤其是儿童。

二、CT 检查

目前骨关节与软组织疾病的 CT 检查常用多层螺旋 CT，包括平扫及增强扫描。CT 检查密度分辨率高，不仅能显示组织结构横断面解剖的空间关系，还能分辨出密度差别小的脂肪、肌肉和软骨等组织，并能确定病灶部位、范围、形态及结构。此外，多层螺旋 CT 检查还具有强大的图像后处理功能，如多平面重组（MPR）和容积再现（VR）等技术，可多方位成像，并可在空间中任意方向和角度旋转和观察图像，使病变更接近实际解剖，从而有利于临床诊断和指导手术。

三、MRI 检查

MRI 也是检查骨关节疾病的重要手段。MRI 软组织分辨率高，能较好地显示脂肪、纤维软骨、韧带、肌肉、肌腱和骨髓等组织，能清晰分辨血管与神经，鉴别病变组织成分，在显示软组织肿瘤界限及对周围软组织侵犯等方面优于 CT。但 MRI 显示病灶钙化、细小骨化及骨膜反应不如 X 线平片和 CT，对疾病的定性诊断与鉴别诊断有一定的困难。因此，合理应用 X 线平片、CT 与 MRI，对诊断骨关节疾病是十分重要的。

第二节　正常影像表现

一、长骨

长骨由骨膜、骨皮质、松质骨、骨髓腔、骨端构成。

1．骨膜

骨膜（periosteum）是软组织，覆盖在骨干表面和里面，正常情况下 X 线检查不能显影。

2．骨皮质

骨皮质（compact bone）位于外骨膜内面，完整连续，X 线片上显示密度高而均匀，在骨干中部最厚，越近两端越薄，外面光滑，内面粗糙。

3．松质骨

松质骨（spongy bone）由交错排列呈海绵状的骨小梁构成，由骨皮质向骨髓腔延伸，骨小梁的排列因持重而有一定方向。它主要位于长骨两端、扁平骨和异状骨内。松质骨在 X 线片上的密度低于骨皮质。

4．骨髓腔

骨髓腔（medullary space）是骨干中央的管状结构，在 X 线片上呈密度减低的条带状影。

5．骨端

小儿的长骨两端由干骺端（metaphysis）、骨骺（epiphysis）和骺板构成（如图 4－9－1 所示）。干骺端指骨干两端由骨松质构成的膨大部分。它的顶端为临时钙化带，在 X 线片上呈横行薄层致密影。骨骺是长骨没完成发育的部分，多是软骨，在 X 线片上不能显示。骺软骨有骨化功能，骺软骨里的一个和多个二次骨化中心不断骨化形成松质骨，在 X 线上可以看见小点状致密影。骺与干骺端不断骨化，他们之间的软骨变薄呈板状时称为骺板；在X线片上呈透明的线状影，称为骨骺线。骨龄指每一个骨骼的骺软骨里二次骨化中心出现的年龄和骺线完全消失时的年龄。成人骨骼的骺和干骺端融合，骺线消失，形成由骨松质构成的骨端（如图4－9－2所示）。

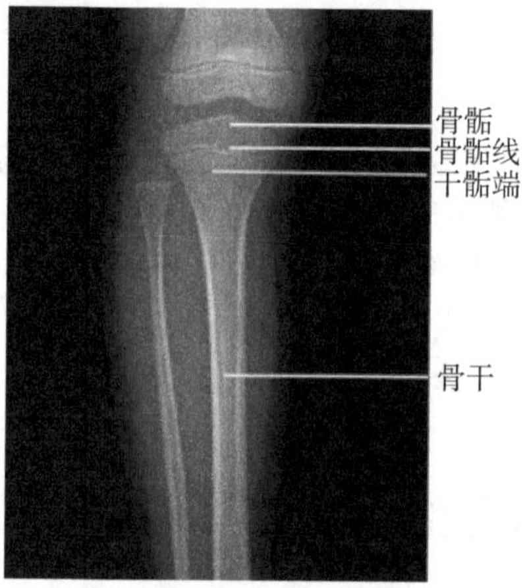

图4－9－1　正常儿童的长骨

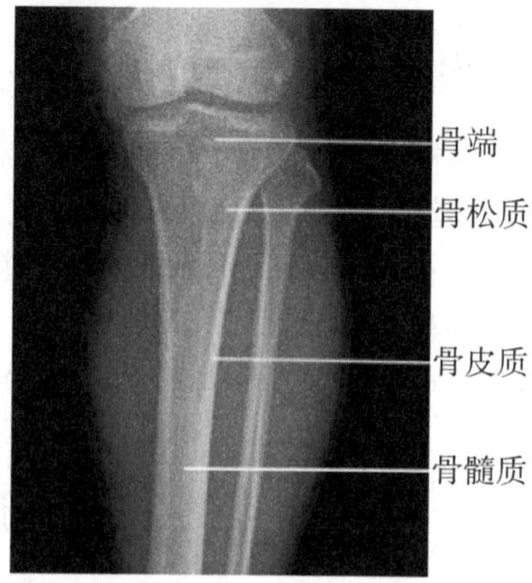

图4－9－2　正常成人的长骨

二、四肢关节

四肢关节由骨端、关节软骨、关节腔和关节囊构成。在X线片上所见的关节面是指骨性关节面，是由一层薄而致密的骨质构成，表层光滑；相邻骨端之间的距离，由关节软骨、少量滑液和很窄的解剖间隙构成关节间隙（如图4－9－3所示）。关节间隙随年龄的增长而发生变化，新生儿关节间隙很宽，以后随年龄增长逐渐变窄。成年人关节间隙宽度较固定，老年人可因关节软骨退变而发生关节间隙稍窄。

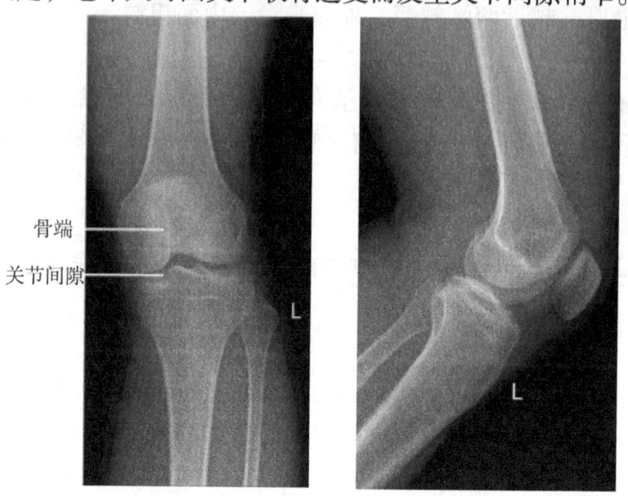

(a)　(b)

图4－9－3　正常膝关节正侧位片

MRI 能清晰显示关节的各个结构。皮下脂肪和骨髓在 T_1WI、T_2WI 和质子密度像上均呈高信号；骨皮质、空气、韧带、肌腱和纤维软骨呈低信号；肌肉和关节透明软骨呈中等偏低信号（如图 4－9－4 所示）。

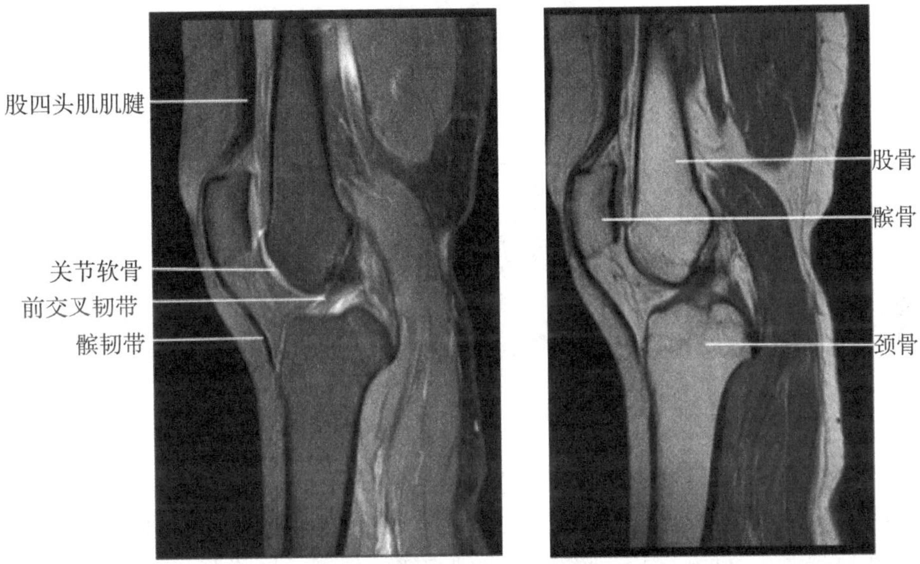

(a)　　　　(b)

图 4－9－4　正常膝关节的 MRI

三、脊柱

脊柱由脊椎和其间的椎间盘构成。

脊椎通常包括 7 个颈椎、12 个胸椎、5 个腰椎、5 个骶椎和 4 个尾椎。寰椎（第 1 颈椎）较为特殊，只有前后弓和两个侧块。枢椎（第 2 颈椎）齿状突和寰椎前弓构成环枢关节。骶椎和尾椎分别连成骶骨和尾骨。除第 1、2 颈椎和骶尾椎外，成人脊椎均由椎体和附件构成，附件包括椎板、椎弓根、上下关节突、横突和棘突。

椎间盘位于相邻椎体之间，呈软组织密度，在 X 线片上呈宽度均匀横行半透明影，称椎间隙（如图 4－9－5 所示）。

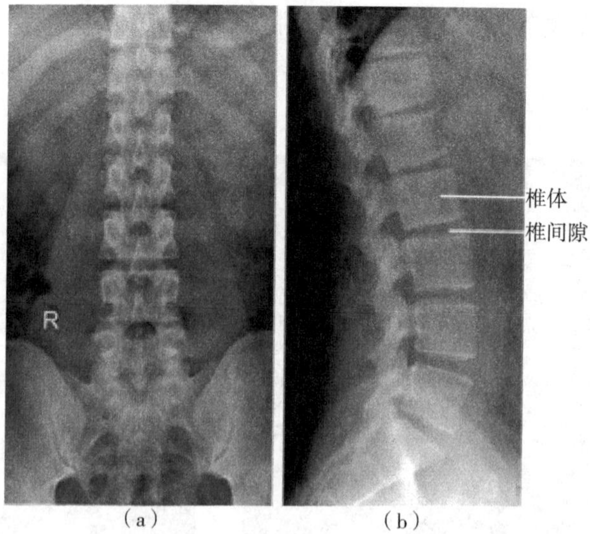

图 4-9-5　正常腰椎正侧位片

CT 的横断像上，由椎体、椎弓根和椎弓板构成椎管骨环，脊髓居椎管中央，呈低密度影，与周围结构有较好的对比。黄韧带为软组织密度，附着在椎弓板和关节突的内侧，正常厚 2 ~ 4 mm。腰段神经根位于硬膜囊前外侧，呈圆形高密度影，两侧对称。侧隐窝呈漏斗状，其前方是椎体后外面，后方为上关节突，侧方为椎弓根内壁，其前后径小于 5 mm，隐窝内有穿出的神经根。椎间盘由髓核与纤维环组成，其密度低于椎体，CT 值为 50 ~ 110 Hu（如图 4-9-6 所示）。

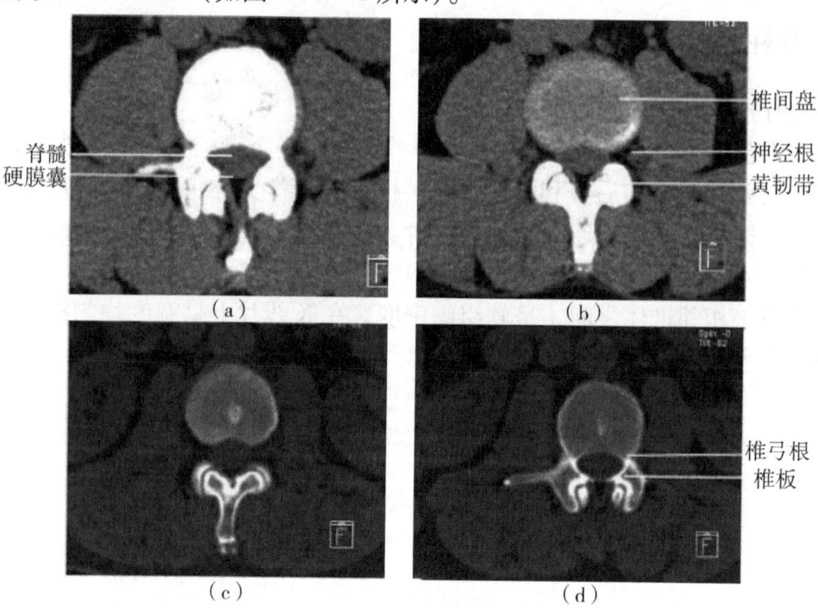

注：(a) (b) 为软组织窗；(c) (d) 为骨窗。

图 4-9-6　正常腰椎 CT 图像

MRI 能清楚显示脊椎、椎管和椎间盘，并能显示椎管内软组织，包括韧带、硬膜囊、脑脊液和脊髓等结构（如图 4－9－7 所示）。对诊断椎间盘变性、膨出和脱出，椎管狭窄、脊柱外伤和感染价值很高。可行三维成像和多参数成像并能显示硬膜囊和脊髓，对解剖结构和病变的显示以及了解病变与椎管内结构的关系优于 CT。

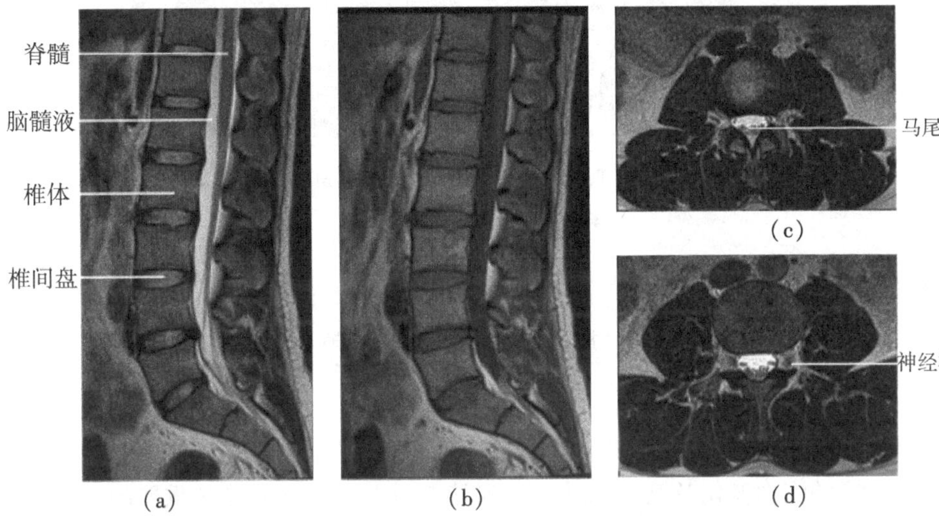

注：(a) 为 T_2WI 矢状位；(b) 为 T_1WI 矢状位；(c)(d) 为横断 T_2WI。

图 4－9－7　正常腰椎 MRI 图像

四、软组织

骨关节的软组织包括皮肤、皮下脂肪、肌肉、肌腱、滑膜囊、血管及神经等。X 线片上因缺乏自然对比，仅当曝光条件适当时，X 线片上可分辨软组织的层次和轮廓。CT 上肌肉、肌腱在低密度脂肪组织的衬托下，显示清晰呈中等密度。MRI 上肌腱、韧带均呈低信号，肌肉和透明软骨呈中等偏低信号（如图 4－9－8 所示）。观察血管需行 X 线造影或 CT、MRI 血管成像，它们可显示血管的解剖结构，并根据需要显示动脉或静脉。

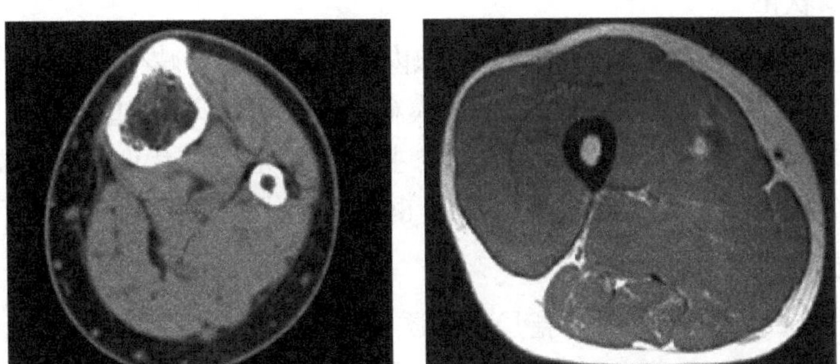

(a) CT 表现　　　　(b) MRI 所示 T_1WI

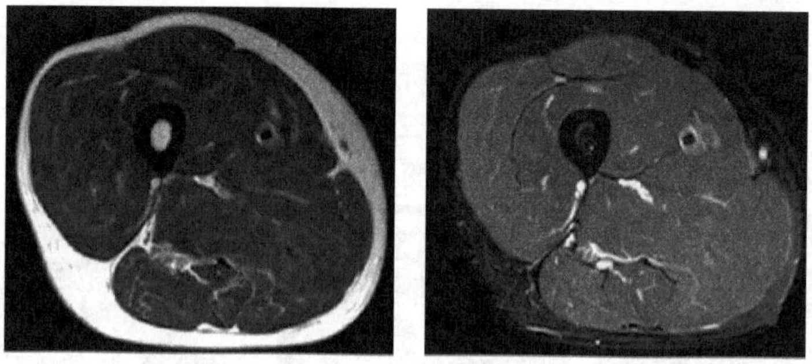

(c) MRI 所示 T_2WI　　(d) 正 MRI 压脂 T_2WI

图 4-9-8　正常软组织

第三节　基本病变的影像学表现

骨关节疾病的病理变化及其 X 线表现多种多样，但大多包括下列一些基本病变。了解基本病变的病理变化及其 X 线表现，对诊断骨关节疾病是非常重要的。实际工作中就是观察这些 X 线变化，加以综合分析，并做出诊断。

一、骨骼的基本病变

（一）骨质疏松

骨质疏松（osteoporosis）是指单位体积内骨组织减少，部分骨质吸收，但骨在质上是正常的，即化学成分不变。X 线表现在骨密度减低，骨小梁变细、减少，骨皮质分层、变薄。在椎体内呈纵行条纹，周围骨皮质变薄，严重时椎体内结构消失，椎体呈鱼脊椎状，椎间隙增宽。广泛性多见于老年人、妇女绝经期后及营养不良、代谢和内分泌障碍等；局限性疏松多见于骨折后、感染、恶性肿瘤和因关节活动障碍而引起的继发性骨质疏松。

（二）骨质软化

骨质软化（osteomalacia）是指单位体积内骨矿物质含量减少，而有机成分不变。X 线主要表现为骨密度减低，骨小梁变细、模糊，骨皮质变薄，边缘模糊，承重骨骼变形，有时还可见假骨折线。产生骨质软化的主要原因是钙磷代谢障碍，如维生素 D 缺乏、肠道吸收功能障碍、肾排泄钙磷过多，也可见于代谢性疾病和氟中毒疾患。

（三）骨质破坏

骨质破坏（bone destruction）指局部骨质被病理组织所代替形成的骨组织消失。常见于炎症、肉芽肿、肿瘤或肿瘤样病变。病因不同，病理改变也不相同，因此 X 线表现也不一致。急性炎症和恶性骨肿瘤所致骨质破坏的 X 线表现进展迅速，早期局部骨质密度减低或筛孔状密度减低。进而正常骨结构消失，形成斑点状或虫蚀状改变，边缘模糊，形态不规则。晚期呈大片状骨质缺损；良性骨肿瘤和慢性炎症的骨质破坏进展缓慢，表现为局限性骨皮质变薄，破坏区边缘光整，边界清晰。

（四）骨质增生硬化

骨质增生硬化（hyperostosis/osteosclerosis）指单位体积内骨量增多，系成骨细胞活跃形成新生骨或软骨内成骨所致。X 线表现骨质密度增高，骨皮质增厚、致密，骨小梁增粗、密集，骨髓腔变窄或消失，伴或不伴骨骼增粗。骨质增生硬化见于多种疾病。多为局限性增生硬化，见于慢性炎症、外伤和某些原发良性骨肿瘤、骨肉瘤或成骨性转移瘤。全身性较少见，主要由某些代谢、内分泌障碍（如甲状旁腺功能低下）、中毒性疾病（如氟中毒）等所致。

（五）骨膜增生

骨膜增生又称骨膜反应（periosteal reaction），是因外伤、炎症、肿瘤、骨膜下出血等刺激骨膜内层成骨活动增加，进而形成骨膜新生骨。X 线片上，早期是长短不一、与骨皮质平行的细线状致密影，随后可表现为多层葱皮状、花边样、放射针状和毛刷状密影。骨膜增生的厚度与范围同发生的部位、病变性质和发展阶段有关。一般长骨的骨干明显，炎症较广泛，肿瘤较局限。将骨膜反应的形态与其他 X 线表现相结合，对病变定性有一定帮助。

（六）钙化

钙化（calcification）分为软骨钙化和坏死钙化。软骨钙化常见于软骨类肿瘤，是软骨基质钙化；坏死组织钙化为病理性钙沉积，如结核干酪钙化、痛风尿酸结晶钙化、转移性钙化等。X 线表现为环形、半环形、颗粒状和团块状无结构的致密影。良性病变钙化密度高，边缘清楚；恶性病变钙化密度低，边缘模糊，钙化残缺不全。

（七）骨质坏死

骨质坏死（osteonecrosis）是骨组织局部代谢停止，坏死的骨质称为死骨（sequestrum）。包括 3 种基本病理改变，即死骨、肉芽组织和新生骨。X 线表现是骨质局限性密度增高。其原因为骨小梁表面形成新生骨而增粗，骨髓内亦有新骨形成而使骨密度增高；同时其周围骨质被吸收，或被肉芽组织、脓汁等包绕衬托下，死骨呈相对高密度影。骨质坏死多见于慢性化脓性骨髓炎，也见于骨缺血性坏死和外伤骨折后。

（八）骨骼变形

骨骼变形（bone deformity）最常见于先天性骨发育畸形和先天性骨软骨发育障碍，如骨软化症、成骨不全。后天性骨畸形原因很多，如脑垂体功能亢进、骨肿瘤、感染、外伤、地方病、维生素 A 中毒等。X 线平片是诊断骨骼变形的最佳手段。

（九）矿物质沉积

铅、磷、铋进入体内后，在生长期主要沉积于生长较快的干骺端。X 线表现为多条横行且相互平行的致密带，厚薄不一，在成年不易显示。有的表现为骨小梁粗糙、紊乱，骨密度增高。

（十）软组织改变

软组织改变包括软组织肿大和萎缩两种。软组织肿大常见于外伤、感染、关节周围软组织退变、软组织肿瘤和骨恶性肿瘤侵犯软组织等。X 线上可见局部软组织影肿胀，密度增高。软组织萎缩最常见于肌萎缩、瘢痕收缩、先天性肌发育不良、软组织钙化和骨化等。

二、关节的基本病变

（一）关节肿胀

关节肿胀（swelling of joint）常由于关节积液或关节囊及其周围软组织充血、水肿、出血和炎症所致。X 线表现都是关节周围软组织肿胀、密度增高，难于区别，大量关节积液可见关节间隙增宽。常见于炎症、外伤和出血性疾病。

（二）关节破坏

关节破坏（destruction of joint）是关节软骨及其下方的骨性关节面骨质为病理组织所侵犯、代替所致。其 X 线表现是当破坏只累及关节软骨时，仅见关节间隙变窄，在累及关节面骨质时，则出现相应区的骨破坏和缺损。关节间隙变窄和骨破坏可有程度不同，严重时可引起关节半脱位和变形。

关节破坏是诊断关节疾病的重要依据。破坏的部位与进程因疾病而异。急性化脓性关节炎，软骨破坏开始于关节持重面或从关节边缘侵及软骨下骨质，软骨与骨破坏范围有时十分广泛。关节滑膜结核，软骨破坏开始于边缘，逐渐累及骨质，表现为边缘部分的虫蚀状破坏。类风湿性关节炎到晚期才引起关节破坏，也从边缘开始，多呈小囊状。

（三）关节退行性变

关节退行性变（degeneration of joint）早期改变开始于软骨，为缓慢发生软骨变性、坏死和溶解，骨板被吸收并逐渐为纤维组织或纤维软骨所代替，广泛软骨坏死可引起关节间隙狭窄，继而造成骨性关节面骨质增生硬化，并于骨缘形成骨赘。关节囊肥厚、韧带骨化。

关节退行性变的早期 X 线表现主要是骨性关节面模糊、中断、消失。中晚期表现为关节间隙狭窄、软骨下骨质囊变和骨性关节面边缘骨赘形成，不发生明显骨质破坏，一般无骨质疏松。这种变化多见于老年，以承受体重的脊柱和髋、膝关节为明显，是组织衰退的表现。此外，也常见于运动员和搬运工人，由于慢性创伤和长期承重所致。不少职业病和地方病可引起继发性关节退行性变。

（四）关节强直

关节强直（ankylosis of joint）可分为骨性与纤维性两种。骨性强直是关节明显破坏后，关节骨端由骨组织所连接。X线表现为关节间隙明显变窄或消失，并有骨小梁通过关节连接两侧骨端。多见于急性化脓性关节炎愈合后。纤维性强直也是关节破坏的后果，虽然关节活动消失，但X线上仍可见狭窄的关节间隙，且无骨小梁贯穿。常见于关节结核。诊断需结合临床，不能单凭X线确诊。

（五）关节脱位

关节脱位（dislocation of joint）是组成关节骨骼的脱离、错位。有完全脱位和半脱位两种。关节脱位多为外伤性，也有先天性或病理性。任何关节疾病造成关节破坏后都能发生关节脱位。

第四节　骨关节损伤

骨关节损伤（trauma of bone and joint）包括骨折和关节脱位。影像学检查在诊断、指导临床治疗及预后判断等方面至关重要。

一、骨折

（一）病理与临床

骨折（fracture）指骨结构的连续性和完整性发生中断。

根据原因分为外伤性、病理性、应力性、疲劳性骨折。根据骨折时间分为新鲜和陈旧性骨折。根据骨折程度分为完全性、不完全性。根据骨折线的形态和走向分为横形、纵形、斜形、线形、螺旋形、Y形、T形、星形、粉碎、凹陷、撕脱、压缩、嵌入骨折等。按骨碎片情况分为撕脱性、嵌入性和粉碎性骨折。

骨折愈合是一个连续的过程。骨折后至1周左右，血肿开始机化，形成肉芽组织；1周后，成骨细胞在肉芽组织上形成新骨，此阶段叫骨痂形成期；随骨痂范围增大，两折端通过骨痂相互连接，折线消失，称骨性连接期；从第3个月开始，进入塑形期，此过程常持续1~2年，甚至数年、数十年之久。骨折愈合与患者年龄、营养状况、骨折类型和部位、有无并发症及治疗情况等有关。

（二）影像学表现

1. X线表现

（1）骨折线，在X线片上表现为锐利而透亮的骨裂缝，是骨折最常见的基本X线征象（如图4-9-9、图4-9-10所示）。

（2）骨皮质皱褶、成角，骨小梁中断、扭曲或错位，是细微或不完全骨折的表现。

（3）儿童骨折的表现较特殊，主要表现为骨小梁的扭曲，骨皮质的部分断裂、皱折或凹陷，因似嫩枝折曲后的表现而称青枝骨折。骨骺分离是儿童骨折的另一种重要类型。

（4）颅骨骨折，包括凹陷性骨折、颅缝分离。

（5）椎体骨折，常表现为压缩性骨折。

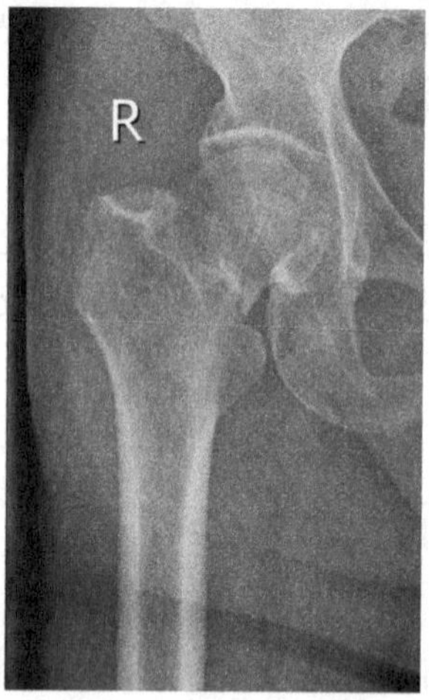

图 4-9-9　右侧股骨颈骨折

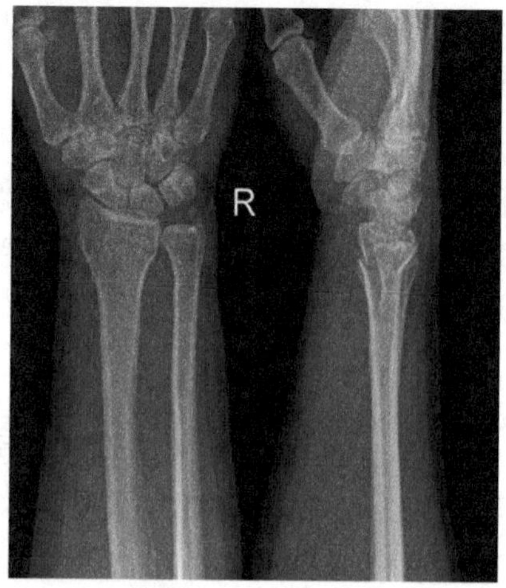

图 4-9-10　右侧腕关节 Colles 骨折伴尺骨茎突骨折

2. CT 表现

CT 是 X 线片的重要补充，可显示 X 线片不能发现的隐匿骨折。对于结构复杂和有骨性重叠部位的骨折，能更精确显示骨折移位情况、关节内游离体及软组织血肿等（如图 4-9-11 所示）。CT 三维重建能全面直观地显示骨折情况。

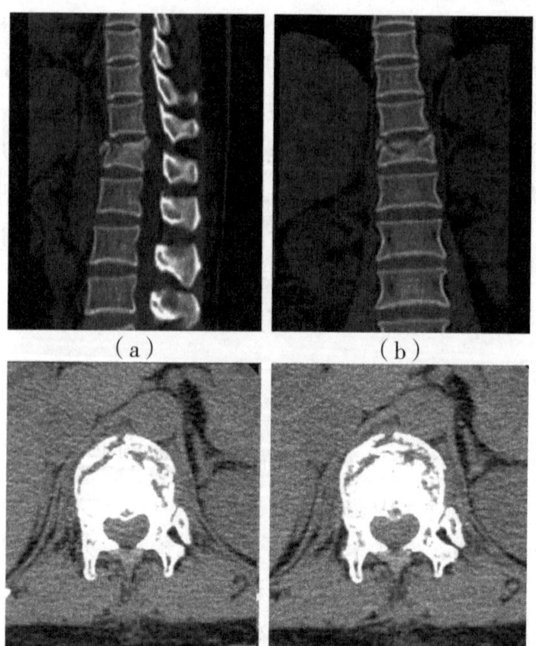

（a）（b）（c）（d）

图 4-9-11　胸 12 椎体压缩性骨折，伴椎管狭窄、脊髓受压

3. MRI 表现

MRI 在显示骨折方面不如 X 线和 CT，但能清晰显示骨折断端及周围的出血、水肿和韧带、软组织损伤，能更敏感地发现隐匿性骨折及骨挫伤。骨挫伤在 T_1WI 表现为模糊不清的低信号，T_2WI 上为高信号，而常规 X 线和 CT 难以发现。

二、关节创伤

常见的关节创伤包括关节脱位、韧带与肌腱的损伤和关节内骨折。

外伤性关节脱位是由于外伤引起关节正常关系丧失，构成关节的骨端相互分离错位。常见于活动范围较大的肩关节、肘关节和髋关节等。

1. 肩关节脱位

肩关节脱位分前脱位和后脱位。肩关节囊前下部缺少韧带和肌腱的加强，故易发生前下方脱位。根据肱骨头位置分为盂下脱位、喙突下脱位、锁骨下脱位。后脱位少见。肩关节脱位常伴有肱骨大结节撕脱骨折。

2. 肘关节脱位

肘关节脱位分后脱位、前脱位和侧脱位。前者多见，尺、桡骨向肱骨后方脱位，尺骨鹰嘴半月切迹脱离肱骨滑车。常合并骨折，或伴有血管、神经、关节囊和韧带损伤。

3. 髋关节脱位

髋关节脱位相对少见，分后脱位、前脱位和中心脱位，以后脱位多见。后脱位在 X 线正位片上表现为股骨头脱出髋臼之外，与髋臼上部重合，股骨内收内旋，大粗隆突出，小粗隆消失。

三、椎间盘突出

（一）病理与临床

正常椎间盘由透明软骨终板、纤维环和髓核构成。椎间盘突出（disc herniation）是指髓核通过破裂的纤维环向外突出，多见于活动较大的部位，其中以腰椎间盘突出最常见，其次为颈椎，胸椎椎间盘突出少见。

椎间盘突出的病理过程分为 3 个阶段：①椎间盘进行性退变：髓核水分减少、弹性减低，纤维环出现裂隙，周围韧带松弛。②髓核从断裂的纤维环中突出。③经多年修复，纤维环为椎间盘内纤维结缔组织取代。髓核经相邻上下椎体软骨板的薄弱区突入椎体松质骨内，形成椎体上下缘的压迹，称之为 Schmorl 结节。

临床主要症状为局部刺激症状和脊髓、神经根的压迫症状。

（二）影像学表现

1. X 线表现

有些征象可提示诊断：

（1）椎间隙变窄或前窄后宽。

（2）椎体后缘唇样肥大增生、骨桥形成或出现游离骨块。

（3）脊柱生理曲度异常或侧弯。

2. CT 表现

CT 表现为椎间盘向椎管内局限性突出，密度与相应椎间盘一致。硬膜外脂肪间隙变窄、移位或消失，神经根、硬膜囊受压移位。

3. MRI 表现

CT 诊断标准同样适用于 MRI 诊断，如图 4－9－12 所示。

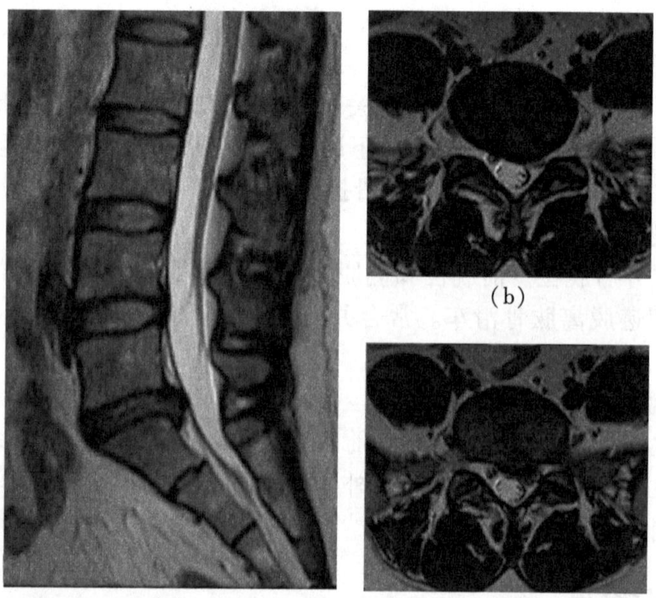

(a)　(b)　(c)

注：腰 5—骶 1 椎间盘向左后突出，压迫硬脊膜囊及左侧神经根，椎管狭窄。

图 4－9－12　腰椎间盘突出 MRI 表现

第五节　骨、关节感染

一、化脓性骨髓炎

化脓性骨髓炎（purulent osteomyelitis）是病变涉及骨髓、骨和骨膜的化脓性炎症。其分急性和慢性两类。病菌多为金黄色葡萄球菌，病因有血源性、外伤性及邻近软组织或关节感染的扩延，前者多见。基本病理和 X 线所见为骨质破坏、增生和死骨形成。

（一）急性化脓性骨髓炎

1．病理与临床

急性化脓性骨髓炎多为血源性感染，儿童多见。病理改变分 3 期：①发病 2 ~ 3 天内为骨髓炎性浸润期；②发病 3 ~ 4 天为骨膜下脓肿期，骨髓腔内形成较多脓液经哈氏管到达骨膜下；③发病 5 ~ 6 天后为骨膜破裂期，脓液蔓延。蔓延途径可直接向髓腔扩散，或蔓延至邻近软组织，形成软组织脓肿，穿破皮肤形成瘘管。另外可穿破关节囊导致化脓性关节炎。

临床发病急，症状重。表现为高热、脓毒血症、局部红肿和压痛、患肢功能障碍等。

2．影像学表现

（1）X 线表现。

发病 7 ~ 10 天内，X 线检查骨质改变常不明显，主要为软组织肿胀，肌肉间隙模糊、消失，皮下组织与肌肉间的分界不清。

发病 2 周后可见骨骼改变（如图 4 －9 －13 所示）：①干骺端松质骨中出现局限性骨疏松，继而形成多发、不规则破坏区，边缘模糊；②骨皮质呈筛孔状或虫蚀状破坏，病变向骨干方向蔓延，一般不累及骺板和骨骺；③骨皮质周围出现线状或花边状骨膜新生骨；④因脓肿骨膜被掀起和血栓动脉炎，使骨皮质血供发生障碍，引起骨质坏死，形成小块或长条形死骨；⑤可引起病理骨折。

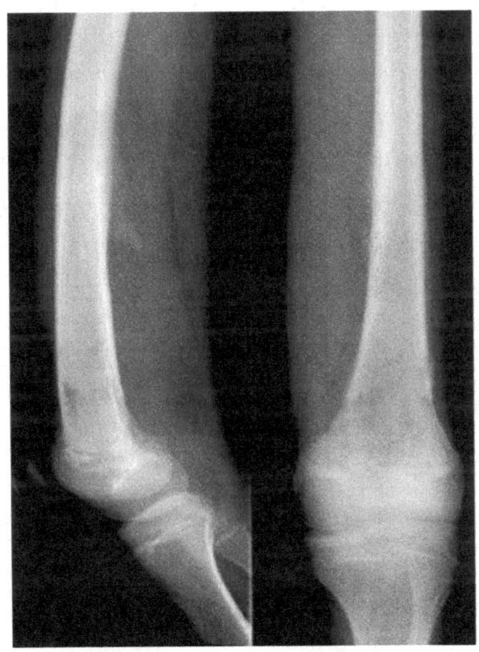

图 4 －9 －13　股骨急性化脓性骨髓炎

（2）CT 表现。

与 X 线相比，CT 更易发现骨内小的侵蚀破坏、小死骨和骨周软组织肿胀。

（3）MRI 表现。

在确定化脓性骨髓炎的髓腔侵犯和软组织感染方面，MRI 优于 X 线平片和 CT。骨髓的充血、水肿、渗出和坏死在 T_1WI 上表现为低信号，与高信号的正常骨髓形成明显对比；T_2WI 脂肪抑制序列可区分水肿渗出和骨髓。受累骨周围软组织肿胀，肌间隙和皮下脂肪模糊不清，T_2WI 表现为高信号。

3．鉴别诊断

临床表现不典型者需与结核、恶性骨肿瘤相鉴别，急性起病、大范围间断性骨破坏、骨膜新生骨形成和死骨有助于其鉴别。

（二）慢性化脓性骨髓炎

1．病理与临床

慢性化脓性骨髓炎是急性化脓性骨髓炎未及时彻底治疗的结果。因脓肿和死骨的存在，临床可见排脓瘘管经久不愈或时愈时发，症状轻微，局部肿痛。

2．影像学表现

X线表现主要为：①广泛的骨质增生硬化，骨干增粗变形，形态不规整；②骨髓腔变窄甚至消失，全骨密度增高，无骨纹理结构；③死骨形成；④可见瘘管形成（如图4-9-14所示）。

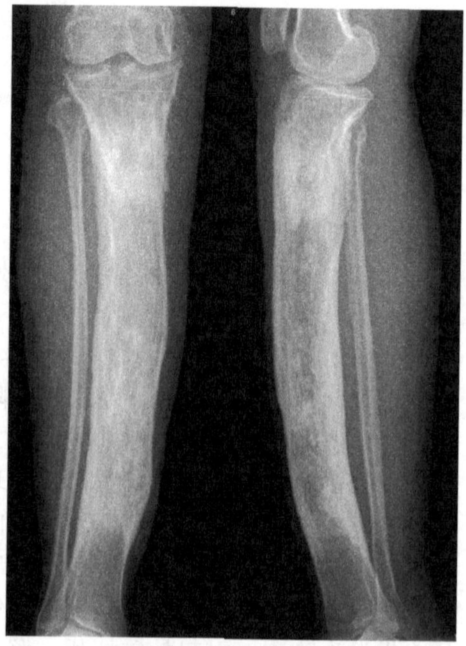

图4-9-14 胫骨慢性化脓性骨髓炎

CT能更清晰显示骨质破坏、死骨和瘘管。

（三）慢性骨脓肿

慢性骨脓肿（Brodie脓肿）为相对静止的局限性感染性病灶，为低毒性化脓性感染。多见于儿童和青年，局限于长骨干骺端骨松质。胫骨上下端和桡骨下端常见。影像表现为长骨干骺端中心部位的圆形、椭圆形或不规则形骨质破坏区，边缘光整，周围绕以骨硬化带。破坏区中很少有死骨，多无骨膜增生，也无软组织肿胀及瘘管。

二、化脓性关节炎

（一）病理与临床

化脓性关节炎（pyogenic arthritis）常由金黄色葡萄球菌感染滑膜致病，少数由关节开放性损伤或骨髓炎侵犯关节所致。好发于儿童，承重的大关节如髋关节和膝关节多见，多单关节发病。临床症状和化脓性骨髓炎相似。

（二）影像学表现

1．X线表现

急性期：表现为关节周围软组织肿胀和关节积液，关节囊肿胀、密度增高，关节间隙增宽，局部骨质疏松。随后关节软骨破坏，关节间隙变窄。骨性关节面模糊、破坏乃至消失，以承重部位明显（如图4-9-15所示）。

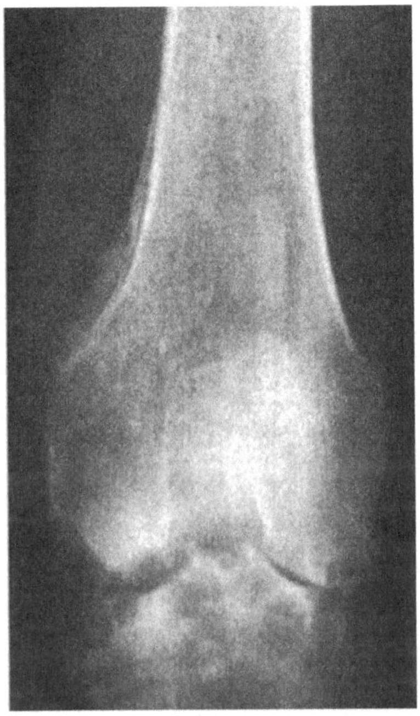

图4－9－15　膝关节急性化脓性关节炎

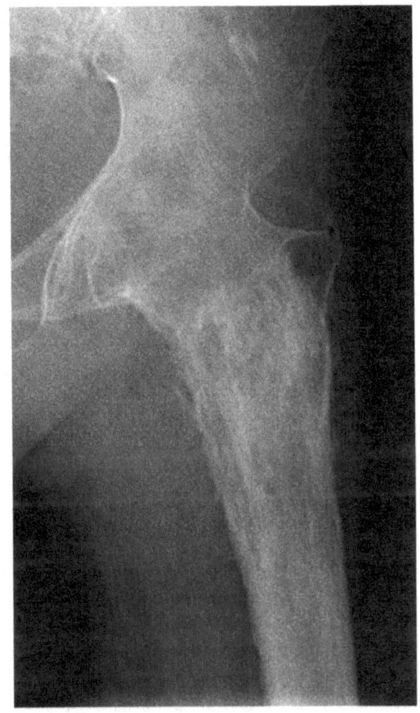

图4－9－16　左侧髋关节骨性强直

慢性期：骨质破坏停止，病变区骨质增生硬化。后期形成关节骨性强直（如图4－9－16所示）。

2. CT表现

CT适合检查一些复杂关节，如肩、髋、骶髂关节等，显示骨质破坏和脓肿侵犯的范围较平片敏感。

3. MRI表现

MRI能明确炎症侵犯周围软组织的范围，显示关节囊、韧带、肌腱、软骨等破坏情况。

（三）鉴别诊断

本病起病急、症状明显，早期出现关节间隙狭窄，骨质破坏以关节持重面为主；晚期出现骨性强直，以上特点可与关节结核、类风湿性关节炎相鉴别。

三、骨、关节结核

骨、关节结核（tuberculosis of bone and joint）是以局限性骨质破坏和骨质疏松为主的慢性病。好发于儿童和青少年。系继发性结核病，原发灶多见于肺部。结核菌经血行到骨或关节，停留在血行慢、血管细而丰富的松质骨内，如椎体、干骺端及关节滑膜处致病。脊柱是好发部位，其次是髋关节、膝关节。

临床上发病缓慢，局部可有肿痛和功能障碍。

（一）骨结核

1．病理与临床

骨结核常累及长骨的干骺端、骨骺和短骨骨干。长骨的干骺端和骨骺多为单发病灶，常见于儿童。短骨骨干结核好发于手足短管骨，常为多发病灶。主要症状为局部肿胀。

2．影像学表现

（1）X 线表现。

早期为局限性骨质疏松，骨小梁变细、模糊；继而，形成弥散的点状、圆形或不规则形破坏区，边缘锐利，破坏区内有时可见“砂粒样”死骨，无或少有骨膜反应。破坏灶常横跨骺线。

（2）CT 表现。

能更加清晰地显示小的骨质破坏及砂粒样死骨、周围软组织肿胀情况。

（3）MRI 表现。

骨质破坏区 T_1WI 呈低信号，T_2WI 呈高信号，显示病变范围优于 X 线、CT，但 MRI 对病灶内死骨和钙化的显示不如 X 线、CT。

（二）关节结核

1．病理与临床

关节结核分骨型和滑膜型。前者先是骨骺、干骺端发生结核，进而蔓延至关节，侵犯滑膜及关节软骨。后者是结核菌先经血行感染侵犯滑膜，再波及关节软骨及骨端。后期累及全关节时无法分型。临床表现关节肿胀，活动期可有全身症状。

2．影像学表现

（1）X 线表现。

①滑膜型。较常见，大多累及一个大关节，以膝关节、踝关节常见。早期关节囊和关节周围软组织肿胀，密度增高，关节间隙正常或稍增宽，邻关节位置骨质疏松。病变发展，首先在关节非承重面出现虫蚀状或鼠咬状骨质破坏，边缘模糊。破坏范围逐渐扩大，侵犯关节面，使骨性关节面模糊不整，一般无死骨。关节面软骨破坏较晚，关节间隙变窄出现较迟，可致关节半脱位或脱位。骨端骨质疏松明显，周围肌肉萎缩，周围软组织形成冷脓肿或瘘管。严重病例愈合后可形成纤维性关节强直。

②骨型。以髋关节、肘关节多见。X 线表现较为明显，在骨骺或干骺端结核的基础上，又出现关节周围软组织肿胀，关节骨质破坏及关节间隙不对称狭窄（如图 4－9－17 所示）。

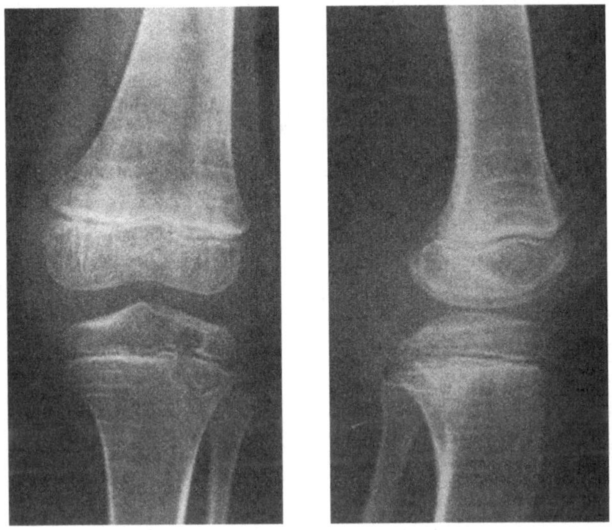

（a）　　（b）

图4-9-17　膝关节骨型结核：关节骨质疏松，干骺端骨结核

（2）CT表现。

更清楚地显示骨质破坏、关节囊增厚、关节腔积液及周围软组织情况。

（3）MRI表现。

MRI能全面显示关节结核的病理改变，如关节腔积液、滑膜肿胀充血、结核肉芽组织、软骨及软骨下骨破坏、关节周围冷脓肿等。

3. 鉴别诊断

关节结核需与化脓性关节炎、类风湿关节炎鉴别。化脓性关节炎起病急、临床体征明显，骨破坏发生在承重面伴有增生硬化，最后形成骨性强直。而类风湿关节炎常对称性侵犯多个小关节，较早出现关节间隙狭窄及关节畸形。

（三）脊椎结核

1. 病理与临床

脊柱结核（tuberculosis of spine）在骨关节结核中最多见，多继发于肺或胸膜结核，好发于儿童及青年。常见于胸腰段交界处。病变常累及多个椎体。临床症状和体征有脊椎活动障碍及强迫姿势，腰背部疼痛，脊柱畸形及脊髓受累症状。

2. 影像学表现

（1）X线表现。

早期出现椎体骨质疏松，椎体边缘或椎体中心骨质破坏，可致椎体塌陷变扁。侵及椎间盘时，椎间隙变窄、消失，并累及邻近椎体，椎体相互嵌入。

骨质破坏产生的干酪样物质流到脊柱周围软组织内，形成冷性脓肿，对诊断具有重要意义。颈椎结核可致咽后壁脓肿，表现为咽后壁软组织增厚，呈弧形前突；腰椎结核形成腰大肌脓肿，表现为腰大肌轮廓不清或弧形突出；胸椎结核椎旁脓肿表现为胸椎两旁梭形软组织肿胀影。

（2）CT表现。

可显示平片难以发现的早期轻微的骨质破坏，显示隐蔽的脓肿，在脊柱结核早期诊断中有重要作用。另外，CT显示病变范围及椎管受累程度，从而用于手术方案的确定和疗效观察。

（3）MRI表现（如图4-9-18所示）。

MRI是诊断脊柱结核最有效的检查方法，可发现病变早期的椎体内炎性水肿，以利于早期诊断。

①椎体破坏区 T_1WI 为呈明显低信号，T_2WI 为高信号中混杂少许低信号影。椎体可出现楔形变或脊柱后凸、侧弯畸形。

②当椎间盘受累及时，可出现椎间隙狭窄。椎间盘可完全破坏消失，出现椎体融合。

③椎旁软组织肿，包括冷脓肿和肉芽肿，T_1WI 呈低信号，少数呈等信号；T_2WI 多为混杂高信号，部分为均匀高信号，增强扫描脓肿壁薄而且均匀强化。

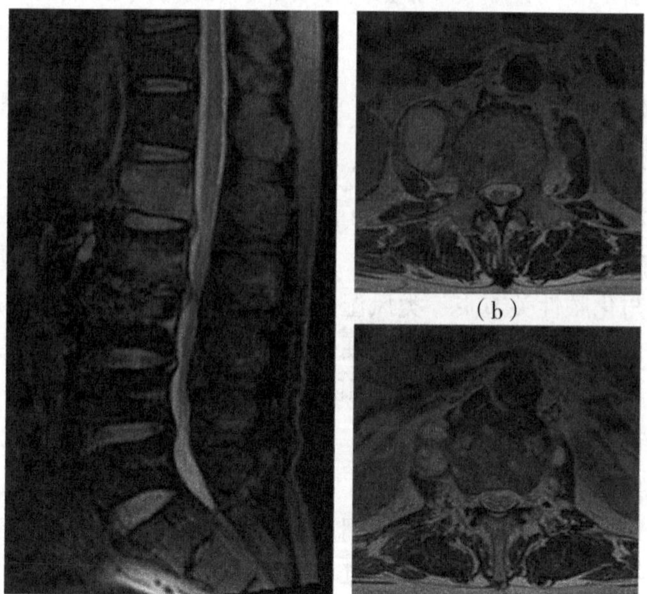

（a）（b）（c）

注：矢状位 T_2 脂肪抑制序列显示腰2—3椎体骨质破坏，腰2/3椎间盘破坏，腰1椎体骨髓水肿；轴位 T_2WI 序列显示椎旁软组织多发脓肿形成。

图4-9-18　腰椎结核

3. 鉴别诊断

（1）椎体转移瘤。

多呈椎体跳跃式破坏，骨质破坏多侵犯椎体后部及椎弓根，椎间隙多不受影响，椎旁软组织肿块多较局限，软组织肿块内少见碎骨片或钙化。

（2）脊椎化脓性骨髓炎。

常见于腰椎，发病急、病程短，病变发展迅速，骨质增生硬化早且显著，骨赘或骨桥形成，多单节或双节发病，椎旁脓肿较小。

第六节　骨缺血坏死

骨缺血坏死（ischemic necrosis of bone）分为缺血性骨坏死和骨梗死；前者多指发生于软骨下或骨骺的病变；后者多指发生在干骺端和骨干的病变。MRI 检查对诊断早期的骨缺血坏死敏感性非常高，是首选的影像检查方法，其中脂肪抑制序列（STIR）是目前检出病变最敏感的序列之一。本节主要讲述股骨头缺血坏死。

（一）病理与临床

股骨头缺血坏死（ischemic necrosis of femoral head）好发于 30 ~ 60 岁男性，单侧发病多于双侧，多数患者最终双侧受累。解剖上股骨头圆韧带动脉仅供应股骨头凹部分，股骨头其余部分和股骨颈由旋股内动脉和旋股外动脉供血，无骨膜下动脉，因此易出现血供障碍而发生骨细胞变性、坏死，关节周围软组织充血、水肿、渗出，淋巴细胞和浆细胞浸润，随后出现修复反应，坏死的骨组织被肉芽组织清除代替，周围出现成骨活动。多数进而发生股骨头塌陷、变形，关节间隙改变，髋关节半脱位、畸形，髋关节退行性骨关节病。

主要临床表现为疼痛，多位于髋部或腹股沟，活动受限、跛行，“4”字试验和托马斯征阳性，晚期，髋关节活动受限并加重，同时还伴有肢体短缩、屈曲、内收畸形，肌肉萎缩，等等。

（二）影像学表现

1. X 线表现

（1）早期。股骨头骨质和髋关节间隙无异常，坏死区骨质密度可相对增高，局部骨小梁结构模糊。

（2）中期。股骨头内出现斑片状增生硬化、骨质吸收带或囊变（如图 4 - 9 - 19 所示），股骨头皮质下骨折，出现新月状透亮影，称为“新月征”。

（3）晚期。股骨头变形变扁、增生硬化与囊变同时存在，大块骨碎裂、塌陷，关节间隙变窄，退行性骨关节病。

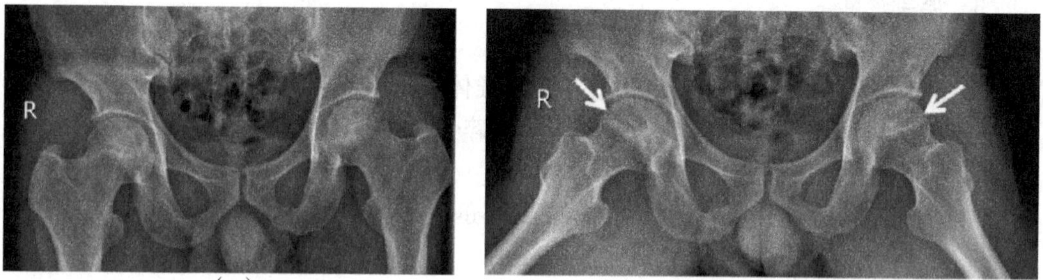

（a）　　　　　　　　　　　　　　　（b）

注：双髋关节正蛙位片显示双侧股骨头外形正常，密度不均匀，可见斑片状骨质增生硬化及囊变。

图 4－9－19　双股骨头缺血坏死 X 线表现

2. CT 表现

一般分为 4 期。

Ⅰ期：股骨头骨小梁星芒状结构增粗、扭曲、变形，骨小梁增粗紊乱。

Ⅱ期：股骨头斑片状骨质硬化，局限性囊变及疏松区，囊变边缘硬化，股骨头完整无变形。

Ⅲ期：股骨头软骨下骨折，出现“新月征”；股骨头内有囊状透光区，且股骨头变形、碎裂、塌陷征，关节面不规则，出现台阶征、双边征、裂隙征。

Ⅳ期：股骨头明显变形、碎裂，关节面塌陷，关节间隙狭窄伴有退行性骨关节病改变。

3. MRI 表现

MRI 可直接显示髓腔组织的异常改变，与 X 线平片和 CT 相比可较早地对股骨头缺血坏死做出诊断（如图 4－9－20 所示）。根据临床分期分为 5 期：

0 期：正常黄骨髓信号被长 T_1、长 T_2 信号取代，甚至出现 T_2WI 上双线征，即负重区出现外围低信号环绕内圈高信号。内侧高信号环由肉芽组织、充血水肿区构成，而外围为反应性硬化缘，表现为低信号。

Ⅰ期：股骨头不变形，关节间隙正常。T_1WI 上股骨头区有硬化缘围绕较低、新月形不均匀信号强度的坏死区。

Ⅱ期：股骨头不变形，关节间隙正常。T_1WI 股骨头负重区呈线样低信号，T_2WI 表现为局限性信号升高或双线征。

Ⅲ期：股骨头开始变形，软骨下塌陷，T_1WI 上为带状低信号区，T_2WI 上高、低混杂信号；关节囊肿胀及积液，但髋关节间隙正常。

Ⅳ期：关节软骨被彻底破坏，Ⅲ期的表现加上关节间隙狭窄，合并退行性骨关节炎。

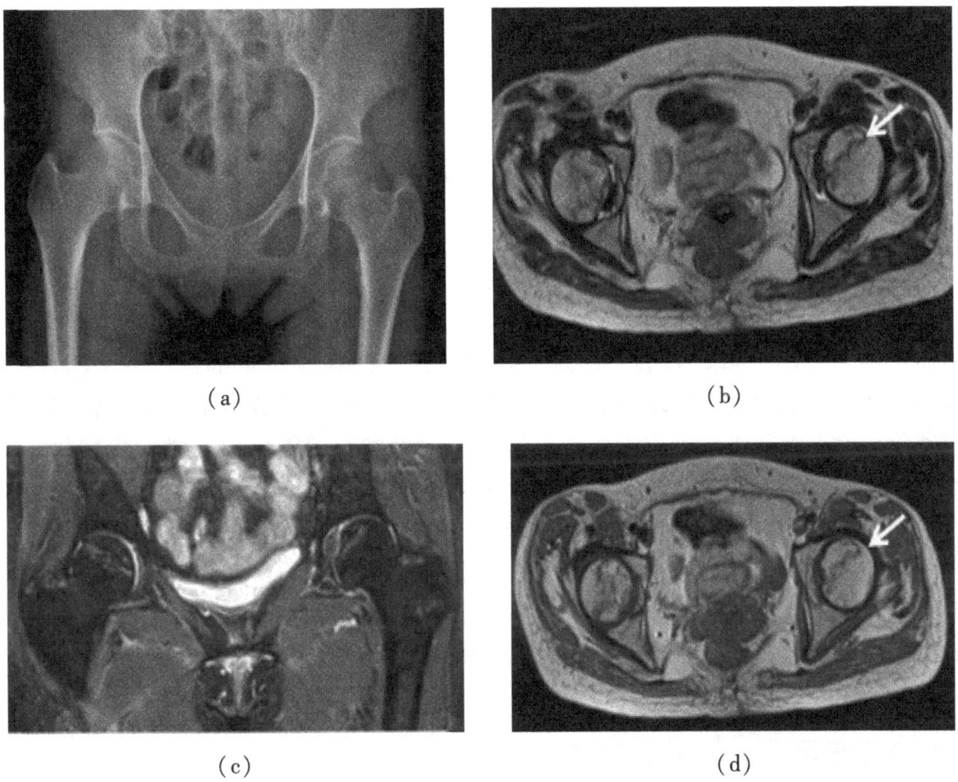

注：(a) 双髋关节正位片显示双侧股骨头未见异常；(b) T_2WI 表现为双线征；(c) 为压脂呈高信号；(d) 显示 T_1WI 呈线样低信号。

图 4－9－20　双侧股骨头缺血坏死 MRI

（三）鉴别诊断

1. 退行性骨关节病

老年患者多见，发病较晚；退行性骨关节病比股骨头缺血坏死的关节间隙更狭窄，骨质增生和关节面下囊变更明显，无明显股骨头塌陷；而晚期股骨头缺血坏死表现为髋臼畸形，股骨头塌陷、变形，股骨颈变短及增粗较重。

2. 髋关节结核

多见股骨颈和髋臼边缘骨破坏，关节间隙明显变窄，MRI 增强扫描显示画面不均匀增厚，内壁毛糙。而早期股骨头缺血坏死无股骨颈和髋臼破坏，关节间隙多正常，MRI 增强显示滑膜轻度均匀增厚。

第七节　慢性关节病

一、退行性骨关节病

（一）病理与临床

退行性骨关节病（degenerative osteoarthrosis），其基本病理改变是关节软骨变性，其表面粗糙、变脆变薄、开裂、凹陷，以至于消失。在非承重部位，由于软骨损伤，刺激软骨及软骨下骨内血管增殖，造成软骨下骨质增生，形成关节边缘骨赘和关节面增厚硬化，承重面软骨下骨小梁坏死，形成假性囊肿，周围反应性骨增生硬化，软骨损坏及关节面变形，使关节腔狭窄，软骨和骨质碎裂，形成关节游离体。

本病大多属年龄增长之自然生理性改变，但许多疾患或病理状态可促进退行性变的形成，如外伤、畸形、其他型关节炎、代谢和内分泌障碍等等，其中损伤常为发病的重要因素。常见于成年人及老年人，好发于承重关节和多动关节，起病缓慢。如有特殊局部原发病因，发病年龄可早，表现为病变部位钝痛、刺痛、关节活动受限。

（二）影像学表现

1．X线表现

多出现在承受体重的大关节中，故髋关节、膝关节和脊柱常见。

（1）关节间隙不匀称狭窄，骨端关节面变形可形成关节半脱位，以手、髋关节为多。

（2）关节面骨硬化和变形，两端关节面骨质致密硬化，承重部位更著，受压变形（如图4－9－21所示）。

（3）唇样骨刺和骨桥，关节边缘变锐利或刺状突起，可相连成骨桥。

（4）关节面下假性囊肿，表现为关节面下圆形或类圆形透光区，周围有反应性硬化带。

（5）关节内游离体，表现为圆形或类圆形高密度影，边缘光滑锐利。

（6）关节周围可有钙化，关节一般无骨质疏松，软组织亦无明显萎缩。

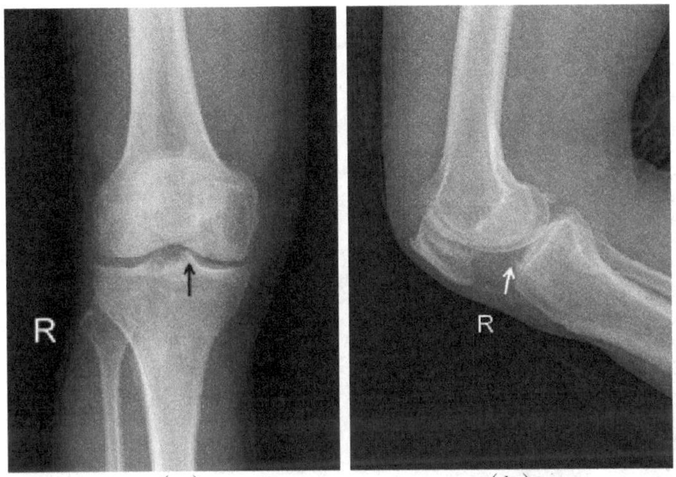

（a）　　（b）

注：膝关节边缘唇样骨质增生，胫骨髁间隆突变尖（黑色箭头）；关节间隙狭窄，关节内游离体（白色箭头）。

图 4－9－21　膝关节退行性变的表现

2．CT 表现

（1）关节间隙狭窄，关节边缘骨质增生，关节面下假性囊肿，显示较平片更为清晰。

（2）关节内游离体表现为结节状高密度影。

（3）发生于脊柱者椎体周围可见骨桥形成，椎间盘及小关节内“真空征”，椎间盘膨出或局限性突出，椎管内韧带增厚、钙化。

3．MRI 表现

可清楚显示关节软骨的形态、信号等情况，退行性骨关节病的关节软骨，早期表现为软骨内信号不均匀，进而软骨变薄，不同程度缺损，关节间隙变窄；发生于关节者可有滑膜增厚、关节积液、关节边缘出现骨质增生骨刺形成，软骨下骨可出现囊性变，周围可见骨髓水肿（如图 4－9－22 所示）；关节内游离体形成；发生于脊柱者表现为椎间盘退行性变：纤维环增厚或破裂，软骨变薄破损、许莫氏结节形成，椎间盘膨出或局限性突出，椎间隙变窄，椎管内韧带增厚，小关节骨质增生，韧带增厚、钙化，关节间隙狭窄。

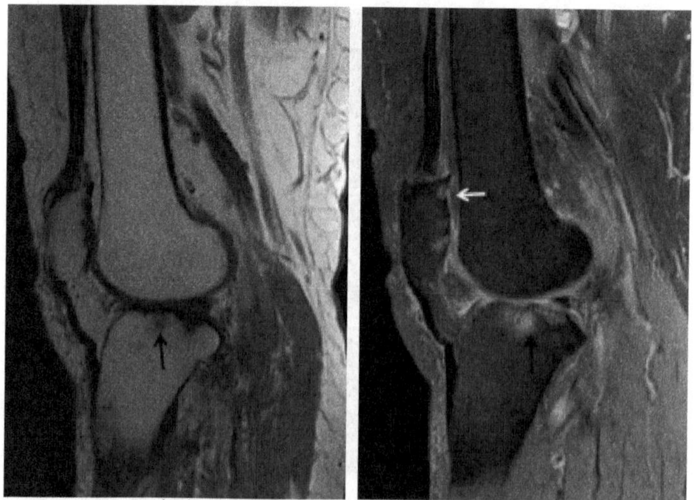

(a)　　　　　　　　　　　　(b)

注：膝关节磁共振 T_1WI、PD－FS 序列，显示髌骨、胫骨平台软骨变薄，部分缺损（白色箭头）；软骨下骨囊变，骨髓水肿（黑色箭头）。

图 4－9－22　膝关节退行性变 MRI 表现

（三）鉴别诊断

发生于手指者有时需与类风湿性关节炎鉴别。另外，需注意是否为继发性。

二、类风湿性关节炎

（一）病理与临床

类风湿性关节炎（rheumatoid arthritis，RA）简称类风湿，是以慢性、对称性、多滑膜关节炎和关节外病变（皮下结节、心包炎、胸膜炎、肺炎、周围神经炎等）为主要临床表现的，异质性、系统性、自身免疫性炎性疾病。

其病理改变为：①滑膜炎症、血管增生、血管异常渗透性致滑膜增厚，关节积液，肿胀临近骨质疏松；②血管翳形成：富于血管、绒毛状的肉芽组织，可破坏软骨、骨端造成软骨下囊肿、关节间隙变窄；③晚期滑膜更加增厚，绒毛肥大，间质纤维化，滑膜表面纤维素沉积，形成关节纤维性强直。关节囊收缩、肌腱韧带松弛，肌肉痉挛、收缩，加重畸形。

本病好发于 20～40 岁女性，多开始于手足小关节，尤其是近端指（趾）间关节和掌指关节，多发对称性发病，病变进展可累及大关节。临床表现为反复发作的对称性的多发性小关节炎，以手、腕、足等最早、最常受累；早期呈现红肿热痛和功能障碍。晚期可出现不同程度的僵硬和畸形，并有骨和肌肉萎缩。90% 的患者类风湿因子阳性。

（二）影像学表现

1. X 线表现

（1）关节软组织梭形肿胀。常见于多个指间关节或掌指关节。可见其骨质疏松。

（2）关节间隙改变。早期关节间隙可轻微增宽。晚期关节间隙变窄，甚至消失。

（3）关节面破坏。首先在骨关节面的边缘出现穿凿样骨质缺损。同时可见关节间隙变窄，骨质疏松更显著（如图 4－9－23 所示）。

（4）关节畸形和骨性强直。由于关节内及关节周围软组织损伤及挛缩，可产生屈曲畸形或半脱位。

（5）骨膜增生，肌腱韧带骨化。

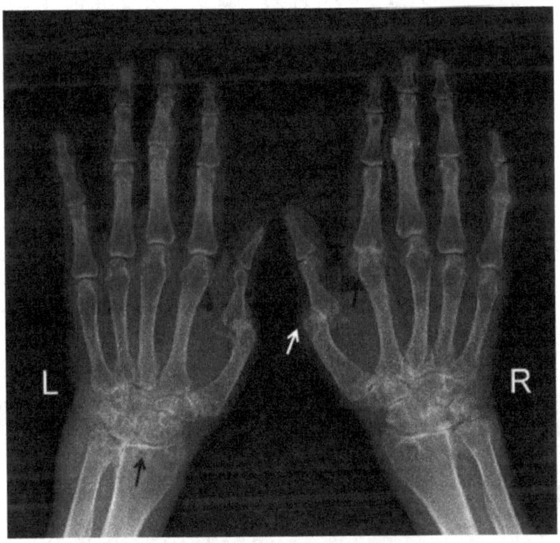

注：双手骨质疏松，多发骨质破坏（黑色箭头）；关节间隙明显变窄，部分消失，多发指间关节半脱位（白色箭头）。

图 4－9－23　双手类风湿性关节炎 X 线表现

2. CT 表现

CT 对骨侵蚀的敏感性高，尤其对于轻微的局限性骨侵蚀，检查意义更为明显。

3. MRI 表现

MRI 可用于类风湿性关节炎的早期诊断及活动期诊断，由于 MRI 可以显示滑膜病变，对于类风湿性关节炎的骨侵蚀之前，便可显示炎性增厚的滑膜及充填在侵蚀灶内的血管翳，表现为 T_1WI 为低信号，T_2WI 为高信号。增强扫描有明显强化，另外 MRI 可显示关节软骨的破坏、骨质水肿、关节周围肌腱、韧带的水肿、关节积液的情况（如图 4－9－24 所示），另外根据骨侵蚀灶的改变可以判断病灶的活动性。

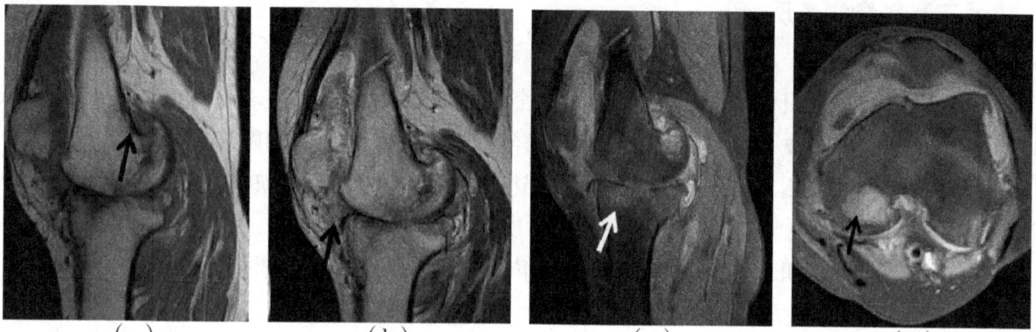

(a) (b) (c) (d)

注：膝关节磁共振 T_1WI、T_2WI、PD - FS 序列，显示膝关节滑膜明显增厚（黑色箭头）；侵蚀临近骨质，关节软骨破坏、骨髓水肿（白色箭头），关节大量积液。

图 4 - 9 - 24　膝关节类风湿性关节炎 MRI 表现

（三）鉴别诊断

需与强直性脊柱炎鉴别。类风湿性关节炎发病率女多于男，中年发病，常从手足小关节开始，由小至大，由外至内，实验室检查 RF（+）、anti - CCP（+）；强直性脊柱炎发病率男多于女，青壮年起病，常从骶髂关节或下肢大关节开始，由大至小，由内至外，实验室检查 HLR - B27（+）。

三、强直性脊柱炎

（一）病理与临床

强直性脊柱炎（ankylosing spondylitis，AS）是以骶髂关节、脊柱等中轴关节为主的自身免疫性疾病，发病年龄为青壮年，男性多于女性，有明显的遗传倾向。附着端炎是 AS 的重要病理特征，可累及滑膜关节、韧带联合、纤维软骨关节及关节外肌肉、肌腱附着处。病理组织学可见滑膜增生并有淋巴样细胞和浆细胞聚集，并形成血管翳，继发关节软骨破坏、关节下骨侵犯、关节囊纤维化和关节强直。

本病起病较慢，主要症状是腰背痛，脊柱僵硬（晨僵），活动受限，逐渐向上蔓延。关节外可有眼葡萄膜炎、结膜炎、肺纤维化等改变，90% 以上的病人出现 HLA - B_{27}抗原阳性。

（二）影像学表现

1. X 线表现

（1）骶髂关节改变。早期可见关节面模糊，以髂骨明显，关节面下骨质密度增高，进而骶髂关节面呈锯齿状、虫蚀状骨质破坏，伴周围骨质硬化。晚期则因软骨被破坏而关节间隙变窄（如图 4 - 9 - 25 所示）。最后关节间隙为骨小梁所贯穿，形成骨性强直。

（2）椎体改变。病变早期，椎体显示正常。病变继续发展，椎体显示轻度骨质疏松。椎体角由圆钝变方，呈方形，两椎体间有纤维环及前、后纵韧带骨化所形成的骨桥连接，使脊柱呈竹节状（如图 4－9－26 所示）。椎间小关节也可发生骨性强直，关节间隙消失而由骨小梁贯穿。

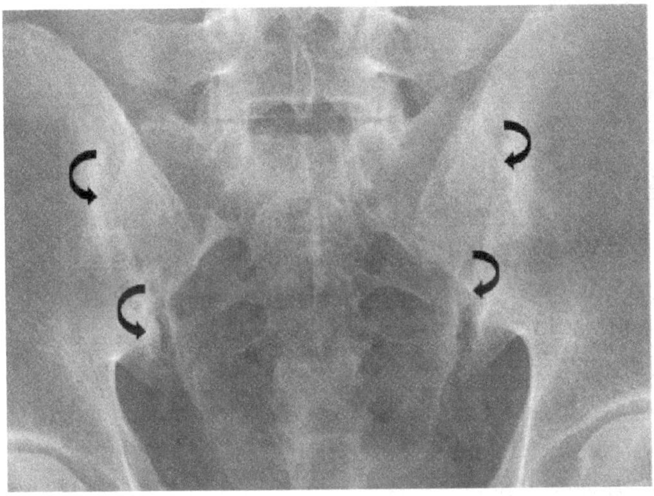

图 4－9－25 强直性脊柱炎骶髂关节 X 线表现

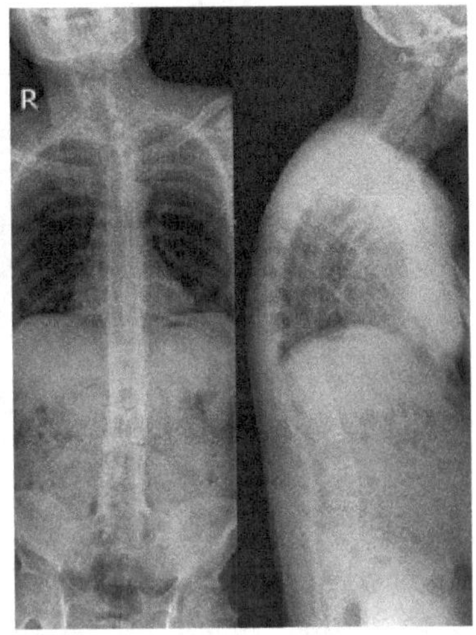

图 4－9－26 强直性脊柱炎脊柱 X 线表现

2. CT 表现

（1）早期。显示关节周围骨质疏松，关节面模糊、关节间隙正常。进一步发展，骶髂关节面显示模糊，软骨下骨质破坏、骨质疏松和硬化，关节间隙基本正常。

（2）进展期。软骨下骨质明显破坏，弥漫性硬化，关节面呈毛刷状，关节间隙狭窄或宽窄不均（如图 4－9－27 所示），部分强直。

（3）晚期。关节完全强直。

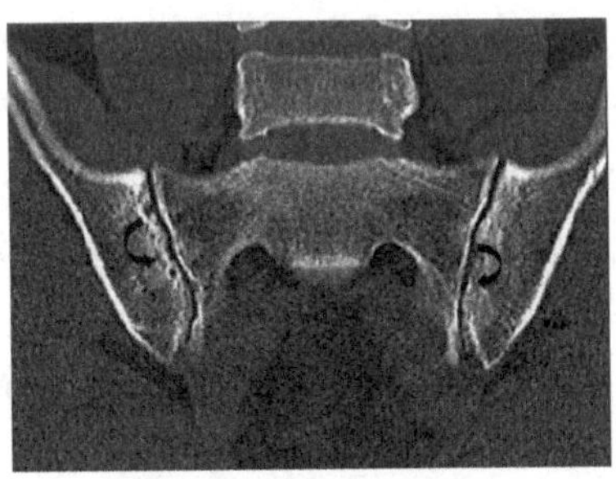

图 4－9－27 强直性脊柱炎骶髂关节 CT 表现

3. MRI 表现

（1）骶髂关节改变。关节软骨破坏、软骨下骨髓水肿，表现为 T_1WI 为低信号，

T_2WI 为高信号（如图 4－9－28 所示）；关节滑膜增厚、水肿和关节内血管翳形成，表现为 T_1WI 为低信号，T_2WI 为高信号，增强扫描明显强化；骨髓脂肪沉积。

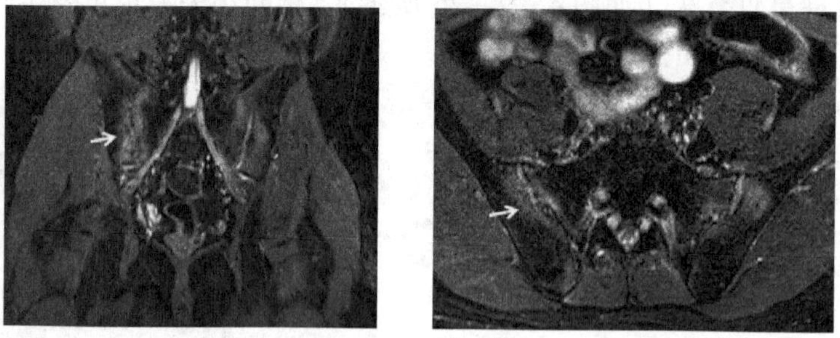

（a）　　　　（b）

图 4－9－28　强直性脊柱炎骶髂关节 MRI 表现

（2）脊柱改变。典型表现包括：①椎体炎，表现为椎体四个角的骨髓水肿，椎体前缘的 Romanus 病灶；②椎骨椎间盘炎，表现为椎间盘相邻骨质内的 Anderson 病灶；③椎间小关节炎，表现为小关节和椎弓根的骨髓水肿；④脊柱韧带的附着端炎，表现为棘上韧带、棘间韧带、黄韧带附着处的水肿。

（三）鉴别诊断

强直性脊柱炎需注意和类风湿性关节炎、致密性骨炎以及骶髂关节结核和脊柱结核相鉴别。

四、痛风性关节炎

（一）病理与临床

痛风性关节炎（gouty arthritis，GA）是指长期嘌呤代谢紊乱及血尿酸排泄减少所引起的一组异质性、代谢性疾病。尿酸盐结晶沉积于关节囊、软骨、滑膜、滑囊及皮下组织，导致结缔组织炎症反应及病理改变，痛风结节形成后，逐渐增大，滑膜受刺激增殖、肉芽组织形成，进而关节软骨和骨破坏，致关节间隙变窄、关节面不平整，最后导致关节纤维强直和骨性强直。

痛风性关节炎有家族遗传倾向，中老年人群，男性好发，主要累及周围关节，以手足小关节受累明显，第一跖趾关节最常见。其临床特点为反复发作的急性关节炎，表现为关节的红、肿、热、痛，活动受限，后期关节周围慢性结节肿。实验室检查血尿酸增高。

（二）影像学表现

1．X 线表现

（1）骨质破坏，在第一跖趾、掌指关节等小关节边缘虫噬状、小片状骨质破坏，破坏区与骨的长轴平行，边缘骨质硬化，关节近端骨质囊性变。

（2）软组织肿胀、钙化，尿酸盐在关节周围软组织内沉积，形成痛风结节（如图 4－9－29 所示）。

（3）关节间隙狭窄。

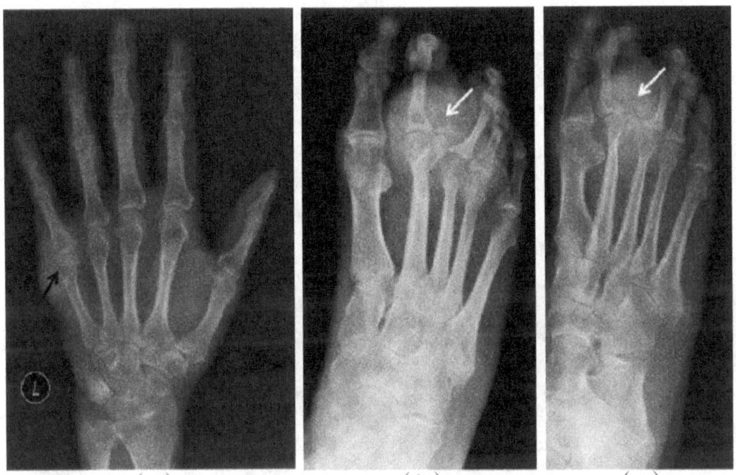

（a）　（b）　（c）

注：右侧第一、二跖趾，左侧第五掌指关节边缘见虫噬状、小片状骨质破坏（黑色箭头），边缘骨质硬化，关节周围软组织明显肿胀，多发痛风结节形成（白色箭头）。

图 4－9－29　痛风性关节炎 X 线表现

2. CT 表现

可清楚显示关节边缘的骨质缺损，关节面的虫噬样改变以及关节面下的小囊状低密度影，关节边缘结节状或斑片状密度增高影，关节周围软组织肿胀，对痛风结节和其内部细微痛风石钙化有明确的显示，近年来双能 CT（DECT）的发展，对于检测痛风石的沉积有很大的意义，通过 DECT 工作软件将不同的组织用不同颜色标记出来，含有特殊成分的组织会呈现特定颜色，从而使病灶显影。

3. MRI 表现

MRI 检查对关节周围软组织肿胀和关节腔的积液较为敏感，也是唯一能够观察到骨髓水肿的检查方法（如图 4－9－30 所示），痛风石在 T_1WI 呈中等信号或低信号、T_2WI 呈低信号或高低混杂信号，增强扫描呈边缘强化。

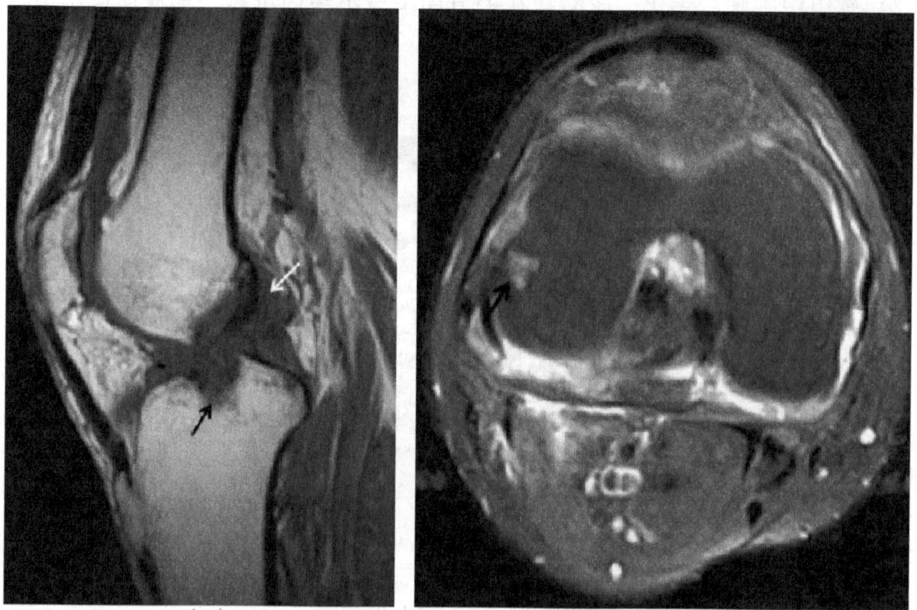

（a）　　　　（b）

注：膝关节 MRI 矢状位 T_1WI、横断位 PD－FS 序列，见膝关节滑膜增生，并侵袭临近骨质（黑色箭头），包绕前后交叉韧带（白色箭头）。

图 4－9－30　痛风性关节炎 MRI 表现

（三）鉴别诊断

痛风性关节炎需要与类风湿性关节炎鉴别。类风湿性关节炎以中年女性多见，呈对称性发病，多累及双侧近端指间关节及掌指关节，软组织呈梭形肿胀，类风湿因子阳性。而痛风性关节炎男性好发，多累及第一跖趾关节，软组织肿胀成偏心性且内见钙化，血尿酸增高。

第八节　骨肿瘤与肿瘤样病变

骨肿瘤（bone tumor）分良性和恶性，恶性又分为原发性和继发性两种。

X 线检查在骨肿瘤的诊断中占有重要地位，不仅显示肿瘤的准确部位、大小、数量，对肿瘤的定性诊断、指导治疗和估计预后方面也很重要。在诊断中一般要注意以下几个方面：①骨骼病变是不是肿瘤；②如属肿瘤，是良性或恶性，属原发还是继发；③肿瘤的组织学类型。骨肿瘤病理变化和发展过程复杂，X 线表现多种多样，典型征象不多，因而确立组织类型仍较困难。正确的诊断有赖于临床、X 线和实验室检查综合分析，最后同病理检查结合才能确诊。

良、恶性骨肿瘤X线鉴别要点：①良性一般生长缓慢，骨质破坏多呈膨胀性，与正常骨分界清楚，边缘锐利，骨皮质保持连续性，多无骨膜反应和软组织肿块，不侵犯邻近组织和器官，无转移；②恶性则多生长迅速，骨质多呈浸润性破坏，病变区与正常骨界限模糊，边界不整，骨皮质不规则破坏与缺损，常有肿瘤骨或肿瘤软骨，有不同的骨膜反应，并可被肿瘤侵犯破坏，易侵犯软组织形成肿块，也容易累及邻近组织和器官，可有转移。

一、良性骨肿瘤

（一）骨囊肿

1. 病理与临床

骨囊肿（bone cyst）又称孤立性骨囊肿，是青少年最为常见的一种良性骨病，病因未明。一般沿长骨纵向生长，囊内为透明或半透明黄色液体或血性液体，外被薄层纤维包膜，包膜周围为边缘整齐的薄层骨壁。骨囊肿的好发年龄为5～15岁，男性多于女性，发病部位以肱骨、股骨多见，其次为胫骨、桡骨，大多数无临床症状，常因外伤后发生病理性骨折就诊时发现。

2. 影像学表现

（1）X线表现。

①长管状骨干或干骺端中心性、圆形或卵圆形透亮区，外有菲薄的硬化边，内无骨性间隔，长轴与骨的长轴平行，向外膨胀性生长，边缘光滑，骨骺及关节面不受累及。有时病灶可呈多囊状，囊壁较厚（如图4－9－31所示）。

②骨囊肿一般无骨膜反应。当发生病理性骨折时可见骨膜反应，并可见“碎片陷落征”和“悬片征”。

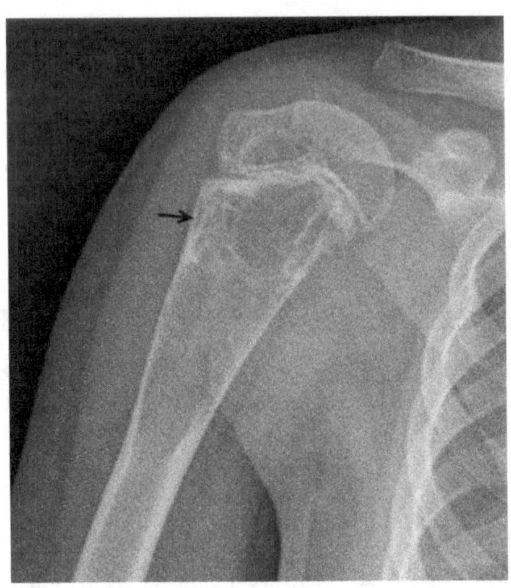

图4－9－31　骨囊肿X线表现

（2）CT 表现。

病变区圆形或类圆形低密度影，骨皮质膨胀变薄，并可见骨嵴，无硬化变或见轻度硬化，囊肿内部 CT 值接近水样密度，合并出血时 CT 值增高，发生病理性骨折时，CT 可更清晰显示“碎片陷落征”和“悬片征”。

（3）MRI 表现。

病灶呈圆形或卵圆形，边界清楚，囊内 T_1WI 呈中等信号或低信号，T_2WI 呈高信号，边缘有硬化边时呈 T_1WI、T_2WI 低信号，合并病理性骨折时，MRI 可显示骨膜下出血，囊内出血时 MRI 可见液—液平面（如图 4－9－32 所示）。

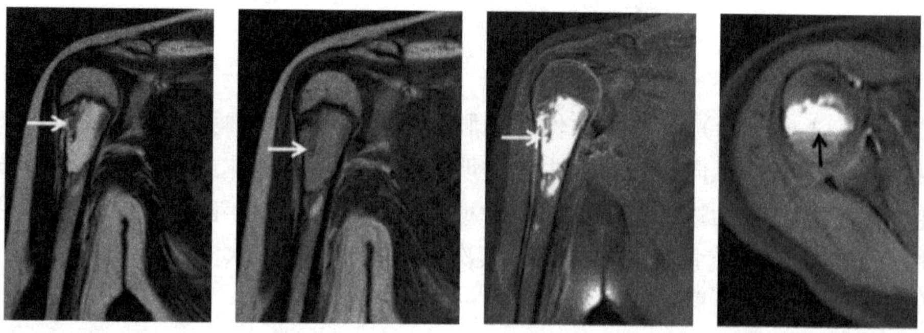

（a）　（b）　（c）　（d）

注：肩关节 MRI 冠状位 T_2WI、T_1WI、PD－FS 序列及横断位 PD－FS 序列，见肱骨上段干骺端病灶呈卵圆形，边界清楚，T_1WI 呈稍高信号为主，并见小片状高信号，T_2WI 及 PD－FS 呈高信号（白色箭头），横断位病灶内见液—液平面，提示囊内出血（黑色箭头）。

图 4－9－32　骨囊肿 MRI 表现

3. 鉴别诊断

（1）骨巨细胞瘤。

发病年龄较大，为 20～40 岁成年人，好发部位为长骨的骨端，为偏心性生长，呈多囊状，典型者为“肥皂泡”样改变，MRI 表现为实性肿物。而骨囊肿的发生部位、年龄与骨巨细胞瘤不同，其内成分为囊性，沿骨干长轴中心性生长，膨胀程度也不及骨巨细胞瘤。

（2）动脉瘤样骨囊肿。

多呈偏心性生长，膨胀较骨囊肿更为明显，囊肿内可有斑点状钙化，有一定程度的侵袭性，囊肿可穿破骨皮质包壳进入软组织，边缘不光整。MRI 检查囊内见多发液—液平面。

（二）骨软骨瘤

1. 病理与临床

骨软骨瘤（osteochondroma）是最常见的良性骨肿瘤。单发者又叫外生骨疣（exostosis），多发者称遗传性多发性外生骨疣（hereditary multiple exostosis）。骨软骨瘤系由骨质组成的基底和瘤体、透明软骨组成的帽盖和纤维组成的包膜 3 种不同组织所构成的肿瘤，所含骨质与正常松质骨无异。近 1% 病人的骨软骨瘤可以恶变为软骨肉瘤。骨软骨瘤好发于长管状骨干骺端，典型部位为股骨两端、胫骨近端和肱骨近端，且多背离附近的关节生长。个别也见于手足短管状骨、肩胛骨、骨盆（多位于髂骨）和脊柱，少数发生于肋骨，肿瘤生长缓慢，一般不产生任何症状。临床多见儿童或青年。

2. 影像学表现

（1）X 线表现。

①好发于骨干骺端，向骨外突起，分有蒂和广基底两型。

②肿块多背离关节生长。

③肿瘤的骨松质、骨皮质分别与母骨的骨松质、骨皮质相连续（如图 4 - 9 - 33 所示）。

④肿瘤帽部位可有点状钙化。

当肿瘤生长突然加速或已停止生长又开始生长时，应警惕恶性变的可能。恶性变时，X 线显示肿瘤表面的钙化影变得不整、模糊、密度减低，出现软组织肿块，局骨皮质破坏和出现骨膜反应。瘤体内也可见象牙质样瘤骨。

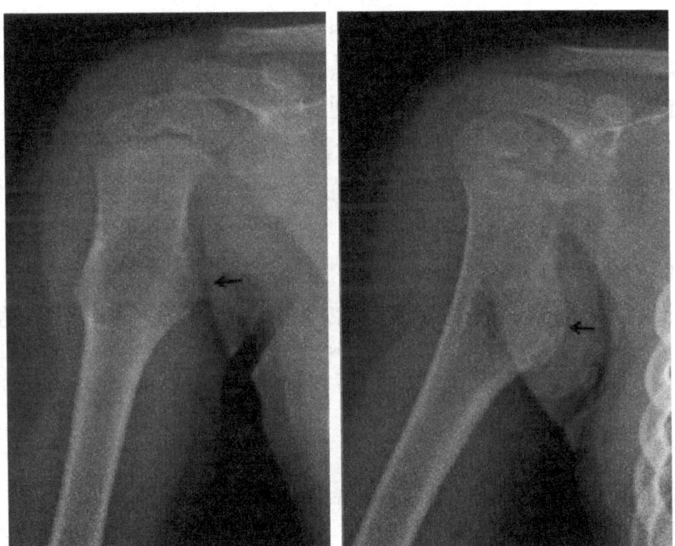

（a）　　（b）

图 4 - 9 - 33　骨软骨瘤 X 线表现

（2）CT 表现。

CT 能清晰显示肿瘤与患骨之间的关系，显示病灶与周围骨皮质相连续（如图 4 - 9 - 34 所示），病灶软骨帽呈软组织密度，有时可见不规则的钙化或骨化，也可观察周围软组织的情况，增强扫描骨软骨瘤无强化。

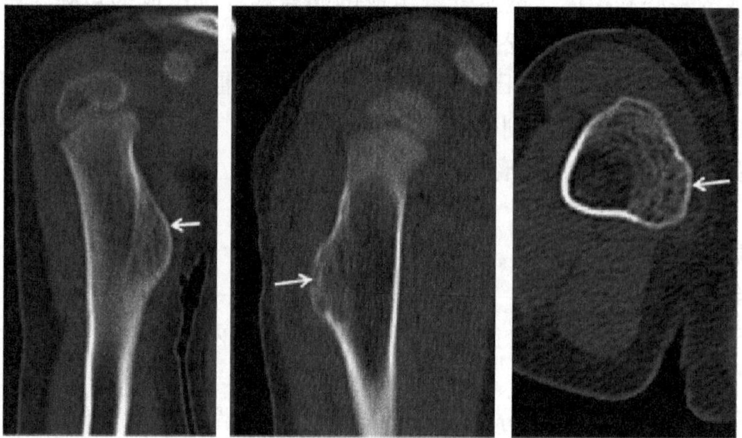

(a)　　(b)　　(c)

注：肱骨近端骨干骺端骨性突起，呈广基与肱骨干相连，背离关节面生长，骨松质、骨皮质分别与母骨连续（白色箭头）。

图 4-9-34　骨软骨瘤 CT 表现

（3）MRI 表现。

MRI 的优势是能清晰显示软骨的形态和结构，能评价软骨帽的情况及观察周围的结构，也能从多个角度显示肿瘤与母骨关系。在 MRI 图像上，骨性基底各部信号与母体骨相同，肿瘤的松质骨并与母骨髓腔相通；软骨帽在 T_1WI 上呈低信号，T_2WI 呈高信号，脂肪抑制序列呈明显高信号，如软骨帽钙化，则 T_1WI、T_2WI 均呈低信号，增强扫描软骨帽可呈现不均匀强化。当肿瘤表面的分叶状或环形钙化带突然中断不连续，局部出现软组织肿块，软骨帽明显增厚时，要注意骨软骨瘤恶变。

3. 鉴别诊断

骨软骨瘤需与骨瘤相鉴别。骨瘤发生在颅骨及副鼻窦，表现为骨性突起，但无软骨帽，骨瘤与母骨间有皮质隔开，而骨软骨瘤的皮质与骨髓腔均与母骨相连续。

（三）骨巨细胞瘤

1. 病理与临床

骨巨细胞瘤（giant cell tumor，GCT）是起源于骨髓支持组织的未分化细胞，瘤细胞主要由单核基质细胞和多核巨细胞组成。肿瘤无包膜，内部可见纤维化、囊变、出血及含铁血黄素沉着。骨巨细胞瘤可为良性、中间性及恶性，根据其组织学特点，可分成 3 级：Ⅰ级为良性，主要成分为多核巨细胞；Ⅱ级为中间性，基质细胞增多，核分裂增多，生长活跃，具有侵袭性生物学行为；Ⅲ级为恶性，多核巨细胞极少，主要为基质细胞，细胞异形性明显。

临床上多见骺板闭合的 20～40 岁成年人。男女发病率相似，大多发生于长骨，特别是膝关节周围，最常见的累及部位依次是股骨远端、胫骨近端及桡骨远端，也可位于扁骨，如髂骨、骶骨。早期仅有局部间歇性疼痛。常因肿瘤的发展，造成局部肿胀、压痛或邻近关节活动限制等。较大的肿瘤，可有局部皮肤温度增高、静脉曲张、压痛等症状。

2. 影像学表现

（1）X 线表现。

①好发紧邻骨性关节面的骨端，一般不累及关节。

②多呈囊状偏心性膨胀性生长，肿瘤膨胀明显，骨皮质呈薄层骨性包壳，包壳可完整或不完整。

③残存骨嵴可使病灶表现为典型的“肥皂泡”样改变（如图 4－9－35 所示）。

④瘤内无钙化，无骨膜反应。

⑤若在 X 线片上出现骨皮质多处被肿瘤穿破，软组织肿块形成并迅速增大，肿瘤呈浸润性生长，骨膜反应增多，增生的骨膜新骨又很快被破坏时，应考虑有恶性变的可能。

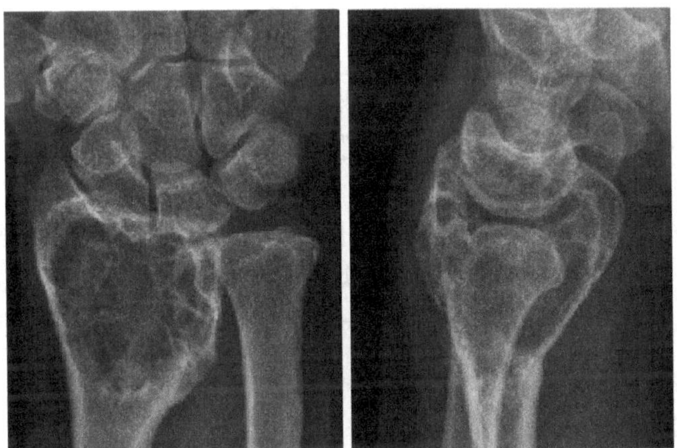

（a）　　　　（b）

图 4－9－35　骨巨细胞瘤 X 线表现

（2）CT 表现。

CT 可以比 X 线更好地显示骨质破坏的范围及程度，临近有无骨膜反应，也更易于发现平片不能发现的骨包壳中断及软组织肿块，增强扫描病灶内间隔及肿瘤实性成分明显强化。

（3）MRI 表现。

骨巨细胞瘤在 MRI 图像上大多数边界清楚，T_1WI、T_2WI 均表现为中等信号，说明为骨巨细胞瘤的实质部分（如图 4－9－36 所示）；T_1WI 为低等信号，T_2WI 为高等信号，提示肿瘤内有出血、囊性变和坏死；T_1WI、T_2WI 均表现为低信号，提示是含铁血黄素沉着，合并动脉瘤样骨囊肿时可见液—液平面。

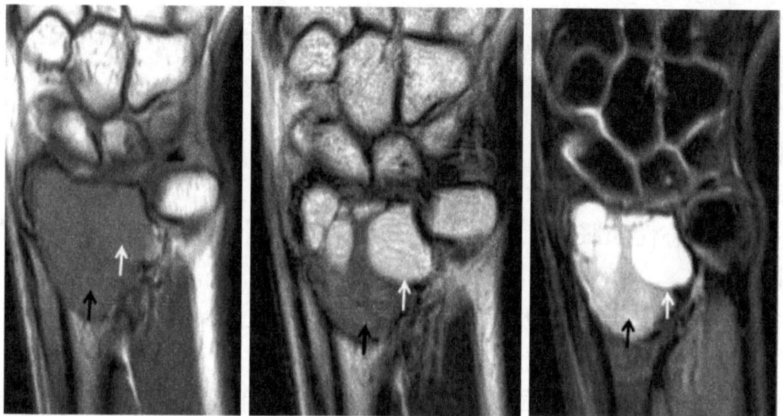

（a）（b）（c）

图 4－9－36 骨巨细胞瘤 MRI 表现

3. 鉴别诊断

（1）骨囊肿。

好发于儿童及青年，在干骺愈合前发生，病变常位于干骺端而非骨端，纵轴与骨长轴一致，易发生病理性骨折，膨胀不如骨巨细胞瘤明显。

（2）动脉瘤样骨囊肿。

一般患者为 20 岁以下青少年，好发于长骨干骺端及脊柱，膨胀性改变较 GCT 更为明显，典型表现为“吹气球”样改变，病灶有完整的骨包壳，边缘骨质硬化，因动脉瘤样骨囊肿易出血，MRI 上可清楚显示液—液平面。如果 GCT 合并动脉瘤样骨囊肿时，两者鉴别困难。

二、恶性骨肿瘤

（一）骨肉瘤

1. 病理与临床

骨肉瘤（osteosarcoma）是在原发恶性骨肿瘤中最常见的一种，好发于青少年长管状骨干的骺端，以股骨远端、胫骨近端及肱骨近端最常见，恶性程度高，易发生肺转移。肿瘤起源于髓腔的未分化的骨纤维组织，向周围骨质蔓延，常侵及骺板及关节软骨。主要成分为肿瘤性成骨细胞、肿瘤性骨样组织和肿瘤骨。

临床上以疼痛、肿胀、运动障碍为本病三大症状，扪诊压痛明显，表面皮肤发热变红，伴有静脉怒张。在后期或肿瘤生长迅速时往往有发热、全身不适、体重减轻、贫血及进行性消瘦等全身症状。

2. 影像学表现

一般根据 X 线表现将骨肉瘤分为成骨型、溶骨型和混合型，以混合型多见。

（1）X 线表现。

①肿瘤骨。肿瘤骨是骨肉瘤的组织学特征，也是最重要的本质性 X 线表现。瘤骨

可表现为象牙质样、磨玻璃样、棉絮样和放射状。

②骨质破坏。骨皮质早期破坏呈筛孔状、虫蚀状，进一步呈大片状骨缺损或弥漫浸润性破坏。

③骨膜反应。骨膜反应有多种形态，尚未侵及骨皮质的早期呈平行线状，出现多层葱皮状表明肿瘤的恶性程度高、生长快或肿瘤向骨外生长；但最多还是放射针状，当肿瘤组织破坏并吸收骨膜反应的中心部分时，两端残留的骨膜反应与骨皮质构成的三角称科得曼（Codman）三角或袖口征，是骨肉瘤常见的X线征象（如图4－9－37所示）。

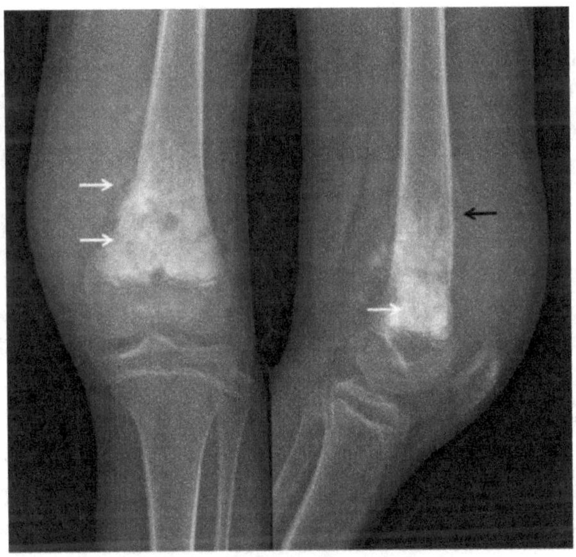

图4－9－37 骨肉瘤X线表现

④软骨变化。主要表现为软骨破坏和软骨钙化。骨肉瘤发展到晚期，可破坏骨骺板和关节软骨，X线片上见骨骺线呈断续状，增宽增厚，先期钙化带消失，骨骺破坏和硬化。关节软骨破坏时可见关节内软组织肿块，关节间隙增宽，骨性关节面破坏、中断或消失。

⑤软组织变化。常见软组织肿胀和软组织肿块。软组织肿块表示肿瘤已侵入周围软组织，多数边缘较模糊、分叶状，肿块内可见肿瘤骨，肿瘤侵犯关节可见脂肪垫受压。

（2）CT表现。

CT较X线平片能更准确地判断肿瘤的部位、大小及侵及的范围。

①溶骨性骨破坏，表现为松质骨及骨皮质的筛孔状、斑片状、虫蚀样破坏。

②肿瘤骨，表现为骨松质及骨皮质内、周围软组织内斑片状、云絮状高密度影，病变区域骨皮质增厚。

③骨膜反应，CT可更早期、更清晰显示病变区域的骨膜反应。

④软组织肿块，常偏于一侧或围绕病骨生长，边缘模糊，其内密度不均匀，可见囊变、坏死，与周围组织分界不清，增强扫描时肿瘤实质呈明显强化，坏死区域不强化。

（3）MRI 表现。

MRI 可判断肿瘤内部有无出血和坏死，是 X 线的重要补充检查方法，对显示肿瘤髓腔内的浸润、软组织肿块、骨皮质的破坏、骺板及关节软骨的破坏等方面较 X 线平片更为敏感（如图 4－9－38 所示），肿瘤在 T_1WI 上多表现为不均匀低信号，在 T_2WI 上呈不均匀高信号，增强扫描病灶呈明显不均匀化，坏死、出血区不强化。

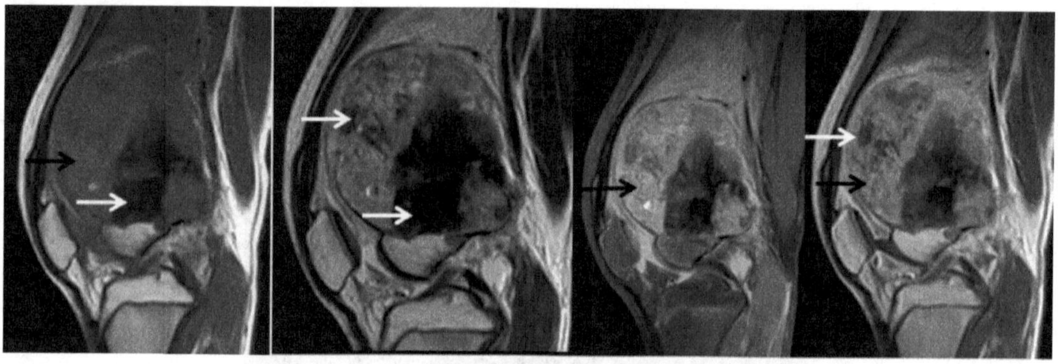

图 4－9－38　骨肉瘤 MRI 表现

3．鉴别诊断

（1）慢性化脓性骨髓炎。

骨质破坏、新生骨、骨膜反应 3 个征象，表现为髓腔弥漫性密度增高，皮质增厚，骨膜反应多为层状，常有死骨形成，但无骨质大块破坏或肿瘤骨形成，病灶周围软组织肿胀、局部形成软组织肿块。

（2）尤文氏肉瘤。

多见于 5～15 岁儿童，病灶多发生于骨干，表现为髓腔内斑点状、鼠咬状溶骨破坏，范围较长，典型者表现为葱皮样骨膜反应。

（二）骨转移瘤

1．病理与临床

骨转移瘤是指原发于骨外的恶性肿瘤通过血液或淋巴道转移至骨骼的恶性肿瘤，好发于中老年，以 40～60 岁居多，通常为多发性。转移瘤最常见的部位是脊柱，其次是骨盆、肋骨、颅骨，在四肢好发于股骨及肱骨的近侧骨干部分。常见肿瘤有肺癌、乳腺癌、肾癌、前列腺癌、宫颈癌、消化道癌、肝癌等。骨转移癌可分为溶骨性、成骨性和混合性，以溶骨性最多见。疼痛为转移瘤的主要症状，病理性骨折、脊髓压迫综合征是骨转移瘤最常见的并发症，实验室检查碱性磷酸酶常明显升高，血清钙、磷轻度增高。

2. 影像学表现

（1）X 线表现。

根据 X 线表现，分为溶骨型、成骨型、混合型骨转移瘤。

①溶骨型。常见，早期为多发的虫蚀状、小片状或斑点状骨质破坏，范围较大时呈大片状骨质破坏，破坏区边缘无硬化现象，严重者可造成病理性骨折，破坏区周围可伴有软组织肿块。

②成骨型。较少见，多为生长缓慢的转移瘤，X 线表现为边界欠清的斑点、片状、结节状、磨玻璃状及棉团状密度增高影，较少发生病理性骨折。

③混合型。转移瘤则兼有溶骨型和成骨型转移瘤的骨质改变，X 线表现为边缘模糊的高、低混杂密度影。

（2）CT 表现。

CT 显示骨转移瘤较 X 线平片敏感，可发现 X 线难以发现的微小病变和软组织肿块，还可显示局部软组织肿块的范围、大小以及与周围器官的关系。溶骨型转移表现为多发或单发的虫蚀样、片状骨质破坏缺损区。成骨转移呈边界不很清楚的结节状、片状或弥漫性致密影，骨皮质一般完整。CT 也可显示病灶内软组织肿块内坏死、囊变及出血情况，增强扫描时，富血供的转移病灶可明显强化，肿瘤内囊变、坏死区不强化。

（3）MRI 表现。

MRI 对评价转移性病变是非常敏感的，恶性肿瘤通过血行转移到骨时首先侵犯骨髓，由于骨髓中正常脂肪和高含水量的转移灶之间存在较为强烈的对比性，故 MRI 能直接发现骨的早期转移灶，在脊柱转移瘤上表现更为突出，可表现为多发、局灶性病变，并累及骨皮质和骨髓（如图 4-9-39 所示），可显示脊髓硬膜囊、神经根以及脊髓等的受累及情况；大多数骨转移瘤为溶骨性转移，在 T_1WI 上呈低信号，在 T_2WI 上呈不同程度的高信号，T_2-Fs 呈明显的高信号。成骨性转移在 T_1WI 和 T_2WI 上都呈低信号。

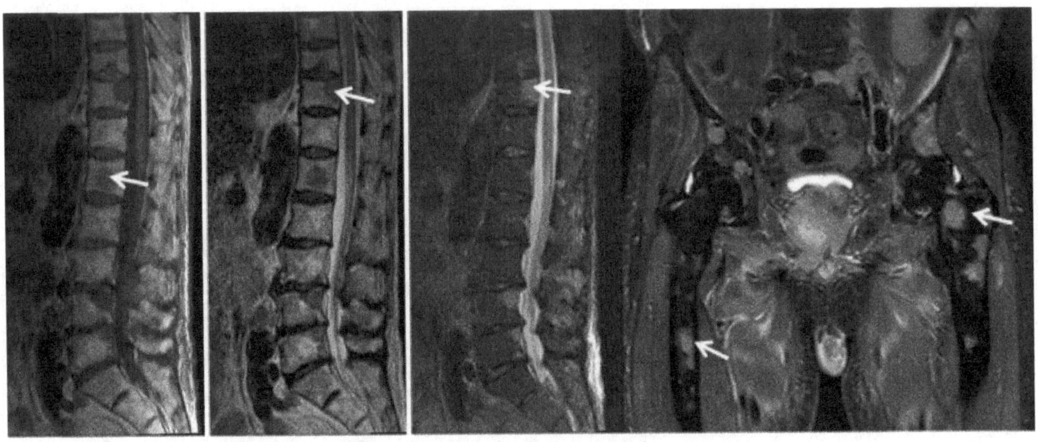

图 4-9-39　骨转移瘤 MRI 表现

3．鉴别诊断

需与慢性化脓性骨髓炎、多发骨髓瘤鉴别。慢性化脓性骨髓炎表现为髓腔弥漫性密度增高，皮质增厚，但无骨质大块破坏或肿瘤骨形成，可有软组织肿胀但无软组织肿块，若见死骨存在，骨髓炎的诊断更明确。多发性骨髓瘤病灶大小多一致，呈穿凿样骨质破坏，伴有明显的骨质疏松。转移性肿瘤好发于富含红骨髓的骨盆、脊柱、肋骨等部位，骨质改变多为大小不一、边界模糊的溶骨性或成骨性骨质破坏，大多无骨膜反应，不伴有骨质疏松。

第五编

介入放射学

第一章　介入放射学绪论

第一节　概念与发展简史

一、概念

介入放射学（interventional radiology）是将医学影像学与临床医学融为一体的一门新兴学科，具有以医学影像设备为引导，集影像诊断与微创性治疗为一体的鲜明学科特点。在1996年11月国家科学技术委员会（1998年，改名为科学技术部）、卫生部(2013年，卫生部与人口计生委组建卫计委)、国家医药管理局联合召开的“中国介入医学战略问题研讨会”正式将介入治疗列为与内科治疗学、外科治疗学并驾齐驱的第三大治疗学科，称之为介入医学（interventional medicine）。

二、优势

概括地说，介入放射学有以下优势：

1. 可以远道施术

借助导管等器材，大大地延伸了手的功能。医护工作者能够从对患者最有利且远离病变的部位入手，将治疗器材送达病变局部，再施以精细的治疗。

2. 创伤轻微，容易耐受

借助于影像设备引导，通过皮肤穿刺针道、手术孔道及正常生理腔道进入病变部位，无须直视大开放，就可进行准确的诊治操作。

3. 可重复性强

由于创伤小，不易造成局部的黏连和组织缺损，因而可以多次反复地进行治疗，直到病变完全康复为止。

4. 定位准确

在影像设备的实时引导和监控下，没有视觉盲区，因而可以“指哪打哪”。

5. 疗效高、见效快

对大出血、血管栓塞等很多病变可以起到“立竿见影”的效果。

6. 安全性好

由于定位准确、创伤轻微，其并发症发生率较开放手术显著降低，致死、致残的更是极为少见。

7. 可以联合应用多种介入技术

介入技术种类繁多，各有特色和优势，可以方便地联合应用，取长补短，从而进一步增强治疗效果。

8. 方便与其他学科诊治手段联合应用

如外科术前、术后联合介入治疗可提高诊治效果；介入技术与中医药协同治疗某些疾病能发挥优势互补的作用。

三、发展简史

1. 萌芽

1904 年 Dawbon 对颜面血管瘤进行栓塞治疗。1929 年 Forsmann 在自身体内进行右心导管插管。

2. 奠基

1953 年 Seldinger 创立了经皮动脉穿刺、导丝引导插管动脉造影法，即 Seldinger 技术，这是现代介入诊疗技术的基石。1964 年 Dotter 和 Judkin 发明经皮同轴导管血管成形技术，为今后的球囊成形术和内支架置放术奠定了基础。

3. 成形

1967 年 Margulis 提出 Interventional Radiology 概念。1976 年 Wallace 首先系统地解释并在国际学术会议上介绍介入放射学，促使介入放射学迅速在全世界推广，从而成为真正独立的学科门类。

第二节　介入放射学分类方法

一、血管性介入技术

血管性介入技术是指通过血管途径施行的介入诊疗操作。例如，经皮血管穿刺技术、选择性和超选择性血管插管技术、血管造影术、经皮血管成形术、经皮血管内支架置放术、经皮血管药盒系统植入术、经导管局部药物灌注术、经导管血管栓塞术、腔静脉滤器置放术、选择性血样本采集术、血管内异物取出术、经皮血管内溶栓及血栓取出术等。

二、非血管性介入技术

非血管性介入技术，与血管性介入技术相对应，指的是通过非血管途径（经自然孔道，如消化道、呼吸道、尿道，或经皮直接穿刺胆道或其他器官）所进行的诊疗操作。如经皮针吸活检或切割活检术、经皮穿刺局部药物注射术、经皮穿刺胆道造影及引流术、食道、气管、胆道、肠道、前列腺等部位的支架植入术、囊肿穿刺引流及固化术等。

少数介入技术既经血管途径，又经非血管途径，为复合性介入技术，如经颈静脉肝内门体静脉内支架分流术等。

第三节　介入放射学设备及器材

一、医学影像设备

利用医学影像设备的引导是介入放射学的鲜明特征，因此，医学影像设备在介入放射学领域不可或缺。数字减影血管造影（digital subtraction angiography，DSA）是常用的医学影像设备（如图 5－1－1 所示），部分介入诊疗操作如穿刺活检、穿刺引流和消融术等，也常用 B 超、CT 或开放式 MR 作为引导设备。

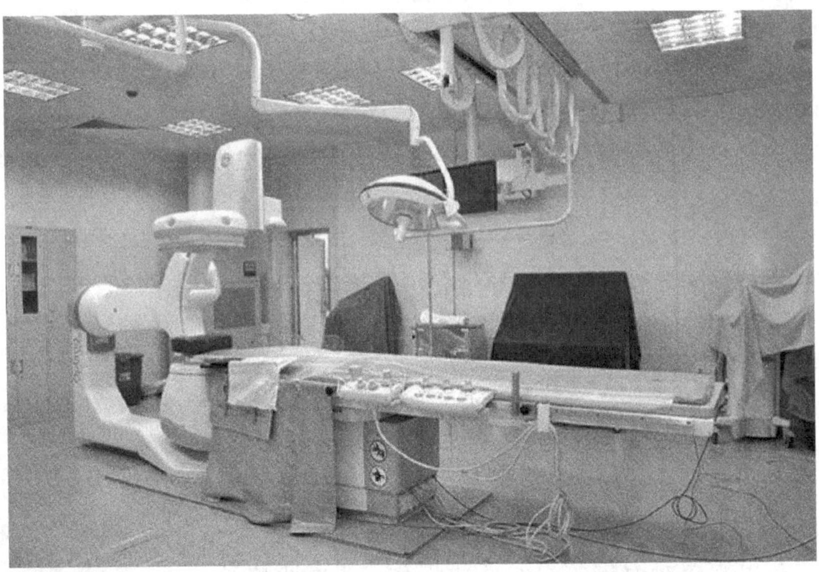

图 5－1－1　介入手术室 DSA 机、高压注射器、心电监护仪等

二、介入器材

1. 穿刺针

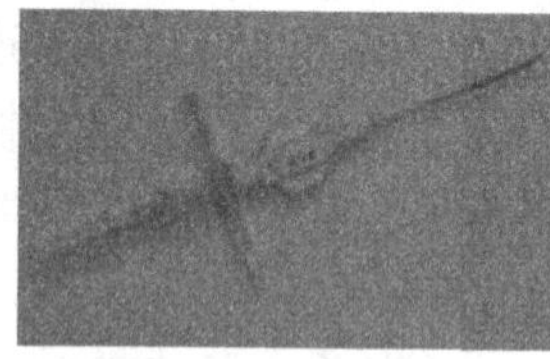

图5-1-2 穿刺针

穿刺针（puncture needle）在介入放射学领域应用范围广泛，几乎所有的介入诊疗操作都要用到穿刺针，其基本结构与普通注射针头相似（如图5-1-2所示）。为了避免穿刺时的损伤，有的穿刺针还带有针芯；为便于操作，有的穿刺针在尾端带有翼状的基板。

根据穿刺目的的不同，穿刺针的长度有4 cm至20 cm以上不等，国产穿刺针的粗细有6号到20号不等，进口穿刺针的粗细型号则有14 G（gauge）至23 G不等（数字越大则越细，多用18~22 G）。还有一种穿刺针在金属的针管外面套着一条紧密相贴的塑料管，称为套管针。当穿刺成功后，拔出金属针，即可直接经套管进行造影或引流。

2. 导管

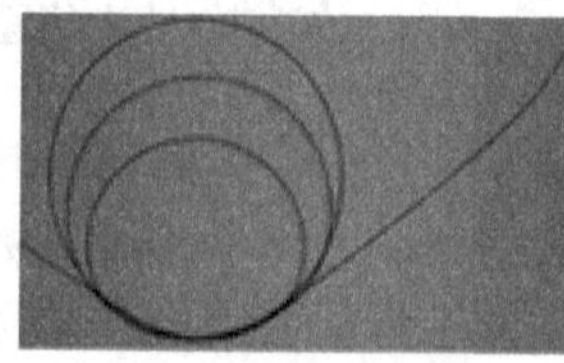

图5-1-3 导管

导管（catheter）是介入诊疗，特别是血管性介入诊疗必不可少的器材之一，是由聚四氟乙烯、聚乙烯、聚尿脂等制作而成的高科技管状器材（如图5-1-3所示）。为了加强操控性和可视性，管壁还常常由微细金属丝纺织成网状作为支撑，在某些局部还可能置有金属标记。

导管的粗细常用“F”（French）来表示，从1.5~12 F不等（数字越大则越粗），目前最常用的为5 F导管，长度多为70~100 cm。3 F或以下的导管称为微导管，使用时需要在较粗的导引导管内作为超选择性插管之用。较粗的导管如9 F以上一般只用于脓肿引流或作为滤器、支架等的输送鞘使用。

为了选择性插管的方便，导管的前端常被塑成不同的形状，如单弯、双弯、三弯、反弯、螺旋或猪尾巴状等。有些导管还在前部开有数目不等的侧孔，便于造影、溶栓或引流。

还有一些特殊的导管，如球囊导管、可脱离球囊导管、漂浮导管、可控导管、流变溶栓导管、旋切导管、截头导管等，都各有其特殊的用途。

3. 导丝

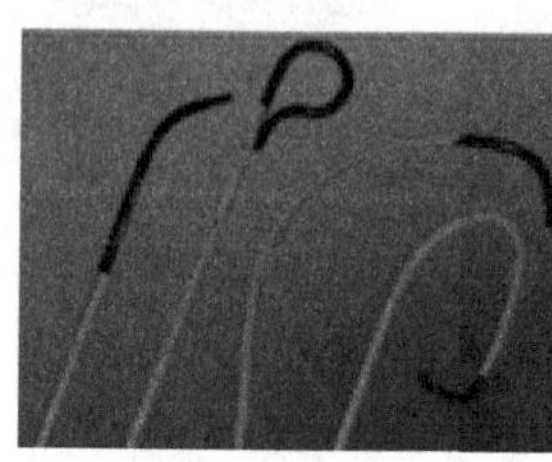

图5-1-4 导丝

导丝（guide wire）与导管一样常用，并配合导管完成复杂的超选择性插管。导丝一般由一条纤细的不锈钢丝作为内芯，再由更细小的钢丝呈螺旋状缠绕其上并经精细焊接而成（如图5-1-4所示）。导丝具有良好的弹性和韧性，头端非常柔软，且可以避免对血管等组织造成损伤。为减少摩擦，导丝的表面常涂有一层聚四氟乙烯膜。

习惯上用英寸①（in）来表示导丝的粗细，有 0.014 in、0.018 in、0.025 in、0.035 in、0.038 in、0.045 in、0.05 in 等不同规格，长度可短至 30 cm，长至 300 cm。一般以 0.018 in、0.035 in 规格的导丝最为常用。

因使用目的不同，导丝可分为直头导丝和弯头导丝。此外，还有特殊用途导丝，如偏曲导丝、硬度可变导丝、塑料导丝、超硬导丝以及中空的溶栓导丝等可供选用。

4. 导管鞘

导管鞘（sheath）一般用塑料制成，常与相应的扩张管设计成套装（如图 5-1-5 所示），并随扩张管一起沿导丝一并插入血管，拔出扩张管后即可经鞘内插入导管，起到保护血管穿刺局部免受反复移动创伤、方便更换导管操作以及防止血液渗漏等作用。

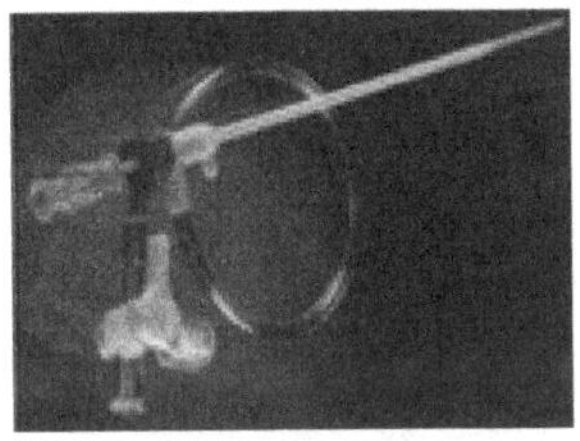

图 5-1-5　导管鞘

5. 其他介入器材

其他介入器材，如扩张管、连接管、三通接头、活检针或活检枪、栓塞剂、支架和滤器等，可根据需要选用。

① 1 英寸 =2.54 厘米。

第二章 血管性介入技术

第一节 血管穿刺技术

一、概念

血管穿刺技术，也叫 Seldinger，是由瑞典人 Seldinger 于 1953 年所创立的经皮血管穿刺技术，即经皮直接穿刺血管，导丝引导导管进入血管内的方法。它是介入放射学的基本技术和重要组成部分。Seldinger 穿刺技术开创了血管内操作的新纪元，以后的非血管介入穿刺技术亦是采用类似的方法，因此，它奠定了现代介入放射学技术的基础。

二、特点

操作过程使用穿刺针、导丝和导管，无须切开和结扎血管，大大简化了以前穿刺技术的复杂性，降低了操作的危险性，减少了并发症的发生率，具有技术简单、容易掌握的优势，不会对血管造成永久性的创伤，能够经同一部位反复进行多次穿刺操作。

三、操作步骤

1. 操作前准备

①患者平卧于手术床上，穿刺部位备皮；②手术术野常规消毒、铺无菌巾；③穿刺处局部浸润麻醉；④可用刀尖点开穿刺点皮肤 2 ~ 5 mm，以利后续插管。

2. 基本操作步骤

①术者左手按压在欲穿刺的血管上方，右手持带有针芯的穿刺针以约 45°角经皮肤切口向血管快速刺入，一般同时会刺穿血管的前后壁；②拔出针芯，并缓慢后退穿刺针，当针头退至血管腔内时即可见到鲜红血液自针尾喷出（动脉）或有暗红的血液流出（静脉）；③左手固定穿刺针，右手持导丝经针尾引入 20 ~ 30 cm；④固定住导丝，退出穿刺针；⑤沿导丝引入导管至血管腔内（如图 5 – 2 – 1 所示）。

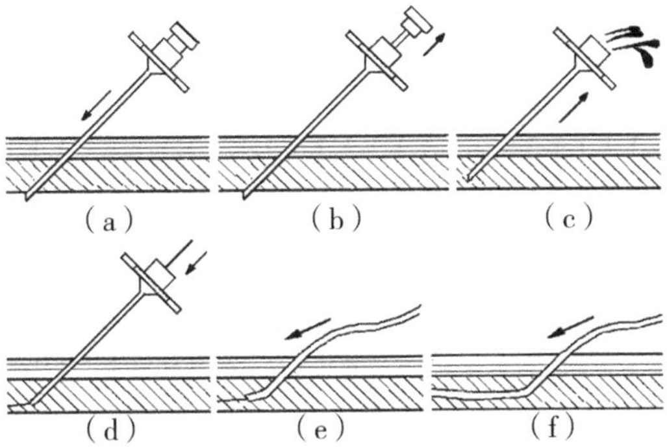

注：(a) 带芯穿刺针刺入血管后壁；(b) 退出针芯；(c) 针尖退至血管腔见血液喷出；(d) 插入导丝；(e) 退出穿刺针后沿导丝插入导管；(f) 将导管插入目标血管。

图 5－2－1　Seldinger 穿刺技术示意图

3．注意事项

①穿刺针与皮肤夹角应根据患者的体型变化而有所不同，一般为 45°角，瘦者可小至 20°角，胖者可大至 70°角；②穿刺针斜面应朝向上方；③在经导丝引入导管之前一般应使用扩张器扩张穿刺通道，或应用带有扩张器的导管鞘，导管鞘的使用有利于导管的更换，也有利于保护穿刺处的血管壁；④导管、导丝应先用肝素盐水浸泡冲洗，引入导管后，也应注入适量肝素盐水，以防血液凝固；⑤介入操作结束后，拔除导管，穿刺点应压迫 5～15 min 直至不出血为止，再用无菌纱布覆盖，并加压包扎，嘱患者平卧 24 h，以防止穿刺处出血。

四、改良后的 Seldinger 穿刺技术

这是目前最常用的血管穿刺技术。它采用无针芯的穿刺针，用短促的穿刺动作刺透血管前壁进入血管腔内时，即可见到血液从针尾喷出，随即引入导丝，换入导管（如图 5－2－2 所示）。其他步骤与前述 Seldinger 技术相同。改良后的 Seldinger 穿刺技术避免了穿刺针对血管后壁的损伤，减少了穿刺处局部血肿形成的发生率。

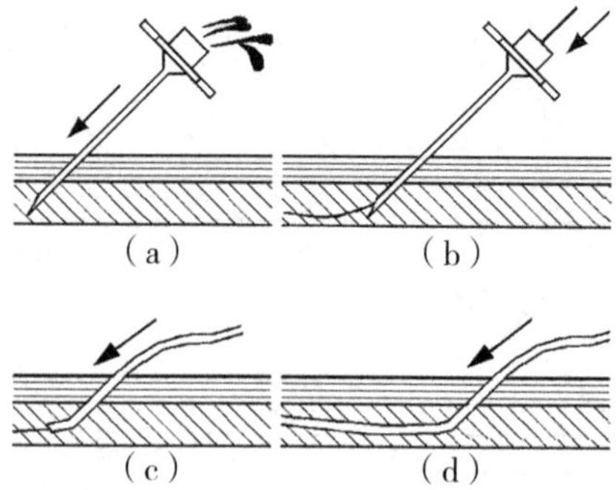

注：(a) 无芯穿刺针刺入血管腔即见血液喷出；(b) 插入导丝；(c) 退出穿刺针后沿导丝插入导管；(d) 将导管插入目标血管。

图5-2-2 改良后的Seldinger穿刺技术示意图

第二节 选择性与超选择性插管技术

一、概念和意义

(一) 概念

根据诊治疾病的需要，将导管选择性地插入主动脉的一级分支（或腔静脉的一级属支），如腹腔动脉、肾静脉内的介入技术，称为选择性插管（selective catheterization）技术。而将导管插入二级或二级以上分支（或属支）如肝总动脉及其分支、髂内静脉及其属支内的介入技术，称为超选择性插管（superselective catheterization）技术。

(二) 意义

选择性与超选择性插管技术是血管性介入技术范畴内的基础性技术，它对于各脏器病变的血管内造影、动脉内药物灌注、血管栓塞术和血管成形术的成功进行是至关重要的。能否做到准确的目标血管内插管，与疗效的高低、并发症的多少密切相关，直接影响到整个诊治操作的成败。

二、技术和方法

(一) 选择入路

入路一般分为下入路和上入路。下入路一般指经股动脉或股静脉以下血管进入，上入路一般指经桡动脉、锁骨下动脉等血管进入。选择不同的入路对于插管的成败有一定的关系。以对肝动脉插管为例，一般常选择下入路穿刺插管，大多数情况下能够完成选择性或超选择性插管操作。当腹腔动脉先向下行，其分支再折返向上且有多个此类弯曲者，经下入路插管可能变得十分困难，这时可经上入路穿刺插管，消除第一个折曲，有利于顺利插管。

（二）选择导管

市场上售卖的导管有多种型号，如 Cobra 导管、Yashiro 导管等。不同的导管存在长度、粗细和硬度等方面的区别，导管前端也被塑造成不同的形状，以适应不同的需要。在操作过程中，应该根据插管需要，选用合适的导管，特别是要充分利用其管头形状，以顺利插入目标血管。当一时无合适的导管可选时，可以采用术中塑形的方式，重建合适的导管前端。

（三）配合导丝

在进行超选择性插管时，导丝的应用十分必要。当利用导管形状插入一级分支后，经导管将导丝深入地插入二级或更远级的血管分支，形成一定的支撑力，再固定导丝并沿导丝将导管推入目标血管。

（四）导管成袢技术

通过导管成袢技术可以改变导管的前段形态和管头方向，以完成常规方法未能成功插入的血管插管，一般常用 Cobra 或猎人头 H1 型导管。方法是：利用导管自然形状插入肾动脉、肠系膜上动脉或对侧髂动脉的合适深度后，旋转并继续推送导管，即可使之成袢状并从原已插入的动脉内退回腹主动脉内，旋转的方向将决定所成的袢为左袢或右袢。成袢后，再利用其新形成的形状插入目标血管。

（五）同轴导管技术

同轴导管技术是指管内套管的插管技术，用于常规方法难以完成的过于细小或过于扭曲的目标血管的超选择性插管。方法是：先将外导管插入目标血管口部，再将内导管在内导丝的支撑下超选择性地插入目标血管的合适位置，撤除内导丝后，插管即告完成。

第三节　经导管血管栓塞术

一、概念和意义

（一）概念

将导管插入目标血管后，经导管注入能够引起血管暂时性或永久性阻塞的物质（栓塞剂），从而达到治疗目的的介入技术，称为经导管血管栓塞术（transcatheter angiographic embolization/transcatheter arterial embolization，TAE）。

（二）意义

TAE 是介入放射学的重要内容之一，可用于实现以下目的。

（1）最常用于对各种实体性、富血管性肿瘤的术前和姑息性治疗，以减轻术中出血、转移或控制肿瘤的生长速度。

（2）对于外伤性或产后等造成的大出血、栓塞出血的血管，可以实现急诊止血目的。

（3）各种难以控制的内脏出血，如咯血、消化道出血等，通过经导管血管栓塞术可以止血。

（4）对于动脉瘤、动静脉畸形、外伤性假性动脉瘤、外伤性动静脉瘘等，通过血管栓塞，起到防止血管破裂出血、阻断动静脉异常分流的作用。

（5）“内科性”内脏切除。栓塞脾动脉部分分支或肾动脉等，无须开刀实现对脾大/脾功能亢进、肾性高血压等的治疗目的。

（6）实现血流重分配。如栓塞胃十二指肠动脉或一侧髂内动脉，改变内脏器官的血液供应模式，用以配合其他介入技术的成功完成。

二、技术和方法

选择合适类型的栓塞剂并恰当应用是 TAE 成功的关键。迄今为止，能够用于临床的血管栓塞剂种类繁多、各有特点，应该根据具体情况有选择地应用。

1．栓塞剂的分类

由于栓塞剂种类繁多，至今尚无统一分类方法。

按闭塞血管的时效可分为短效栓塞剂（48 h 内）、中效栓塞剂（48 h ~ 1 个月）、长效栓塞剂（1 个月以上）。

按作用的特性可分为物理性栓塞剂、化学性栓塞剂、生物性栓塞剂等。

按物理性状可分为固体性栓塞剂、液体性栓塞剂和液—固体性栓塞剂（在体外呈液体，当与血液或盐水等接触时，可迅速聚合成固体，如 IBCA）。

此外，还有导向性栓塞剂、非导向性栓塞剂，记忆性栓塞剂、非记忆性栓塞剂，近端栓塞剂、远端栓塞剂，中药栓塞剂、化疗栓塞剂等不同的分类。

2．常用栓塞剂

（1）明胶海绵（Gelfoam，GF）（如图 5 - 2 - 3 所示）。具有成本低廉、可压缩、可剪裁、易注射、可被机体吸收而开通再次治疗通路等优点，为目前最常采用的栓塞剂之一。在临床应用中，可以根据需要剪成不同大小的颗粒状或条状。

图 5 - 2 - 3　明胶海绵

（2）无水酒精。指 99% 以上的乙醇，从性状上看为液态栓塞剂，从时效上看为长效栓塞剂。其栓塞机制是造成微小血管内膜损伤，血液中蛋白质变性，形成凝固混合物而起栓塞作用。

（3）碘油。有超液化碘油（Lp）和碘化油等，通常将碘油与化疗药物混合成乳剂，经导管向病灶区动脉注入，使其滞留在肿瘤血管床内产生微血管栓塞，为一种远端栓塞剂，也称末梢栓塞剂，主要用于肝癌的治疗。

（4）不锈钢圈（如图5－2－4所示）。由不锈钢丝缠绕而成，可以制成3 cm（长度）×3 mm（直径）、5 cm×8 mm、8 cm×10 mm等不同的规格，以适合要栓塞的血管。不锈钢圈属于长效栓塞剂，也是一种近端栓塞剂。

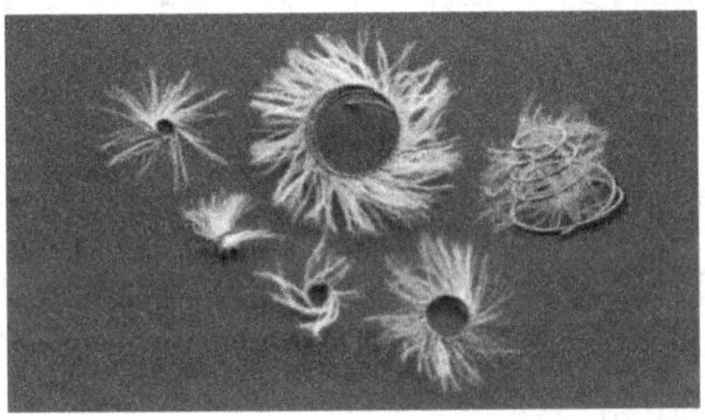

图5－2－4　弹簧钢圈

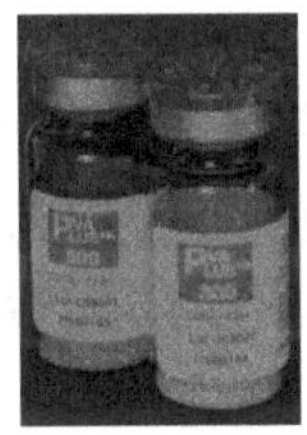

图5－2－5　聚乙烯醇颗粒

（5）聚乙烯醇。聚乙烯醇是一种无毒性、组织相溶性好，能在体内长期不被吸收的长效栓塞剂（如图5－2－5所示）。

（6）其他栓塞剂。包裹有抗癌药物的微囊或微球、组织黏合剂、硅酮、可脱离球囊等，也已用于临床。

第四节　经导管血管内药物灌注术

一、概念和意义

（一）概念

将导管插入目标血管后，经导管注入有溶栓、止血、化疗、扩张血管等作用的药物，从而达到局部药物治疗目的的介入技术，称为经导管血管内药物灌注术（transcatheter arterial infusion，TAI）。

（二）意义

TAI通常适用于恶性肿瘤的局部化疗、血栓性疾病的局部溶栓、肠道出血等的灌注止血、雷诺氏病等血管缺血性疾病的血管扩张治疗。此外，顽固性的局部感染如骨髓炎等，也可经导管局部灌注抗生素进行治疗。TAI的意义主要在于：

（1）提高药物治疗效果。药物经导管直接灌注于病变局部血管，将首先在病变局部发挥作用，局部的药物浓度较全身用药大大提高，从而有效地提高药物治疗的效果。

（2）减轻药物的副作用。药物经局部滤过后才进入全身血循环，全身的副反应将明显减轻，患者容易耐受。

二、技术和方法

根据病变所在部位，选择导管进路，用 Seldinger 穿刺技术和选择性与超选择性插管技术进行穿刺、插管，置导管尖端于病灶的供血动脉。常规进行血管造影，证实管头位置适合后，即可经导管注入药物，进行药物灌注。药物灌注的方式通常有以下两种。

（一）一次冲击性药物灌注

一次冲击性药物灌注是指在一次插管之后，在较短时间（通常 30 min 至数小时）内将药物注入靶动脉内，然后拔管结束治疗的方法。一次冲击性药物灌注主要用于恶性肿瘤的局部化疗等情况，常常合并应用 TAE。对于肿瘤的局部化疗，为保证治疗效果，以选择细胞周期非特异性药物或联合用药为佳。

（二）长期性药物灌注

本法是相对于上述方式而言，指导管较长时间（一般在 48 h 以上）留置于目标血管内，按计划反复多次地经导管进行药物灌注。药物灌注的方式可为持续性或间断性；留管的方式可以是一次性插管后将导管保留 3 ~ 7 天，也可以是行导管药盒系统植入术。

长期性药物灌注常用于恶性肿瘤的姑息治疗，此时可选择细胞周期特异性药物或非特异性药物，其注射时间应与药物类别相适应。本法亦可用于胃肠出血的止血及血栓性疾病的溶栓治疗等，因其药物与病变接触时间长，可重复多次给药，疗效上强于一次冲击性药物灌注。对于保留导管的病例，应注意导管及穿刺局部的护理，防止感染、出血及导管的脱出和移位。

第五节　经皮血管腔内成形术

一、概念和意义

（一）概念

经皮血管腔内成形术（percutaneous transluminal angioplasty，PTA）是指经皮穿刺插管，将球囊导管等器材置入目标血管，对狭窄、闭塞段血管进行机械性扩张，从而重建血管腔径的介入治疗技术。原理是通过球囊的扩张而撑张血管，造成病变段血管壁内膜和中膜的局限性撕裂和伸展、管腔扩大，扩大后的管腔由血压维持；局部的损伤可由血小板和纤维沉积，再由血管内皮细胞覆盖修复。

（二）意义

血管是血液循环的通路，各种不同原因所致的血管狭窄或闭塞均可导致血液循环的受阻。发生在动脉系统，将引起器官的缺血、萎缩和功能障碍，还可引起继发病变如肾性高血压。发生在静脉系统，则引起血液回流障碍，并继发一系列改变如血栓形成和水肿等。PTA 的重要意义在于，通过重建血管腔径，重新开通了血液循环通路，纠正了组织缺血或血液回流障碍的病理状态，由血液循环受阻所致的一系列继发改变即能得到根本的改善。

二、技术和方法

（一）基本器材

1. 球囊导管

球囊导管是 PTA 的主要器材，为双腔管，中腔为与普通导管相似的导丝腔，另一侧腔连接超薄球囊。有多种型号，小至 2 mm 以下，大至 2 cm 以上，可根据不同的目标血管来选用。

2. 交换导丝

交换导丝是置入球囊导管的必备工具之一，必须先将导丝通过狭窄或闭塞段，方可导入球囊导管。长度一般应有 220 ~ 260 cm，为方便后续操作，可选用超滑或超硬型的交换导丝。

3. 选择性导管及导管鞘等

目的是顺利插入目标血管以及方便换管操作，亦为经皮血管腔内成形术的基本器材，应根据目的选择合适的型号和长度。

（二）操作程序

（1）常规穿刺插管。将选择性导管插入目标血管，具体方法见本章第一、二节。

（2）诊断性血管造影。了解并测量病变血管的长度、大小和病变范围。

（3）导丝通过病变血管段并跟进选择性导管。进行预扩张，可在狭窄后段再次造影进一步判明病变血管的长度、大小和病变范围。

（4）换管。根据情况选用合适的交换导丝替换普通导丝，将其置入病变血管内合适深度；退出选择性导管；将合适型号的球囊导管沿交换导丝送入病变血管段。

（5）充盈球囊。用对比剂经球囊导管侧腔在透视监控下注入，使球囊充盈并维持 30 s 左右；抽空后隔 3 ~ 4 min 再次充盈扩张，一般重复 2 ~ 4 次即可。

（6）再次造影。抽空球囊后退回球囊导管至原狭窄段近端，经中腔注射对比剂进行造影复查，观察治疗效果。如效果欠佳，可再插入重复扩张 1 ~ 2 次。一般情况下，使残余狭窄 <30% 即可以达到较好的临床效果，不必强求达到正常血管腔径。

（7）撤除球囊导管。尽量抽空球囊内的对比剂，使球囊彻底变瘪，以利经导管鞘撤除，防止损伤血管穿刺道。

（三）后续处理

（1）术中应注入适量肝素抗凝，术后亦应给予抗凝治疗并定期复查，防止血栓形成和再狭窄、闭塞。

（2）如反复扩张成形仍难以维持血管腔径，应考虑置入血管内支架。

（3）为了防止病变血管术后的急性闭塞，便于后续处理，导管鞘常保留 24 h 再拔除。

（4）术后应监测出凝血指标，观察生命体征，防止出血等并发症发生。

第六节　下腔静脉滤器置放术

一、概念和意义

（一）概念

下腔静脉滤器置放术是指经皮穿刺途径，将形如郁金香花瓣、雨伞或鸟巢样的滤器经输送鞘置放于下腔静脉内，用以阻挡大的血液栓子进入肺动脉，从而预防致死性肺栓塞的介入治疗技术。

（二）意义

下腔静脉收集来自双腿、盆腔及腹部脏器的血液，再汇入右心房。下肢或盆腔静脉血栓形成以后，部分血栓可能脱落并通过下腔静脉进入肺动脉，导致可能致命的肺动脉栓塞。将滤器置放于下腔静脉内，有如在血液回流通路上安置一道筛网，血液及溶解后的血栓碎屑可自由通过而不影响正常血液循环，大的脱落栓子则被阻拦，从而起到预防致死性肺栓塞的积极保护作用。

二、技术和方法

（一）滤器置放的适应证

对于滤器的置放指征，目前尚有争论。一般认为，如存在下述情况，应置放下腔静脉滤器：

（1）肺动脉栓塞和/或下肢深静脉血栓患者抗凝治疗为禁忌者。

（2）经正规抗凝治疗失败者（复发肺动脉栓塞和/或下肢深静脉血栓）。

（3）正规抗凝治疗出现严重并发症者。

（4）患有急性下肢深静脉血栓，因为其他疾病需要行外科手术治疗者。尤其是对于需要行下肢骨科手术，盆腔或腹部手术以及神经外科手术的下肢深静脉血栓患者。

（二）应考虑置放滤器的其他情况（相对适应证）

（1）有严重创伤者。因为此类患者多需要卧床制动，并常伴有血管内皮损伤和血液高凝状态，而且多为抗凝治疗禁忌，可以预防性的放置下腔静脉滤器。

（2）确诊有肺动脉栓塞者。由于肺栓塞造成肺功能差和肺动脉高压，如果出现复发肺动脉栓塞时，其致死率高达25% ~60%。

（3）下肢深静脉血栓伴有严重的心肺疾患导致肺动脉高压者。因为此类患者发生肺栓塞后的致死率高。

（4）下肢深静脉血栓伴有恶性肿瘤者。因为此类患者多有血液高凝状态，或有出血性并发症的危险。

（5）髂—股静脉或下腔静脉血栓一端游离漂浮者。因为此类患者静脉内的血栓容易脱落，造成肺栓塞的可能性大。

（三）操作流程

（1）一般选择健侧股静脉或右侧颈内静脉作为穿刺入路，穿刺部位常规消毒、铺巾、局部麻醉。

（2）按本章第一节所述方法进行选定静脉的穿刺。

（3）通过导丝的交换，将下腔静脉滤器专用输送鞘引入下腔静脉内。

（4）通常可以经输送鞘管直接进行下腔静脉造影，以确定其形态、走行、宽度，以及主要属支的汇入位置和状态。为进一步明确双侧肾静脉的状态，有时还应分别做双肾静脉的造影。

（5）在造影图像及电视透视引导下，将滤器专用输送鞘管沿导丝推送到下腔静脉的合适位置——其前端应略低于肾静脉汇入的水平。

（6）退出导丝，将滤器用推送杆沿输送鞘向前推送，直至输送鞘前端。

（7）再次确认输送鞘位置是否合适后，右手把持并固定住推送杆，左手缓缓后退输送鞘管，滤器即可准确置放到位。

滤器置放过程应监测患者的生命体征，并在电视透视监控下进行。一般情况下，置放的滤器为永久性滤器，特别是用于老年患者、生命预期短暂或不能应用抗凝治疗的患者。对于一些年轻患者、有特殊疾病或只需短暂性保护的患者，可以应用临时/可回收的滤器，术后2 ~3 周内取出。

第七节　其他血管介入技术

一、经皮血管内支架植入术

（一）概念和意义

经皮血管内支架植入术（percutaneous endovascular stent implantation，PESI）是指经皮穿刺插管，在病变血管内置入内支架以支撑狭窄闭塞段血管的介入治疗技术。通过置入内支架，可以达到减少血管弹性回缩及再塑形，保持血流通畅的目的，部分内支架还具有预防再狭窄的作用。经皮血管内支架植入术已广泛用于全身各部位的动、静脉系统，如用以治疗肢体动静脉、内脏动脉、冠状动脉、腔静脉及门静脉等的狭窄闭塞性病变。近年来也被用于治疗主动脉瘤及主动脉夹层、颅内动脉瘤、假性动脉瘤及动静脉瘘等血管性病变。

（二）技术和方法

1．支架的分类

根据制作材料可分为金属钽支架、医用不锈钢支架、镍钛合金支架及生物材料支架等；根据在血管内展开的方式分可分为自膨式支架、球扩式支架及热记忆合金支架；根据表面处理情况可分为裸支架、涂层支架和覆膜支架。

2．置放注意事项

根据支架的类别不同，置放方法各异。支架置放前，首先须行血管造影，以明确病变的性质、部位及程度；然后根据病变特点选择适当的支架，支架直径应比病变血管邻近段正常血管直径大10% ~15%，长度应长于病变部位。选定支架后，应详细阅读产品说明书，严格按照操作规程进行释放。置放过程应在电视透视监控下进行，要特别注意支架的准确定位，保证使支架准确位于狭窄段并能覆盖病变的上下端。术后应注意抗凝治疗。

二、经皮血管内导管药盒系统植入术

（一）概念和意义

经皮血管内导管药盒系统（port - catheter system，PCS）植入术是指通过经皮穿刺插管，将留置导管置入目标血管内，并与埋植于皮下的药盒相连接的介入治疗技术。通过PCS植入术，可以比较简便地建立一条对目标血管进行长期规律性药物灌注或栓塞的通道，避免了以往外科手术方式埋植药盒系统所具有的创伤大、操作复杂、定位欠准确的缺点，也克服了一次性插管不能长期留置而多次反复插管又增加创伤且无法保证规律用药的缺点。主要适用于各种实体性肿瘤的姑息性治疗。

（二）技术和方法

1．器材

PCS由药盒、留置管、隧道针、连接装置等组成。其中药盒是核心部件，约为一元硬币大小，由钛合金、硅胶等材料制成，盒面由高密度硅胶膜覆盖，可保证反复穿刺上万次而不渗漏；留置管由聚氨基甲酸乙酯或硅胶制成，柔软耐折且抗凝性能好；隧道针是将留置管经皮下引至药盒植入部位的专用金属钝头针；连接装置是保证药盒和留置管紧密连接的专用器材。

2．穿刺血管及药盒植入部位

经左锁骨下动脉穿刺向各目标血管置管，则将药盒留置于左侧锁骨下窝皮下；经

股动脉穿刺向各目标血管置管，则将药盒留置于同侧大腿上部前内侧皮下；亦有经髂外动脉下段或股动脉穿刺向各目标血管置管而将药盒留置于同侧下腹部皮下的做法。经皮经肝穿刺在门静脉内置管的，则将药盒由右上腹部肋弓下缘皮下植入。

3. 基本程序

首先是经选定的部位穿刺并向目标血管进行选择性或超选择性插管，造影证实无误后，进行首次经导管治疗。此后，将交换导丝插入目标血管的深处，退出选择性导管，再将留置导管沿导丝引入。经留置管手推造影并适当调节使其头端在目标血管的最佳位置。在拟定的药盒植入部位再次消毒、局麻，做长2.5～3 cm的皮肤切口，在皮下进行钝性分离做成恰能容纳药盒的囊腔。用隧道针经原穿刺口向皮下囊腔穿刺，并将留置管经皮下隧道引入囊腔。剪除多余的留置管段，用连接装置将药盒与留置管紧密连接，经药盒注射肝素盐水以证实有无管腔阻塞和接头漏水现象。将药盒放入囊腔，轻压以理顺留置管皮下段，透视（必要时手推造影）观察留置管头位置良好后，缝合皮肤切口（如图5－2－6所示）。

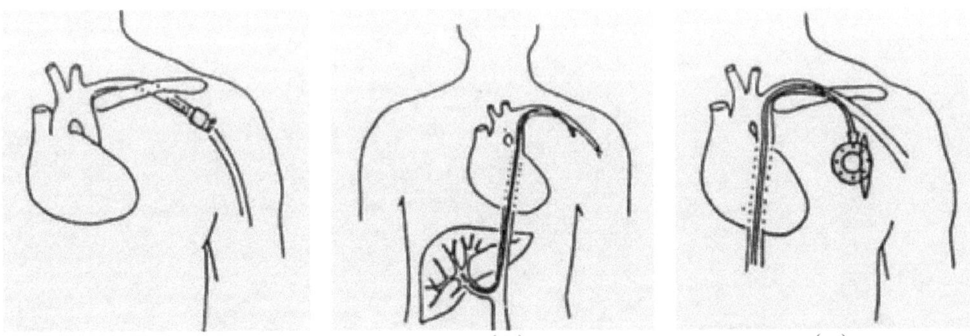

（a）　　（b）　　（c）

注：(a) 经左锁骨下动脉穿刺；(b) B超选择性插管至目标血管，进行首次治疗后，在交换导丝引导下置换入留置导管；(c) 连接药盒与留置导管，将药盒埋入皮下囊腔，缝合固定。

图5－2－6　PCS示意图

三、血管内异物取出术

（一）概念和意义

血管内异物取出术是指经皮穿刺血管，将血管内的异物取出的介入治疗技术，适用于心血管内的各种异物。目前，通过本法取出心血管内异物的成功率高，从而避免了外科手术的创伤。但需注意的是，已造成心血管穿孔的异物，则不宜用介入方法取出。

（二）技术和方法

血管内异物常属在施行其他介入操作过程中的意外事件，大多为折断的导管、导丝以及发生移位的弹簧栓子等。熟悉血管解剖知识，选择器材合理适当，严守操作规程，导管、导丝不反复使用，是预防血管内异物发生的要点。

一旦发生血管内异物存留事件，应沉着冷静，立即寻找异物并评估继续漂移的可能性。在通知外科、麻醉科等相关科室准备协助手术处理的同时，即刻尝试简单易行的血管内异物取出术，争取及时微创性地取出。

血管内异物取出术的基本程序是，根据异物的种类和存留位置，采用圈套器、网篮导管或特制的专用取出器材，在电视透视监视下，将异物取出器材顺着原有的血管途径运送到异物存留部位，操纵器材将异物捕获、牵引、回纳，再将异物连同取出器材一并取出。操作应有耐心，不能急于求成，做到动作轻柔，避免强力拖拽造成新的损伤。如无法通过介入方法取出，应请外科手术处理。

第三章　非血管性介入技术

第一节　经皮穿刺造影及引流术

一、概念和意义

（一）概念

经皮穿刺造影及引流术，亦常简称为经皮穿刺引流术（percutaneous puncture drainage technique，PPDT），是指在影像设备的引导下，利用穿刺针和引流导管等器材，经过皮肤对人体腔隙、管道或组织器官进行穿刺或穿刺置管，注入对比剂进行诊断性造影，并在此基础上对其潴留的体液（如胆汁、胰液、尿液等）或囊肿、血肿、脓肿等病理性液体进行穿刺抽吸、引流，从而达到减压治疗目的的介入技术。

（二）意义

经皮穿刺造影及引流术广泛适用于全身各部位，对各组织器官内的囊肿、血肿、脓肿有确切的诊断和治疗作用。它不但可以通过造影进行影像学诊断，了解其大小、范围或程度，还可以抽吸液体进行细胞学、细菌学和生化检测，协助定性诊断，而且能够即时抽吸引流或辅以注入治疗性药物，分别达到减压、消炎、硬化、杀灭肿瘤等治疗目的。对于浆膜腔积液、胆管或泌尿道梗阻等所致的体液潴留，经皮穿刺造影及引流术同样适用，造影可以明确梗阻部位，抽吸引流的治疗效果迅速而确切。

二、技术和方法

（一）基本器材

因病变性质和部位不同，经皮穿刺造影及引流术所需的器材及型号有所差异，基本器材有穿刺针、导丝、扩张器、引流导管等。

（1）穿刺针。为必备器材，以带有针芯和塑料套管的套管针为常用。

（2）导丝。如需后续置入引流导管，则为必备器材，导丝的选用应与穿刺针相配套。

（3）引流导管。当需引流的囊腔等较大或需较长时间持续引流时，应备有引流导管。引流导管直径常在6 ~9 F，除端孔外，一般有多个侧孔以方便引流；导管前端常可盘曲为猪尾状或蘑菇状以防滑脱。

（4）其他。因引流导管常远比穿刺针粗大，为顺利置入引流导管必须选用扩张器（或称扩张管）扩大引流道；为防止留置的引流导管脱出或移位，常需皮肤固定器或/和缝针、缝线以做固定。

（二）操作程序

操作前，应详细了解已有的检查结果特别是CT、超声等影像学资料，以确定技术方案。拟定的穿刺途径应最有利于引流并能尽量避免伤及重要结构及邻近脏器。经皮穿刺造影及引流术的影像引导设备以电视透视为多，深部脏器的囊肿或脓肿引流亦常在CT或B超引导下进行。

因病变的部位、性质不同，或因采用器材和引导设备不同，经皮穿刺造影及引流术的具体操作程序有所差异。以常用的经皮肝穿刺胆道引流术（percutaneous transhepatic cholangial drainage，PTCD）作为特例，描述如下（如图5 -3 -1 所示）。

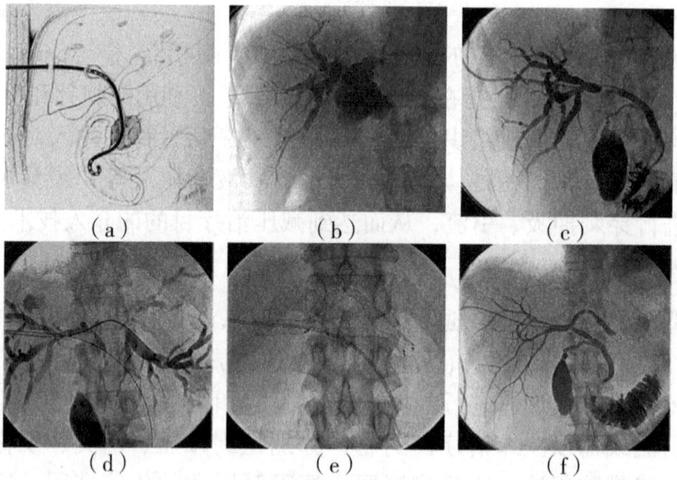

注：(a) 内外引流示意图；(b) X线导向下穿刺造影示肝内外胆管扩张明显；(c) 经穿刺通道置入胆道内外引流管；(d) (e) 3天后在狭窄段肝管内置入“Y”形支架；(f) 1周后造影复查示，肝内胆管恢复正常粗细，胆管内支架固定和扩张良好。

图5 -3 -1　胆道内外引流术和胆管内支架植入术

1. 消毒、局麻

患者仰卧，根据原有影像资料并结合透视观察，选定右腋中线7 ~9 肋间或剑突下约2 cm处作为穿刺点后，进行术区消毒并做穿刺点局麻。

2. 经皮穿刺

选用15～20 cm长的套管针先刺入皮下，电透监视下调整针尖方向，在患者屏气状态下迅速将针直接插至拟定的位置和深度。

3. 经套管造影

拔除金属针后，如有胆汁经套管流出，则代表穿刺成功，此时可以经套管注入对比剂，观察胆道的扩张和阻塞情况。如无胆汁流出，则在套管上接上注射器，边缓慢退管边注入对比剂，直至有胆管显示为止。

4. 送入导丝

一般选用超滑导丝经套管插入肝内胆管，并在透视下旋转推进，尝试通过胆道的阻塞段，并尽量使导丝通过胆总管进入十二指肠；如多方尝试仍不能通过阻塞段，则将导丝引导到扩张较明显而又有利于引流的胆道分支内。

5. 扩张穿刺道

退出套管针，刀尖沿导丝轻缓切开穿刺处皮肤约3 mm，根据拟置入的引流导管的大小用相应粗细的扩张器对穿刺道逐级进行扩张。

6. 插入引流导管

根据需要选用引流管——如前述导丝能通过阻塞段进入十二指肠，则选用较长的有两段侧孔的引流管进行“经皮肝穿刺胆道内、外引流术”；如导丝无法通过阻塞段，则选用较短的仅有一段侧孔的引流导管进行“经皮肝穿刺胆道外引流术”。为方便插入引流管，可经最后一次扩张管换入超硬导丝，再退出扩张器，沿导丝将引流管插入。

7. 后续处理

经引流管注入对比剂进行观察，判断位置是否适当、引流是否通畅，做必要调整。再将引流导管皮外段妥善固定，并接床旁引流袋。

第二节　经皮穿刺活检术

一、概念和意义

（一）概念

经皮穿刺活检术（percutaneous puncture biopsy）是指在影像设备监视下，经皮穿刺体内脏器或组织，以取得细胞学或组织学标本，达到肿瘤细胞学或组织病理学诊断目的的介入技术。

（二）意义

经皮穿刺活检术是一种简便、安全、有效的介入诊断手段，现已广泛应用于全身各部位。对于需要获得病理学诊断而又无法通过生理管道系统进行细胞、组织学标本采集的各器官组织病变特别是实质性占位病变，均可应用本技术。准确的病理诊断无疑有利于针对性治疗方案的制订。

二、技术和方法

（一）影像引导设备

B 超、CT、电视透视或开放式 MR 都可作为经皮穿刺活检的影像引导设备。目前，通常以 B 超、CT 作为引导设备为多。

（二）常用器材

活检穿刺针为必需器材。根据目的不同，可以分别选用不同类型和型号的针吸活检针、切割活检针及特殊的专用活检针（如骨组织活检针）等。

（三）操作程序

经皮穿刺活检术一般可分为针吸活检法和切割活检法两种。操作程序与经皮穿刺引流术相比相对简单。操作前，亦应详细了解已有的 CT、超声等影像学资料，以确定穿刺点以及进针的方向和深度。为了取得足够的标本，提高活检准确率，一般要求进行 3 ~4 次不同方向和深度的取材。拟定的所有穿刺路径均应有利于方便到达病灶部位，同时又能避免伤及重要结构及邻近脏器。

1. 针吸活检法

常规消毒、铺巾、局麻后，采用薄壁细针（如 Chiba 针、Turner 针等）插入病变组织内，退出针芯，接上注射器，在病灶范围内一边旋转提插一边通过负压抽吸以取得细胞学材料。

2. 切割活检法

常规消毒、铺巾、局麻后，采用切割活检针（如 Trucut 针、Unicut 针等）插入病变组织内，利用针套刃口和内针凹槽的相对运动以切取小块组织（如图 5 -3 -2 所示）。近年来常用自动弹簧式活检枪，操作更为简便快捷。

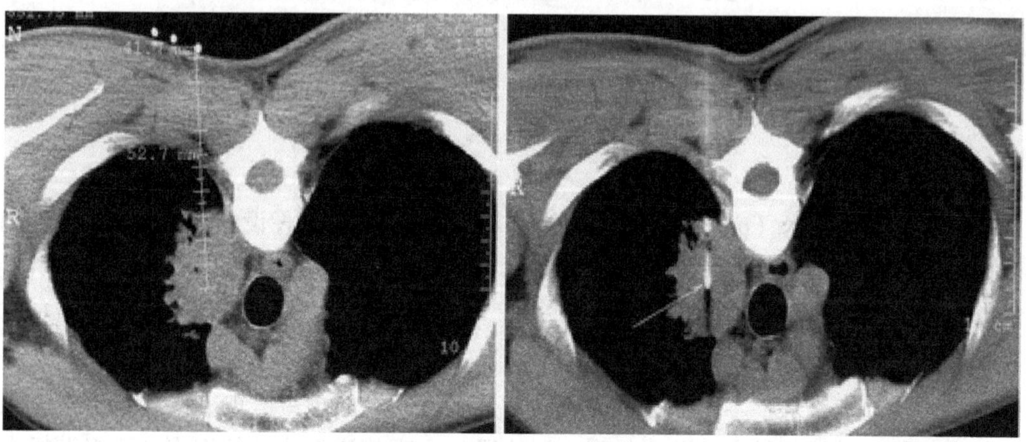

图 5 -3 -2　CT 导向下穿刺活检